Clinical Hematology

제4판

임상혈액학

집필진

김동혁 (마산대학교)
김원식 (대전보건대학교)
김은재 (전주기전대학교)
김정현 (경복대학교)
김지로 (제주한라대학교)
김혜정 (경운대학교)
박미숙 (김해대학교)
박미영 (수원과학대학교)
박종석 (대구보건대학교)
서민영 (광주보건대학교)
서충원 (동의과학대학교)
서혜경 (신한대학교)
성지연 (극동대학교)
송창섭 (송호대학교)
심문정 (안산대학교)
유충헌 (대전보건대학교)
이미란 (중원대학교)
이미영 (대전과학기술대학교)
이석준 (청주대학교)
이영현 (순천향대학교)
이지숙 (원광보건대학교)
이혜자 (신성대학교)
장유지 (호남대학교)
조영국 (서영대학교)
조윤경 (동남보건대학교)
조장은 (대구보건대학교)
조현정 (건양대학교)
최세묵 (진주보건대학교)
현경예 (동의대학교)

(가나다 순)

Clinical Hematology

제4판

임상혈액학

머리말

『임상혈액학』 제4판 교재를 출간하게 된 것을 기쁘게 생각하며 감사의 마음을 전합니다.

본 『임상혈액학』 제4판 교재는 2023년 발행한 임상혈액학 교재를 보완·재구성하였습니다. 혈구의 성상 및 형태학적 고찰, 지혈과 혈액질환 편으로 구성되어 있고 생물, 화학, 면역학, 분자유전학 등을 토대로 최신 이론을 기초로 하여 적혈구계, 백혈구계, 거핵구계를 구성하였습니다. 접근하기 어렵게 느껴지는 광범위한 혈액학에 보다 쉽게 다가갈 수 있도록 도표 및 그림을 많이 사용하여 이해하기 쉽도록 하였습니다.

본 교재에는 특히 혈액질환의 근본을 이해하기 쉽도록 골수의 구조와 검사편을 추가하였고 적혈구계, 백혈구계 세포의 정상 및 질환에 대한 형태학적 설명과 사진을 보다 정확하게 수록하였습니다. 따라서 혈액학을 처음 접하는 학생들뿐만 아니라 임상에서 혈액진단 실험을 담당하는 선생님, 의료보건 분야 및 기초과학 연구를 하는 모든 분들께도 필요한 교과서가 될 수 있도록 최선을 다했습니다.

여러 혈액분과 교수님들이 검토 및 수정하여 보완하였으나 오류와 부족한 점이 있을 것으로 생각합니다. 이는 앞으로 더 좋은 책을 만들 수 있는 초석이라 생각하고 지속해서 보완하여 수정해 나가도록 하겠습니다.

끝으로 이 책을 출간하기까지 애쓰신 교수님들의 노고에 깊은 감사를 드리며 고려의학 김영환 대표님과 편집부에도 감사드립니다. 혈액학을 공부하는 학생들과 진단검사 업무에 종사하는 모든 임상병리사 선생님들께 유용한 참고도서가 되었으면 하는 작은 소망으로 글을 마칩니다.

2025년 2월

저자일동

CONTENTS

01 혈액의 개념(Conception of Blood)

02 조혈(Hematopoiesis)

03 적혈구(Erythrocyte, Red Blood Cell, RBC)

04 백혈구(Leukocyte, White Blood Cell, WBC)

05 거대핵세포계 및 혈소판(Megakaryocytic Series and Platelet)

06 지혈(Hemostasis)

07 골수의 구조와 검사(Bone Marrow Examination)

08 적혈구계 질환(Erythrocyte Diseases)

09 백혈구 질환(Leukocyte Disorders)

10 출혈성 질환(Bleeding Disorders)

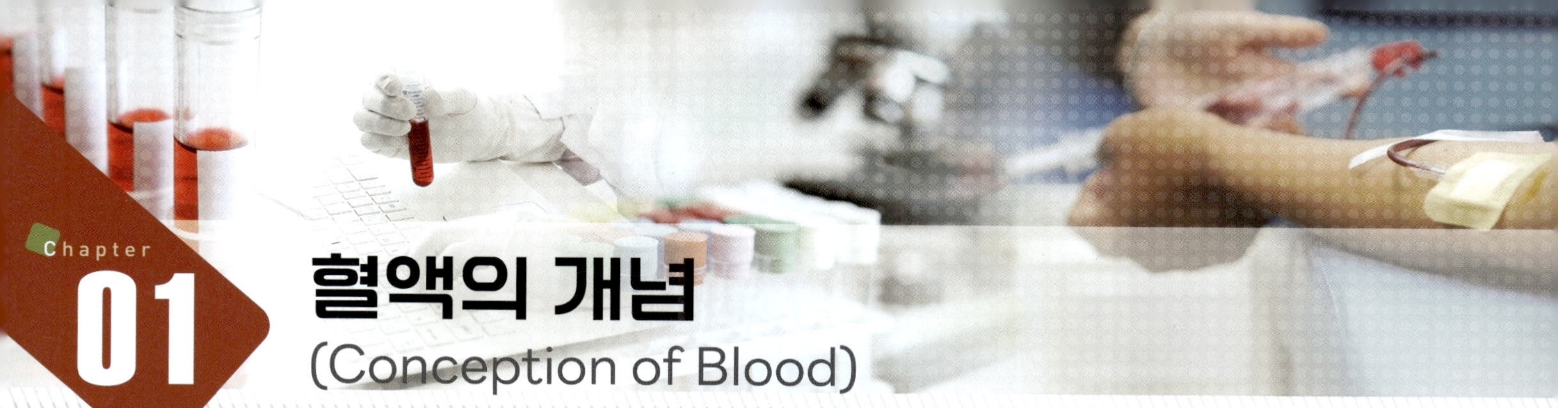

Chapter 01

혈액의 개념 (Conception of Blood)

학습목표

1. 혈액학을 정의한다.
2. 혈액의 구성 성분과 혈액의 기능을 설명할 수 있다.
3. 기초혈액검사(CBC)의 종류와 의의를 설명할 수 있다.

1. 혈액학(Hematology)

혈액학(Hematology)은 희랍어에서 유래된 용어로 혈액에 관한 전반적인 연구를 하는 학문이라는 뜻을 가지고 있으며, 주로 혈구의 성상 및 형태학적인 고찰, 응고기전, 그리고 혈액 질환을 연구하는 학문으로 정의하고 있다. 현미경이 발명되기까지 혈액의 세포 구성 성분은 인지되지 않았지만, Leeuwenhoek(1632∼1723)가 발명한 양철렌즈로 된 조잡한 확대 기구의 도움으로 적혈구 양을 정확하게 측정하고 기술한 것을 시작으로, 백혈구와 혈소판은 좀 더 개량된 현미경 렌즈가 나온 후 연구가 진행되었다.

기초 혈액학에서는 혈액의 농도, 혈액의 구성, 혈구와 혈액 산물의 기능에 관한 분석 등을 하며, 이제는 고도로 진보된 기술을 통하여 혈구 형태 외에도 특정의 세포 성분을 염색하기도 하며, 혈구의 항원을 찾아내기도 한다. 또한, 세포 유전학적인 방법을 이용하여 여러 가지의 혈액 질환들을 보다 신속하고 정확하게 진단하게 되었다. 혈액을 재료로 한 연구 대상 학문으로는 임상병리학, 생화학, 면역혈청학, 수혈학, 핵의학 등으로 광범위하다. 혈액은 인체의 물질 대사에 필요한 산소와 영양분을 공급하는 일과 그 대사 과정에서 생기는 노폐물을 체외로 분비하는 역할을 한다. 즉, 산소와 영양소는 대개 동맥을 통하여 각 조직으로 운반되고, 노폐물은 정맥을 통하여 운반 및 제거되므로 혈액은 일종의 운반계(transport system)로 생각 할 수 있다.

혈액의 순환은 동맥, 정맥, 모세혈관으로 이루어지며, 심장의 펌프 작용으로 전신의 맥관계(angiology system)를 통해 순환되면서 체내 모든 세포와 접촉한다(그림 1-1). 그러므로 혈액학에서 정맥 또는 모세혈관 천자로 얻은 혈액을 분석하여 얻은 결과는 각종 질환의 진단에 유용하게 이용할 수 있다.

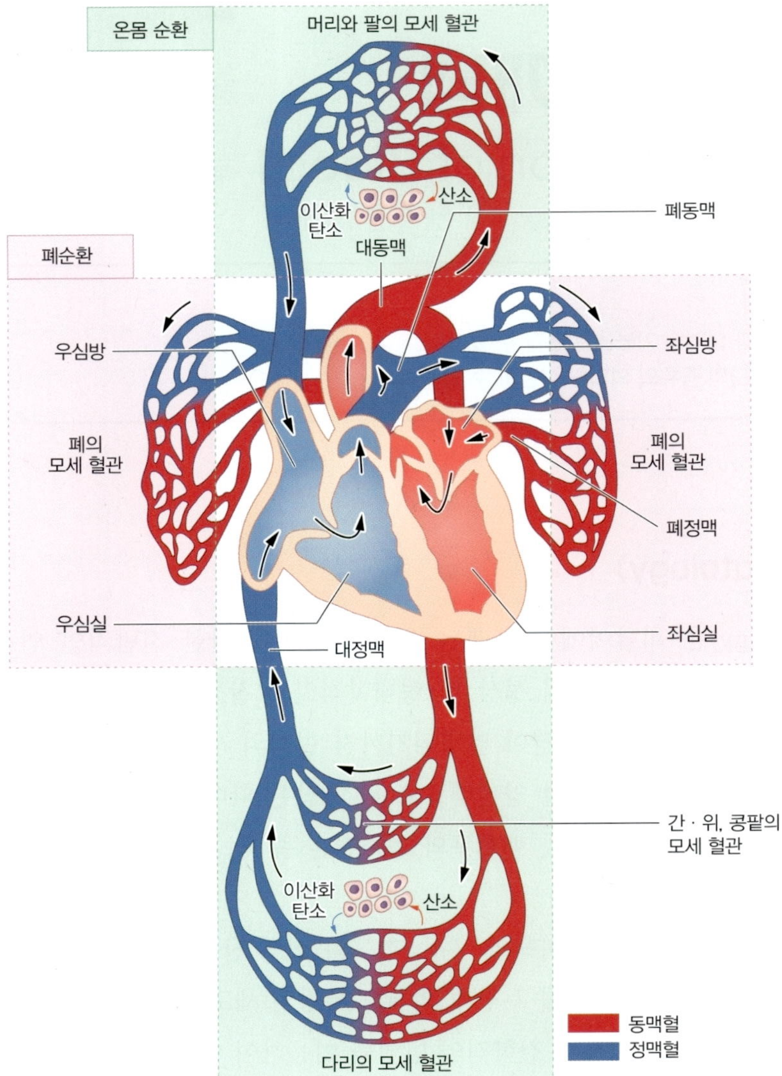

그림 1-1. **혈액순환계**

이 장에서는 정상 혈액에 대한 일반적인 지식을 제공하고 기존 혈액학에 대한 포괄적인 의미를 알게 하며, 혈액 질환의 진단에 도움을 주는 특정 분야에는 어떠한 것이 있는지를 설명한다.

2. 혈액 구성(Composition of Blood)

정상 성인의 총 혈액량은 약 4~6 L로 체중의 7~8% 정도에 해당한다. 혈액학 검사실에서는 대개 항응고제를 포함한 혈액을 사용하는데, 이를 전혈(whole blood)이라 한다.

이 혈액을 원심 분리하면 액체 성분과 세포 성분(cellular elements)으로 구분되는데 상층액의 액체 성분을 혈장(plasma)이라 하고 53~58%를 차지한다. 그 밑의 세포성분 층에는 혈소판과 백혈구, 적혈구가 순서대로 위치하며 이들 중 혈소판과 백혈구가 있는 층을 buffy coat라 하고 약 1% 정도를 차지하고 적혈구 층은 약 42~47%를 구성하게 된다(그림 1-2).

표 1-1에서 전혈과 혈장을 비교하였다.

혈장은 주요성분인 이온, 단백질, 탄수화물, 지방, 호르몬, 비타민, 효소 등이 녹아 있는 물로 혈장은 세포영양분과 대사산물을 수송하기 위한 수송 매개물로 활동한다. 정상 세포 기능을 하기 위해 필요한 주요 이온은 Ca, Na, K, Cl, Mg, H_2CO_3 등이 포함된다.

혈장의 주요 단백질 구성분은 간에서 합성되는 알부민(albumin)으로 삼투압을 유지하는데 가장 중요한 성분이며, 알부민은 또한 bilirubin이나 heme 등과 수송 복합체를 이루어 이러한 분자들의 운반체로 작용한다. 면역글로불린과 보체들은 특별한 혈액 단백질로 면역 방어에 관여한다. 응고단백질들은 불활성 효소로 혈액에 순환하다가 출혈 시 지혈을 하기 위해 활성 효소로 전환되어 응고 작용을 한다. 그 외 혈장 내 물질에는 여러 호르몬들과 영양성분인 포도당, 지방, 비타민, 미네랄 등이 있고 질소의 노폐물인 요소 질소는 콩팥으로 운반되어 여과되고 소변으로 배출된다(표 1-2).

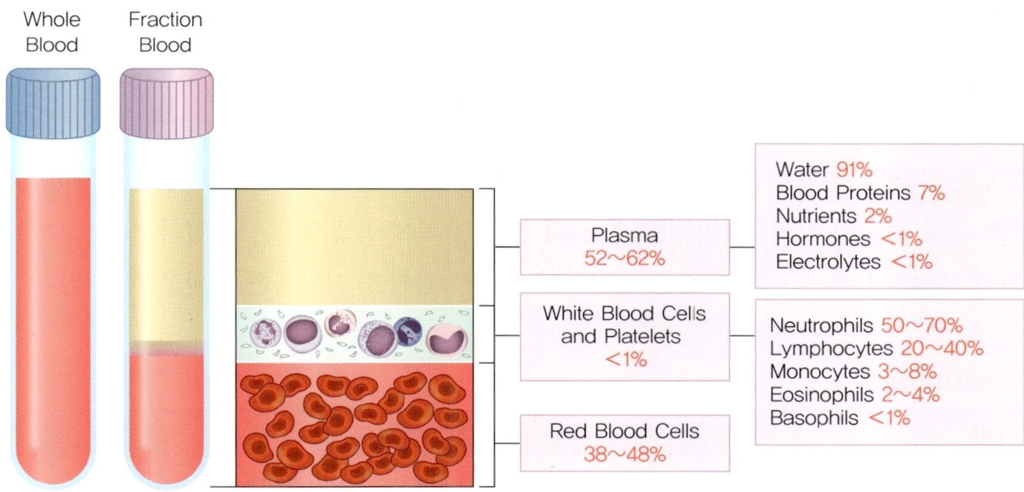

그림 1-2. 혈액의 구성

표 1-1. 혈액과 혈장의 비교

	혈액	혈장
비중	1.060 (1.052~1.063)	1.026 (1.024~1.029)
점도	4.5 (3.5~5.4)	2.2 (1.9~2.6)
빙점	−0.54℃	−0.54℃
pH	7.4 (7.37~7.51)	7.4 (7.33~7.51)
삼투압	7.34 atm (5,600 mmHg)	7.34 atm (5,600 mmHg)

표 1-2. 혈장성분과 기능

혈장의 구성	기능
물	여러 성분을 녹여서 운반하는 기능, 체온 유지
전해질 Na, K, Ca, Mg, Cl, H_2CO_3	삼투압 균형과 pH 유지
단백질 알부민(albumin), 글로불린(globulin) 섬유소원(fibrinogen) 면역글로불린(immunoglobulins)	 삼투압과 pH 균형 응고기능 면역기능
영양물질(glucose, fatty acids, vitamins) 대사물질(uric acid, urea, creatinin 등) 호르몬 등	

항응고제를 넣지 않고 혈액을 원심분리 했을 때 상층액의 액체 성분을 혈청(serum)이라고 하며 혈장과 혈청의 차이는 섬유소원(fibrinogen)이 있는 경우를 혈장(plasma)이라 하고 섬유소원이 섬유소로 전환된 경우 혈청이라 한다. 혈구성분에는 적혈구, 백혈구, 혈소판이 있는데 비중은 적혈구가 가장 무겁고, 백혈구, 혈소판 순이며 세포의 크기는 백혈구가 가장 크고 혈소판이 가장 작다. 양적인 면에서는 적혈구 500개당 혈소판 30개, 백혈구 1개의 비율로 존재한다. 백혈구의 종류에는 과립구인 중성구, 호산구, 호염기구와 비과립구인 림프구와 단(핵)구가 있다. 이들은 형태와 그 기능이 다르며 각 세포들의 특징과 역할은 백혈구 장에서 다루게 된다. 표 1-3에서 각 혈액세포의 기능을 요약하였다.

이들 혈액 구성 성분의 양적, 질적 변화는 흔히 체내 조직에서 발생하는 질병의 최초 신호이기도 하다. 따라서 혈액검사실에서는 그 변화를 측정하여 다양한 질환을 진단하는 역할을 하고 있다.

표 1-3. 혈액 세포의 기능

Cell type	Functions
erythrocytes	carry O_2 form lungs to tissues and CO_2 from tissues to lungs
neutrophils	usually first to arrive at point of inflammation by chemotaxis– phagoctyosis and the killing of phagocytosed bacteria
eosinophils	non-phagocytic-major role in allergic responses via release of mediators, e.g. histamine; may also play role in immunity against parasites
basophils	as for neutrophils, although decreased phagocytic function; dampen inflammatory response in immediate-type hypersensitivity via release of histaminase and aryl sulphatase, which inactivate mast cell products such as histamine
lymphocytes	key players in adaptive immune response; release hemopoietic substances
monocytes	phagocytosis and removal of antigen; act as antigen-presenting cells (APCs)
platelets	adhere to exposed subendothelial connective tissue and participate in blood clotting

3. 혈액의 기능(Function of Blood)

혈액은 일종의 운반계로 인체의 맥관을 순환하는 동안 다방면으로 많은 일을 잘 해내는 인체의 유능한 시스템이고 그 기능은 다음과 같다.

1) 가스 대사(Gas metabolism)

적혈구 내의 혈색소가 폐에서 산소와 결합하여 전신의 조직에 필요한 산소를 공급한다.

(lung) O_2	⟷	CO_2 (tissue)
pO_2 : 100 mmHg		40 mmHg
pCO_2 : 40 mmHg		46 mmHg

한편 조직 세포 호흡에 의해 생긴 이산화탄소는 혈색소의 산소와 교체 결합되어 폐로 운반되어 외호흡으로 체외로 배출된다(그림 1-3).

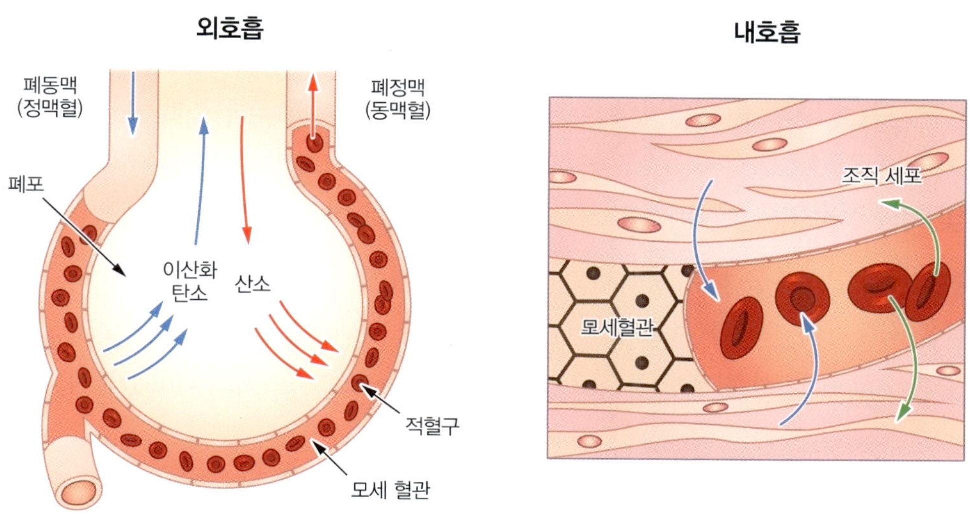

그림 1-3. 적혈구 가스대사

2) 영양분 운반(Transportation of nutrient materials)

혈액은 생명을 유지하기 위한 수단으로 위나 장에서 흡수된 탄수화물, 단백질, 지질, 비타민, 전해질 등을 맥관을 통하여 운반한다. 이 중 일부는 직접 혈액 내에서 사용하고, 일부는 인체에 필요한 기관에 저장하며, 또 일부는 림프조직(lymphatic tissue) 또는 각 조직에서 사용한다. 저장된 영양분들도 결국은 혈액에 의하여 운반된다.

3) 노폐물 운반(Transportation of waste products)

각 조직에서의 대사산물인 요소(urea), 요산(uric acid), 크레아티닌(creatinine), 젖산(lactic acid), 지방산(fatty acid) 등은 혈장에 의하여 운반되어 콩팥 또는 간에서 체외로 배설된다.

4) 전해질 및 수분 조절(Maintenance of electrolyte or water balance)

혈장과 조직액은 서로 수분을 교환하여 조직의 알칼리성을 조절하며, 혈장 내 단백이나 염분은 혈액 중의 삼투압을 일정하게 유지함으로써 수분 평형을 적절하게 유지한다. 특히 알부민은 이 평형을 잘 유지시키는 성질이 있어 혈장의 pH가 7.4 부근에서 평형을 이루는 데 큰 역할을 맡고 있다.

5) 적정 체온의 유지(Maintenance of optimal body temperature)

혈액 내의 수분은 비열이 높고 전도를 잘 하므로 조직에서 생긴 열을 흡수하는 한편 폐, 피부 등에서의 수분 증발 또는 방사로 인해 소모된 체온의 차를 혈액이 전신 순환하면서 균등하게 조절하여 인체는 항상 37°C가 유지된다.

6) 호르몬 운반(Transportation of hormones)

내분비계에서 나온 호르몬은 혈액 중으로 들어가 소용되는 각 기관으로 운반된다.

7) 방어 및 식균 작용(Protection & phagocytic function)

백혈구 중에는 식균 작용을 하는 포식세포(phagocytes)가 있어 혈관이나 조직 내에 침입한 이물질이나 미생물들을 식균하여 생체를 보호하기 위해 혈관 벽을 통과하는 누출성 출혈(diapedesis)을 한다. 또한 혈장 중의 γ-globulin성 항체도 독소(toxin), 세균(bacteria), 바이러스(virus) 등에 대한 생체 방어를 한다.

8) 혈액 응고(Blood coagulation)

혈액 내에는 여러 종류의 응고인자와 혈소판이 있어 상처와 찰과상이 생겼을 때 혈액을 응고시켜 계속적인 출혈을 방지한다.

4. 기초 혈액 검사학(Basic Hematology)

여기서 표현하는 기초 혈액 검사학이란 주로 혈구 산정과 혈구 감별을 하는 것으로 흔히 일반혈액검사(Complete Blood Count, CBC) 종목들을 말한다. 즉, 혈구 수 산정, 혈색소량, 적혈구 용적, 백혈구 백분율 검사 등을 의미한다.

1) 혈구 수 산정(Blood cell counts)

건강한 사람은 세포의 생성과 파괴의 평형상태가 유지되어 혈액 내의 세포 수는 상대적으로 일정하다. 적혈구 수의 감소와 증가는 빈혈(anemia)과 적혈구 증가증(erythrocytosis) 진단을 위해, 백혈구 수의 변화는 각종 감염증과 백혈병 진단 등의 기본 정보를 제공한다. 혈소판은 모세혈관의 기능에 관여하여 지혈 기전과 밀접한 기능을 수행함으로, 지혈과 혈전 질환 진단의 유용한 정보를 얻기 위해 혈소판 수 계산이 필요하다.

혈구계수기(hemocytometer)는 혈구 수 산정의 핵심이라 할 수 있는데 자동화되지 않은 검사실과 체액 등의 세포 수 계산에 유용하게 사용되고 있다(그림 1-4). 혈구 수 계산을 하기 위해서는 희석 파이펫과 계산반(counting chamber)이 이용된다. 희석 파이펫으로는 적은 양의 혈액과 희석액을 혼합하여 적절한 배율로 혈액을 희석시킨다. 이때 희석액은 측정하고자 하는 혈구들은 보존하고 필요하지 않는 혈구는 파괴시키는 역할을 하기도 한다. 모든 혈구들의 산정은 자동화 장비를 이용하면 보다 정확하고 효율적으로 수행할 수 있다. 현재 이용되고 있는 자동화 혈구분석기는 전기 저항, 빛 산란(light scatter), 유체역학의 초점(hydrodynamic focusing), 세포화학(cytochemistry)등의 원리가 적용된 장비이다(그림 1-5). 다기능 자동화 장비들 중에는 혈액 도말 검경, 백혈구 백분율과 그물적혈구까지 산정해 내는 것도 있다.

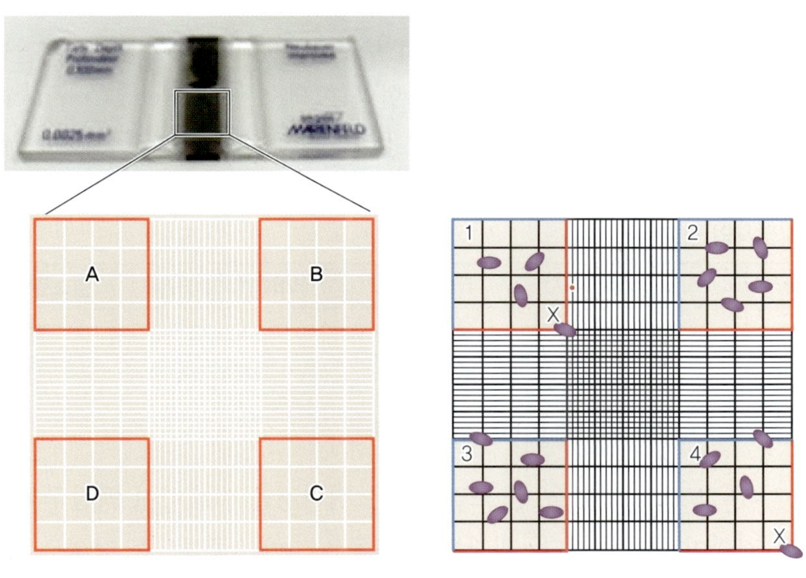

그림 1-4. **혈구계수기**

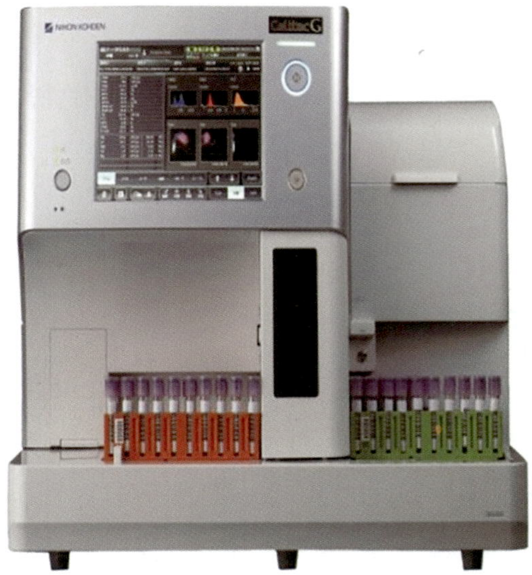

그림 1-5. 자동화 혈구분석기

2) 혈색소(Hemoglobin) 양

혈색소는 골수 내에서 적혈구가 성숙되면서 합성됨으로, 혈색소 농도를 측정하면 혈액의 산소 운반 능력을 알 수 있다. 비색법을 사용한 cyanmethemoglobin법이 표준화되어 사용된다.

3) 적혈구 용적(Hematocrit)

적혈구 용적(hematocrit)은 전혈 중에 적혈구가 차지하는 비율을 말하며, 자동화되지 않은 검사실에서는 특수한 원심 분리기를 이용한 micromethod로 측정하기도 한다. 적혈구 수, 혈색소량, 적혈구 용적을 알면 빈혈의 정도와 그 원인을 찾는 데 도움이 되는 적혈구 항수를 계산할 수 있다. 적혈구와 관련된 항수에는 평균 적혈구 용적(Mean Corpuscular Volume, MCV), 평균 적혈구 혈색소 양(Mean Corpuscular Hemoglobin, MCH)과 평균 적혈구 혈색소 농도(Mean Corpuscular Hemoglobin Concentration, MCHC)가 있다.

표 1-4. 일반 혈액 검사의 참고치

RBC ($\times 10^6/\mu L$)	Hb (g/dL)	Hct (%)	WBC ($\times 10^3/\mu L$)	혈소판수($\times 10^3/\mu L$)
5.0 ± 0.5	15 ± 2	45 ± 5	8 ± 2	300 ± 100

4) 혈액 도말 검경(Evaluation of blood smear)

혈액 도말(그림 1-6A) 후 Wright 염색을 한 도말표본은 현미경을 이용하여 백혈구의 백분율이나 적혈구의 형태 관찰 같은 검경이 이루어진다. 관찰된 혈구들은 크게 3종류, 즉 적혈구, 백혈구, 혈소판으로 나눌 수 있다. 정상적인 현미경적 혈액 도말 염색 결과는 그림 1-6B와 같다.

적혈구는 정상적으로는 양면이 오목한 disk 모양이나 가운데가 채워지지 않은 도넛 모양으로 나타난다. 염색을 한 경우 reddish-pink 색을 띠며, 직경은 6~8 μm 정도이다. 통상적인 혈구 검경의 경우에는 적혈구의 크기, 모양, 염색성 등에 관심을 두고 관찰하여 비정상적인 형태는 없는지 살펴보아야 한다. 혈소판은 직경 2~4 μm 정도의 작은 blue 또는 purple 색의 과립성 세포로 나타나며 혈액의 응고 기능에 관여한다. 최근 수년 동안 혈소판으로부터 분비되는 과립이나 물질들에 대한 연구가 광범위하게 이루어지고 있다.

혈액 도말표본을 검경하는 중에 말라리아 원충과 같은 기생충을 발견할 수도 있다.

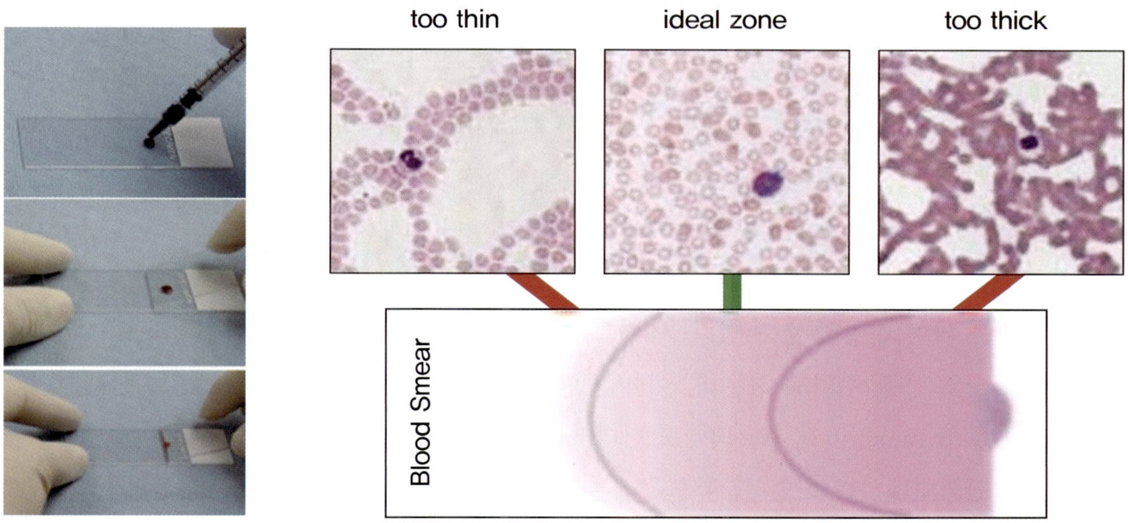

그림 1-6 A. 말초혈액 도말

5) 백혈구 백분율 감별계산(White blood cell differential counts)

일반적으로 백혈구들은 적혈구보다 큰 편이며, 염색 시 red-purple 색으로 나타나는 뚜렷한 핵을 가지고 있다. 말초혈액의 현미경 검경 시 나타나는 백혈구들은 다핵 중성구, 호산구, 호염기구, 단(핵)구, 림프구, 띠핵세포 등이 있고, 여러 종류의 백혈구를 퍼센트로 분류하는 것을 백혈구 백분율이라고 한다. 특정 혈구의 백분율은 질병 진단의 구체적 정보를 제공한다.

성인에게 가장 많이 나타나는 백혈구는 다핵 중성구이며, 그 다음이 림프구이다. 예를 들어 성인에게서 다핵 중성구와 림프구의 비율이 뒤바뀌어 림프구가 더 많고 중성구의 수가 적다면, 이는 바이러스질환이 있다는 것을 의미한다고 볼 수 있다. 백혈구의 형태 이상은 악성 질환이나 비악성 질환을 의미할 수도 있다. 비악성 질환의 경우 나타나는 변화로 독성 과립(심한 감염증에서 나타나는)이나 반응성 림프구(감염단핵구증에서 나타나는) 등이 나타난다. 급성 백혈병이나 만성 백혈병에서 볼 수 있는 악성 세포들은 대체로 정상적인 경우의 혈구에 비하여 큰 편이며 미성숙 핵을 갖는다.

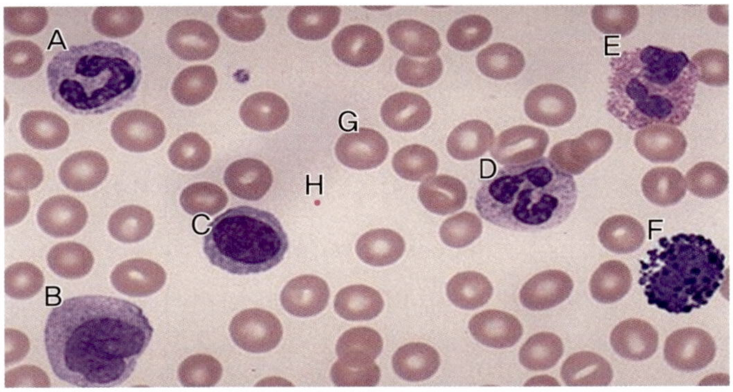

그림 1-6 B. 말초혈액에서 관찰되는 혈구세포들
A: 띠핵세포, B: 단(핵)구, C: 림프구, D: 중성구, E: 호산구, F: 호염기구 G: 적혈구, H: 혈소판

6) 기타

백혈구가 성숙하면 형태만으로도 백혈구의 종류를 쉽게 구분할 수 있다. 그러나 미성숙 백혈구는 구분하기가 좀 더 어렵고 그 때문에 추가적인 검사를 해야 할 필요성이 생긴다. 말초혈액 도말 표본에서 미성숙 혈구가 나타나면 가장 중요한 조혈 장소인 골수로부터 검체를 채취하여 검사하는 것이 바람직하다. 경우에 따라서는 미성숙 세포에서 나타나는 효소와 같은 특정 물질이나 글리코겐 등을 염색하기 위한 특수 염색을 하여 검경할 수도 있다. 백혈구 항원을 찾아내는 것은 형태가 뚜렷하지 않은 혈구를 분류 확정하는 데 도움을 주기도 하는데, 이때는 면역조직화학(immunohistochemistry)염색법이나 흐름세포분석기(flowcytometry)가 활용되기도 한다.

면역조직화학염색법에서는 어떤 특정 혈구에 대하여 특이적으로 반응할 수 있는 항체를 혈구 부유액과 섞어 놓으면 항원-항체 결합체가 만들어진다. 이때 효소나 형광 색소로 표지된 항체를 통하여 현미경으로 확인할 수 있다. 유세포분석기에서는 레이저 광원을 이용하여 표면 항원의 특성과 종양성 세포의 DNA 수준을 측정하게 된다.

세포 유전학(cytogenetics)에서는 염색체에 대하여 연구를 하게 되는데 많은 혈액 질환에서 염색체의 이상을 볼 수 있으며, 몇몇 염색체 형태는 특정 질환을 암시하거나 진단에 도움을 줄 수가 있다. 비정상 세포의 수나 그 형태는 진단이나 예후에 매우 중요한 정보가 된다. 말초혈액 검경과 함께 골수 표본 형태, 세포 화학적 검사, 면역조직화학염색법, 흐름세포분석기에서 얻은 정보를 종합하여 본다면, 이는 다른 어떤 하나의 검사보다도 많은 진단적 정보를 제공하여 보다 정확한 질병 분류를 가능케 하고 임상적 결과를 예측하도록 하며, 최적의 치료 원안(protocol)을 결정하도록 한다.

5. 체액(Body Fluids)

혈액 이외에 뇌척수액, 늑막액, 심낭액, 복막액, 활액 등과 같은 여러 가지 체액들도 검사 대상이 된다. 통상적으로 혈구 수 산정, 혈구 감별 계산 등 여러 가지 검사를 하고 있다.

6. 지혈과 응고(Hemostasis)

혈액이 응괴를 형성하는 과정이나 또는 혈관의 폐쇄를 막기 위하여 자연적으로 그 응괴를 용해하는 과정에 대하여 공부를 한다. 지혈 기전은 꽤 복잡한 편이나, 지혈에 관한 연구는 급속히 발전하고 있다. 통상적인 검사들로는 prothrombin time (PT), activated partial thromboplastin time (aPTT), thrombin time (TT) 등이 있다(그림 1-7).

이러한 검사들의 결과가 비정상적인 경우에는 그 비정상의 원인이 무엇인가를 알기 위하여 추가 특수 검사들을 실시하게 된다. 혈우병이나 von Willebrand's 병과 같은 혈액 질환들은 응고 검사를 통하여 발견되고, 또한 그 질환의 경과를 알 수 있다. 관상동맥 질환을 유발하는 것과 관련 있는 작은 응고 덩어리(혈전)가 형성되는 것을 방지하도록 항응고제 치료를 하거나 그 질환을 감시하기 위한 목적으로도 응고 검사들을 이용하고 있다. 그러므로 독자들은 혈액학의 각 부분을 공부할 때 이러한 여러 가지 혈액학적 요소들을 기억하여 두는 것이 좋을 것이다. 여러 단원들을 서로 연결시켜 보면 보다 감각적이고 흥미 있는 혈액학 공부를 할 수 있을 것이다.

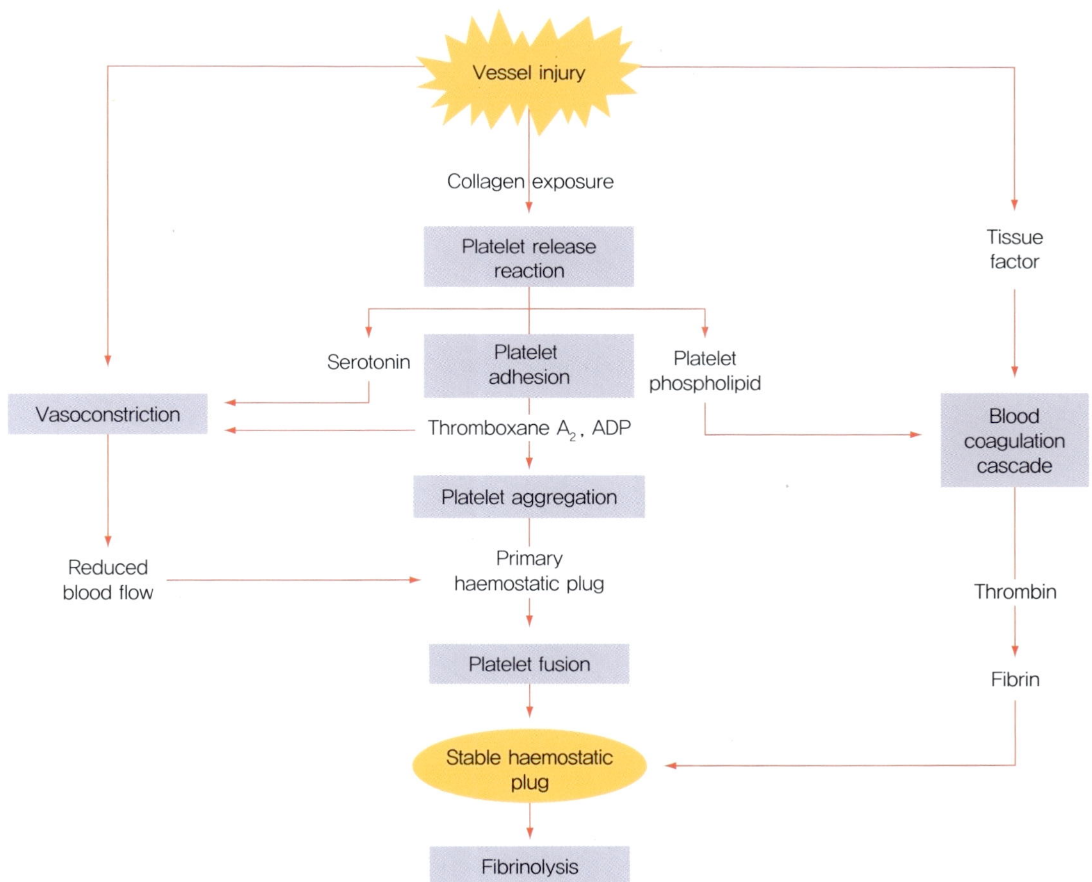

그림 1-7. 지혈과정

Chapter 02

조혈 (Hematopoiesis)

학습목표

1. 조혈의 정의를 설명할 수 있다.
2. 혈구 생성 발달 단계를 설명할 수 있다.
3. 태생기와 성인기의 조혈을 설명할 수 있다.
4. 조혈줄기세포설을 설명할 수 있다.
5. 혈구의 성숙에 따른 변화에 대해 설명할 수 있다.

조혈이란 세포 재생, 증식, 분화 및 성숙 과정을 포함한 혈액 세포 생산의 연속적이고 규정된 과정을 말한다. 즉, 기능적인 혈액 세포를 형성하는 모든 요소들의 생성, 발달 그리고 특수화되는 과정을 포함하여 말하고 있다.

혈액에는 적혈구(erythrocyte, red blood cell, RBC), 백혈구(leukocyte, white blood cell, WBC), 혈소판(thrombocyte, platelet) 등 크게 3종류의 세포 성분들이 존재한다. 이들 세포들은 각기 고유의 기능과 형태적인 차이를 가지고 있으며 독특한 세포 형태에 따라 수명도 특이하게 달라진다.

조혈은 크게 태아기의 조혈과 성인기의 조혈로 나누어 생각할 수 있다. 정상적인 성인에게는 조혈과정이 모두 골수에서 이루어지지만, 태아의 경우는 발달 중에 있는 태아의 여러 장기에서 일어난다. 먼저 태아의 조혈에 대해서 알아보도록 하겠다.

1. 태아 조혈 시기(Fetal Period)

태아의 조혈 과정은 태아기 장기의 발달 단계에 따라 중배엽기, 간기, 골수기로 진행된다(그림 2-1). 태아조혈기의 혈구생성순서는 적혈모구, 거대핵세포, 과립구, 림프구, 단(핵)구 순이다.

1) 중배엽기(Mesoblastic phase)

조혈은 일반적으로 수정 후 태아 발달의 19일쯤부터 시작된다고 여겨진다. 중간엽 기원(mesenchymal origin)의 전구세포들은 난황낭으로부터 발달하는 대동맥-내장측 중배엽의 대동맥-생식선-중신영역으로 이동하여 조혈줄기세포(hematopoietic stem cells, HSCs)를 발생시킨다. 초기 계열인 중배엽 세포들로부터 생긴 난황낭에서 혈섬으로 알려진 집합된 염기성 세포들, 즉 초기 적모세

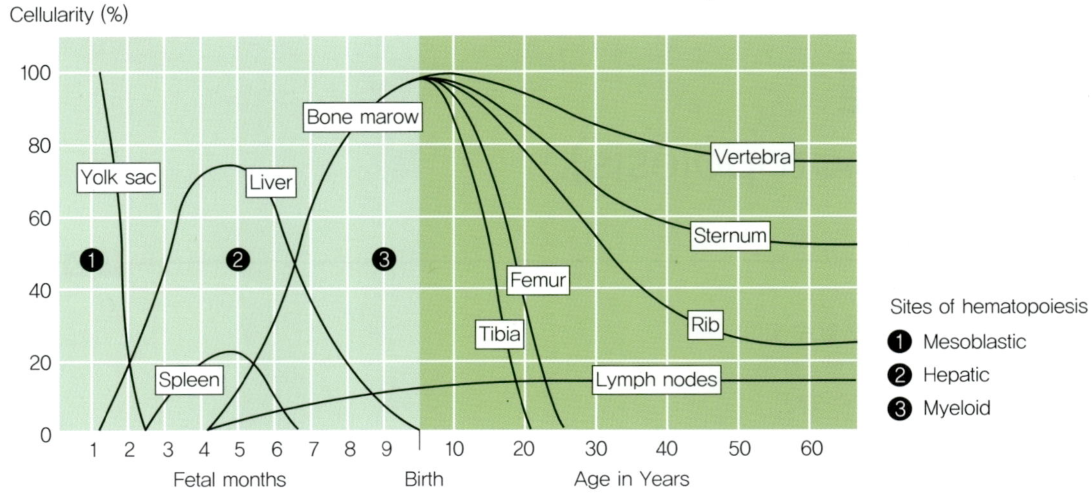

그림 2-1. **시기별 조혈장기**

포가 발견된다. 난황낭은 조직 속으로 분화되어 소화기관과 간으로 발생한다. 6주에는 난황낭 조혈은 더 이상 발견되지 않는다. 이때 측정할 수 있는 조혈성 산물은 Portland, Gower-1과 Gower-2 혈색소를 포함하여 초기 원시 적혈모구, 과립구, 혈소판을 생성하지 않는 거대핵세포들이다.

2) 간기(Hepatic phase)

중배엽기에서 생성된 초기 원시 적혈모구는 임신 4~5주쯤부터 난황낭에서 간으로 옮겨지며, 태아 발달의 3~5개월째에 간은 적혈구 조혈과 과립구 조혈의 절정기를 맞는다. 간에서의 적혈구 생산은 계속되나 6개월 이후부터 감소되어 출생 후에는 조혈기능은 거의 소실된다. 이때 측정할 수 있는 산물은 초기원시 적혈모구, 분화된 적혈모구, 과립구, 단(핵)구, 림프구, 거대핵세포 그리고 혈색소 F (fetus 태아), A (adult 성인), A_2들이다.

지라에서도 4~5개월에 가장 활발한 조혈을 보이나 점차 과립구 조혈이 감소되고 단지 림프구 조혈만 이루어진다. 흉선은 태아에서 완전히 발달되는 T 림프구계의 첫 장기이며, 생후 10세 전후가 될 때까지 계속 자라고 커져 단독으로 림프구 특수화를 갖는다. 반면 콩팥과 지라는 B 림프구를 생산한다.

골화와 함께 골수 생산이 시작되고 쇄골은 골수 조혈 활동을 증명한 첫 번째 뼈이다. 활동성 골수의 발달에 따라 간에서의 조혈은 줄어들고 골수 조혈이 시작된다.

3) 골수기(Myeloid phase)

태아 발달의 4, 5개월째 무렵에 골수 활성이 증가되어 태생기 중간엽 세포의 흩어진 섬에서 모든 형의 혈액 세포의 분화가 시작된다. 6개월째 골수는 조혈의 주요장소가 되고 모든 혈액 세포 생산의 유일한 장소가 된다. 이때 측정할 수 있는 산물은 모든 세포 계열의 다양한 성숙단계와 적혈구 형성인자

(erythropoietin, EPO), 과립구 집락자극인자(granulocyte colony-stimulating factor, G-CSF), 과립구/단(핵)구 집락자극인자(granulocyte-macrophage colony-stimulating factor, GM-CSF), 태아 혈색소, 성인 혈색소들이 포함된다.

2. 성인 조혈 시기(Adult Period)

1) 골수(Bone marrow)

골수는 겉질뼈(cortical bone)이 둘러싼 잔기둥뼈(trabecular bone) 사이의 조혈공간으로, 초기 골 형성에서 먼저 연골과 골 내막골의 재흡수에 의하여 공간이 중앙에 생기게 된다(그림 2-2). 이 공간은 적골수(red marrow)와 황골수(yellow marrow)로 분류되며, 적골수는 조혈이 왕성한 골수이고, 황골수는 조혈을 하지 않고 대부분 지방세포로 이루어진 골수를 의미한다.

재생불량성빈혈은 다양한 원인에 의해 적골수가 황골수로 대체되면서 세포충실도(cellularity)가 감소된다. 즉, 적혈구, 백혈구와 혈소판이 모두 감소되는 온혈구 감소증(pancytopenia)이 나타나는 조혈 기능의 장애를 나타내는 질환이다.

세포충실도(그림 2-3)는 조혈세포가 차지하는 비율을 뜻하는데 골수 생검에서 관찰할 수 있는 세포충실도는 신생아 90~95%, 어린이 80~85%, 성인 40~60%, 노령은 25~40% 정도로 나이가 어릴수록 세포충실도는 높다. 중간엽 조직세포들은 망상조직, 지방조직, 조혈조직의 근원이 되는 세 가지 형으로 분화한다. 망상세포의 약간은 골수 내에서 정맥동의 바깥쪽 표면에 위치하여 주위혈관 공간 속으로 길고 좁은 가지를 뻗어 나간다. 그러고 나서 조혈세포, 대식세포, 비만세포로 발달해 가는 자리를 제공한다.

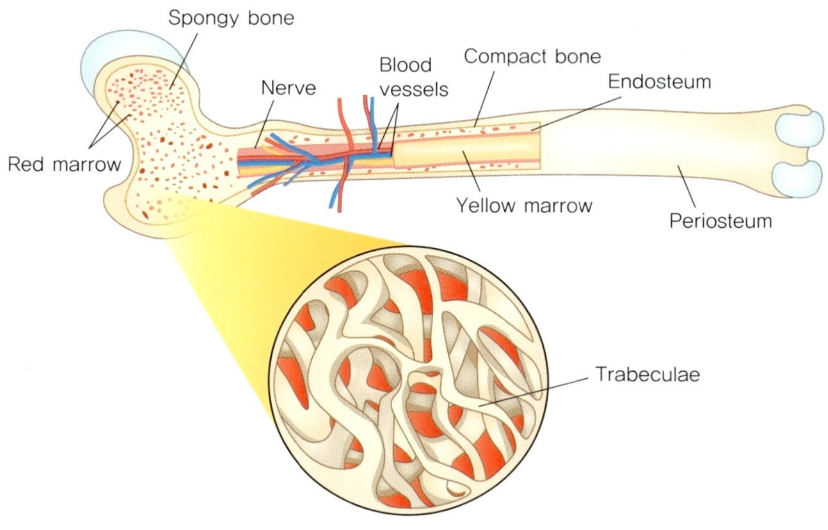

그림 2-2. 뼈의 해부구조

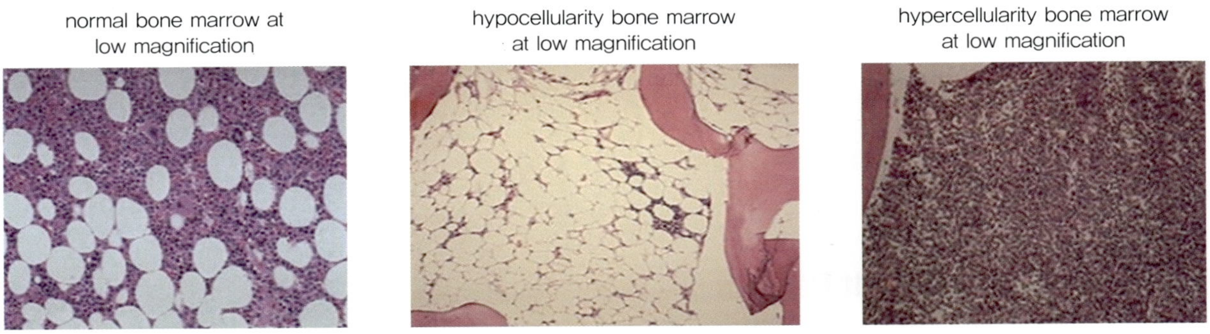

그림 2-3. 골수에서 세포충실도

초기의 어린아이 시기 동안에 골수는 오로지 적골수로만 되어 있다가 5~7세 부터는 긴뼈의 적골수가 있던 곳에 지방이 나타나기 시작한다. 이런 퇴화가 생기게 되면서 활동적인 적골수는 납작뼈, 복장뼈, 척추뼈, 볼기뼈, 갈비뼈, 머리뼈 그리고 긴뼈의 중앙부 가까운 곳으로 제한되고 그 외의 골수에서는 조혈 세포는 점차 사라지고 단지 황골수를 구성하는 망상조직과 지방세포들만이 남게 된다(그림 2-4). 연령별 적골수의 분포를 그림 2-5에 나타내었다.

황골수 자체는 지방세포와 적골수 구석구석에 흩어져 있는 분화되지 않은 간충 조직 세포들의 혼합물이다. 황골수는 지방의 저장기관으로 또 조혈 조직의 저장소로도 역할을 한다.

과도한 실혈이나 화학약품 또는 방사선에 의하여 적골수가 파괴되었을 때 간이나 지라충 조직 세포들은 적골수로 되돌아가 소유하고 있던 잠능성으로 바뀌어 조혈에 참여하게 된다. 이처럼 태아기 때와 같이 간, 지라에서 골수처럼 조혈 작용을 하는 경우가 있는데, 이런 경우를 골수 외 조혈(extramedullary hematopoiesis)이라 하며 골수가 아닌 장기에서 골수 외 조혈이 일어날 수 있도록 조직 변화가 일어나는 것을 골수 화생(myeloid metaplasia)이라 한다.

골수에서 성숙한 혈액 세포들이 혈액 순환부로 들어가는 과정은 아직 잘 알려지지는 않았다. 그러나 성숙한 혈액 세포는 골수강의 떨어진관 강쪽(abluminal side)을 따라 불연속성의 층을 이룬 외막세포들의 층 사이를 복잡한 상호작용으로 통과한다고 생각하고 있다.

모든 세포들은 외피세포와 내피세포막의 공간을 통하여 밖으로 나감으로써 동양구조 벽(sinus wall)을 통과하여 골수를 떠나 말초순환으로 들어간다(그림 2-6~7).

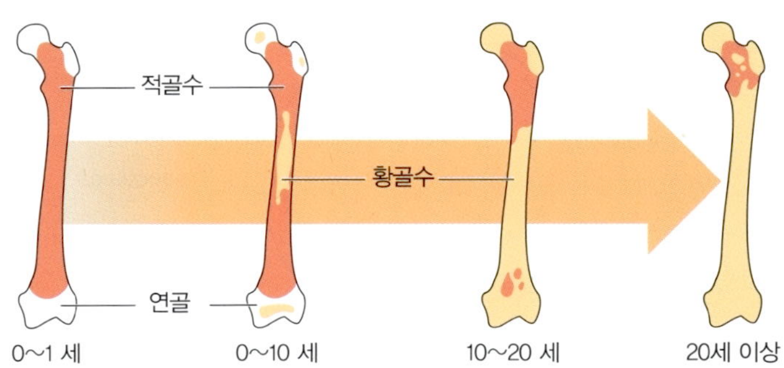

그림 2-4. 적골수에서 황골수로의 변화

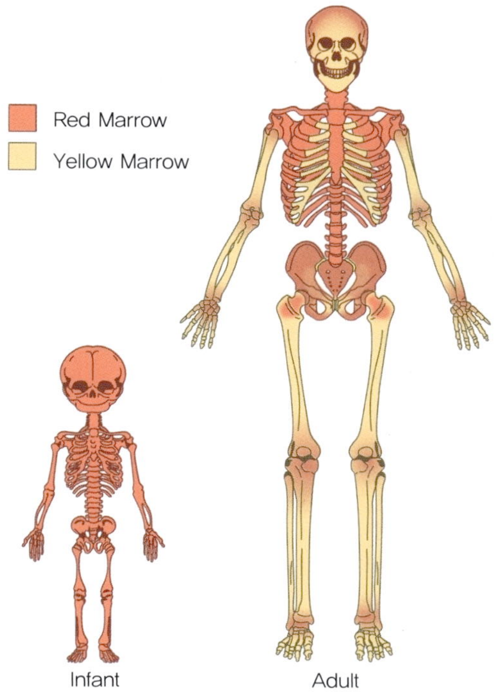

그림 2-5. 연령별 골수 조혈 부위

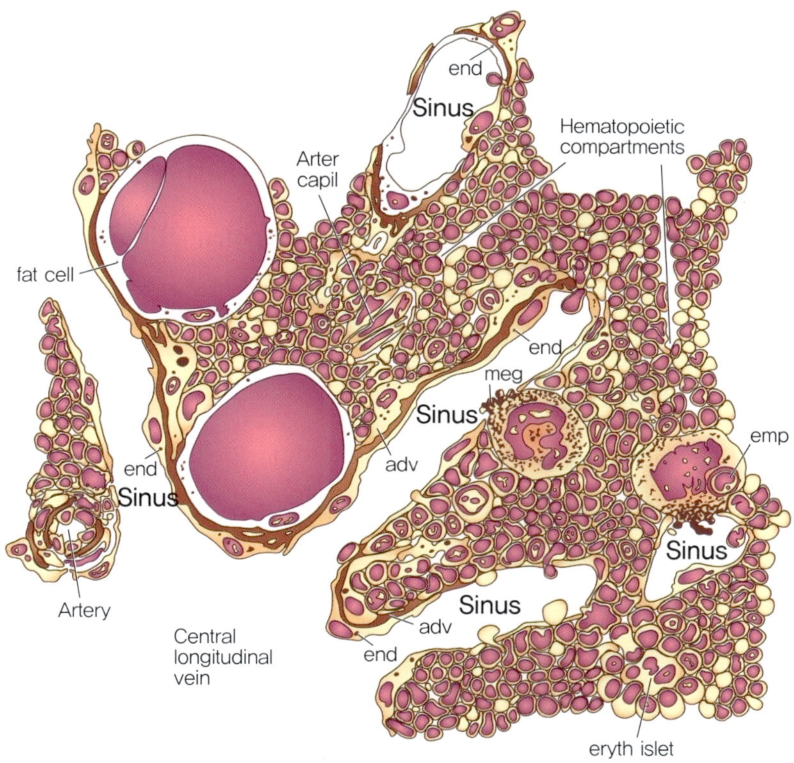

그림 2-6. 골수 구조와 조혈세포와의 관계

end (endothelial cell): 내피세포, sinus: 공동, 굴 adv (adventitial cell): 외막세포, meg (megakaryocyte): 거대핵세포, emp: emperipolesis, eryth islet (erythroid islet): 혈도, arter capil (arterial capillarys): 동맥성 모세혈관, fat cell: 지방세포, artery: 동맥

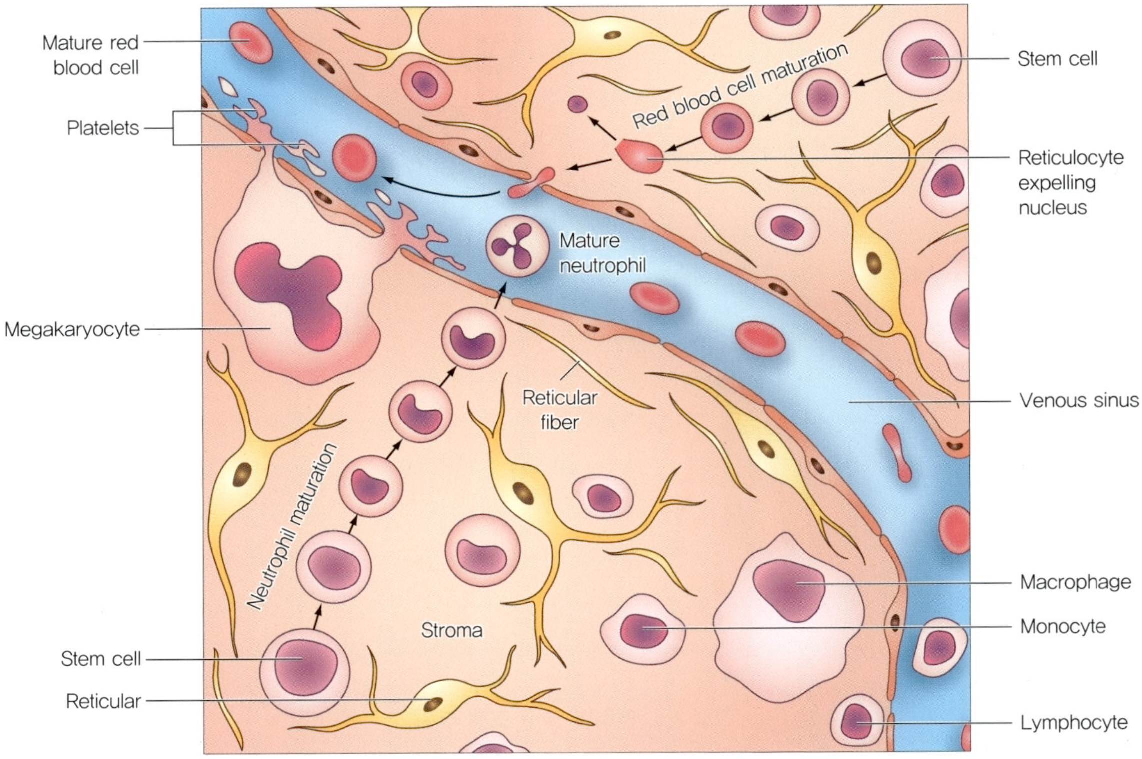

그림 2-7. 정상 골수와 지지 망상 섬유망의 부분 모형도

3. 혈구들의 기원과 상호관계(Origin and Inter-relationship of Blood Cells)

과립구, 적혈구, 혈소판, 단(핵)구들은 다능성 간세포(pluripotential stem cell, multipotential stem cell)라 불리는 조혈줄기세포(hematopoietic stem cells, HSCs)에서 기원한다.

1) 줄기세포설(Stem cell theory)

조혈은 역동적이고 복잡한 혈액 세포 생산의 발달 과정이다. 발생의 중배엽기 동안 만들어지는 혈액 세포생산은 초기(primitive) 조혈이라 하고, 결정된(definitive) 조혈은 태생 간기와 성인 골수기 동안에 시작된다.

처음에는 조혈 선조세포의 기원에 두 가지 학설이 있었다. 단원설(monophyletic theory)과 다원설(polyphyletic theory)인데 단원설은 모든 혈액 세포들은 하나의 다능성 줄기세포(pluripotential stem cell)라고 불리는 선조 줄기세포에서 유래한다는 설이고, 다원설(polyphyletic theory)은 혈액 세포 계통의 각각은 자신만의 유일한 줄기세포에서 유래한다는 설이다. 오늘날 실험 혈액학자들 사이에서 가장 널리 받아들여지는 학설은 단원설이다.

조혈줄기세포(HSCs)의 특징은 첫째 자기 복제(self-renewal)를 할 수 있고 둘째 아직 분화(differentiation)되지 않은 미분화세포이고 이는 다양한 조혈자극인자에 따라 다양한 세포로 성숙할 수 있는 잠재능력이 있음을 의미한다. 셋째, 흐름세포 분석기를 사용한 면역 표현형에 따르면 CD34 양성, CD38 음성이고 넷째, 제대혈, 골수, 말초혈액(말초혈액의 경우 아주 미량 존재)에서 관찰된다.

미분화 조혈줄기세포(HSCs)들은 골수세포계선조세포(common myeloid progenitor)과 림프구계선조세포(common lymphoid progenitor)로 분화할 수 있다. 골수세포계선조세포들은 과립구계, 적혈구계, 단(핵)구계, 거대핵세포계로 분화하고 증식하는 집락형성단위-과립구 적혈구 단구 거대핵세포(colony forming unit-granulocyte erythrocyte monocyte megakaryocyte, CFU-GEMM)로 구성되어 있다. 림프구계선조세포는 T림프구, B림프구, 자연살해세포(natural killer cells, NK cells)로 분화하고 증식하는 집락형성단위-림프구(colony forming unit-lymphocyte, CFU-L)로 구성되어 있다(그림 2-8).

2) 줄기세포 순환 역학(Stem cell cycle kinetics)

골수는 대략 체중 kg당 매일 적혈구 30억, 혈소판 25억, 과립구 15억 개를 생산해 낼 능력이 있다고 추정된다. 생산율을 조절하는 결정적 인자는 기초적인 신체 요구이다. 골수에 포함된 것으로는 자기재생과 분화의 능력에 의해 특징지어진 세포들의 단계적인 영역이다. 이 줄기세포들은 골수에 유핵세포와 1:1,000의 비율로 존재한다. 줄기세포들은 적절한 싸이토카인(cytokine)에 의해 자극 받으면 많은 유사분열을 할 수 있다. 유사분열이 일어날 때 세포는 다시 세포 주기로 들어가거나 휴지기 상태로 들어간다. 어떤 세포들은 휴지기에서 활동적인 세포 주기로 다시 들어가 추가로 한 번 더 분열하는 반면, 다른 세포들은 마지막 분화로 유도된다.

세포자멸사(apoptosis)는 예정된 세포죽음으로 정상적인 생리 과정이다. 세포사멸을 억제하는 싸이토카인의 신호를 받지 못할 때에는 세포자멸사가 되며, 이는 괴사와는 다르다.

3) 집락자극인자(Colony-Stimulating factors, CSFs)

집락자극인자는 많은 다른 세포에 의해 만들어진다. 목적하는 세포에 높은 특이성이 보이며, 낮은 농도에서도 작용하고, 각각의 인자 이름은 그들의 존재에 반응하는 세포 계열을 나타낸다. G-CSF의 타겟세포는 과립구이고, GM-CSF는 과립구/단(핵)구계열이 타겟이다(표 2-1).

(1) 적혈구계

적혈구형성인자(erythropoietin, EPO)는 적혈구계 선조세포들의 의도된 자살을 막아주는 특수한 계통의 당단백이다. EPO는 혈색소 합성을 유도하며, CFU-E에서 전적혈모구로 분화되도록 하는 분화인자로 작용하여, 골수에서 최초로 적혈구 선조세포로 분화할 수 있게 하여 CFU-GEMM에서 BFU-E라고 불리는 가장 어린시기에 구분 동정이 가능한 적혈구의 집락을 만들어 낸다. CFU-E는 많은 EPO 수용체를 가지고 있고 EPO를 절대적으로 요구한다.

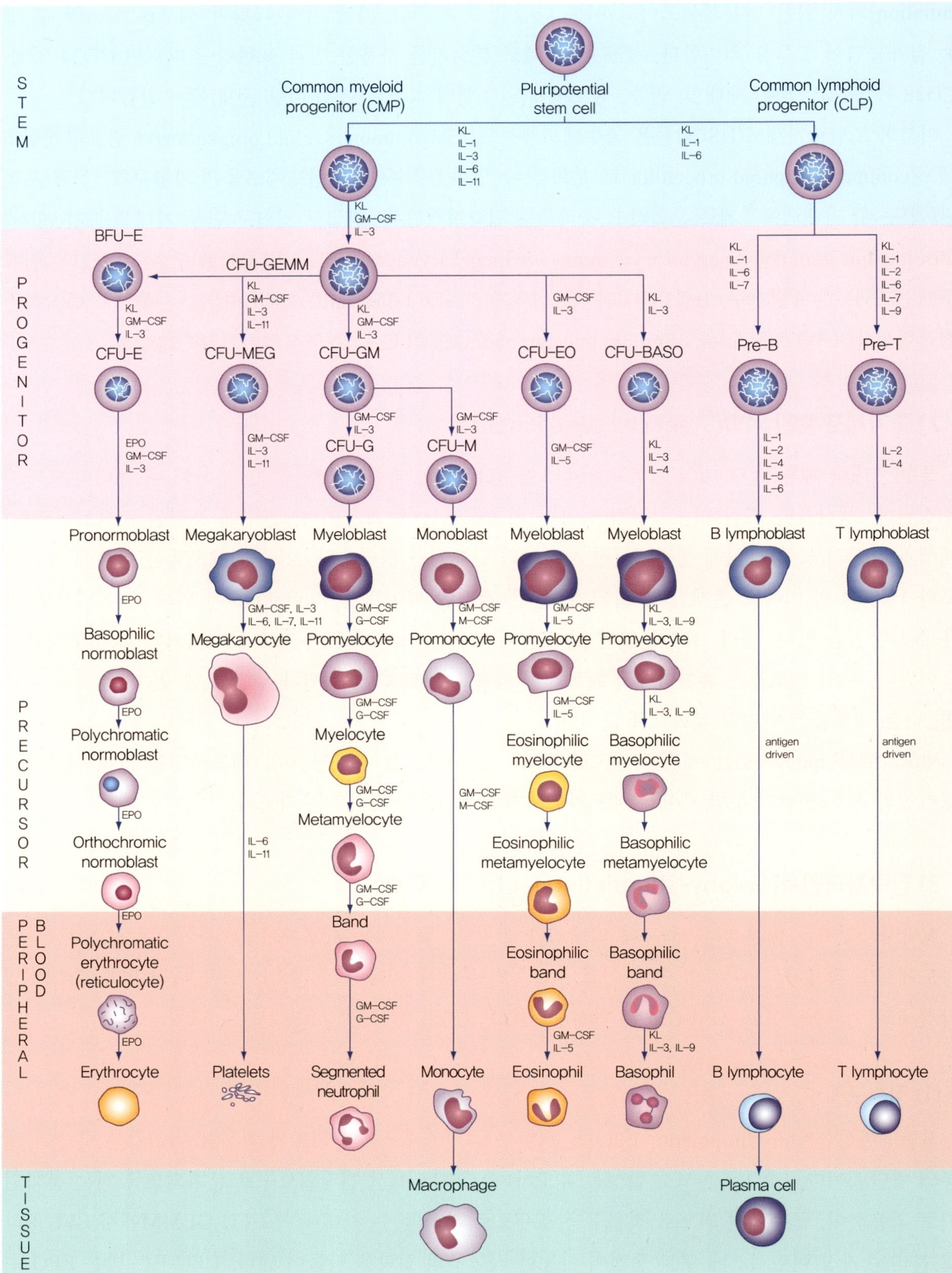
STEM
PROGENITOR
PRECURSOR
PERIPHERAL BLOOD
TISSUE
Pluripotential stem cell
Common myeloid progenitor (CMP)
Common lymphoid progenitor (CLP)
KL IL-1 IL-3 IL-6 IL-11
KL IL-1 IL-6
KL GM-CSF IL-3
BFU-E
CFU-GEMM
KL GM-CSF IL-3
KL GM-CSF IL-3 IL-11
KL GM-CSF IL-3
GM-CSF IL-3
KL IL-3
KL IL-1 IL-6 IL-7
KL IL-1 IL-2 IL-6 IL-7 IL-9
CFU-E
CFU-MEG
CFU-GM
CFU-EO
CFU-BASO
Pre-B
Pre-T
GM-CSF IL-3
GM-CSF IL-3
CFU-G
CFU-M
EPO GM-CSF IL-3
GM-CSF IL-3 IL-11
GM-CSF IL-5
KL IL-3 IL-4
IL-1 IL-2 IL-4 IL-5 IL-6
IL-2 IL-4
Pronormoblast
Megakaryoblast
Myeloblast
Monoblast
Myeloblast
Myeloblast
B lymphoblast
T lymphoblast
EPO
GM-CSF, IL-3 IL-6, IL-7, IL-11
GM-CSF G-CSF
GM-CSF M-CSF
GM-CSF IL-5
KL IL-3, IL-9
Basophilic normoblast
Megakaryocyte
Promyelocyte
Promonocyte
Promyelocyte
Promyelocyte
EPO
GM-CSF G-CSF
GM-CSF IL-5
KL IL-3, IL-9
Polychromatic normoblast
Myelocyte
Eosinophilic myelocyte
Basophilic myelocyte
antigen driven
antigen driven
EPO
GM-CSF G-CSF
GM-CSF M-CSF
Metamyelocyte
IL-6 IL-11
Orthochromic normoblast
Eosinophilic metamyelocyte
Basophilic metamyelocyte
GM-CSF G-CSF
EPO
Band
Polychromatic erythrocyte (reticulocyte)
Eosinophilic band
Basophilic band
GM-CSF G-CSF
EPO
GM-CSF IL-5
KL IL-3, IL-9
Erythrocyte
Platelets
Segmented neutrophil
Monocyte
Eosinophil
Basophil
B lymphocyte
T lymphocyte
Macrophage
Plasma cell

그림 2-8. 혈구세포 성숙

EPO는 콩팥에서 생산되는 erythropoietin과 간에서 생성되는 α-globulin의 복합물로 sialic acid, hexosamine, hexoses로 구성된 당단백질(glycoprotein)이다.

(2) 거대핵세포계

혈소판형성인자(thrombopoietin, TPO)는 혈소판을 생성하고 방출하는 일을 조절하는 호르몬성 자극인자로 GM-CSF, IL−3, IL−6, IL−11, kit-ligand 그리고 EPO들이 포함된다. IL−3는 거대핵모세포와 전거대핵세포 양쪽을 다 자극하며, IL−1α는 단지 전거대핵세포만을 자극한다. 자극 호르몬 인자 TPO는 IL−11과 함께 혈소판의 생성과 방출을 조절한다. TPO는 간에서 주로 생산된다.

표 2-1. 조혈 성숙 인자(Hematopoietic cytokines)

Factor	Target Cell (s)	Actions
Erythropoietin	Erythroid precursors	Erythroid cell growth
G-CSF	Phagocyte stem cells and neutrophils	Development of neutrophils
M-CSF	Phagocyte stem cells	Development of mononuclear phagocytes (MNP)
GM-CSF	Phagocyte stem cells	Development of all phagocytes
Stem cell factor (SCF)	Multipotent stem cells and mast cells	Growth of stem cells and mast cells
Interleukin 1α and ß (IL−1)	Multiple	Inducers G-CSF, M-CSF, IL−6; promotes growth of all blood cell lineages: induces fever, acute phase proteins (Ch. 17)
Tumor necrosis factor (TNF)	Multiple	Similar to IL−1; toxic for some tumor cells
Interleukin−2 (IL−2)	T lymphocytes	T-cell growth factor; activates NK cells
Interleukin−3 (IL−3)	Many stem cells, basophils	Growth of all blood cells
Interleukin−4 (IL−4)	B lymphocytes, mast cells	Growth factor for B cells, mast cells and eosinophils; induces IgE
Interleukin−5 (IL−5)	Phagocyte stem cells	Growth of eosinophils
Interleukin−6 (IL−6)	Multiple, especially B cells and osteoclasis	B cell growth; differentiation of stem cells into all lineages
Interleukin−7 (IL−7)	B lymphocytes, thymocytes	B cell growth, thymocyte differentiation
Interleukin−8 (IL−8)	Neutrophils	Released by MNP; a chemotaxin (Ch. 18)
Interleukin−9 (IL−9)	T lymphocytes, others	Potentiates other growth factors
Interleukin−10 (IL−10)	T lymphocytes	Suppresses cytokine synthesis, immunosuppressive
Interleukin−11 (IL−11)	Stem cells	Growth of leukocytes and megakaryocytes
Interleukin−12 (IL−12)	Cytotoxic lymphocytes, others	Activation of lymphoid cell cytotoxicity; antiviral activity
Interferon-γ	Phagocytes, lymphocytes, other	Increased class major histocompatibility complex (MHC) class II expression; MNP activation; antiviral activity
Interferon-a	Multiple	Regression of malignant myeloid stem cells; antiviral activity
Tumor growth factor	Multiple	Inhibits hematopoiesis and inflammation

(3) 과립구계

백혈구형성인자(leukopoietin)는 오랫동안 백혈구 증식을 유도하는 유일한 자극인자로 여겨져 왔다. 조혈인자는 CFU-GEMM에서부터 GM-CSF, G-CSF, M-CSF, IL−3, IL−5, IL−11 및 kit-ligand 등으로 중성구, 단(핵)구, 호산구 및 호염기구로의 분화를 촉진한다.

(4) Interleukins

Cytokines는 B−세포와 T−세포의 증식과 분화에 관한 연구를 위해 고안한 액체 배양계를 조사하는 동안 발견된 성장인자로 원래 림프구 활성 인자(lymphocyte activating factor, 지금은 IL−1)와 같이 특수한 기능에 따라 이름을 붙였다. 그러나 계속된 연구에서 특정한 cytokine은 여러 가지 기능을 갖고 있다는 것이 밝혀져 이 cytokines의 몇 가지를 interleukin이라 하고 동종임을 인정하는 것에는 번호를 붙여(예로 IL−1, IL−2) 부르기 시작했다. Interleukins은 특수 세포 계열에서 증식과 분화를 자극하거나 집락자극인자와 함께 상승작용을 한다. 그림 2-8에서 조혈계를 설명하고 집락 형성 단위와 성장 자극인자의 작용 부위를 설명하였다.

4. 혈액 세포의 일반적 구조(Structure of normal blood cell)

세포는 살아 있는 기관으로 구성되어 있는 구조적 기본단위이다. 많은 세포들은 특수한 기능을 가지고 있으며, 영속적인 그들의 기능을 수행하는 데 필요한 많은 구성 요인을 포함하고 있다. 형태, 크기, 기능에 상관없이 대부분의 세포들은 3개의 기본 성분인 세포막, 세포질 및 핵으로 되어 있다(그림 2-9).

각 기본 성분들은 구성 요소가 다시 세분화되어 그들의 다양한 기능을 돕게 한다.

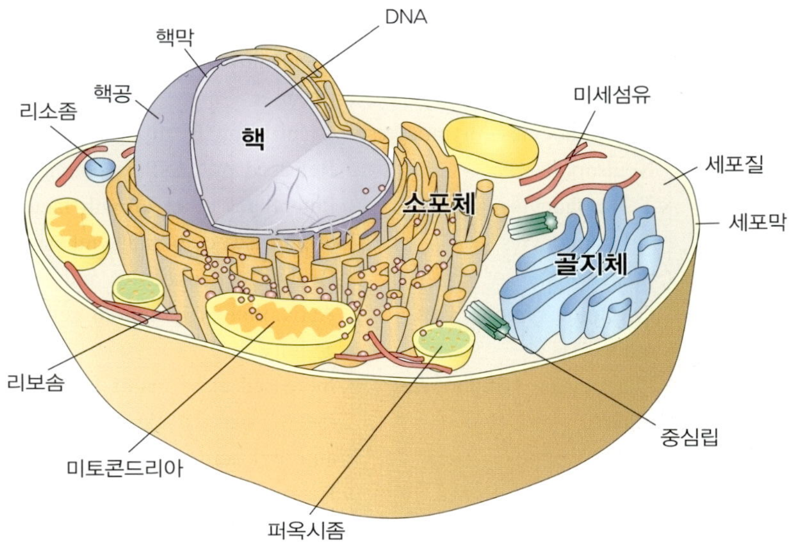

그림 2-9. 진핵세포의 모식도

1) 세포막(Cell membrane)

세포막은 둘러싸고 있는 환경으로부터 세포 내 구성 요소를 분리하는 반투과성의 바깥쪽 울타리 역할을 한다. 세포막은 다음의 세 가지 기본 기능을 수행한다.

① 수축과 팽창하여 선택적 투과, 음세포 작용, 식세포 작용 그리고 이동에 의해 주위 환경과 물질을 서로 교환하게 한다.

② 세포와 세포의 인식을 촉진하는 호르몬성 신호를 찾아낸다.

③ 세포의 동일성을 제공하는 수용체와 조직 적합성 위치, 혈액형 등을 제공한다. 세포 내에서 발견되는 많은 구성요소들(사립체, 핵, 소포체 등)이 막 계에도 비슷하게 구성되어 있다. 세포의 정체를 나타내는 표면 표지자를 가지고 있어 이를 인식하는데 단클론항체가 이용되며, 명명 방법으로는 CD (cluster of differentiation) 뒤에 숫자를 붙여 나타낸다.

세포막은 탄력성과 복귀성이 있어야만 많은 기능을 수행할 수 있는데, 이는 지질층에 떠 있는 구형 단백질이 유동성을 충족시킨다(그림 2-10).

(1) 막 지질

인지질과 콜레스테롤이 두 층으로 배열된 지질이중층으로 되어 있다. 인지질의 인산기 말단과 콜레스테롤의 수산화기가 극성으로 하전된 친수성(수용성) 지질로 세포막의 내층과 외층의 표면 쪽을 향하여 배열되어 있다. 인지질의 지방산 부분과 콜레스테롤의 스테로이드 쪽은 비극성으로 하전된 소수성(비수용성) 지질로 세포막의 중앙부 쪽을 향하여 각각 배열되어 있다. 지단백과 지질다당류 같은 다른 지질들도 막 구조를 이루는 데 기여한다.

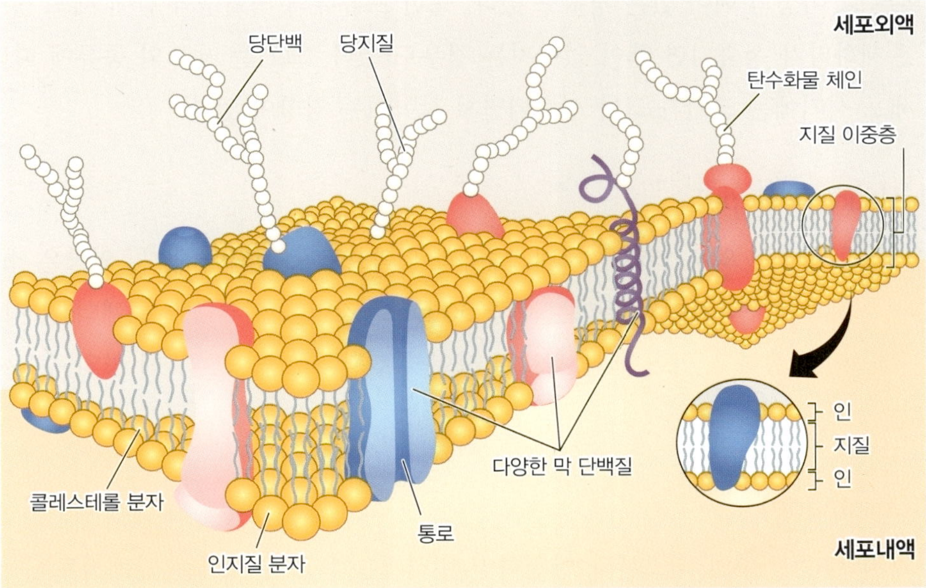

그림 2-10. 세포막의 구조

(2) 막 단백질

세포막에 있는 대부분의 단백질은 당단백질로 불리며 지질이중층 내에 떠 있는 상태로 존재한다. 내재성과 표재성의 두 가지 형태의 단백질이 존재한다. 내재성 단백질(integral protein)은 지질이중층을 가로질러 막의 바깥쪽이나 막의 세포질 쪽으로 관통한다. 막을 관통하는 단백질은 세포 내부와 환경 외부 사이의 소통과 이동의 역할을 한다. 표재성 단백질(peripheral protein)은 세포막의 내부 세포질 쪽에서만 발견되며 세포 골격의 형태를 갖추게 한다.

(3) 막 탄수화물

당단백질, 당지질(glycolipid)과 함께 복합체를 이룬다. 탄수화물 부분은 거의 바깥쪽 세포표면 너머로 뻗어 있어 당질층(glycocalyx)이라 불리는 탄수화물 외피를 구성한다. 이 탄수화물의 일부분은 세포와 세포의 인식 기능을 하며, 표면을 음전하화로 만들고, 표면 수용체 장소를 제공하며 세포의 점착 기능을 하게 한다. 또한 혈액형 물질(ABO)과 사람백혈구항원(human leukocyte antigen, HLA) 같은 항원성 물질을 포함하고 있다.

2) 핵(Nucleus)

핵은 세포 내에서 가장 큰 소기관이며, 세포의 조절 중심부이다. 핵은 DNA의 복사와 전사를 할 수 있는 장소로 DNA를 풍부하게 만들어 가지고 있다. 세포 내에서 화학 반응과 세포의 재생산 과정을 책임지고 있다.

핵은 핵산을 포함하고 있어서 염기성 염료에 친화성을 가지고 있다. 핵의 구성 물질로는 염색체, 핵막 및 핵소체로 되어 있다. 하나의 세포에는 하나의 핵이 있는 것이 보통이나 종류에 따라서는 하나의 세포에 2개 혹은 그 이상의 핵이 있는 경우도 있다. 또한 포유류의 적혈구와 같이 세포 형성 시기인 초기에는 핵이 존재하다가 성숙되면 핵이 없어지는 경우도 있다. 크기는 세포의 종류에 따라 다양하며, 비교적 어린 세포 시기에는 크기가 크나 성숙되면서 작아지는 경향이 있다.

(1) 핵막(Nuclear envelope)

핵을 둘러싸고 있어 핵의 외투 역할을 하며, 내막과 외막으로 구성되어 있다. 외막은 소포체의 확장으로 연속된다. 이 두개의 막 사이의 두께는 대략 50 nm로 격막을 이루며 소포체의 관 강으로 연속된다. 핵막에는 핵공이 관통하고 있어 핵과 세포질 사이의 전달 역할을 한다. 핵 공의 수는 세포 성숙에 따라 감소된다.

(2) 염색질(Chromatin)

핵산과 두 가지 형(음전하인 히스톤과 양전하인 비히스톤)으로 존재하는 단백질로 구성되어 있다. 염색질은 두 종류로 나눌 수 있다. ① 이질(뭉친) 염색질(heterochromatin)은 유전적으로 불활성 영역이며, 훨씬 어둡게 염색된 응축된 덩어리 형태로 표현된다. ② 진정(퍼진) 염색질(euchromatin)은 확산되어 응축되지 않은 염색질이며 유전적 활성 부분으로 느슨하게 꼬여 있고 연한 푸른색으로 염색된다.

(3) 핵소체(Nucleoli)

핵에는 1～6개의 핵소체를 가지고 있다. 이 수는 세포에서 생기는 단백질 합성의 양과 직접적으로 비례한다. 이들 소기관에는 많은 양의 리보솜 RNA, DNA 및 다른 단백질들을 아주 많이 가지고 있다.

핵소체는 리보솜의 합성 장소이다. 리보솜은 큰 것과 작은 것 두 개의 소단위로 구성되어 있다. 이 소단위는 핵소체에서 만들어진 후 핵공을 통해 세포질로 운반되어 단백질 합성을 한다.

3) 세포질(Cytoplasm)

세포막 안에 존재하는 세포질성 기질은 균일하고 연속적인 수용액으로 세포질(cytosol)이라고 불린다. 이것은 여러 가지의 이름이 붙은 다양한 구조를 가지는 소기관(organells)들이 결합하고 기능할 수 있도록 하는 환경을 제공한다. 소기관으로는 소포체, 골지체, 사립체, 리보솜, 리소좀, 특이과립, 공포 및 저장과립들이 있다.

(1) 소포체(형질 내 세망, Endoplasmic reticulum)

소포체는 세포질 곳곳에서 발견되는 끈 모양의 망이며, 편평하게 된 판자, 낭 및 관상의 막으로 나타난다. 핵막의 외막이 소포체 막과 연속되어 있다. 조면 소포체는 단백질 합성을 하는 리보솜(RNA)의 존재에 의해 바깥 표면이 점점이 박힌 모습을 하고 있다. 활면 소포체는 리보솜이 부착되지 않고 새로 합성된 단백질을 위한 저장 장소로 사용되며, 스테로이드 호르몬 생산과 지방 물질의 합성을 위한 장소라고도 알려져 있다. 세포 내에서 발견되는 소포체의 양은 세포가 요구하는 단백질 생산과 비례한다. 증가된 단백질 합성을 위해서는 더 많은 소포체가 요구된다.

리보솜에서 생산된 물질(단백의 아미노산 단위)은 소포체의 내강으로 들어가 최후는 골지체로 운송된다. 소포체의 주된 기능은 단백질 합성과 이 물질의 운송을 행하는 것으로 세포형에 따라 다양하다.

(2) 사립체(Mitochondria)

구조적으로 연속적인 외막을 가지고 있으며, 외막과 평행하게 존재하는 내막은 크리스테라고 불리는 능선 모양으로 함입되어 있다. 균질한 물질로 구성된 내부는 기질이라고 불리며, 영양물질로부터 에너지를 발생시키는 많은 효소를 함유하고 있다.

사립체 안에 존재하는 산화계는 크렙스 회로(Krebs cycle), 지방산 회로(fatty acid cycle) 그리고 호흡사슬 등이다. 또한 사립체에는 단백질, 인산효소, 리보솜 및 DNA가 존재한다.

사립체는 에너지 생산 반응과 전자전달−산화반응의 대사과정을 담당한다. 사립체는 tricarboxylic acid cycle(TCA) 회로에 작용하는 효소들을 포함하고 있어 호흡 연쇄반응에 의한 산화와 인산화에 관계하고 에너지 화학 화합물, 즉 adenosine triphosphate(ATP)를 합성한다(그림 2-11). 해당과정에서는 산소가 없는 환경에서 ATP와 전자를 담을 수 있는 에너지 운반체 NADH를 생성한다. 피루브산은 아세틸-CoA로 전환된 후 시트르산 회로에 들어가서 포도당 속에 있던 탄소 원자들을 분해하고 이산화탄소로 방출된다. 그리고 또 다시 ATP가 만들어지고 더 많은 NADH와 $FADH_2$ 전자운반체가 생성된다. NADH와 $FADH_2$에 의해 생성된 전자들이 사립체 내막의 단백질 복합체를 따라 이동하고 양성자가 내막 사이 공간으로 펌핑되면서 산소가 결합하고 전자를 받아들인 산소가 물을 생성한다. 이 과정에서 32~34개의 ATP가 생성된다.

사립체는 자기 복제(self-replication) 능력이 있다. 이 소기관에는 사립체성 분열주기를 위해 자체의 DNA와 RNA를 가지고 있다고 기록되어 있다. 한 세포 당 사립체 수는 100개 이하이거나 수천 개일 수도 있는데, 이 수는 세포가 요구하는 에너지양과 직접적으로 연관된다.

(3) 리보솜(Ribosome)

리보솜은 리보솜 RNA와 단백질이 거의 같은 양으로 구성된 작은 과립상으로 핵과 핵소체 내에서도 발견된다. 리보솜은 소포체에 붙어서 조면소포체를 형성하는 것과 자유스럽게 세포질 속에 존재하는 유리 리보솜이 있다. 전자는 세포 자체 내에서 필요로 하는 단백질을 합성하며 후자는 주로 세포 밖으로 배설하기 위한 단백질, 즉 분비과립을 만든다. 그러므로 리보솜은 면역글로불린을 생산하는 형질세포에서 더욱 발달된 것을 볼 수 있다. 미숙한 세포에서는 RNA가 풍부하게 포함되어 있기 때문에 세포질은 Wright 염색에서 청색으로 염색된다. 그러나 세포가 성숙함에 따라 RNA 양은 감소되어 세포질의 청색은 엷어진다.

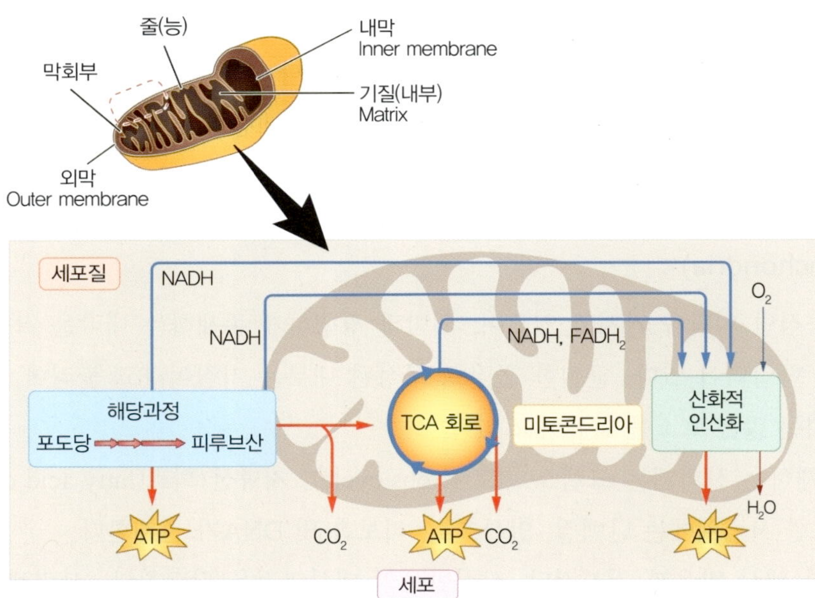

그림 2-11. **사립체**

(4) 리소좀(용해소체, Lysosome)

0.25～0.5 μm의 크기이며 불규칙한 모양을 한 소기관으로 일명 'enzyme bag'이라고도 한다. 이곳은 낮은 pH에서 작용하는 여러 종류의 가수분해 효소를 가지고 있어 세포가 탐식한 물질의 소화와 세포 융해에 관여한다. 예를 들면, 핵 단백을 분해하는 polynucleotidase, 리보핵산을 분해하는 ribonucleotidase, 지방을 분해하는 lipase, 인산물질을 분해하는 acid phosphatase 등 여러 종류의 효소(muramidase)를 갖고 있다. 정상 상태에서는 이 효소들이 밖으로 새어 나오지 않도록 리포단백막으로 둘러싸여 있다. 이 리소좀은 골지체로부터 생산되며 생산 부위에 따라 일차과립(azurophilic granule)과 이차과립(specific granule)으로 나누기도 한다. 혈액 세포들 중에서도 왕성한 탐식작용을 하는 중성구나 단(핵)구가 이 리소좀을 많이 가지고 있다.

(5) 골지체(Golgi apparatus)

1898년 Golgi에 의하여 발견된 것으로 세포의 종류에 따라 한 세포 당 6～30개의 소낭(cisterna)이 납작한 막성 주머니가 쌓여 있는 모양으로 되어 있다. 이것은 다른 소기관으로 분비하거나 운반하기 위한 고분자물질을 변형시키거나 분류하여 포장한다. 대개는 세포의 중심에 존재하는 핵에 근접한 부분에 위치하여 핵막으로 될 수 있는 세관상의 낭과 peroxidase, acid phosphatase 등의 효소가 들어 있는 낭, muco 다당류의 합성에 관여하고 있는 작은 낭의 집단으로 구성되어 반월형의 구조를 하고 있다. 골지체는 세포 내에서의 교통량 지배에 관여하며, 분비 기능이 발달한 세포에서 잘 발달되어 있다(그림 2-12).

(6) 중심소체(Centrioles)

핵 상부에 있는 골지체의 중앙에서 2개의 중심자 또는 쌍심자(diplosome)라 불리는 것으로 세포분열, 특히 유사분열 때에 뚜렷이 나타난다. 즉, 세포의 유사분열 초기에 2쌍의 중심소체가 핵의 염색체를 중심으로 하여 양극으로 방추사(spindle fiber)를 나열하고, 염색체가 분열한 후에 양극으로 끌어당기는 역할(분극)을 조절한다.

(7) 미세소체(미소체, Microbody)

세포질 속에 있는 소기관의 일종으로 그 기능은 확실히 알려져 있지 않으나 과산화수소(H_2O_2)를 생산하는 효소인 oxidase와 이를 분해하는 효소인 catalase를 가지고 있으므로 H_2O_2의 대사와 관계가 있을 것으로 추측된다. 따라서 H_2O_2의 대사에 관여하는 소기관이라는 뜻에서 peroxisome이라고도 한다.

(8) 미세소관(Microtubule)

식물 혹은 동물 세포의 세포 골격 유지, 세포의 이동, 세포 내 물질의 이동 등에 필요한 기관이다. 미세소관은 대부분의 세포에서 마이크로튜블 중심화 세포라고 불리는 중심소체(centrioles)로부터 뻗

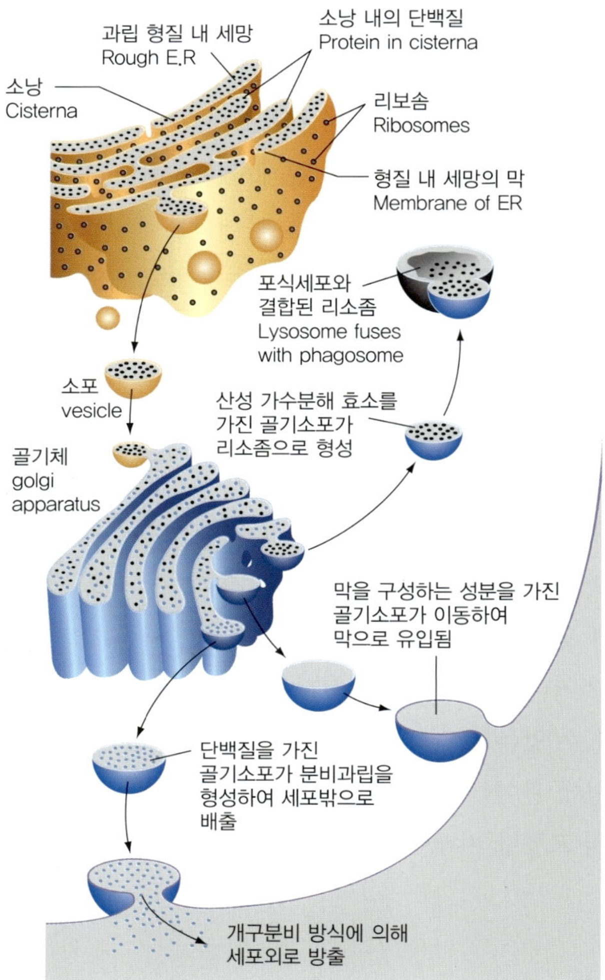

그림 2-12. **소포체, 리소좀 및 골지체의 상호작용**

어 나오게 된다. 미세소관에서 발견되는 여러 종류의 단백질은 안정성 조절에 관여하는 결합 단백질체이다. 미세소관이 염색체에 적절하게 결합하지 못하거나 결합한 후 분열하는 적절한 힘이 주어지지 못하면 세포분열은 정지하게 된다.

5. 정상 세포의 성숙(Maturation of Normal Cell)

혈액 세포들은 여러 단계의 성숙 과정을 거친다. 세포는 원시 모세포로부터 혈액 내에 나타나는 성숙된 형태로 변천됨에 따라서 세포질, 핵, 세포의 크기에 변화가 있다. 적혈구계의 성숙과정을 **그림 2-13**에 나타내었다. 정상인에서 이들 세 가지 변화들은 점차적으로 일어나기도 하고 동시에 나타나기도 한다. 병적인 상태에서는 이 변화가 다른 비율로 일어나게 된다. 예를 들어, 세포질이 핵보다도 더 빨리 성숙되거나 반대의 현상이 나타난다면 이러한 것은 비동시성(asynchronism)이라 부르게 된다.

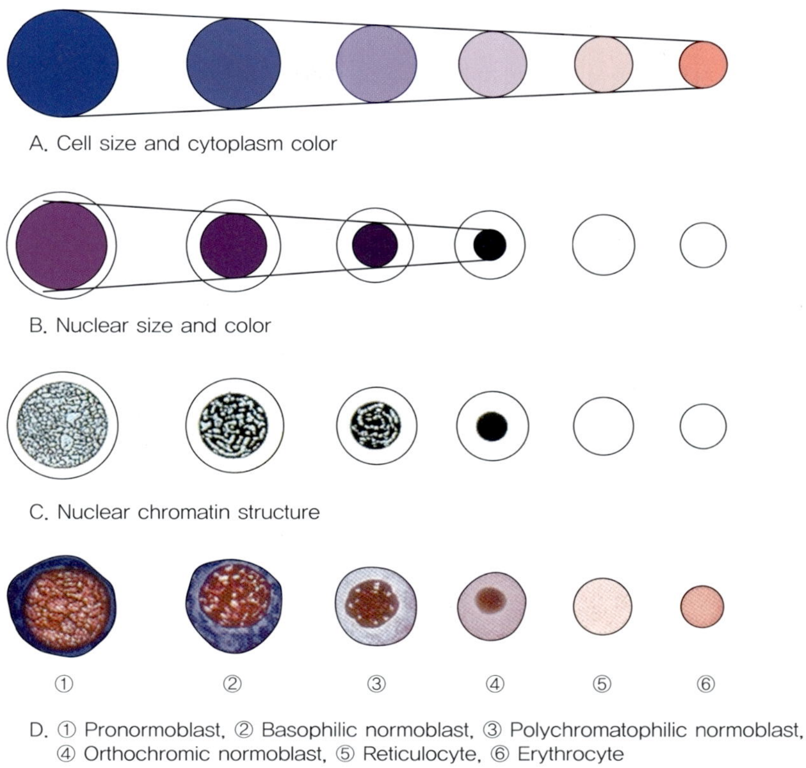

그림 2-13. 적혈구계의 성숙 과정

성숙하면서 핵에서 발생하는 변화는 (1) 핵소체의 소실 (2) 핵 크기의 감소 (3) 핵 염색질의 응집 (4) 핵 모양의 변화(백혈구계) 그리고 (5) 핵의 소실(적혈구계) 등이 포함된다.

세포질에서 발생하는 변화는 (1) 염기성의 소실 (2) 핵과 세포질(N/C)비의 감소 (3) 세포질 내 과립 출현(해당하는 세포) 등을 포함한다. 각 계통의 특별한 변화에 대한 것은 다음 장에서 기술한다.

1) 세포 크기(Cell size)

세포는 성숙됨에 따라 일반적으로 크기가 작아진다. 정상적혈구 및 소림프구는 비교적 일정한 크기를 갖고 있기 때문에 비교의 기준으로 이용될 수 있다. 그러므로 각 세포의 상대적 크기를 알아두는 것이 중요한 것이다. 이 뜻을 이해하기 어려울 것으로 생각되나 각 혈구 세포의 성숙에서 다룬다.

2) 핵 성숙(Nuclear maturation)

미성숙 세포의 핵은 원형이거나 난원형이고 세포 내에 차지하는 비율이 크다. 세포가 성숙하면 핵은 상대적으로 크기가 감소되고 과립구계의 경우 여러 가지 형태를 취한다. 세포 핵 내의 염색질은 섬세하고 정밀한 형태에서 더 거칠고 덩어리진 염색질로 변하게 된다. 핵소체는 리보솜이 형성되는 장소로 단백질 합성이 활발한 초기에 보이며 세포가 성숙함에 따라 점차로 소실된다.

3) 세포질 성숙(Cytoplasm maturation)

미성숙 세포질은 일반적으로 RNA가 다량 함유되어 있으므로 진한 청색(호염기성)으로 염색된다. 세포가 성숙됨에 따라 점차적으로 세포질 내 RNA는 소실되므로 청색이 약해져 간다.

백혈구 중에 과립구계 세포는 세포가 성숙됨에 따라 세포질에 과립이 나타난다. 처음에 이 과립들은 아주르성이고 비교적 비특이적이다. 세포가 더욱 성숙되면 그 수가 증가되고 특이적인 색상과 기능을 갖는 특이과립이 나타난다. 세포가 성숙함에 따라 세포질 량은 일반적으로 증가한다.

4) 세포의 식별(Identification of cells)

(1) 세포의 크기는 어떤지?

① 소(small: micro)

② 중(medium)

③ 대(large: macro)

(2) 핵의 특징은 어떤지?

① 모양(shape)

② 상대적인 크기

③ 염색질 양상: 섬세한가(fine) 혹은 거친가(coarse)

(3) 세포질의 특성은 어떤지?

① 과립성 혹은 무과립성: 비특이성 혹은 특이성 과립

② 색상(염색)

③ 양

사람이 성인이 될 때까지 여러 단계를 거쳐 성숙하는 것과 같이 혈액 세포들도 성숙되기까지 여러 단계를 거쳐야만 한다. 그렇게 함으로써 정해진 기능을 수행할 수 있는 능력을 가지게 된다. 이 세포들은 골수에서 성숙하여 순환 혈액으로 방출되므로 건강한 사람에서는 성숙한 세포들만이 말초혈액 내에서 발견된다. 특정 질병에 걸려 있는 사람에서는 미성숙하고 비정상적인 형태의 세포들을 발견하게 된다.

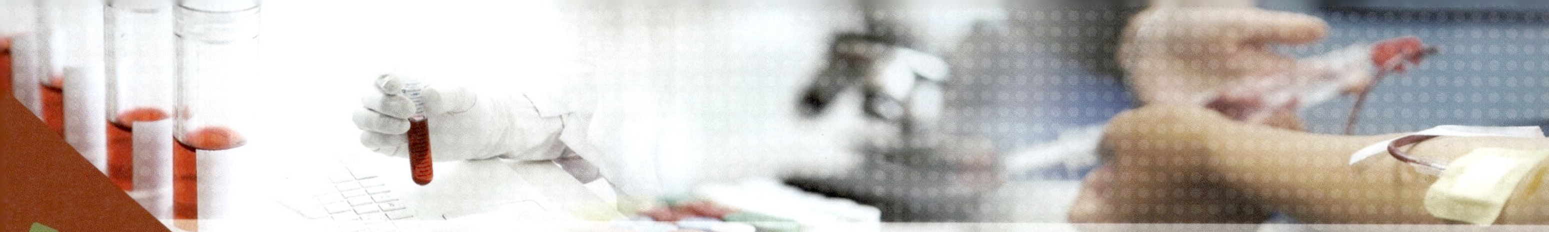

Chapter 03

적혈구 (Erythrocyte, Red Blood Cell, RBC)

학습목표

1. Erythropoietin의 작용에 대해 설명할 수 있다.
2. 적혈구계 성숙과정에 대해 설명할 수 있다.
3. 적혈구의 에너지 대사에 대해 설명할 수 있다.
4. 적혈구 막의 구조와 기능에 대해 설명할 수 있다.
5. Heme과 globin 합성과정을 설명할 수 있다.
6. 정상 혈색소와 비정상 혈색소에 대해 설명할 수 있다.
7. 적혈구의 기능에 대해 설명할 수 있다.
8. 적혈구 파괴 기전에 대해 설명할 수 있다.
9. 철 대사에 대해 설명할 수 있다.
10. 질환과 연관된 적혈구의 형태 변화를 설명할 수 있다.

적혈구는 1723년 현미경을 통하여 관찰된 최초의 세포 중 하나이다. 산소 운반 능력을 가진 세포는 1865년 Hoppe Seyler에 의하여 발견되었다. 그러나 19세기 말까지도 적혈구는 특히 림프절, 간 또는 지라에서 기원되고 성숙하는 것으로 믿어 왔다. 1886년 Neuman과 Bizzazero가 사람 시체의 늑골 압출물에서 유핵혈구를 관찰함에 따라 골수가 혈구 생산의 주요 기관이라고 제안하였다. 얼마 후 생리학자 Claude Bernard가 적혈구 조혈 장소는 골수 조직의 모세관이라고 정확하게 지적하였으며, 이후 10년 동안 골수의 검시 해부를 통해 미성숙세포의 형태에 관한 정보가 밝혀지게 되었다.

1950년대 초부터 액상 그리고 반고체상 배양기술을 포함한 진보된 연구기술의 발달로 erythropoietin의 조혈작용에 관한 다양한 정보를 얻게 되었다. 이후 분자생물학적 연구기법이 임상분야에 적용되면서 적혈구 형태와 생리에 관해 더욱 정확한 사실이 밝혀지고 있다.

1. 적혈구 조직계(Erythron)

1) 적혈구 조혈과정

다능성줄기세포(pluripotential stem cell, multipotential stem cell)에 혈액학적 미세환경인자(hematopoietic microenvironmental factors)의 영향을 주면 골수계줄기세포와 림프계줄기세포로 분화한다.

분화(differentiation)란 어떤 종류의 혈구로 성숙될 것이냐를 결정하는 과정으로 한번 그 방향으로 결정되면 다시 번복할 수 없다. 따라서 골수계줄기세포는 절대로 림프구줄기세포로 될 수 없다. 골수세포줄기세포 CFU-GEMM은 과립구계(G), 적혈구계(E), 단(핵)구계(M), 거핵세포계(Meg) 등의 전구세포로 분화할 수 있다. 이 세포에 조혈자극인자를 넣고 배양했을 때 증식을 반복하여 혈구의 집락인 burst 또는 colony 집락형성단위로 분화하게 된다.

적혈구계는 단능성줄기세포(unipotential stem cell)인 BFU-E(burst forming unit-erythroid)가 생성되고 뒤이어 좀 더 성숙한 CFU-E(colony forming unit-erythroid)가 생성된다. 이 세포 형태들은 형태학적으로는 잘 구별이 안 되나 아마도 말초혈액 중의 소림프구와 비슷한 형태와 크기인 것으로 보인다.

이 단계는 적혈구조혈자극인자(erythropoietin)에 의해 크게 영향을 받는다(그림 3-1).

이들 적혈구전구세포들은 저산소 분압의 자극 등에 의하여 골수에서 유사분열(mitosis)하며, 그 결과 생성된 1~2개의 딸세포(daughter cells) 중 하나는 줄기세포 풀(pool)에 남고 다른 하나는 적혈구의 성숙과정에 따라서 전적혈모구(pronormoblast), 호염적혈모구(basophilic normoblast), 다염적혈모구(polychromatic normoblast), 정염적혈모구(orthochromic normoblast), 그물적혈구(reticulocyte), 적혈구(erythrocyte)로 계속 성숙한다.

적혈구 조직계는 골수에서 발달하는 적혈모구들, 말초혈액에서 순환하는 성숙 적혈구들 그리고 특수기관 내의 혈관 등과 같은 체내의 지정된 장소에 있는 적혈구들의 모든 성숙단계를 포함한다. 적혈구 조직계란 말을 사용하는 때는 통일된 기능적 조직이란 개념을 내포하고 있다.

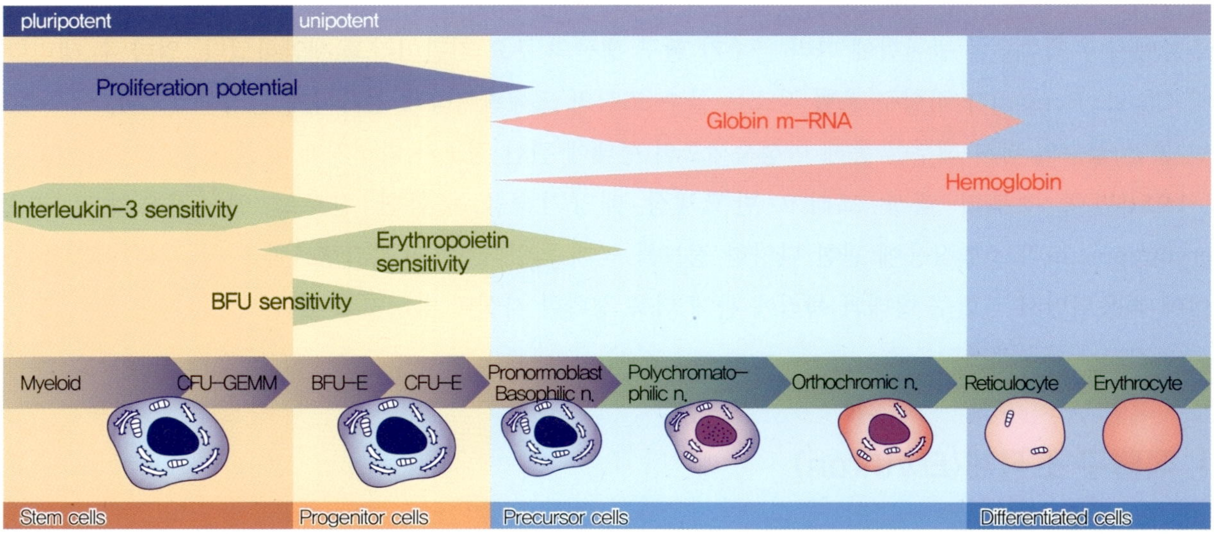

그림 3-1. 적혈구 조혈과정(Erythropoiesis)

2) Erythropoietin (EPO)

20세기 초 Carnot와 Deflandre는 조직 저산소증에 대응하여 조혈이 조정되는 인체 요인의 존재를 가정하였고 이 요인을 적혈구조혈자극인자(erythropoietin)이라 명명하였다. Erythropoietin의 유전자는 7번 염색체(7q21)에 존재하며, 내열성이고 투석되지 않는 분자량 34,000 dalton의 당단백질 호르몬으로 전기영동 시 α_2-globulin 영역에 속하며 표적세포 수용체를 인식하는 특성을 가진 탄수화물(34%)과 생물학적 활동을 위해 필요한 말단 sialic acid(10~15%)로 구성되어 있다(그림 3-2).

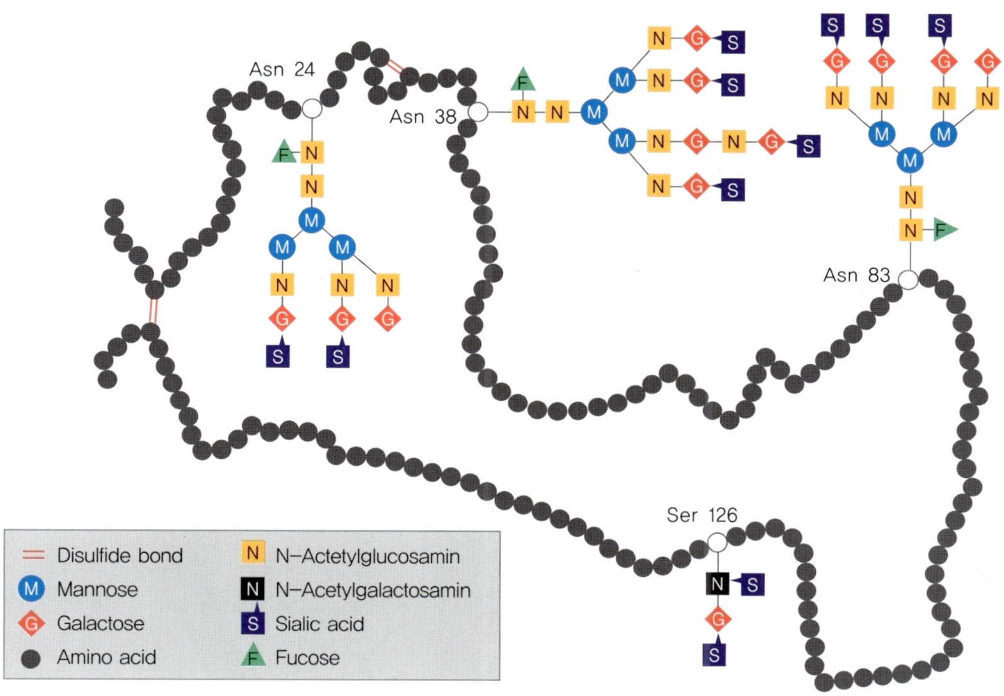

그림 3-2. Erythropoietin의 분자구조

콩팥에 있는 세뇨관 주위의 간질성 섬유모세포(interstitial fibroblast)가 erythropoietin을 합성하는 장소로 확인되었으며, 그보다 적지만 간에서도 합성되는 것으로 밝혀졌다. Erythropoietin의 주된 작용은 적혈구 성숙과정에서 적혈구가 자기사멸(apoptosis)하지 않도록 보호해 주는 것이며, 전구세포의 분화와 성숙을 촉진시키기 위해 다른 성장인자와 협력하여 작용한다. 특별히 CFU-E 단계는 전적으로 erythropoietin의 작용에 의존하는 단계로 적혈구 생산을 다음과 같이 조절한다.

① 골수에서 세포의 성숙기간을 단축시킨다.

② 초기 그물적혈구의 방출을 자극한다.

③ Hexose monophosphate 경로로의 비율을 증가시킨다.

④ 적혈구 전구세포들에게 transferrin으로부터 철을 전달함으로써 혈색소 합성을 증가시킨다.

⑤ 혈관 수축 의존성 고혈압, 혈관 생성 자극 및 평활근 섬유의 증식을 유도한다.

⑥ 조직저산소증(hypoxia) 시 다음과 같은 기전을 통해 적혈구 수를 증가시킨다.

콩팥에서 저산소증을 감지하면 erythropoietin 합성이 증가되고 이 erythropoietin은 골수로 이동하여 골수에서 적혈구 조혈을 증가시키며 이에 따라 말초혈액에 적혈구 생산이 증가하게 된다(그림 3-3, 4). 조직저산소증과 더불어 적혈구 조혈인자의 생산 자극에 영향을 주는 다른 인자도 많은데 남자에서 많은 testosterone도 조혈을 자극하는 인자로 알려져 있다. 이는 여자보다 남자에서 혈색소 농도가 높음을 설명하고 있다.

혈액이나 소변 중 erythropoietin 농도 측정은 골수나 콩팥 질환의 진단에 유용하게 이용된다. 혈액의 정상 참고치는 3～19 mU/mL이며, 적혈구증가증(polycythemia)에서는 증가하고 적혈구증가증의 원인이 되는 cysts나 tumors에 의해서도 erythropoietin이 생산되어 혈중 농도가 증가할 수 있다. 만성 콩팥부전이나 적혈구 형성 부전증에서는 감소한다.

소변에서의 erythropoietin의 정상 수준은 1～4 U/μL로 비록 낮으나, 소변은 대개 많은 양을 이용할 수 있기 때문에 erythropoietin의 동정을 하는 재료로 사용한다. 소변 내 erythropoietin은 콩팥 질환에 의해 야기된 빈혈을 제외한 빈혈에서 증가된다.

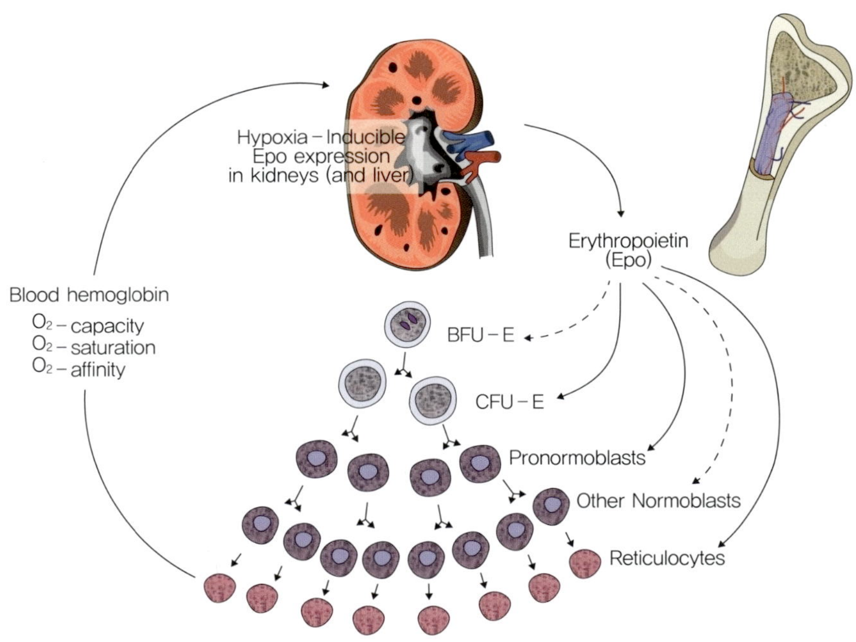

그림 3-3. Erythropoietin의 작용기전

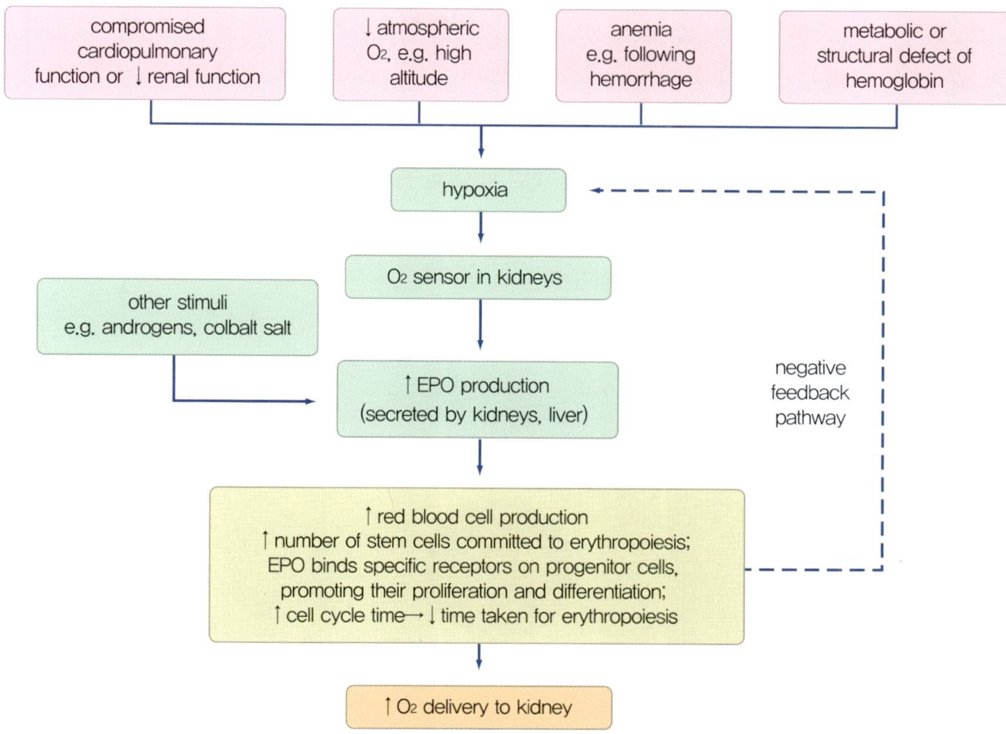

그림 3-4. **적혈구 조혈의 생산 조절**

적혈구 생성에는 erythropoietin 이외에도 다양한 인자들이 관여한다. 위(stomach)에서 분비되는 intrinsic factors (IF), Fe, Cu, Co 등의 무기물질, folic acid나 Vitamin B_6, Vitamin B_{12} 같은 비타민 등이 이에 속한다.

2. 적혈구계 성숙과정(Maturation of Erythrocytic Series)

1) 전적혈모구(Pronormoblast, Proerythroblast, Rubriblast)

(1) 크기

대략 직경은 20 μm(12~30 μm)로 적혈구계 전구세포 중 가장 크다.

(2) 핵

핵은 상대적으로 크며, 원형 또는 난원형으로 직경 0.2 μm 되는 암청색의 명료한 핵소체가 2~3개 발견된다. 염색질(chromatin)은 섬세한 망상 구조물 모양을 하고 있으며, 적자색(reddish purple)으로 염색되어 균일하게 분포되어 있다. 그 사이사이에는 분홍색으로 염색되는 부염색질(parachromatin)이 극히 작은 점상으로 관찰된다.

(3) 세포질

암청색의 좁은(약 2 μm) 세포질이 핵 주위를 띠(band)처럼 둘러싸고 있으며, 세포질 양은 상대적으로 적다(세포의 10~15%). Wright 표본에서 관찰되는 세포질의 청색은 다량의 리보솜(RNA)에 기인한 것이다. 간혹 핵주명정(perinuclear halo)이 확인되기도 한다. 핵 주위가 좁다랗게 호산성을 나타내는 것으로 보아 혈색소합성이 시작되는 단계로 볼 수 있다. 핵과세포질의 비(N/C ratio)는 8:1 정도이다. 정상골수에서 약 1% 가량 발견된다(그림 3-5).

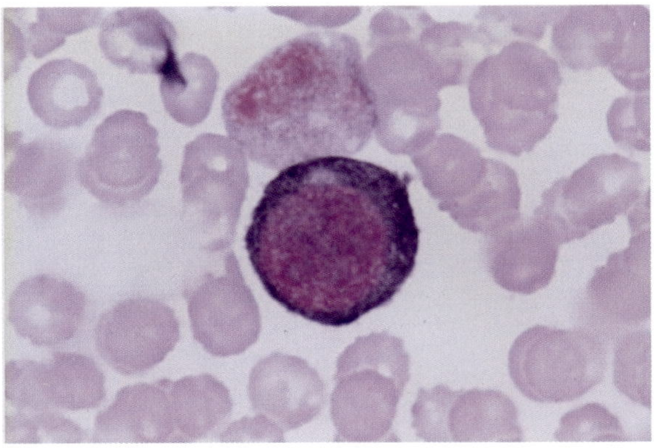

그림 3-5. **전적혈모구**

2) 호염적혈모구(Basophilic normoblast, Basophilic erythroblast, Prorubricyte)

(1) 크기

직경 10~18 μm로 전적혈모구보다 약간 작다.

(2) 핵

원형 또는 난원형이며, 약간 굵은 염색질이 대개 덩어리져 있거나 바퀴 모양을 하고 있다. Parachromatin은 분홍색으로 더욱 명료하게 나타난다. 핵소체는 잘 관찰되지 않는다.

(3) 세포질

전적혈모구보다 약간 더 진한 암청색인 세포질은 폭이 더 넓게 나타나고, 핵주명정도 확인된다. 핵과 세포질의 비는 약 4~6:1이다. 핵 주위의 혈색소 성분인 호산성 세포질은 그 크기가 계속하여 증가된다. 정상 골수에서는 약 4% 가량 발견된다(그림 3-6).

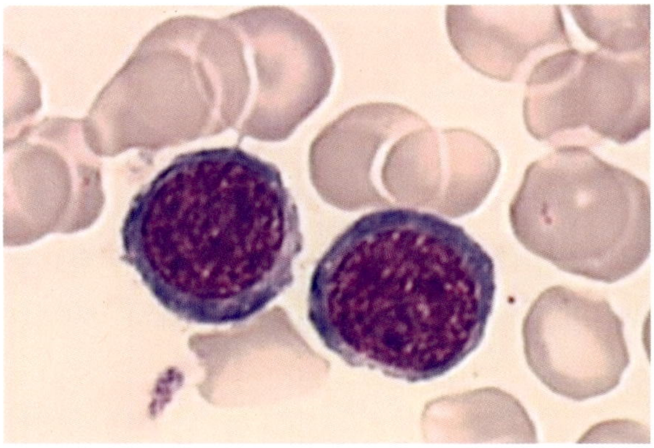

그림 3-6. **호염적혈모구**

3) 다염적혈모구(Polychromatophilic normoblast, Polychromatophilic erythroblast Rubricyte)

(1) 크기

직경 8～14 μm로 호염적혈모구보다 약간 작다.

(2) 핵

세포의 약 1/2 정도 차지하며, 염색질은 호염적혈모구보다 더 크게 덩어리져 있고, parachromatin은 분홍색의 소형 또는 부정형으로 되어 있다. 핵소체는 존재하지 않는다.

(3) 세포질

핵이 위축됨에 따라 세포질의 폭은 상대적으로 넓어져 N/C비는 4:1 정도이다. 혈색소가 합성되면서 리보솜(RNA)은 점차 적어져 세포질의 색상은 다염성(blue-gray or pink-gray)으로 나타난다. 이 시기에 합성되는 혈색소의 양은 성숙 적혈구의 약 50～80%이다. 정상 골수에서는 10～20%가량 존재하고 성인의 순환혈액에서는 존재하지 않지만, 신생아에서는 가끔 볼 수 있다. 유사분열을 볼 수 있는 마지막 단계의 세포이다(그림 3-7).

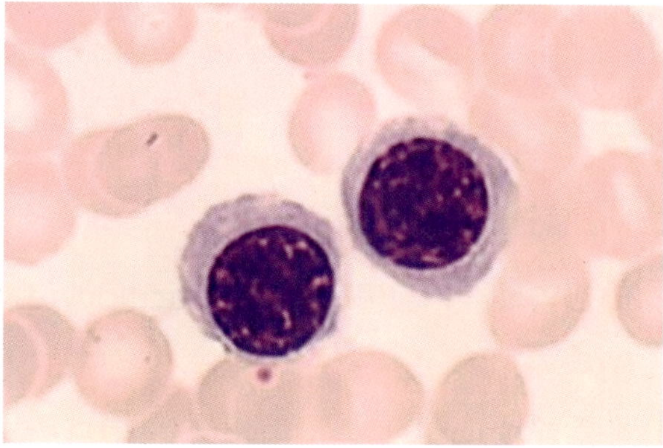

그림 3-7. 다염적혈모구

4) 정염적혈모구(Orthochromic normoblast, Orthochromic erythroblast, Metarubricyte)

(1) 크기

직경 7～10 μm로 양쪽이 오목한(biconcave) 형태이다.

(2) 핵

완전히 위축(pyknotic)되어 아주 작아지며, 더 이상의 유사분열은 없다. 대개 한쪽으로 편재(eccentric)되어 있고, 염색질은 농축되어 균질하므로 구조상을 볼 수 없다. 색상은 청흑색으로 나타난다.

(3) 세포질

더 많은 혈색소가 합성되어 있어(80~90%) 거의 분홍색을 나타낸다. 그러나 ribosome이 점점 적어지기는 하나 아직은 약간 남아 있어 푸른기가 있는 다염성으로 염색된다. 핵과 세포질의 비율은 1:2 또는 1:3 정도이다. 정상 골수에서 5~10% 가량 발견된다(그림 3-8).

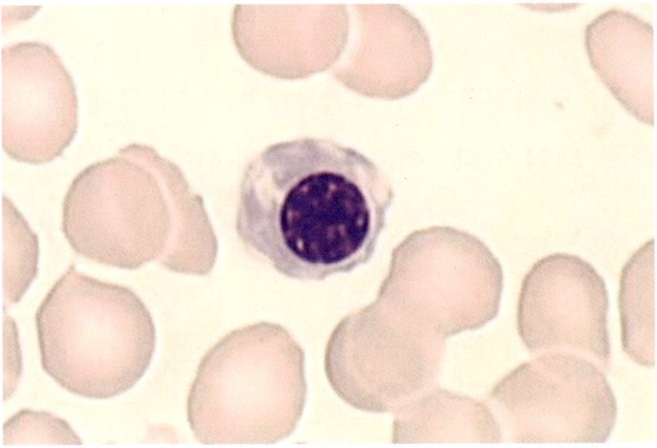

그림 3-8. 정염적혈모구

5) 다염적혈구(그물적혈구, Reticulocyte, Polychromatophilia, Polychromasia)

(1) 크기

직경 7~9 μm로 보통 성숙한 적혈구보다 크며, 조혈이 비정상적으로 항진되어 있는 경우에는 정상 적혈구의 거의 2배까지 이른다.

(2) 핵: 없다.

(3) 세포질

아직 미세한 염기성 망상 구조물(basophilic reticulum; RNA)이 남아 있는 어린 적혈구로서 계속하여 혈색소 합성이 진행되고 있으며, Wright 염색법에서 다염성(polychromatic)으로 염색된다. 망상구조는 new methylene blue나 brilliant cresyl blue로 초생체 염색(supravital stain)을 해야 관찰할 수 있다(그림 3-9).

그물적혈구는 성숙적혈구보다는 점액성이 조금 더 높은데, 이것은 transferrin으로 보이는 당단백질이 세포막에 결합되어 있기 때문인 듯하다. 세포의 모양은 편평하며 약간 디스크 모양을 하고 있다. 정상 성인의 말초혈액 내에는 약 0.2~2.0% 정도 존재하며, 적혈구 조혈이 왕성한 신생아의 경우에는 2~6% 정도 존재한다. 임상적으로 용혈빈혈이나 출혈 5~6일 후에 증가하며, 재생불량빈혈이나 악성빈혈일 때 감소한다.

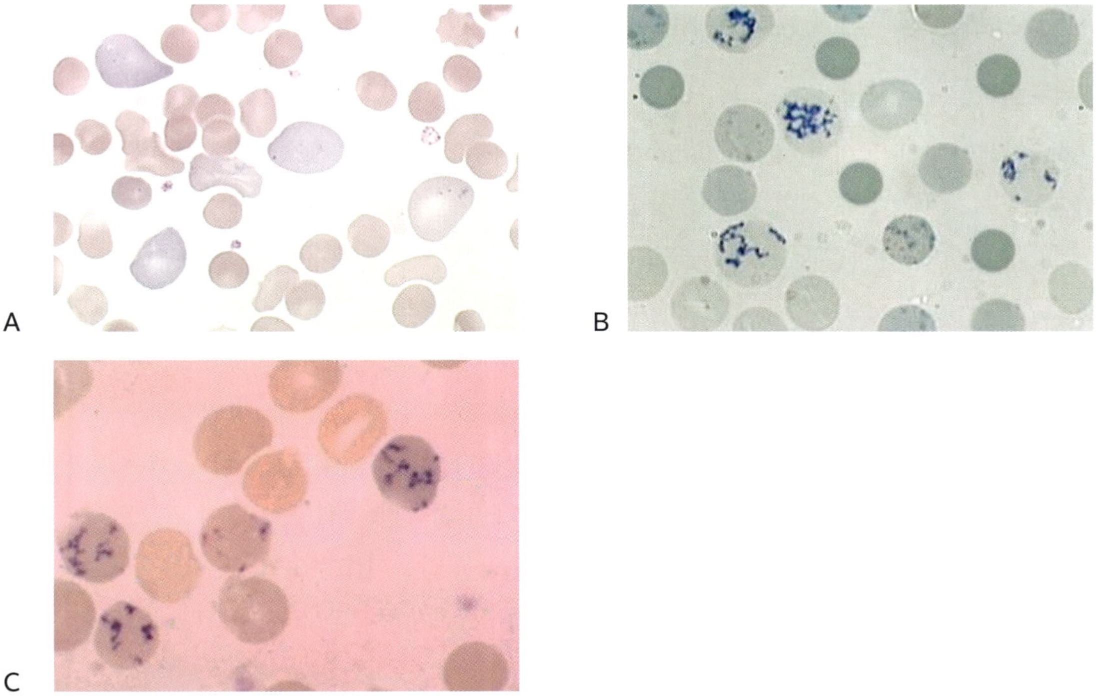

그림 3-9. **다염적혈구**

A. 다염적혈구(Wright 염색), B. 그물적혈구(초생체 염색), C. 그물적혈구(복염색)

6) 적혈구(Erythrocyte, Red blood cell, Discocyte)

(1) 크기

직경 6~8 μm(평균 7.2 μm), 두께 1.5~2.5 μm, 평균 용적 90 fL이다. 대개 원형이며 양측이 함몰(biconcave)되어 있다(그림 3-10).

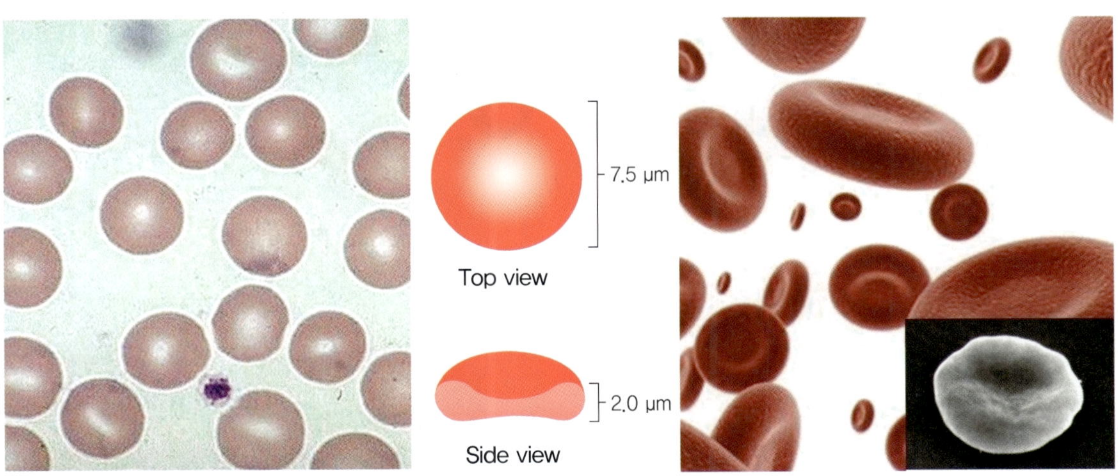

그림 3-10. **정상적혈구**

A: 정상적혈구, B: 정상적혈구(전자현미경)

(2) 핵: 없다.

(3) 세포질

Wright 염색법에서 산성화(eosinophilic)된 염색 반응을 보여 분홍색으로 염색되며, 주위는 진하고 점차 안쪽으로 들어갈수록 색이 엷어진다(중앙창백 부위, 직경 1/3 이하 정도). 성숙적혈구는 핵과 사립체가 없기 때문에 단백질과 혈색소를 합성할 수는 없지만, 생명의 유지를 위하여 제한된 대사 작용을 한다. 적혈구는 적응성과 유연성을 가지고 있어 여러 가지 모양으로 변하기 쉽다.

적혈구계 세포들은 성숙과정 동안 전적혈모구와 다염적혈모구 단계 사이에서 3~5회의 유사분열이 일어나며, 전적혈모구가 정염적혈모구로 성숙되는 데는 2~7일이 걸린다. 정염적혈모구가 되면 핵은 극히 조밀해져 더 이상의 유사분열은 일어날 수 없게 된다. 대개 하루 정도 지나 핵은 밀려나고 세포는 그물적혈구로 된다. 그물적혈구는 1~2일 정도 지나면 성숙한 적혈구가 되어 말초혈액으로 유출된다. 성숙한 적혈구는 말초혈액에서 약 120±20일의 수명을 갖는다(그림 3-11).

적혈구계 성숙과정 중 핵이 있는 적혈구 4 종류를 성숙단계별로 그림 3-12에 나타내었다.

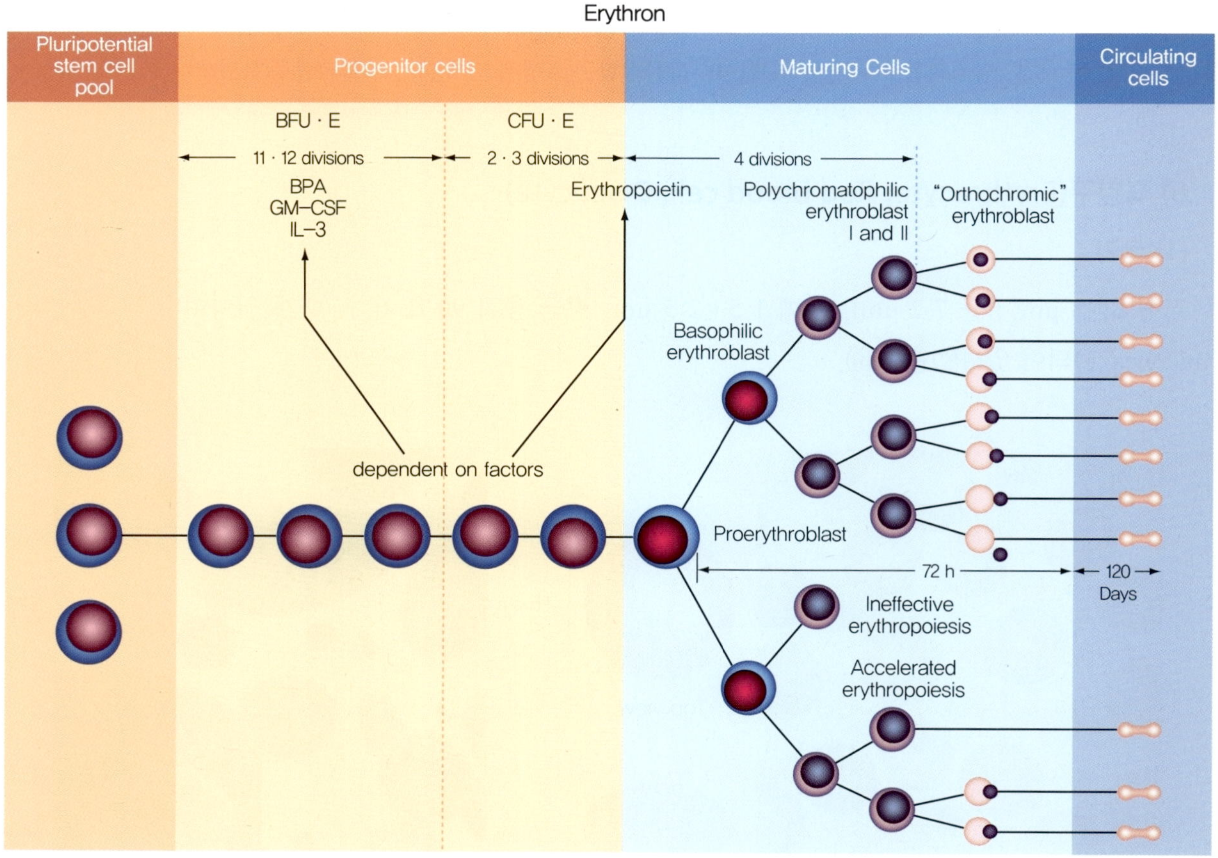

그림 3-11. 적혈구계의 분화와 성숙

BFU-E (Burst Forming Unit-Erythroid), CFU-E (Colony Forming Unit-Erythroid) BPA (Burst Promoting Activity), GM-CSF (Granulocyte Monocyte-Colony Stimulating Factor), IL-3 (Interleukin-3)

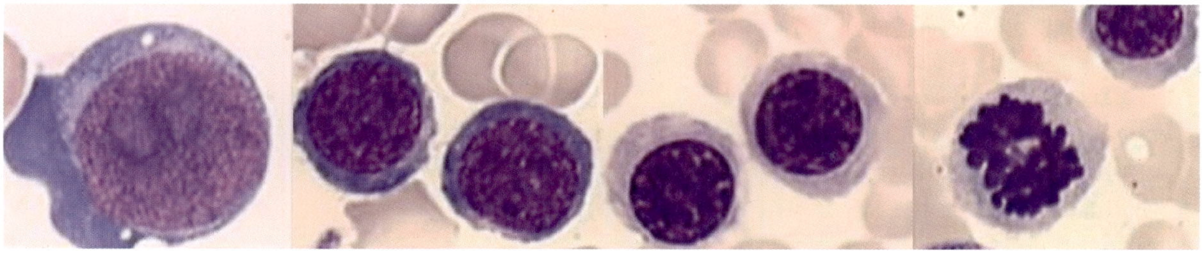

그림 3-12. 유핵적혈구 성숙단계

3. 적혈구의 에너지 대사(Energy Metabolism of Erythrocyte)

1) 적혈구의 에너지 사용

적혈구의 정상적인 에너지원은 glucose이다. glucose로부터 에너지를 추출하는 과정과 이 에너지를 이용하는 과정에는 많은 효소들이 관여한다. 적혈구의 대사과정은 다른 생물(Escherichia coli나 Yeast와 같은 단순개체 포함)이나 다른 조직에서 발견되는 것과 본질적으로는 같으나, 다른 점은 적혈구에서는 tricarboxylic acid (TCA) cycle이 결여되어 있다는 것이다. 그러나 그물적혈구만은 높은 에너지 효능을 가진 ATP가 pyruvate를 CO_2로 분해할 때 부수적으로 생기는 어떤 능력을 그대로 간직하고 있다.

적혈구 내에서 glucose가 대사되기 위해서는 먼저 적혈구의 막을 통과해야만 하는데, glucose의 수송 활동은 단순 확산법을 제외한 방법으로 sugar가 세포 내로 들어오도록 하는 방법인 능동적 운반과 같은 수단이 필요하다. 적혈구가 산소와 결합하여 수송, 운반하는 데는 많은 대사에너지가 소비되지는 않는다. 그러나 순환하는 120일 동안 이 기능을 효율적으로 수행하면서 살아가기 위해서는 에너지원이 반드시 있어야만 한다.

적혈구가 에너지를 사용하는 용도를 표 3-1에 정리하였다. 만약 적혈구가 이 에너지원을 쓰지 못하게 되면 정상적인 적혈구와는 다르게 적혈구 내에 Na^+ 농도는 충만 되고 K^+ 농도는 고갈되고 그 형태는 biconcave한 discocyte에서 구형적혈구(spherocyte)로 변형된다. 그래서 이러한 세포는 콩팥에서의 여과작용과 지라의 단핵 탐식세포계에 의하여 탐식되어 순환계로부터 재빨리 제거된다. 비록 이 세포가 살아남는다 해도 에너지를 빼앗긴 세포는 적혈구 내의 아주 높은 산소 농도에 의하여 혈색소가 methemoglobin으로 산화되어 더 이상 산소 및 이산화탄소의 수송 기능을 수행할 수 없게 된다.

표 3-1. 적혈구의 에너지 사용

• 혈색소 철을 2가(ferrous state) 상태로 유지
• 이온 항상성 유지(적혈구 내 높은 K^+, 혈장 내 높은 Na^+, Ca^{2+})
• 적혈구의 biconcave한 모양 유지
• 해당작용의 시작과 유지
• 산화적 변성으로부터 세포막 보호
• Glutathione 합성
• 핵산 회수 반응의 조정

2) 적혈구 에너지 대사 종류

적혈구 내에서 glucose가 대사되기 위해서는 먼저 적혈구의 막을 통과해야만 하는데, glucose는 막 운반 시스템을 통하여 적혈구로 들어간다. 적혈구 내에서의 glucose 대사 경로는 다음과 같은 하나의 주경로와 세 가지의 부경로(측로)로 이루어진다(그림 3-13).

(1) Embden-Meyerhof pathway (Anaerobic pathway)

해당경로인 이 경로는 고에너지 인산인 ATP (adenosine triphosphate)를 생산하기 위해서 glucose가 필요하다. 이 경로에서 glucose는 혐기적으로 pyruvate나 lactate로 이화된다. 비록 대사 초기에 2 mole의 APT가 사용되지만, 4 mole의 ADP (adenosine diphosphate)가 각 mole의 glucose 대사 과정 동안 ATP로 인산화되므로, 결국은 1 mole의 glucose 대사당 순수한 ATP를 2 mole을 얻을 수 있게 된다.

Glucose 이용률은 hexokinase와 phosphofructokinase 반응에 의해 크게 영향을 받는다. 이 두 효소는 pH가 7 이하에서는 아주 낮은 활성을 가지므로 상대적으로 높은 적정 pH에서 촉매 반응을 한다. 이런 이유로 적혈구의 해당 작용은 pH에 아주 민감하며 pH가 상승함에 따라 자극된다.

1,3-diphosphoglycerate (1,3-DPG)가 형성된 후 대사 흐름의 옆가지(branching)에 따라 ATP 생성은 유연성을 가진다. 1,3-DPG는 phosphoglycerate kinase에 의해 3-phosphoglycerate (3-PG)로 대사되는데, 이때는 ATP를 얻게 된다. Phosphoglycerate kinase 과정을 통한 glucose 대사는 대사된 glucose 1 mole당 2개의 고에너지 인산염 결합을 얻을 수 있으므로 직접 해당과정의 이 부분을 에너지 군(energy clutch)이라 부른다. 그러나 Luebering-Rapapport 경로로 이동하여 2,3-diphosphoglycerate (2,3-DPG)로 대사되는 과정에서는 ATP를 얻을 수 없게 된다.

Embden-Meyerhof 대사는 또한 NADH형의 환원에너지도 생산한다. NAD+가 NADH로 환원되는 것은 methemoglobin reductase 경로로 glyceraldehyde phosphate dehydrogenase 효소가 관여한다. 만약 NADH가 methemoglobin이 hemoglobin으로 환원되는 과정에서 재산화되면, glucose 대사의 종말 산물은 pyruvate가 된다. 그러나 NADH가 methemoglobin에 의하여 재산화되지 않는다면, pyruvate는 lactate dehydrogenase 과정에서 환원되어 glucose 대사의 최종 종말 산물인 lactate를 형성하게 된다.

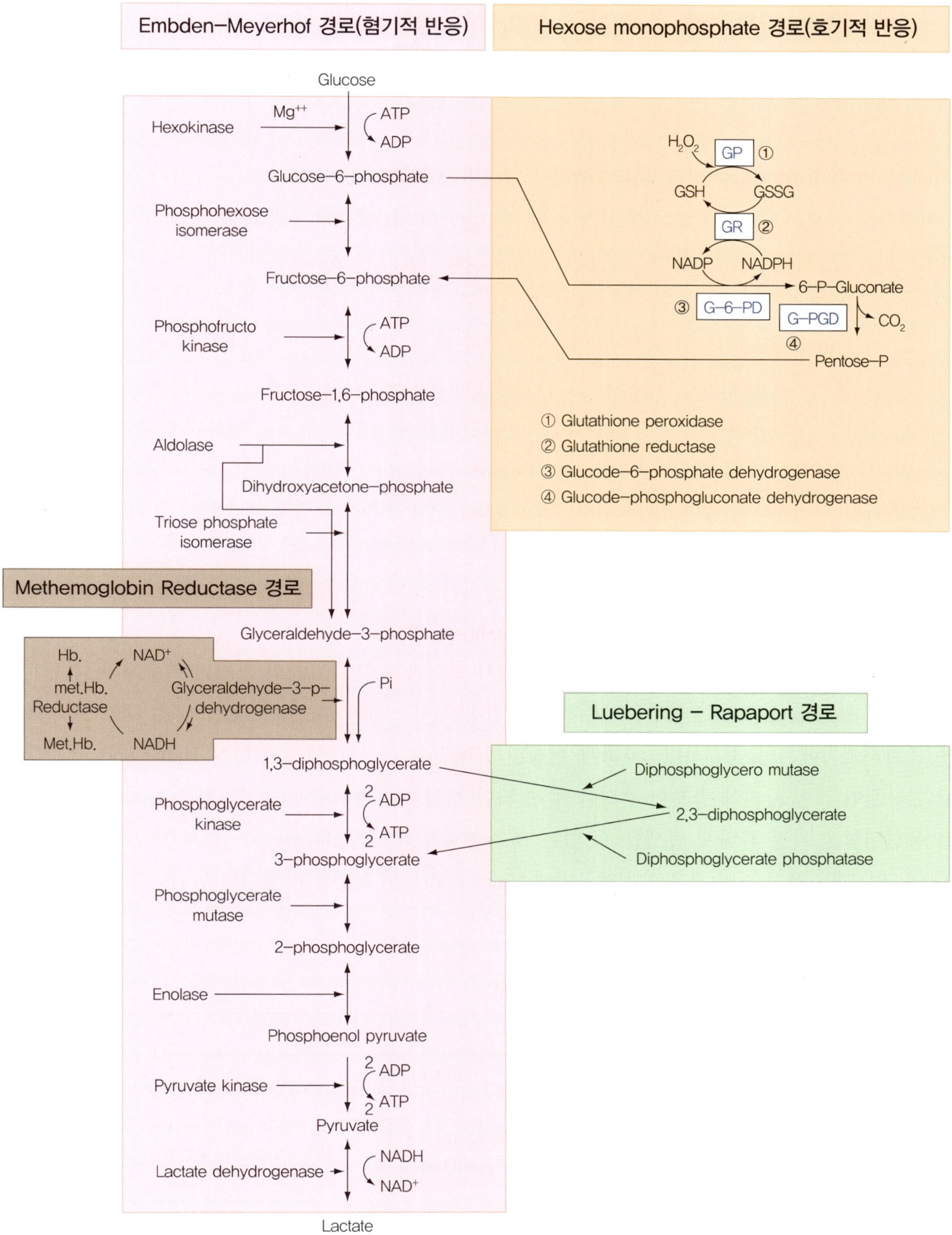

그림 3-13. 적혈구 대사경로

형성된 lactate나 pyruvate는 적혈구 밖으로 확산되어 나가 체내의 다른 곳에서 다시 더 대사된다. 이에 따라 적혈구는 유연한 Embden-Meyerhof 경로를 가지게 되며, 적혈구가 요구하는 것에 따라 결과적으로 glucose mole당 ADP의 부인산화 반응 작용이 조절될 수 있다.

(2) Hexose monophosphate pathway (Aerobic pathway)

적혈구에서 모든 glucose 대사가 직접 해당경로(glycolysis)만으로 이루어지는 것은 아니고, 약 5~10% 정도는 대사의 직접 산화 경로인 hexose monophosphate pathway로써 이루어진다.

Glucose 산화과정에서 NADP+는 NADPH로 환원된다. NADPH는 우선 적혈구에서 disulfides를 포함한 glutathione의 환원을 위한 기질로서 기능하는 것으로 보이며, glutathione reductase 효소의 중재를 통하여 glutathione (GSSG)을 환원형 glutathione (GSH)으로 전환시키는 촉매자로서, 또 hemoglobin의 disulfides 혼합물의 환원과 GSH의 환원을 촉매하여 산화적 손상에 대한 적혈구를 보호하는 매우 중요한 작용을 한다. 즉 이 glutathione은 혈색소의 기능적 상태를 유지하기 위해서 중요할 뿐만 아니라, 산화에 대한 혈색소의 sulfhydryl group, 막 단백질 그리고 효소들이 환원상태를 유지하게 함으로써 정상적인 적혈구 기능과 수명을 유지하게 하는 데 중요하다.

감염뿐만 아니라 산화성 약물은 H_2O_2와 다른 산화물의 축적을 야기시킬 수도 있고, 세포 내 단백질에 독성작용을 일으킬 수도 있다. Hexose monophosphate pathway에서는 표 3-2에서 보는 바와 같이 적혈구 안에서 산화물질의 축적을 방지하기 위해서 적당한 수준의 효소와 기질의 반응에 관여한다.

Hexose monophosphate 경로가 기능적으로 결핍되면 환원된 glutathione의 양은 세포 내 산화물을 중화시키기에는 불충분하다. 따라서 변성된 단백질이 혈구 내에 응집하여 Heinz body로 침전되고 이물질이 적혈구 막에 충분한 손상을 주게 되면 적혈구는 파괴되에 용혈빈혈을 초래하게 된다. 이런 용혈빈혈을 가장 흔하게 발생할 수 있는 경우는 유전적으로 glucose−6−phosphatedehydrogenase (G−6−PD)효소가 결핍의 경우로 적혈구막에 Heinz bodies를 형성하고 뒤이어 혈관외용혈이 발생한다 (그림 3-14).

표 3-2. 적혈구에서의 호기성 회로 내의 생화학적 반응순서

반응 A	RBC + infection or oxidant → H_2O_2
반응 B	반응 B H_2O_2 + 2GSH (reduced glutathione) $\xrightarrow[\text{peoxidase}]{\text{Glutathione}}$ GSSG (oxidizedglutathione) + $2H_2O$
반응 C	GSSG + NADPH (reduced form) + H^+ $\xrightarrow[\text{reductase}]{\text{Glutathione}}$ 2GSH + NADP+ (oxidized form)
반응 D	G−6−P(glucose−6−phosphate) + NADP+ $\xrightarrow[\text{Phosphatedehydrogenase}]{\text{Glutathione−6−}}$ 6−PG (6−phosphogluconate) + NADPH + H^+

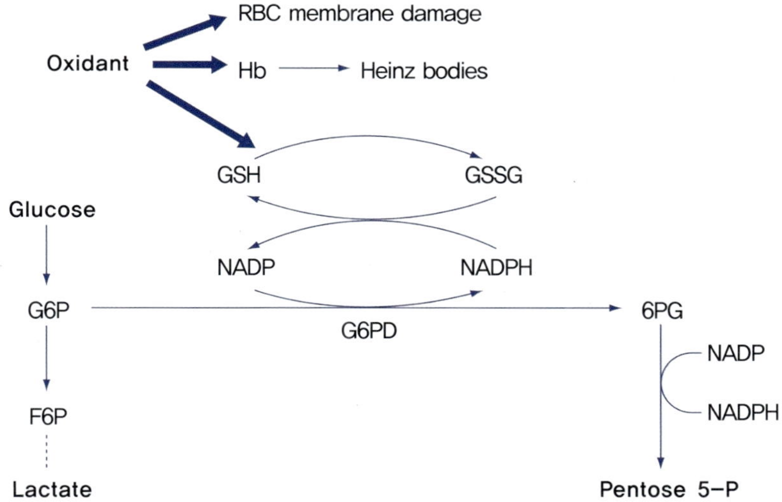

그림 3-14. 산화적 자극에 대한 적혈구의 반응

(3) Methemoglobin reductase pathway

Methemoglobin reductase 경로는 적혈구 대사의 또 다른 중요한 요소이다. 이 경로는 heme iron을 환원된 상태(Fe^{2+}; ferrous), 즉 기능상태로 유지하기 위해서 아주 중요한 역할을 한다.

Methemoglobin reductase 효소가 결핍된 경우 ferric form (Fe^{3+})의 methemoglobin의 축적이 생긴다. Methemoglobin은 hemoglobin의 비기능적인 형태이고, metheme 부분은 산소와 결합할 수 없기 때문에 산소의 운반 능력을 상실한다. Methemoglobin reductase pathway가 정상인 건강한 사람에서 methemoglobin은 보통 1% 미만이다.

(4) Luebering-Rapaport pathway

이 경로는 적혈구 내 유기인산인 2,3-diphosphoglycerate (2,3-DPG)의 특별한 축적을 야기한다. 2,3-DPG의 농도는 1,3-DPG로부터 diphosphoglycerate mutase에 의해 형성되는 율과 diphosphoglycerate phosphatase에 의해 파괴되는 율 사이의 균형에 달려 있다.

수소이온은 diphosphoglycerate mutase 반응을 억제하며, diphosphoglycerate phosphatase 반응은 자극한다. 그러므로 적혈구 내의 2,3-DPG 농도는 pH에 아주 예민하여, pH 상승은 2,3-DPG 농도를 상승시키는 원인이 되는 한편, 산성화(acidosis)는 2,3-DPG 농도를 고갈시키는 결과를 가져온다.

2,3-DPG는 산소와 혈색소의 친화성이 감소시켜 조직으로의 산소운반을 증가시키는 결과를 초래한다. 또한 이것의 축적은 여분의 ATP 생성을 보유할 수 있는 작용이 있기 때문에 중요하다.

3) 적혈구 성숙에 따른 에너지 대사 활동

유핵적혈구 시기의 에너지 대사는 핵의 존재로 인해 자기복제, DNA 합성, RNA 합성, 햄합성 등 가장 왕성한 활동을 보이나 적혈구가 골수에서 핵을 잃어버리고 순환계로 들어가기 전 1~2일 이내에 대부분의 RNA는 순환계로 방출되므로, 일생 동안 사용하여 낡아버린 것을 대체할 새로운 효소 분자를 합성할 능력이 없어지게 된다. 성숙한 적혈구에 남아 있는 효소는 핵이 있는 골수세포(적혈모구)에서 형성되었던 것이다. 따라서 성숙 적혈구는 혐기적인 해당 작용에 의해서만 에너지를 얻는 제한적인 대사활동만 할 수 있게 된다. 표 3-3에 성숙단계 동안의 적혈구 대사활동을 비교해 놓았다.

표 3-3. 성숙단계 동안의 적혈구 대사활동의 비교

대사활동	유핵 적혈구	그물 적혈구	성숙 적혈구
자기복제	+	−	−
DNA 합성	+	−	−
RNA 합성	+	−	−
지질 합성	+	+	−
세포질 RNA	+	+	−
Heme 합성	+	+	−
단백질 합성	+	+	−
사립체	+	+	−
Kreb's TCA 회로	+	+	−
Embden-Meyerhof 대사	+	+	+
Hexose monophosphate 대사	+	+	+
성숙과 노화	+	+	+

4. 적혈구 막(Erythrocyte Membrane)

1) 적혈구막 구조(Structure of membrane)

적혈구막을 전자현미경으로 관찰해 보면 dark-lightdark band로 구성된 3개의 층으로 보인다(그림 3-15). 이들의 층에서 바깥쪽의 친수성층은 화학적으로 glycolipid, glycoprotein과 단백질로 구성되어 있고, 중앙의 소수성층은 단백질, cholesterol과 phospholipid로 구성되었으며, 내부의 친수성층은 단백질로 구성되어 있다. 적혈구 막은 단백질망과 같은 세포골격(cytoskeleton) 구조와 반투과성의 지질 이중층으로 되어 있다.

유동성 지질층은 불규칙적으로 산재되어 있는 단백질과 함께 동량의 cholesterol과 phospholipid로 구성된다. 적혈구의 세포질 안쪽에서 막을 관통하여 외부까지 뻗어나간 단백질은 'integral' 막단백질이라고 한다. 적혈구막 단백질의 또 다른 것으로서 'peripheral' 막단백질은 막의 세포질 표면에 느슨하게 붙어 있으면서 지질 이중층 밑에서 적혈구의 세포골격을 이룬다. 세포막의 화학적 구성물질의 양은 42%의 지질, 50%의 단백질과 8%의 탄수화물로 되어있다(그림 3-16).

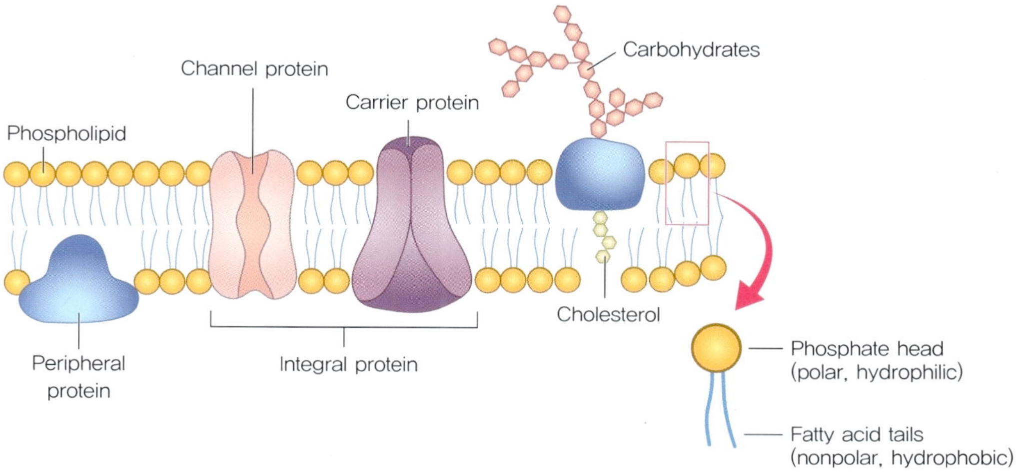

그림 3-15. 원형질막의 전자현미경상

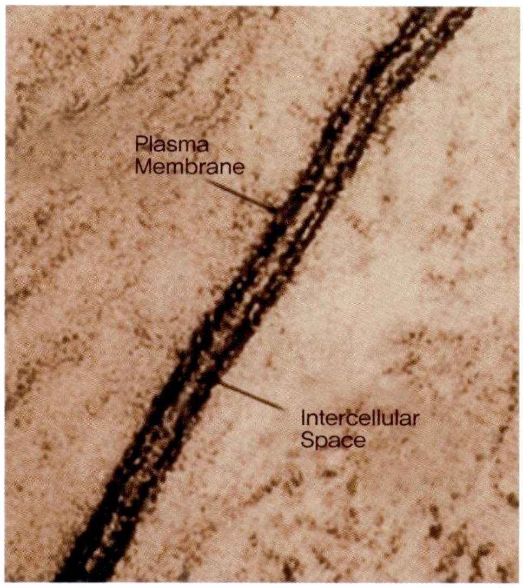

그림 3-16. 적혈구막의 구조

(1) 적혈구막 지질(Erythrocyte membrane lipid)

적혈구 막지질은 cholesterol과 glycolipid 분자가 혼합된 인지질 이중층으로 구성된다. 두 가지 인지질 그룹은 적혈구의 이중층 안에서 서로 비대칭적으로 분포되어 있다.

Phosphatidyl choline과 sphingomyelin으로 구성된 choline phospholipids는 주로 지질 이중층 바깥쪽으로 향해 있어 외부 환경과 쉽게 접촉한다. 지질 이중층에서 외부 쪽에 위치하기 때문에 혈장 지방산과 적혈구막 사이에서 교환되는 지방 재생의 주된 경로에서 조절부위의 역할을 한다. 지방산은 에너지를 이용하여 막 인지질과 결합한다. 그러므로 인체에서 지방 전달과 대사의 변화는 혈장 인지질 농도를 변화시키고 뒤이어 적혈구 구성에 변화를 가져와 순환하는 적혈구 수명을 단축시킨다.

반면 phosphatidyl ethanolamine과 phosphatidyl serine으로 구성된 aminophospholipids는 phosphatidyl inositol과 함께 적혈구 막의 세포질 쪽이나 안쪽에 대부분 다 존재한다. 이 같은 인지질의 특이한 방향은 순환 도중에 정상 적혈구 수명을 유지시키기 위해서 필수적인 lipid pattern을 정확하게 유지시킨다.

지질 이중층의 바깥표면에서 aminophospholipids의 비정상적인 변화의 결과는 혈액응고의 활성화를 촉진시키고, 혈관내용혈을 야기하게 된다. 적혈구막에서 이 인지질의 비대칭성의 안정화는 특정한 peripheral protein의 상호작용을 통해서 이루어진다.

당지질의 대부분은 지질 이중층의 바깥쪽에 위치하고 적혈구 항원의 많은 형태인 glycoprotein과 상호작용을 한다. Cholesterol은 choline과 aminophospholipids 사이에 삽입된 지질 이중층의 양쪽(내 · 외)에 거의 똑같은 양으로 분포되어 있다. Cholesterol은 적혈구막 지질의 25%를 차지하고 인지질과의 분자비율은 1:1이다. 적혈구막 cholesterol은 혈장 cholesterol과 끊임없이 교환되며 인체의 지방 수송 변화에 의해서 영향 받는다.

Cholesterol의 축적은 표적적혈구(target cell) 같은 적혈구의 형태학적 변화를 야기시켜 적혈구막에 손상을 일으킨다. 또한 가시적혈구(acanthocyte)는 적혈구막에 spicules이라고 불리는 불규칙한 가시돌기가 있는데 이는 막 cholesterol의 과도한 축적과 연관되며 간 질환이나 abetalipoproteinemia와 같은 특별한 지방대사 장애 질환에서 볼 수 있다. 이 같은 적혈구들은 과도한 지방이 세포막의 변형능을 적게 하면서 적혈구 수명을 단축시킨다. 또 다른 예로 혈장효소인 lecithin: cholesterol acyltransferse (L : CAT)의 비가 선천적으로 결핍되면 혈장과 적혈구 막에 free cholesterol이 과도해져서 만성용혈빈혈을 초래하게 된다.

(2) 적혈구막 단백질(Erythrocyte membrane proteins)

10여 개의 major 단백질들과 200여 개의 minor 단백질들이 적혈구 안에서 비대칭적으로 구성하고 있다. 이 단백질들의 분자량은 16,000~240,000 dalton으로 다양하다. 가장 중요한 단백질 성분의 두 가지는 'integral' 막단백질인 glycophorin과 'peripheral' 막단백질인 spectrin이다.

① Integral 막단백질(Integral membrane protein)

주된 integral 막단백질인 glycophorin은 본래 적혈구 glycoprotein이며 전체 막 단백질의 약 10%를 차지한다. Glycophorin의 60%가 탄수화물이며 대부분은 막 sialic acid로서 이것 때문에 적혈구는 음전하(negative charge)로 띠게 된다.

Glycophorin은 다른 integral 막 단백질과 비슷하게 지질 이중층의 전체 두께에 걸쳐서 존재하며 적혈구 막의 외적 표면에 나타나서 많은 적혈구 항원의 역할을 수행한다. Glycophorin의 주된 세 가지 형태는 glycophorin A, B 그리고 C (PAS bands 1, 2, 3)가 있다. 모든 glycoprotein은 적혈구 막 표면에 노출되어 있으며 전기영동 후 Coomassie blue로 염색하면 band 3에 위치한다(그림 3-17).

Glycoporin은 이전에도 말했던 것처럼 적혈구 항원 역할을 하거나 수용체 (recepters)로서 작용하고 또 다른 integral 단백질들인 band 3, anion 같은 exchange 단백질들은 물질을 운반한다. 이들 integral 단백질들은 지질 이중층에서 적혈구 막 세포골격을 고정하는 데 주된 역할을 한다고 추측된다.

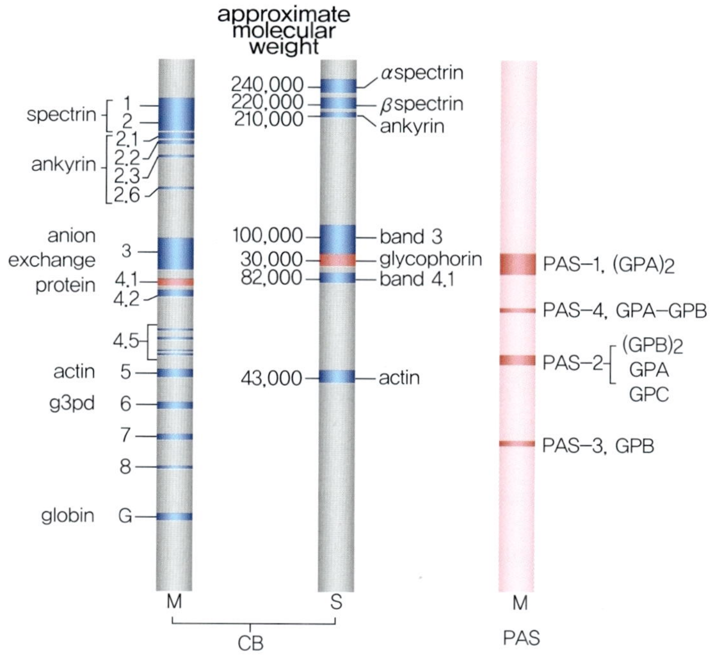

그림 3-17. 적혈구 막 단백질의 전기영동상

② Peripheral 막단백질(peripheral membrane protein)

Spectrin은 peripheral 단백질의 주된 성분이며 peripheral 단백질의 75%, 그리고 전체 막단백질의 25%를 차지한다. Spectrin은 적혈구 안쪽 표면에서 actin (band 5), ankyrin (band 2.1), 그리고 band 4.1 같은 다른 peripheral 단백질과 결합하여 microfilament의 골격을 형성함으로써 적혈구막의 특징을 형성한다. 이 같은 microfilaments는 막을 강화시켜서, 막이 파괴되는 것으로부터 보호하고 biconcave 형태와 혈구의 변형능을 조절한다.

Spectrin 복합체의 2 sets는 적혈구 세포골격의 망을 서로 이어준다. 즉 spectrin-actin-band 4.1 복합체와 spectrin-ankyrin 복합체는 integral 단백질의 band 3에 결합되어 지질 이중층 위에 놓여 골격을 고정하는 데 기여한다. 또한 spectrin은 band 4.1과 integral 단백질인 glycophorin C 사이의 결합을 통과하여 적혈구 지질 이중층을 연결한다(그림 3-18). 이들 적혈구막 골격구조를 보호와 유지를 위해, 적혈구 막에 존재하는 protein kinase에 의한 ATP를 이용하는 spectrin의 부인산화반응(phosphorylation)이 요구된다.

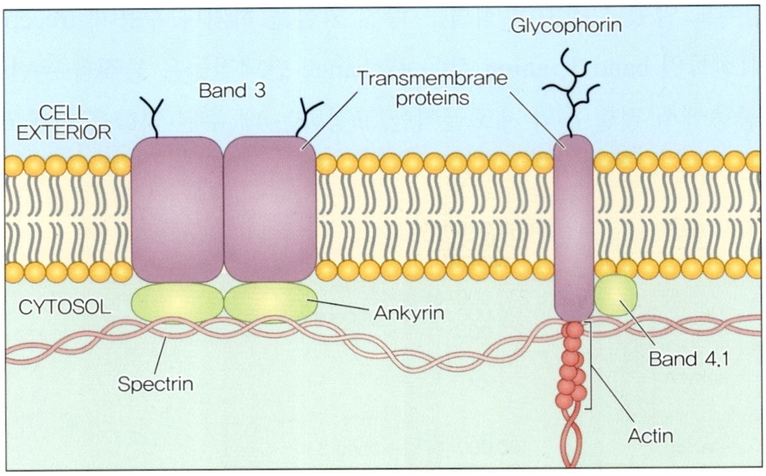

그림 3-18. 적혈구막 단백질 골격구조

(3) 적혈구막 탄수화물(Erythrocyte membrane carbohydrate)

Oligosaccharide들이 단백 성분이나 지방 성분과 공유 결합하여 당단백질이나 당지방질의 형태로 혈장 쪽으로 면한 부분에 존재한다. 세포막 무게의 2~10%를 차지하며, 원형질막 바깥쪽의 표면은 당지방질의 머리 부분기에 결합되어 있는 oligo 당류기와 당단백 막의 oligo 당류 곁사슬을 풍부하게 가지고 있으나, 세포질막 안쪽 표면은 이러한 oligo 당류기를 거의 가지고 있지 않다.

이상과 같이 적혈구 막의 상호 분자 작용과 구조적 순서 및 정상적인 화학적 구성은 적혈구가 정상적인 수명을 유지하여 120일 동안 순환하는 데 중요하다.

2) 적혈구 막의 기능(Function of membrane)

(1) 변형능(Deformability)

적혈구가 전신을 순환할 때 지라의 작은 sinusoidal orifice를 통과해야 하는데 이곳은 직경이 2~5 μm 정도로 좁지만 정상 적혈구는 그 길이가 2.5배 정도 길게 늘어나 손상 받지 않고 통과할 수 있다.

이렇게 적혈구가 그 형태를 자유롭고 유연하게 변형할 수 있는 적혈구의 기능을 적혈구의 변형능이라 한다. 이 과정에는 에너지(ATP)가 소모되므로 ATP가 감소하게 되면 spectrin의 부인산화 반응이 감소하는 결과를 초래하여 막의 변형능이 감소하게 된다. 따라서 노쇠한 적혈구나 적혈구 막이 손상되어 구형적혈구(spherocyte)가 되면 표면적과 용적 비율이 감소하게 되어 sinusoidal orifice를 통과할 수 없게 된다. 또한 적혈구막에 calcium의 침착이 증가하거나 축적되면 막의 경직성을 높이고 휘는 성질은 감소시켜 마찬가지로 지라의 sinusoidal orifice를 통과할 때 원활하게 통과하지 못한다.

적혈구의 변형능은 적혈구 구조와 상대적 세포질 점도에 의존하는데, 혈색소 농도가 증가하면 점도가 증가한다. 정상 평균혈색소농도(MCHC)가 32~36%인데 36% 이상 되면 변형능은 떨어지고 수명이 짧아진다.

(2) 투과성(Permeability)

적혈구 막은 물과 음이온, 즉 chloride (Cl^-)와 bicarbonate (HCO_3^-)를 1초 이내에 통과시킨다. HCO_3^-와 Cl^- ions의 교환되는 양은 integral 막단백질인 band 3, 즉 glycoprotein에 의해서 형성된 많은 교환 channel을 통해서 이루어진다.

반면, 적혈구막은 양이온에 대해서는 비교적 잘 통과시키지 않아서 sodium (N^{a+})과 potassium (K^+)의 교환 반감기는 30시간 이상 걸린다. 세포 내 · 외의 sodium과 potassium의 농도를 조절해서 적혈구는 자신의 용적과 물의 항상성(homeostasis)을 유지한다. Sodium과 potassium의 세포 내 · 외의 농도비는 각각 1 : 12와 25 : 1이다.

Sodium과 potassium의 유입은 300여 개의 양이온 펌프에 의해서 조절되는데, 세포 밖으로 sodium을, 세포 안으로 potassium을 능동적으로 수송시킨다(그림 3-19). 양이온 펌프에 의한 특별한 양이온의 능동적 수송 기능에는 막 효소인 sodium-potassium ATPase가 필요하다.

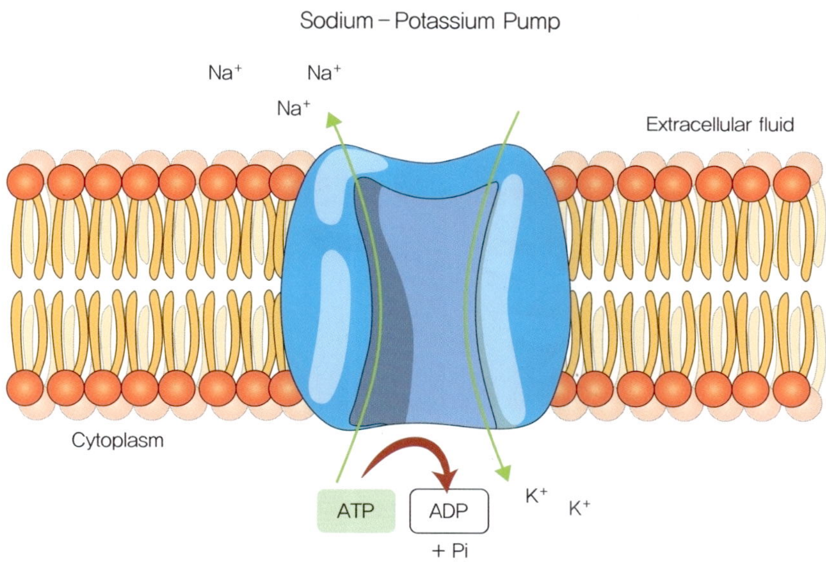

그림 3-19. Sodium–Potassium 펌프

이와 비슷하게 calcium (Ca^{2+})도 calcium-ATPase 양이온 펌프에 의한 energy를 통해서 적혈구 내부에서 외부로 능동적인 수송이 이루어진다. 세포질에 있는 calcium binding 단백질인 calmodulin은 calcium-ATPase pump를 조절하여 세포 내로 과다한 calcium 유입을 막아 적혈구 모양을 변하지 않게 하고 변형능이 감소하지 않게 한다.

능동적인 양이온 수송뿐만 아니라 적혈구 막의 투과성의 특징은 교질 삼투압적 용혈을 방지하거나 적혈구용적을 조절하기 위해서 중요하다. 그러므로 ATP가 결핍된 세포는 세포 내 sodium과 calcium의 과도한 축적이 허용되고 뒤이어 potassium과 물의 상실로 인해 탈수와 강직세포가 형성되어 spleen에서 쉽게 제거된다.

능동적 수송과 막 사이에서 전기 화학적 경사도를 유지시키기 위한 energy는 ATP 형태로 공급된다. 막의 투과성 증가와 양이온 수송이 비정상적으로 변하면 적혈구 수명이 단축된다.

5. 혈색소(Hemoglobin, Hb)

혈색소는 분자량이 64,000 dalton으로, 하나의 혈색소는 4분자의 heme과 2쌍의 다른 폴리펩티드 사슬로 이루어져 있다. 1분자의 heme은 1개의 protoporphyrin IX과 1원자의 2가 철이온(Fe^{2+})으로 되어 있다. 또 1분자의 globin은 4개의 폴리펩티드 사슬이 2개씩 한 쌍으로 두 쌍이 각각 3차원적 구조로 주름 잡혀 있다(그림 3-20). 혈색소는 주로 적혈모구에서 만들어지며, heme 합성과 globin 합성이 각각 이루어진 다음 혈색소로 합성된다.

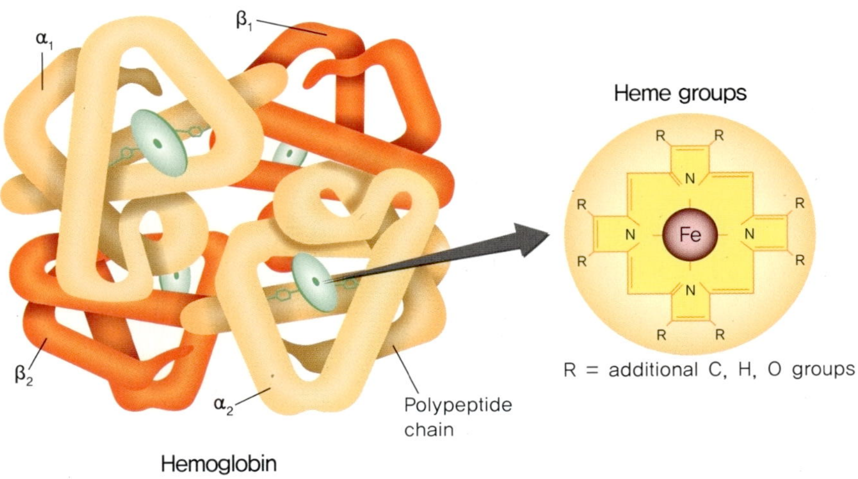

그림 3-20. 혈색소의 구조

1) Heme 합성(Heme synthesis)

Heme 합성은 전적혈모구에서 순환 다염적혈구(그물적혈구)까지의 적혈구계 전구세포들의 사립체와 세포질에서 일어난다. 특히 골수의 적혈구계 전구세포에서 가장 활발하며 간에서의 합성도 비교적 활발한 편이다. Heme 합성의 과정에서 첫째 단계와 최종 3단계들은 사립체(mitochondria) 내에서 일어난다(그림 3-21).

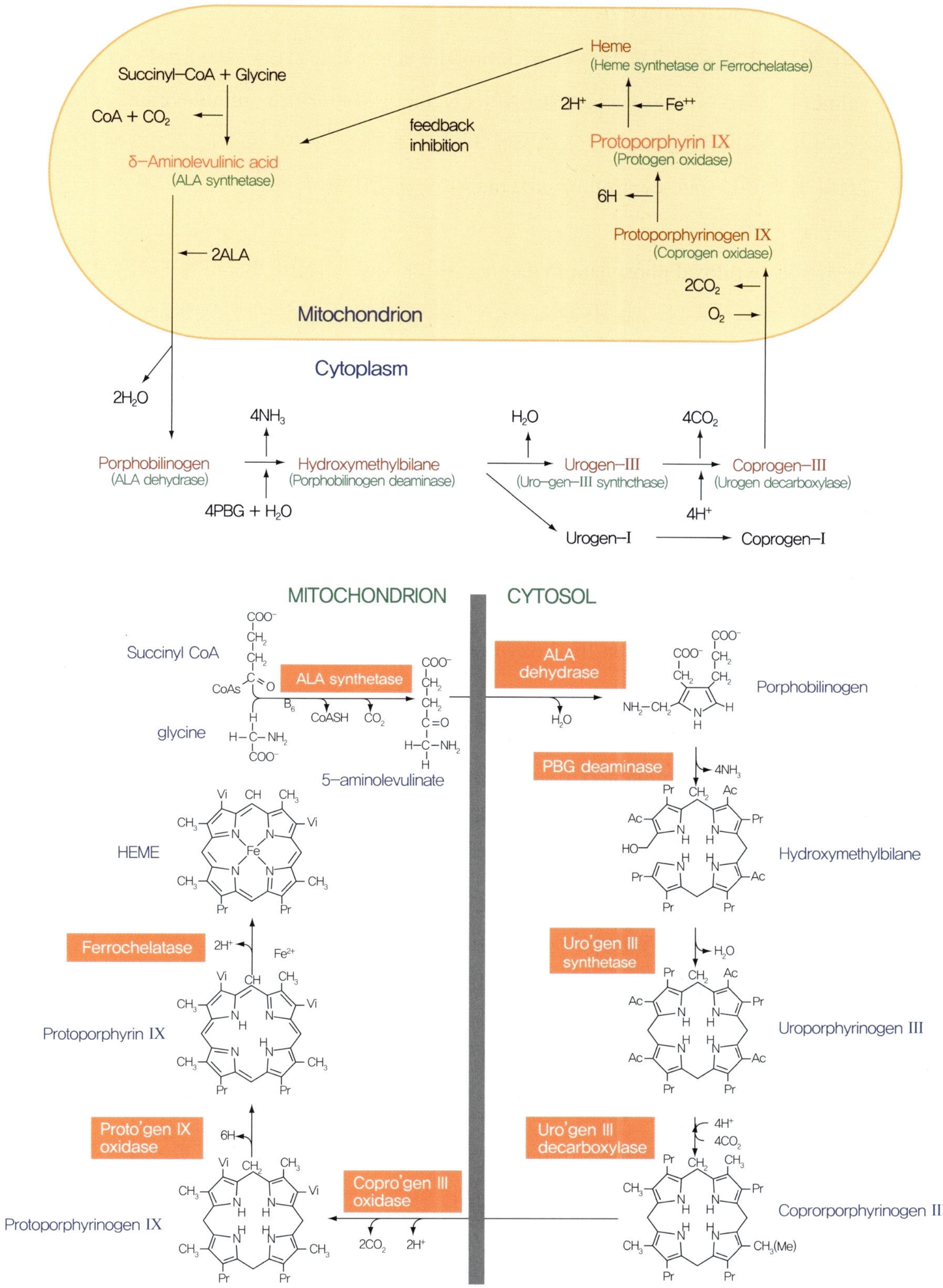

그림 3-21. Heme 합성과정

(1) δ-aminolevulinic acid (AmLevA, ALA)의 합성

Heme 합성의 첫째 단계는 사립체 내에서 tricarboxylic acid cycle (TCA 회로)로부터 methionine, isoleucine, valine의 분해로 생성된 succinyl-CoA와 glycine이 반응하여 δ-aminolevulinic acid (ALA)를 만드는 과정이다. 이 반응은 ALA 합성 효소에 의해서 촉매 된다. 이 효소는 포유류의 간에 있는 porphyrin 합성의 율속 효소(rate-controlling enzyme)라고 생각되며, 적혈모구의 사립체 속에 많고, 성숙한 적혈구에는 없다.

이 효소반응에는 또 pyridoxal phosphate (Vitamin. B6)와 Mg^{++} 이온이 필요하게 된다. 사립체 내에서 만들어진 ALA는 세포질로 나오게 된다. 이 ALA는 소변 중에 소량 들어 있으며 heme의 합성이 비정상(납중독)이면 소변 중의 배출량은 증가된다.

(2) Porphobilinogen (PBG)의 합성

세포질 내에서 ALA는 2분자가 중합되며, 이 중합된 2분자는 ALA 탈수효소(ALA dehydrase)에 의하여 2분자의 H_2O와 1분자의 porphobilinogen (PBG)가 된다.

이 효소는 적혈모구에 특히 많으며 줄기세포에도 소량 들어 있다. PBG는 monopyrrol 고리로 되어 있는데, 이 PBG 4분자가 pyrrol 고리의 methene (−CH=) 결합 대신 methylene ($-CH_2^-$)으로 연결되어 중합되면 무색의 polyporphyrinogen (hydroxymethylbilane)이 된다.

(3) Uroporphyrinogen III (Urogen III)의 합성

Poly PBG로부터 uroporphyrinogen (Urogen III)이 만들어지는 과정에는 두 가지 효소가 촉매해야 한다. 하나는 PBG deaminase (Urogen I-synthetase)이고, 또 하나는 PBG-isomerase (Urogen IIIsynthetase)이다.

PBG-deaminase에 의하여 H_2O를 배출하면서 만들어진 것을 Urogen I 이라 하며, 이는 heme의 전구물질인 protoporphyrin을 만들지 못한다. 반면에 PBG-isomerase에 의하여 만들어진 것은 Urogen III라 하며, 이것이 protoporphyrin을 만드는 데 이용되는 것이다. Urogen은 빛의 존재하에서 6개의 수소를 버리고 uroporphyrin I과 III가 되어 Urogen I과 함께 소변이나 대변으로 배설된다.

(4) Coproporphyrinogen III (Coprogen III)의 합성

Urogen은 Urogen 카르복실기 분해효소(urogen decarboxylase)에 의하여 H^+를 받아 4분자의 CO_2를 배출하면서 coproporphyrinogen (Coprogen III)이 된다. 이 효소는 Urogen I에 작용하면 Coprogen I이 되고, Urogen III에 작용하면 Coprogen III가 된다. 이 Coprogen III가 다음 단계로 전환될 수 있는 것이다. Coprogen은 빛의 존재하에서 6개의 수소를 버리고 coproporphyrin I과 III가 되는데 Coprogen I은 소변이나 대변으로 배설된다.

(5) Protoporphyrinogen IX (Protogen IX)의 합성

전 단계에서 만들어진 Coprogen III는 사립체로 다시 들어가 Coprogen 산화효소(coprogen oxidase)에 의해서 Protoporphyrinogen IX (Protogen IX)이 되면서 2개의 수소와 2개의 이산화탄소를 배출한다.

(6) Protoporphyrin IX의 합성

Protogen IX은 Protogen 산화효소에 의해서 protoporphyrin IX이 되면서 3개의 수소를 배출한다. 이 protoporphyrin IX은 성숙 적혈구에서도 정상적으로 발견된다.

(7) Heme의 합성

Heme 합성의 최종 단계는 사립체에 있는 효소인 heme synthetase 또는 ferrochelatase에 의하여 촉매되는데 protoporphyrin IX의 중심 속으로 2개의 수소이온이 배출되면서 2가 철 이온(Fe^{2+})이 삽입되는 것이다. 이 철 이온은 특수한 운반 단백질인 transferrin과 결합되어 운반되어 온 3가 철(Fe^{3+})이 전환된 것이다. 철 이온은 protoporphyrin IX이 완성되기 전에는 들어가지 않는다. 이 반응은 heme이나 납(lead, Pb)에 의하여 저해를 받는다.

2) Globin 합성(Globin synthesis)

Globin 합성은 적혈모구와 그물적혈구의 세포질에서 주로 일어난다. 글로빈 단백질의 합성은 유전자코드의 전사를 통하여 전령 RNA (mRNA)를 만들고 mRNA의 해독을 통해 글로빈 폴리펩티드 사슬을 만든다. 폴리펩티드 사슬들은 어린 적혈구의 핵과 세포질에서 생성되며, 생성된 폴리펩티드 사슬들은 자연스럽게 3차원적 형상으로 주름 잡혀 있다.

이들 사슬들의 amino acids의 수와 종류에 따라 사슬의 종류가 결정되고 따라서 혈색소 종류가 결정된다. 141개의 amino acids를 가진 사슬에는 α-chain과 ζ-chain이 있으며, 16번 염색체의 codon에 의하여 만들어진다. 또한 146개의 amino acid를 가진 사슬에는 β-chain과 γ-chain, δ-chain 및 ε-chain이 있고 11번 염색체의 codon에 의해 만들어진다(그림 3-22, 23).

3) 혈색소 합성

적혈모구의 사립체와 세포질에서 각기 합성된 heme 4분자와 globin 1분자가 세포질에서 결합하여 4가의 혈색소 1분자를 형성한다. 혈색소의 형은 글로빈 사슬 종류에 따라 구분된다. 정상적으로 태생초기부터 혈색소 합성이 이루어진다. 난황낭(embryo sac)에서 만들어지는 배태혈색소(embryonic Hb)는 Hb Gower 1과 Gower 2라 불리는 두 종류로 되어 있는데, 임신 4~8주 때가 가장 많고 임신 3개월 이후에는 없어진다. Hb Gower 1은 globin의 chains이 ζ-chains 2개와 ε-chains 2개로 되어 있어 $\zeta_2\varepsilon_2$

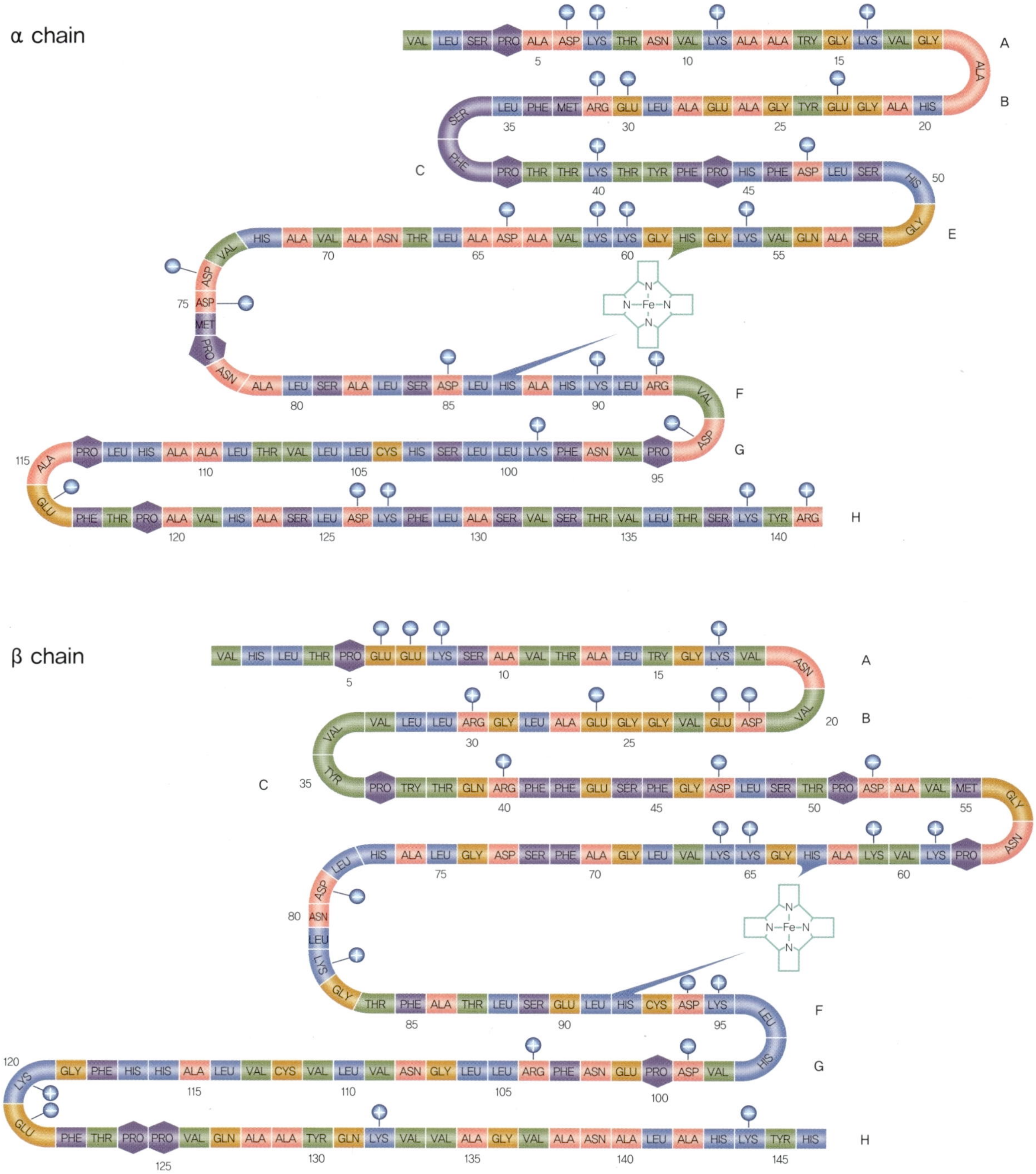

아미노산 약어 : ALA = alanine ARG = arginine ASP = aspartic acid ASN = asparagine
CYS = cysteine GLU = glutamic acid GLN = glutamine GLY = glycine
HIS = histidine ILU = isoleucine LEU = leucine LYS = lysine
MET = methionine PHE = phenylalanine PRO = proline SER = serine
THR = threonine TRY = tryptophan TYR = tyrosine VAL = valine

그림 3-22. Hemoglobin의 α, β 사슬 구조도

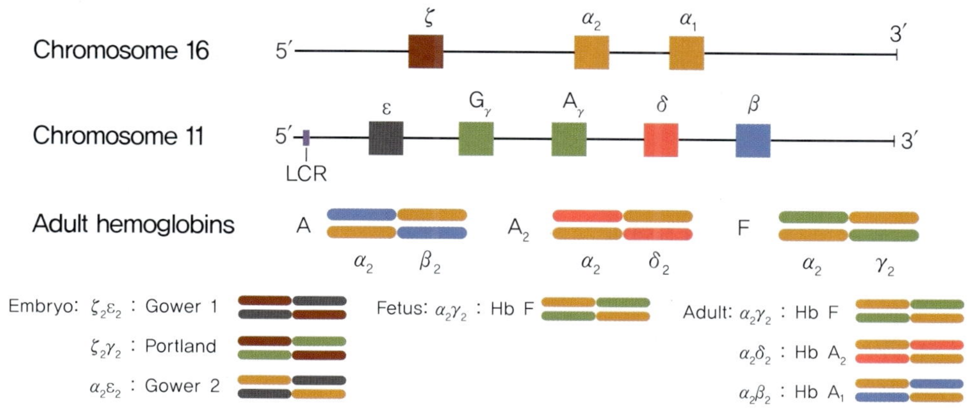

그림 3-23. Polypeptide chain의 염색체 지도

Gower1이라 표시하고, Hb Gower 2는 2개의 α-chains와 2개의 ε-chains로 되어 있어 $\alpha_2\varepsilon_2^{Gower2}$로 표시한다. 때로는 ζ_2-chains와 γ_2-chains으로 구성된 Hb Portland형도 나타난다.

태아혈색소(fetal Hb 또는 Hb F)는 태아기에 주된 혈색소로 출생 시에는 70% 정도이나 성인이 되면서 감소되어 1~2% 이하를 차지한다. Hb F는 2개의 α-chains과 2개의 γ-chains로 되어 있어 $\alpha_2\gamma_2$로 표시한다. 이 Hb F는 알칼리와 산에 내성을 지니고 있다.

출생 후에 만들어지는 혈색소를 성인 혈색소(adult Hb 또는 Hb A)라 하며, Hb A1과 Hb A_2의 두 종류가 있다. Hb A1은 출생 6~16개월 후부터 주된 성인의 혈색소로서 전체의 95~98%를 차지하고 있으며, 2개의 α-chains과 2개의 β-chains로 되어 있어 $\alpha_2\beta_2$로 표시한다. Hb A_2는 출생 12개월 후면 2~3%를 차지하며, 각각 2개의 α-chains과 δ-chains로 되어 있어 $\alpha_2\delta_2$라 표시한다. Hb A_1과 Hb A_2의 비율은 30:1이다(그림 3-24).

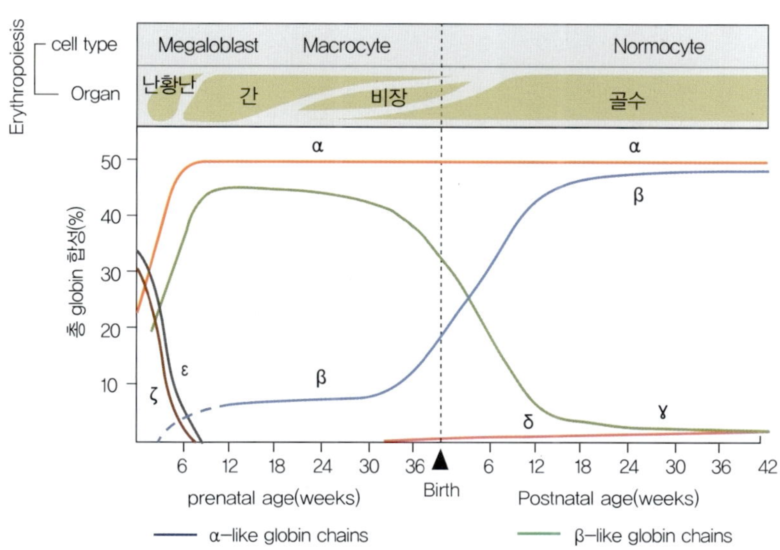

그림 3-24. 시기별 globin 내 polypeptide chains의 상대적 비율

혈색소 생성을 조절하는 것은 완전하게 설명할 수는 없지만, hemin이 heme 합성(ALA 합성과정)을 저해하고 iron은 globin 합성을 증가시키는 것으로 보인다.

4) 비정상 혈색소

비정상 혈색소는 정상 성인 혈색소의 α 또는 β-chains의 구성 아미노산 중 어느 하나가 다른 것으로 치환된 것을 말한다. 각 사슬들은 유전자 조절하에서 합성되므로 비정상 혈색소는 선천적 또는 유전적으로 나타날 수 있다. 이들 비정상 혈색소는 화학적 물리학적 특성이 다르기 때문에 정상적으로 산소 운반을 하지 못한다.

가장 대표적인 비정상 혈색소인 Hb S (sickle hemoglobin)는 환원된 산소 분압 상태 아래에서 적혈구를 겸상으로 만드는 혈색소로 β-chain의 6번째에 있는 glutamic acid가 valine으로 치환되어 $\alpha_2\beta_2^{6val}$로 표시한다. 이 Hb S는 주로 흑인에게 나타나며 유전된다. 그 외의 비정상 혈색소는 Hb C, Hb D, Hb E등 200여 종에 달하며(그림 3-25, 표 3-4), 아미노산 종류가 바뀌면서 분자량 및 성질이 바뀌어져 정상적인 기능을 하지 못해 다양한 종류의 빈혈을 일으키게 된다. 이들 혈색소의 종류를 감별하기 위해서는 혈색소 전기영동을 하는 것이 가장 좋다.

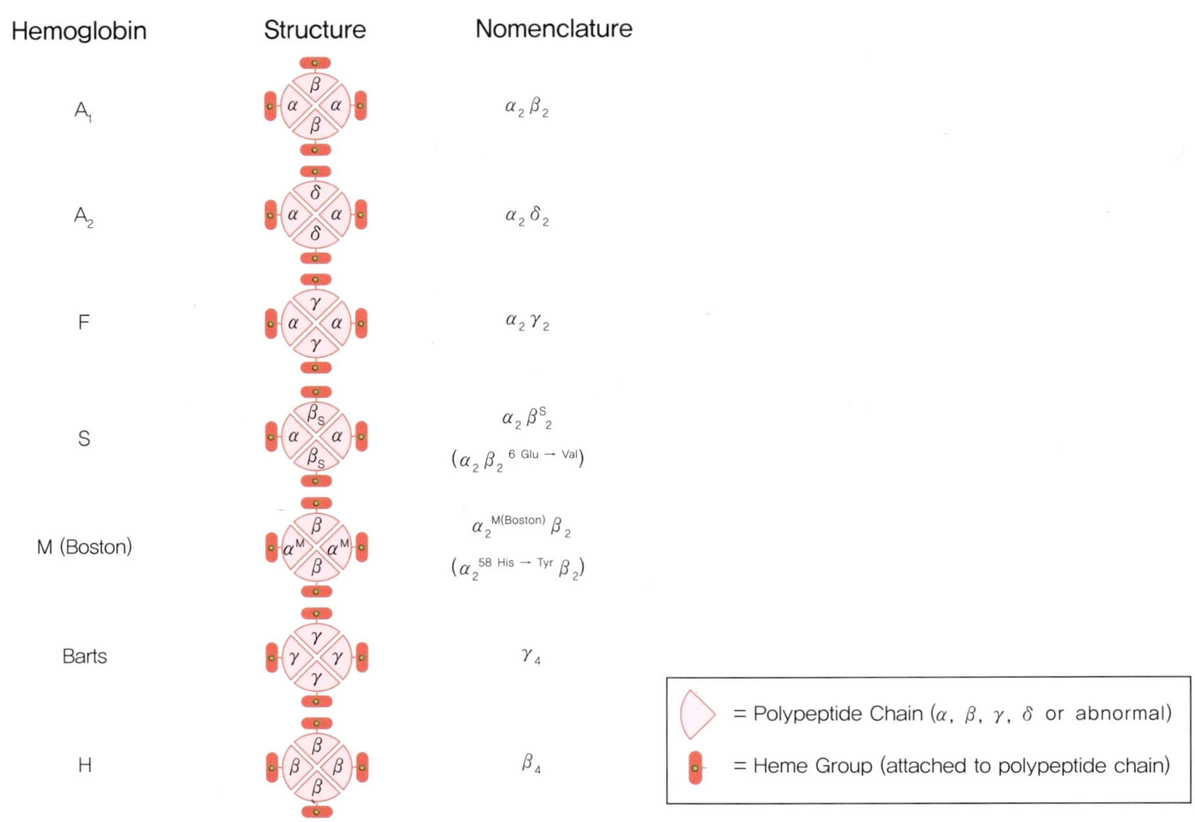

그림 3-25. 정상 및 비정상 혈색소의 구조 및 명칭

표 3-4. 혈색소 변종의 기능적 특성

I. Homozygous: Hemoglobin polymorphisms; the variants that are most common.

HB S	$\alpha_2\beta_2{}^{6Val}$	Severe hemolytic anemia; sickling
HB C	$\alpha_2\beta_{2\ 6Lys}$	Mild hemolytic anemia
HB D punjab	$\alpha_2\beta_2{}^{12Gln}$	No anemia
HB E	$\alpha_2\beta_2{}^{26Lys}$	Mild microcytic anemia

II. Heterozygous: Hemoglobin variants causing fuctional aberrations or hemolytic anemia in the heterozygous state

A. Hemoglobins associated with methemoglobinemia and cyanosis.

1. Hb M Boston $\alpha_2{}^{58Tyr}\beta_2$
2. Hb M Iwate $\alpha_2{}^{87Tyr}\beta_2$
3. Hb M Saskatoon $\alpha_2\beta_2{}^{63Tyr}$
4. Hb M Milwaukee $\alpha_2\beta_2{}^{67Glu}$
5. Hb M Hyde Park $\alpha_2\beta_2{}^{92Tyr}$

B. Hemoglobins associated with altered oxygen affinity.

1. Increased affinity and polycythemia.
   - a. Hb Chesapeake $\alpha_2{}^{92Leu}\beta_2$
   - b. Hb J Capetown $\alpha_2{}^{92Gin}\beta_2$
   - c. Hb Malmo $\alpha_2\beta_2{}^{97Gln}$
   - d. Hb Yakima $\alpha_2\beta_2{}^{99His}$
   - e. Hb Kemp $\alpha_2\beta_2{}^{97Asn}$
   - f. Hb Ypsi (Ypsilanti) $\alpha_2\beta_2{}^{99Tyrl}$
   - g. Hb Hiroshima $\alpha_2\beta_2{}^{143Asp}$
   - h. Hb Rainier $\alpha_2\beta_2{}^{145Cys}$
   - i. Hb Bethesda $\alpha_2\beta_2{}^{145His}$
2. Decreased affinity-may have mild anemia or cyanosis.
   - a. Hb Kansas $\alpha_2{}^{102Thy}\beta_2$
   - b. Hb Titusvile $\alpha_2{}^{94Asn}\beta_2$
   - c. Hb Providence $\alpha_2\beta_2{}^{82aNS,\ Asp}$
   - d. Hb Agenogi $\alpha_2\beta_2{}^{90Lys}$
   - e. Hb Beth Israel $\alpha_2\beta_2{}^{102Ser}$
   - f. Hb Yoshizuka $\alpha_2\beta_2{}^{108Asp}$

C. Unstable hemoglobins

1. Hemoglobins which may precipitate as Heinz bodies after splenectomy: "Congenital Heinz body hemolytic anemia."
   - a. α-chain abnormalities
     - Hb Torino $\alpha_2{}^{43Val}\beta_2$
     - Hb L-Ferrara $\alpha_2{}^{47Gly}\beta_2$
     - Hb Hasharon $\alpha_2{}^{47His}\beta_2$
     - Hb Ann Arbor $\alpha_2{}^{80Arg}\beta_2$
     - Hb Etobicoke $\alpha_2{}^{81Arg}\beta_2$
     - Hb Dakar $\alpha_2{}^{112Glu}\beta_2$
     - Hb Bibba $\alpha_2{}^{136Pro}\beta_2$

b. β-chain abnormalities

Hb Leiden	$\alpha_2\beta_2^{108Asp}$ (Glu deleted)
Hb Sogn	$\alpha_2\beta_2^{14Arg}$
Hb Freiburg	$\alpha_2\beta_2^{23}$ (Val deleted)
Hb Riverdale Bronx	$\alpha_2\beta_2^{24Arg}$
Hb Genova	$\alpha_2\beta_2^{28Pro}$
Hb Tacoma	$\alpha_2\beta_2^{30Ser}$
Hb Philly	$\alpha_2\beta_2^{35Phe}$
Hb Louisville	$\alpha_2\beta_2^{42Leu}$
Hb Hammersmith	$\alpha_2\beta_2^{42Ser}$
Hb Zurich	$\alpha_2\beta_2^{63Arg}$
Hb Toulouse	$\alpha_2\beta_2^{66Glu}$
Hb Bristol	$\alpha_2\beta_2^{67Asp}$
Hb Sydney	$\alpha_2\beta_2^{67Ala}$
Hb Shepherd's Bush	$\alpha_2\beta_2^{74Asp}$
Hb Seattle	$\alpha_2\beta_2^{76Glu}$
Hb Boras	$\alpha_2\beta_2^{88Arg}$
Hb Santa Ana	$\alpha_2\beta_2^{88Pro}$
Hb Gun Hill	$\alpha_2\beta_2^{91-97}$ (5 a, a, deketed)
Hb Sabine	$\alpha_2\beta_2^{91Pro}$
Hb Koln	$\alpha_2\beta_2^{98Met}$
Hb Kansas	$\alpha_2\beta_2^{102Thr}$
Hb Wein	$\alpha_2\beta_2^{130Asp}$
Hb Olmsted	$\alpha_2\beta_2^{141Arg}$

2. tramers of normal chains; appear in thalassemias.

Hb Bart's	γ_4
Hb H	β_4
Hb α_4A	α_4

5) 후천성 기능이상 혈색소(Acquired nonfunctional hemoglobin)

후천성 기능이상 혈색소는 혈색소에서 산소운반에 관여하는 분자구조가 후천적 요인에 의해 바뀐 것으로 methemoglobin, sulfhemoglobin, carboxyhemoglobin 등이 속하고 저산소증(hypoxia)이나 청색증(cyanosis)을 일으킨다(표 3-5).

저산소증은 조직에서의 산소량이 불충분한 상태로 특히 동맥혈의 산소량이 80 mmHg보다 낮은 상태를 의미한다. 청색증은 혈액 중의 환원 혈색소량이 5 g/dL 이하로 존재하여 피부의 색이 푸르게 나타나는 것을 말한다.

표 3-5. 후천성 기능이상 혈색소 종류

혈색소 종류	변화	특징	검사방법
Methemoglobin	혈색소에 산화철(Fe^{3+}, ferric state) 결합갈색 혈액	산소 결합능 저하	분광광도계 흡광도 630 nm에서 측정
Sulfhemoglobin	혈색소에 황(Sulfur) 결합	Hb A의 1/100 산소친화성	분광광도계 흡광도 620 nm에서 측정
Carboxyhemoglobin	혈색소에 일산화탄소(CO) 결합	혈색소와 CO 친화력은 산소보다 200배 높음	분광광도계 흡광도 541 nm에서 측정

(1) Methemoglobin (Met-Hb)

Methemoglobin은 제2철염(ferric, Fe^{3+})으로 산화된 철을 가진 혈색소로 산소와 결합할 수 있는 능력이 없다(그림 3-26). Methemoglobin으로 인해 혈액의 산소 운반능력이 감소하면 남아 있는 정상 혈색소의 산소 친화성이 증가하게 되고 그 결과 산소 방출이 한층 더 부족하게 된다.

Methemoglobin은 정상적으로 매일 혈색소의 자가 산화작용(autooxidation)에 의해 만들어지는데, 이는 전체 혈색소의 1.5% 이하로 이 정도의 농도는 혈액의 산소 운반능력을 미미하게 감소 시켜서 해롭지는 않으나 그 이상의 고농도 methemoglobin 축적은 심각한 상황을 초래하게 된다.

Methemoglobin 생성은 여러 가지 환원 과정에 의해 조절되는데, 이 환원 과정 중에 가장 중요한 것은 NADH methemoglobin 환원효소이다.

Methemoglobin이 증가하는 경우는 시금치나 당근 등 같은 고농도의 질산염(nitrates)이 들어 있는 음식을 섭취하거나 약물에 노출되었을 때이다. 특히 화학물질이나 약물의 경우 아주 소량이라도 혈색소의 많은 양을 산화시킬 수 있으나 약물이 제거되거나 ascorbic acid나 methylene blue를 투약하면 NADPH 환원효소에 의해 빠르게 환원되어 methemoglobinemia는 24~48시간 안에 사라진다.

선천적인 NADH methemoglobin 환원효소의 비정상이나 결핍이 있거나 대개 유전적인 결함으로 혈색소 분자의 globin 부분에 구조적 이상이 생긴 유전적 Hb M 질병이 있을 때에도 증가한다. 유전적 결함에 의한 methemoglobinemia는 ascorbic acid나 methylene blue로 치료 시 환원되지 않는다.

유아는 성인보다 methemoglobin이 더 잘 생기는데, 그것은 Hb F가 더 쉽게 methemoglobin으로 전환되며, 또한 유아 적혈구들은 환원효소가 감소되어 있기 때문이다.

Methemoglobin은 분광 광전광도계로 pH 7.0~7.4에서 파장 620~640 nm (630 nm) 범위에서 정점을 보이므로 검출할 수 있다. Methemoglobin은 갈색~청색으로 산소에 노출되어도 붉은색으로 되돌아가지 않는다. Methemoglobin의 농도가 10% 이상(1.5 g/dL 이상)이면 청색증으로 발전하고, 반면 30~40% 이상이면 저산소증이 된다. 이 경우 산소 해리곡선은 좌방 이행되고 산소는 조직 속으로 능률적으로 운반되지 못한다.

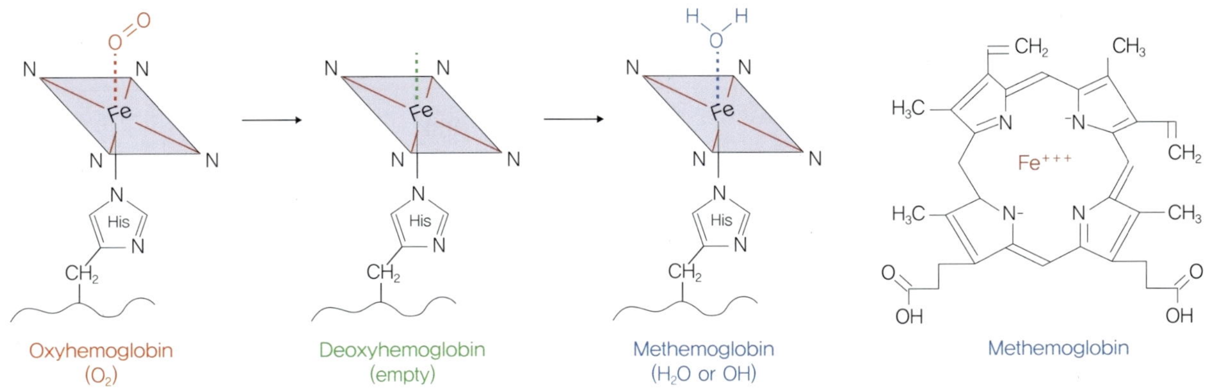

그림 3-26. Methemoglobin 생성과 구조

(2) Sulfhemoglobin (S-Hb)

Sulfhemoglobin은 혈색소의 4개의 heme (Fe^{2+}) 각각에 sulfur 원자가 결합될 때 형성되는 안정한 화합물이며, 약물이나 sulfonamides, phenacetin, acetanilide, phenazopyridine 그리고 trinitrotoluene 같은 화합물에 의한 혈색소의 불가역성 산화작용에 의해 형성되는 화학적으로 변형된 혈색소이다. 정상 혈색소보다 산소 친화성이 100배 정도 낮아 산소 운반에는 효과가 없는 것으로 알려졌다.

Sulfhemoglobin은 변형되기 전의 혈색소로 전환되지 않아 적혈구가 순환계로부터 제거될 때까지 존재하게 된다. 또한 일산화탄소(CO)와 결합하여 carboxysulfhemoglobin을 형성할 수 있다.

정상범위는 2.2%를 초과 하지 않고, 농도가 증가하면 청색증이 생기는데 보통 청색증은 3~4%를 초과해야 생긴다. Sulfhemoglobin은 methemoglobin과 유사하여 분광흡수대는 620 nm가 정점이다.

확진검사는 전기영동에 의해 이루어지며, cyanmethemoglobin법으로는 측정되지 않는다. 치료는 원인물질을 피하는 것이다.

(3) Carboxyhemoglobin (CO-Hb)

Carboxyhemoglobin은 일산화탄소(CO)가 혈색소의 heme 철(Fe^{2+})과 가역적으로 결합하여 생긴 혈색소를 말한다(그림 3-27). 혈색소의 CO와의 친화성은 산소에 비해 200배 이상 강하고, 결합은 훨씬 견고해 deoxyhemolobin으로부터 산소가 방출되는 것보다 10,000배 이상 느리게 방출된다. 따라서 혈색소가 조직으로 산소를 방출하기가 어려워져 산소해리곡선이 좌방 이행하는 효과를 가져온다. 냄새도 없고 색도 없는 CO에 중독되면 혈색소와 산소의 친화성이 증가되어 혈액 내에 산소량은 증가하지만, 모든 산소가 혈색소에 결합되어 조직으로 방출 되지 않기 때문에 인체는 정상 산소 분압이 유지되는 동안 심한 저산소혈증으로 조직 손상이 일어날 수 있다. 그래서 CO를 'silent killer'라고 부른다.

Carboxyhemoglobin의 정상 농도는 개인의 흡연 습관이나 환경에 의해 다양하여 혈색소의 0.2~0.8% 정도이다. 신생아는 10~12% 정도의 높은 수치를 보이는데, 이는 호흡기계가 아직 덜 발달되어 있기 때문이다.

외인적 CO는 자동차의 배기가스나 석탄, 가스, 숯불 그리고 담배 연기와 같은 산업오염물들에서 파생된다. 도시 주민은 시골 주민보다 자동차나 산업 오염물로부터 생성된 CO 때문에 더 높은 농도를 가진다. 흡연가 들은 4~20% 농도로 다양하다.

급성 carboxyhemoglobinemia는 불가역적 조직 손상과 무산소증으로 죽음을 야기한다. 만성 carboxyhemoglobinemia는 증가된 산소 친화성과 다혈구증을 동반한다.

CO 농도가 10~30% 정도이면 두통, 구역질, 현기증, 흉통 등이 생기며, 30~50% 정도면 중증 두통, 일반 질병, 전신성 질병, 구토, 호흡곤란, 빈맥(tachycardia) 등이 생긴다. 또한 50% 이상이면 발작이나 혼수상태 및 사망까지 일어날 수 있다.

고농도의 carboxyhemoglobin은 혈액과 피부를 선홍색(cherry-red)으로 보이게 한다. 일산화탄소 중독증이 심한 환자들은 고압 산소탱크를 사용하여 치료할 수 있다. Carboxyhemoglobin은 일반적으로 전혈을 사용하여 분광광도계법으로 540 nm에서 측정한다.

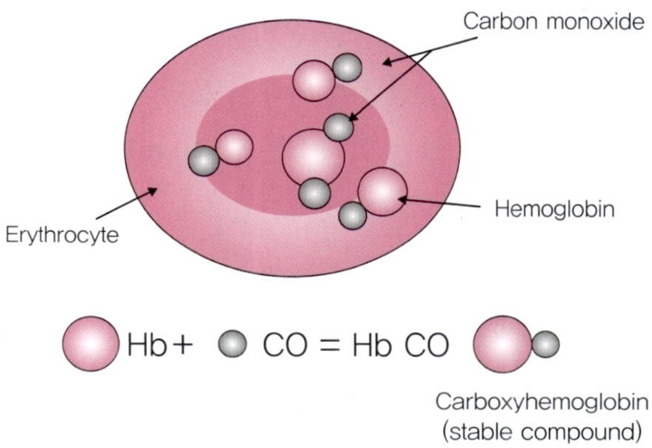

그림 3-27. Carboxythemoglobin 생성과 구조

6) 당화혈색소(Glycosylated hemoglobin, Hb A_{1C})

혈당이 상승하면 혈액 내의 포도당 일부가 혈색소와 비효소적으로 결합하게 된다. 이렇게 포도당과 결합된 혈색소를 당화혈색소(Hb A_{1C}) (그림 3-28)라고 하며, 한번 포도당과 결합되어 당화혈색소가 만들어지면, 그 적혈구는 수명이 다 되어 분해될 때까지 당화혈색소를 가지고 있게 된다. 혈당이 높은 채로 오랫동안 계속되면 적혈구 내에 있는 당화혈색소의 양도 증가하게 된다.

당화혈색소는 비교적 장기간의 혈당치를 반영하므로 최근 수개월 동안 당뇨병이 치료에 의해서 잘 조절되고 있는지 알아보는 지표로도 이용된다. 현재 미국당뇨병협회(American Diabetes Association, ADA)에서 권고하는 당뇨병의 혈당조절 목표를 보면, 공복혈당 80~120 mg/dL, 취침 전 혈당 100~140 mg/dL 그리고 Hb A1C는 7% 이하로 되어 있으며, 정상치는 4~6%이다.

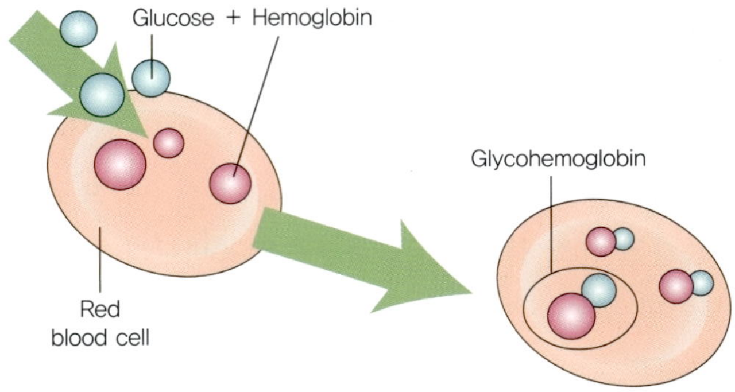

그림 3-28. 당화혈색소 생성과 구조

6. 적혈구의 기능(Function of Erythrocyte)

1) 산소의 운반(Transportation of oxygen)

혈액은 매일 폐로부터 조직으로 약 600 L의 산소를 운반해야 하는데, 산소는 수용액에 매우 조금 녹으므로 극히 일부만이 혈장에 의해서 운반된다. 전혈에 의해서 운반되는 산소의 대부분이 적혈구의 혈색소와 결합되어 운반되므로 100 mL의 전혈에 있는 혈색소는 약 20 mL의 기체상태인 산소와 결합한다.

(1) 산소 결합 친화성

혈액 내에서 혈색소가 산소 운반체로서 가능하게 하는 특별한 성질은 산소 포화곡선(oxygen saturation curve)을 보면 잘 이해할 수 있다(그림 3-29).

그림에 의하면 혈색소의 산소 포화곡선(A)은 S자형(sigmoid)으로, 혈색소가 최초의 산소분자와 결합하는 10 mmHg의 압력 이하 동안은 비교적 낮지만 S자형 곡선이 급격하게 올라가는 부분에서도 알

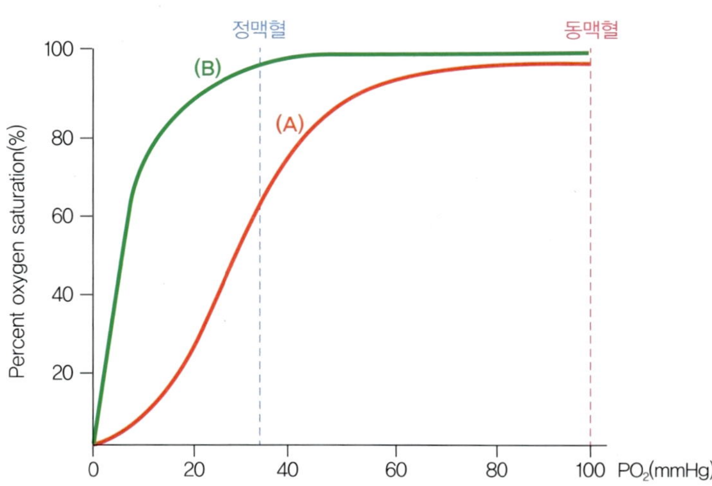

그림 3-29. 정상인의 혈색소-산소 포화곡선

수 있듯이, 그 후에는 현저하게 높은 친화력으로 결합한다는 것을 보여준다. 실제로 첫 번째 산소가 결합한 뒤 혈색소의 산소에 대한 친화성은 협동적 상호작용에 의해 500배나 증가한다.

정상 혈색소 곡선(A)에서 폐에 있는 공기의 산소 분압은 약 100 mmHg이고, 이 분압에서 동맥혈의 혈색소에는 산소가 약 96% 포화되어 있다. 그러나 산소분압이 약 36 mmHg인 일하고 있는 근육에 있는 정맥혈에는 결합된 산소의 약 1/3이 방출되므로 약 60%만이 포화되어 있을 뿐이다. 이 양은 대기압과 체온상태에서 약 6.5 mL의 산소가스에 해당한다. 대략 1 g의 혈색소는 1.34 mL의 산소와 결합하게 된다. 이 혈액이 다시 산소 분압이 높은 폐(100 mmHg)로 되돌아오면 혈색소는 산소와 결합하여 다시 96%까지 포화된다. 그러나 myoglobin (B)은 산소에 대해 매우 높은 친화성을 나타낸다는 것을 알 수 있다. 즉 1~2 mmHg의 O_2 압력에서 산소와 이미 50% 정도가 포화되고, 20 mmHg의 O_2 압력에서는 90% 이상이 포화되므로 myoglobin의 산소 포화곡선은 단순한 쌍곡선(hyperbolic curve)임을 알 수 있다. Myoglobin은 근육 안의 분압인 32 mmHg로 저하되어도 myoglobin에 결합된 산소 중 1~2%만이 방출되는 것으로 보아서 폐로부터 조직으로 산소를 운반하기에 적합하지 않은 것을 알 수 있다. 반면 혈색소는 S자형산소 포화곡선에서 알 수 있듯이 산소분압이 낮은 조직에서 결합한 산소의 대부분을 방출할 수 있으므로 그 기능은 매우 효과적이라고 할 수 있다.

$$\text{Myoglobin} + O_2 \longrightarrow \text{Oxymyoglobin}$$
$$\text{Hemoglobin} + O_2 \longrightarrow \text{Oxyhemoglobin}$$

Heme 한 분자에 산소 한 분자가 결합되므로 혈색소 한 분자는 4분자의 산소와 결합할 수 있고 1 g의 혈색소는 산소 1.34 mL와 결합할 수 있다.

$$\text{Hemoglobin} + 4O_2 \xrightarrow[\text{저}O_2\text{, 고}CO_2\text{, 산성, 고온(조직)}]{\text{고}O_2\text{, 저}CO_2\text{, 중성, 저온(폐)}} \text{Hemoglobin}(O_2)_4$$

(2) 혈색소-산소 포화곡선에 관여하는 영향인자들

산소 해리곡선에 영향을 미칠 수 있는 요인으로는 다음과 같은 것들이 있다.

① 체온

온도가 낮을수록 산소와의 결합률이 빠르다.

② 탄산가스 분압

조직에서 형성된 탄산가스가 혈색소의 N-terminal NH_2 group에 결합 하면 혈색소(carbaminohemoglobin)는 T-form으로 전환되어 산소와의 친화력이 떨어지게 된다. 그래서 조직에서 산소 해리를 촉진시킨다.

③ pH

말초조직세포의 mitochondria는 혈색소에 의해서 운반된 산소를 이용하여 유기연료를 산화시켜서 이산화탄소, 물, 기타 생성물을 만든다. 탄산가스는 수화되어 약산인 H_2CO_3가 되고 또한 H_2CO_3는 H^+와 HCO_3^-로 해리되어 조직의 H^+ 농도를 증대시키므로 pH를 감소시킨다.

$$H_2CO_3 \longrightarrow H^+ + HCO_3^-$$

이때 형성되는 $[H^+]$는 혈색소와 산소의 친화도를 떨어뜨린다. 그러므로 탄산가스 농도가 높고 $[H^+]$가 증가하면 모세혈관 내에서 산소의 해리를 더욱 촉진시킬 수 있다.

한편, 폐의 모세혈관에서 탄산가스가 배출되어 혈액의 pH가 감소되어 혈색소의 산소 친화성이 감소되므로 산소가 조직에 쉽게 이동된다. 조직내 증가된 CO_2는 혈색소에 결합되어 폐로 이동해 CO_2 방출로 pH가 상승하므로 혈색소와 산소의 결합이 증가한다. 이와 같이 pH와 CO_2 농도가 혈색소의 산소 결합과 방출에 미치는 효과를 발견한 덴마크의 생화학자 Christian Bohr의 이름을 따서 보어 효과(Bohr effect)라고 부르고 있다. 보어 효과는 혈색소에 산소가 결합하는 일보다 혈색소 분자 산기의 pK가 변화하기 때문에 일어나는 것으로 생각된다(그림 3-30).

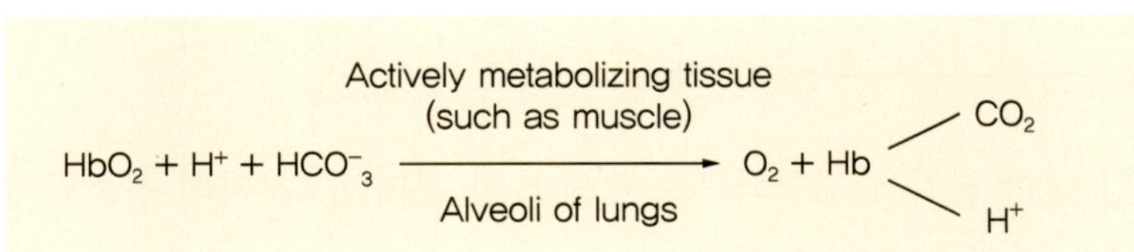

그림 3-30. 보어효과(Bohr effect)

④ 일산화탄소(CO)

혈색소는 일산화탄소와의 친화력이 산소보다 약 200배 크며, 일단 결합하면 잘 해리되지 않는다. 따라서 공기 중의 일산화탄소가 산소의 1/20만 있어도 혈액 내 혈색소의 1/2은 산소를 운반하지 못하기 때문에 조직 세포는 산소 부족 상태에 빠진다. 또한 반감기가 5~8시간으로 길어서 혈색소의 협동작용이 나타나지 않는다.

⑤ 2,3-diphosphoglycerate (2,3-DPG)

2,3-DPG는 deoxyhemoglobin에 결합하여 산소와의 친화성을 저해시킨다(그림 3-31). 정상 성인이 해발 3,657 m가 되는 높은 곳으로 이동하면 2~3시간 이내에 적혈구 내의 2,3-DPG 농도가 상승하여 혈색소와 결합되고 산소와의 친화성이 감소되어 조직으로의 O_2 전달이 보다 용이해진다.

산소의 분압이 증가되면 4개의 heme groups들은 각기 연쇄적으로 산소 한 분자와 결속되어 혈색소 전반 형상의 변화를 생기게 하며, 이것은 산소와 결합한 heme과 heme의 상호작용을 보여준다.

S자 형태의 혈색소-산소 포화곡선을 보면, pH와 산소분압(PO_2)이 높고 2,3-DPG 농도와 온도가 낮은 폐와 같은 곳에서는 혈색소의 산소친화성이 높은 것을 알 수 있다. 반면에 pH와 PO_2가 낮고 2,3-DPG 농도와 온도가 높은 조직과 같은 곳에서는 혈색소의 산소 친화성도 낮아져 조직에 산소를 방출하는 것을 알 수 있다(그림 3-32).

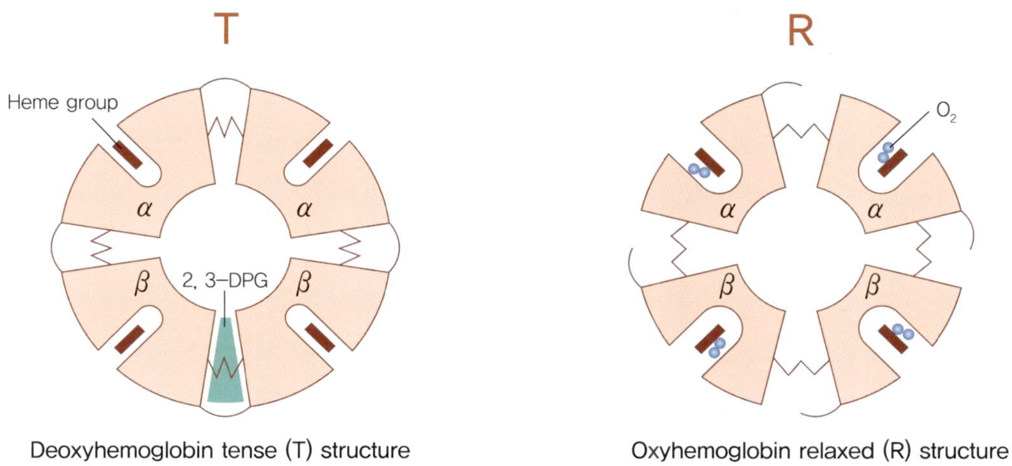

그림 3-31. 혈색소의 산소 친화성과 2,3-DPG와의 관계

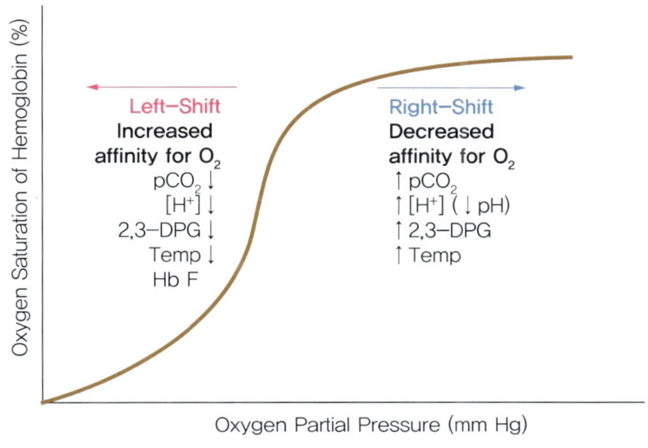

그림 3-32. 혈색소-산소 포화곡선에 관여하는 인자들

2) 이산화탄소(CO_2) 운반

세포의 최종 대사산물은 이산화탄소(CO_2)와 물이다. 대사 결과 생산된 CO_2는 물에 용해된 상태로 혈액내로 확산되어 정맥혈로 이동된다. 정맥혈에 함유된 CO_2는 주로 적혈구에 의해 폐로 운반되는데, 심박출량이 1분에 5 L라면 혈액 1 L당 52 mL의 CO_2가 폐로 운반되는 셈이다.

적혈구에 의해 운반되는 CO_2의 양은 전혈에 의해 운반되는 양의 90%를 차지하고 이 중 적혈구 세포질에 용해되어 운반되는 것이 9%, 중탄산염 형태가 78%, 혈색소와 결합된 carbamino Hb 형태가 13% 정도이다(그림 3-33).

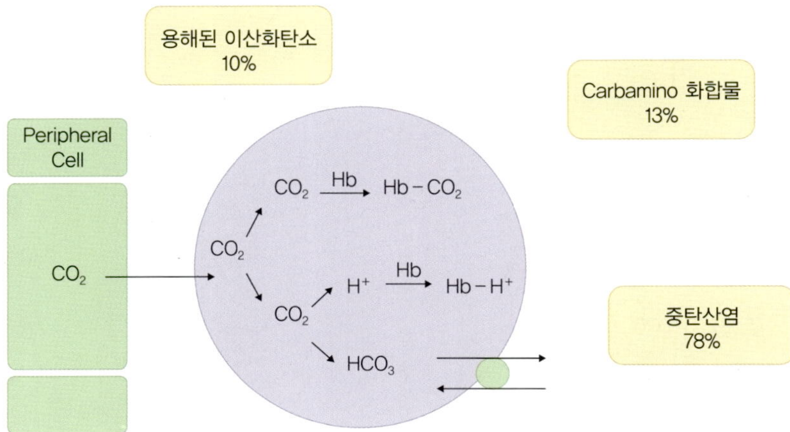

그림 3-33. 탄산가스 운반형태

(1) 용해된 이산화탄소(dissolved CO_2)

이산화탄소가 산소보다 물에 대한 용해도가 약 20배 높기 때문에 용해된 기체는 산소보다 이산화탄소가 항상 많다. 물리적으로 용해된 형태로 운반되는 CO_2의 양은 전체의 약 9% 정도이다.

(2) 중탄산염(HCO_3^-)

대부분(약 78%)의 이산화탄소는 HCO_3^-의 형태로 운반된다. 다음 반응식에서 보는 바와 같이 이산화탄소는 물과 반응하여 H_2CO_3를 형성할 수 있는데, 이 과정은 탄산탈수효소(carbon anhydrase)에 의해 촉매된다.

이 효소는 조직 내 모세혈관에 있는 적혈구 내에서는 CO_2가 중탄산염(bicarbonate)으로 변형되도록 촉매작용을 하며, 반면 폐의 모세혈관에 있는 적혈구 내에서는 중탄산염으로부터 이산화탄소를 방출하는 촉매작용을 한다.

$$CO_2 \underset{}{\overset{\text{탄산탈수효소}}{\rightleftharpoons}} H_2CO_3 \overset{\text{탄산탈수효소}}{\rightleftharpoons} H^+ + HCO_3^-$$

탄산탈수효소는 적혈구 내에 많아서 적혈구 내로 확산되어 들어온 이산화탄소가 이 효소의 도움으로 반응률이 촉진되어 약 1초 이내에 H^+과 HCO_3^-으로 전환된다. 적혈구 내 유리 HCO_3^-은 적혈구 내로 들어오는 혈장 Cl^- 이온과 교환되어 혈장으로 방출된다. 이러한 현상을 'chloride shift'라고 한다. 이때 H^+은 적혈구 내deoxyhemoglobin에 결합되어 제거되므로 혈액의 pH가 크게 변화되지 않는다.

혈장으로 빠져나간 HCO_3^-은 혈장 내 Na^+과 결합하여($NaHCO_3$) 탄산가스 분압이 낮은 폐로 이동하게 되며, 여기에서 다시 HCO_3^-은 적혈구 내로 들어와 신속하게 CO_2와 H_2O로 전환되어 호흡에 의해 몸 밖으로 나가게 된다.

(3) Carbamino 화합물

혈액 내 총 CO_2 중 13%는 혈색소나 혈장 단백질의 amino기(NH_2)와 결합하여 carbamino hemoglobin의 형태로 운반되는데, 대부분(90%)은 혈색소와 결합되고 나머지 10%만이 혈장 단백질과 결합된다. 이때 이산화탄소 부재 시 혈색소보다 산소친화력이 낮다. 이 반응식은 다음과 같다.

$$Hb\text{-}NH_2 + CO_2 \rightleftharpoons Hb\text{-}NH\text{-}COO^- + H^+$$

7. 적혈구 파괴(Erythrocyte Destruction)

양쪽으로 함몰된 디스크 모양을 한 6~8 μm의 크기의 적혈구는 골수에서 RNA를 잃어버리고 순환계로 들어가는 순간부터 120일 동안 300~500 km를 돌아다니며 산소 운반에 관여한다. 그 활동 결과로 혐기적 해당과정에 의한 ATP 생산이 감소되므로 노화 과정이 일어나 노쇠해지기 시작한다.

적혈구가 노화되는 동안 일어나는 변화는 cholesterol과 phospholipids 양의 감소로 선택적 투과성이 감소되고, Na^+ 증가와 K^+ 감소로 결국은 막 표면적과 체적의 비도 감소되게 된다. 이는 형태학적으로 적혈구의 모양이 원반형(disc)에서 구형(spheric)으로 되어 용혈되기 쉽게 된다.

막의 표면에도 IgG가 축적되어 더욱 기능을 방해하며, 내부적으로는 methemoglobin reductase 활성이 중지되어 methemoglobin이 축적되어 비기능성 철(Fe^{3+})이 축적되는 등 모든 대사 활동이 점차로 중지된다(표 3-6).

표 3-6. 적혈구가 노화되는 동안에 일어나는 변화

Increases	Decreases
Membrane-bound IgG Density Spheroidal shape MCHC Internal viscosity Agglutinability Na^+ Methemoglobin Oxygen affinity	Several enzyme activities Sialic acid Deformability MCV Phospholipid Cholesterol K^+ Protoporphyrin

순환 혈액에서 더 이상 미세혈관을 통과할 수 없게 된 노쇠한 적혈구들의 1% 가량은 매일 세망내피계(reticuloendothelial system, RES)의 macrophage에 의해 처리되며, 이 양은 매일 저장 pool인 골수로부터 어린 적혈구인 그물적혈구로 대치된다.

세망내피계 세포들은 전신의 여러 장기에 다 있으나, 특히 지라의 sinus를 통과할 때 유연성을 잃어버린 늙은 적혈구는 통과하지 못하게 되며, 이를 'littoral cell (지라 조직의 건축학적 미로에 위치한 민감한 macrophage)'이 가장 민감하게 감지하여 공격하여 적혈구가 제거된다(그림 3-34, 35). 적혈구 파괴는 이와 같이 지라에서 파괴되는 혈관 외 용혈과 혈관 내에서 직접 파괴되는 혈관 내 용혈로 나누어 생각할 수 있다.

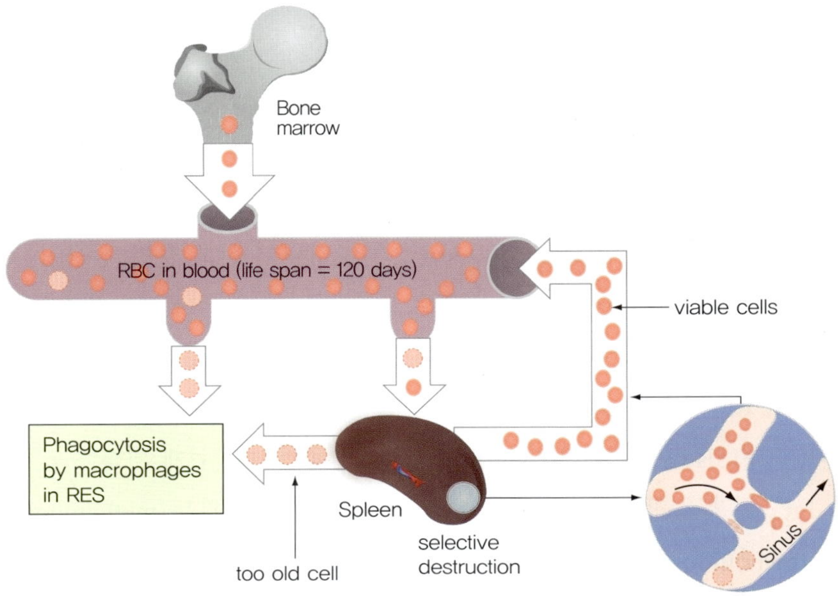

그림 3-34. 지라에서의 적혈구 파괴

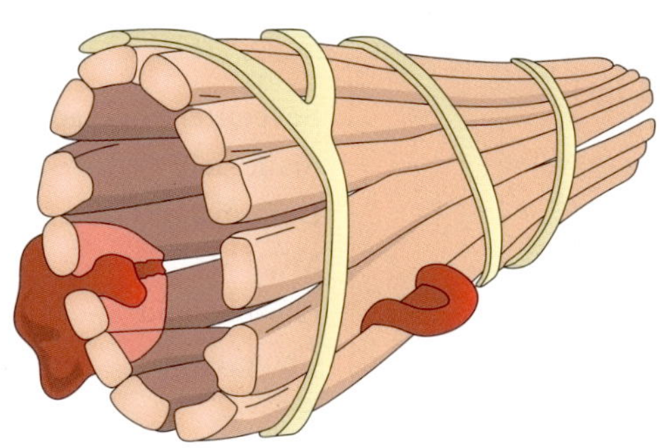

그림 3-35. 적혈구의 sinus 통과

1) 혈관 외 용혈(Extravascular hemolysis)

노쇠한 적혈구의 파괴는 90%가 혈관외 용혈 과정에서 일어난다. 늙고 손상 받은 적혈구들은 RES cells에 의해서 탐식되어 탐식세포 내의 강한 소화효소들(lysosomes)의 작용에 의해 소화된다.

깨진 적혈구 안에서 나온 혈색소 분자는 heme과 globin으로 해체되고 globin은 아미노산으로 분해되어 생체 내의 아미노산 pool로 운반되어 저장된 후 다시 이용되게 된다. heme은 다시 철과 protoporphyrin으로 분해되는데, 이때의 2가 철(Fe^{2+})은 산화되어 3가 철(Fe^{3+})로 되며 혈장 단백 운반체인 transferrin에 결합되어 줄기세포 및 저장기관으로 운반되어 저장된 후 다시 이용된다.

철분이 빠져나간 후 남은 protoporphyrin은 heme 산화효소(microsomal heme oxygenase)의 작용으로 구성체의 methylene기($-CH^{2-}$) 연결부위가 깨지면서 한 분자의 CO^2와 한 분자의 biliverdin으로 전환된다. 열려진 tetra pyrrole체인 biliverdin은 biliverdin reductase와 NADP의 작용으로 bilirubin으로 환원된다(그림 3-36). 이 bilirubin을 간접 또는 유리형 bilirubin (indirect or unconjugated bilirubin)이라 하는데 물에 잘 녹지 않고 혈장 내에서 albumin과 결합하여 간으로 운반되므로 소변에서는 잘 발견되지 않는다. 간으로 들어온 bilirubin은 간 실질세포에서 만들어진 glucuronic acid 두 분자와 결합하여 직접 또는 결합형 bilirubin (direct or conjugated bilirubin)가 되어 장(intestine)으로 bile과 함께 배설된다. 장 내로 들어온 직접 bilirubin은 장내세균의 효소작용으로 urobilinogen으로 전환되어 대부분 대변으로 배설된다. 그리고 약 20% 정도는 문맥(portal vein)을 통하여 콩팥으로 들어가 여과된 다음 소변으로 배설된다(그림 3-37). 이 두 종류의 직접과 간접 bilirubin은 혈장에 존재하며 대개 용혈된 양을 측정하기 위해서 사용된다.

2) 혈관 내 용혈(Intravascular hemolysis)

정상 적혈구 파괴의 5~10% 만이 혈관 내 용혈 과정을 통해서 일어난다. 순환 혈액 내에서 파괴된 적혈구로부터 용출된 혈색소는 직접 단백질 운반체인 haptoglobin과 결합한다. 혈색소-haptoglobin 복합체는 콩팥에서의 혈색소 배설을 막고 더 대사가 이루어지도록 줄기세포로 이 dimers를 운반하며 간으로 들어온 혈색소-haptoglobin 복합체는 위의 혈관 외 용혈에서 설명 한 것과 같은 과정을 거쳐 제거된다.

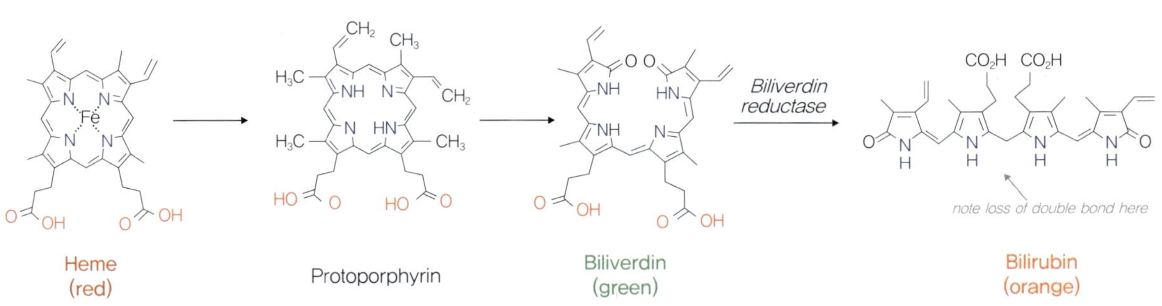

그림 3-36. Bilirubin 생성

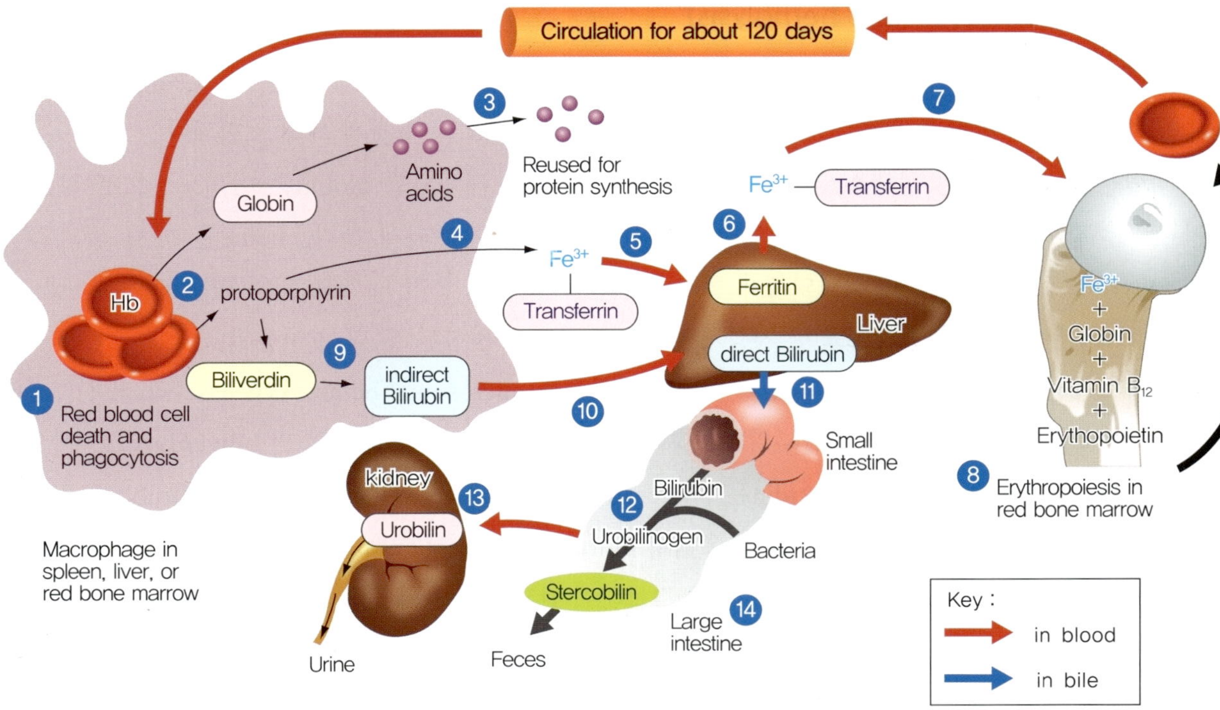

그림 3-37. 혈관 외 용혈에 따른 혈색소 분해과정

혈장 내 haptoglobin은 용혈의 정도에 따라 감소되는데, 만약 1～2 mL의 적혈구가 혈관 내에서 용혈 되었다면 혈장 haptoglobin 양은 전부 소모되게 된다. 정상적으로 혈장 내 haptoglobin 양은 50～200 mg/dL로서 hemoglobin dimer와 결합한다. 용혈이 심해져서 haptoglobin이 고갈되면 haptoglobin과 결합하지 못한 hemoglobin dimer가 혈장에 나타나는 혈색소혈증(hemoglobinemia)이 되며, 이것은 콩팥에서 여과되어 renal tubular cells에 의해서 재흡수 된다. 콩팥에서의 재흡수 능력은 5 g/day이다. 이 능력 이상 초과하면 소변에 free hemoglobin이 나타나는 혈색소뇨증(hemoglobinuria)이 된다. 혈색소뇨증은 언제나 혈색소혈증과 연관된다.

용혈의 양과 혈색소의 종류에 따라 혈장과 소변의 색은 pink, red, 혹은 brown 등으로 나타난다.

콩팥을 통해서 제거되지 않았거나 haptoglobin과 결합되지 못하고 혈장 내 존재하는 혈색소는 methemoglobin으로 산화되고 더 나아가 metheme (ferriheme)과 globin으로 분해된다. Free metheme은 재빨리 다른 운반 단백질인 hemopexin과 결합하여 이전에 설명했던 것과 같이 간세포로 운반되어 처리된다.

Hemopexin과 metheme의 결합 능력은 50～100 mg/dL이고, 이 값을 초과했을 때 metheme groups은 albumin과 결합되어 methemalbumin을 형성하게 된다. Albumin은 metheme을 분해시킬 수 있는 간세포(hepatocyte)의 막을 통과할 수 없다. 그 결과로 methemealbumin은 간에서 단백 운반체인 여분의 hemopexin을 만들 때까지 순환 혈액 내에 존재하는 메트햄알부민혈증(methemalbuminemia)을 초래하게 된다(그림 3-38).

순환 혈액 내 methemealbumin이 존재하면 혈액이나 혈장의 색이 갈색이 된다. 용혈과 연관된 여러 가지 단백 운반체의 종류를 표 3-7에 나타내었다.

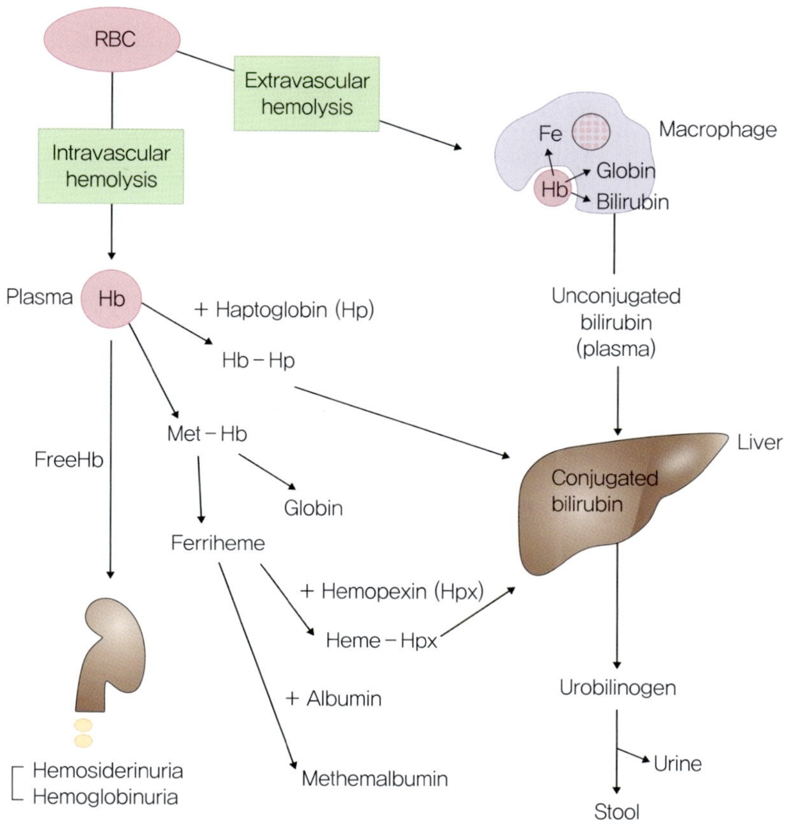

그림 3-38. 혈관 내 용혈과 혈관 외 용혈 과정

표 3-7. 단백질 운반체

Protein	Substance Carried
Transferrin	Iron
Haptoglobin	Hemoglobin dimers
Hemopexin	Metheme
Albumin	Bilirubin, metheme

정상인의 혈관 내 용혈은 적혈구의 노쇠에 의한 결과이다. 너무 적은 양이기 때문에 haptoglobin만으로 처리될 수 있어 haptoglobin이 고갈되는 일은 드물다. 따라서 hemoglobinemia와 hemoglobinuria는 여러 가지 용혈빈혈에서 나타날 수 있는 과다한 혈관 내 용혈이 있을 경우에만 생긴다. 계속적인 과다한 혈관 내 용혈이 있으면 발생하는 검사실 소견을 표 3-8에 요약하였다.

표 3-8. 용혈빈혈의 검사실 소견

혈장	Indirect bilirubin 증가 Haptoglobin 고갈 Hemopexin 고갈 Lactate dehydrogenase (LD) isoenzymes I과 II 증가 Methemalbumin 출현
말초혈액	Reticulocyte 수 증가 nRBC 증가
골수	Erythroid계 세포 증가(M: E ratio 감소)
소변	Hemoglobin 출현 Hemosiderin 출현 Urobilinogen 출현
기타	적혈구 수명 감소 저장철 증가

8. 철 대사(Ferrous Metabolism)

철(iron, Fe)은 적혈구의 혈색소 내에서 산소 운반의 기능을 하며, 세포 호흡 등 생리 과정에 필수적인 금속이다. 철 대사의 특징은 자급자족의 대사계, 즉 폐쇄된 대사계를 이룬다. 이는 체내의 철은 반복해서 재사용되므로 정상인의 체내 철 양은 동요가 작으며 거의 일정하게 유지됨을 의미한다.

1) 체내 철 분포

철은 성인 체내에 약 3~5 g 들어 있는데, 이 중 70~80%가 혈색소 철이고, 30% 전 · 후가 저장철로 간, 골수, 지라, 근육 등의 여러 조직 내에 존재한다. 나머지 극히 적은 양이 혈청철(serum iron), 함철효소, myoglobin 등에 포함되어 있다(그림 3-39, 표 3-9).

적혈구는 매일 약 1% 정도 파괴되고 또한 재생된다. 약 6 L의 혈액을 가지고 있는 정상인은 적혈구 내에 약 2.5 g 정도의 철을 가지고 있다. 이 중 0.8%인 20 mg의 철은 혈색소의 붕괴와 재생에 이용되고, 나머지 5 mg의 철은 기타 대사 과정에 이용된다. 적혈구 1 mL에는 1 mg의 철이 포함되어 있다.

2) 철의 흡수(Absorption of Iron)

음식물 중에는 하루 흡수되는 철량인 0.9~1.3 mg의 10~20배의 양을 가지고 있으나, 5~10%만 흡수되고 나머지는 모두 배설된다. 철은 음식물 중의 ascorbic 산과 위액의 유리 염산 또는 cysteine과 같은 SH기를 갖는 음식물 중 단백질 등에 의해 유리 철 이온으로 변해 장의 점막세포(mucosal cell)에서 흡수된다(그림 3-40).

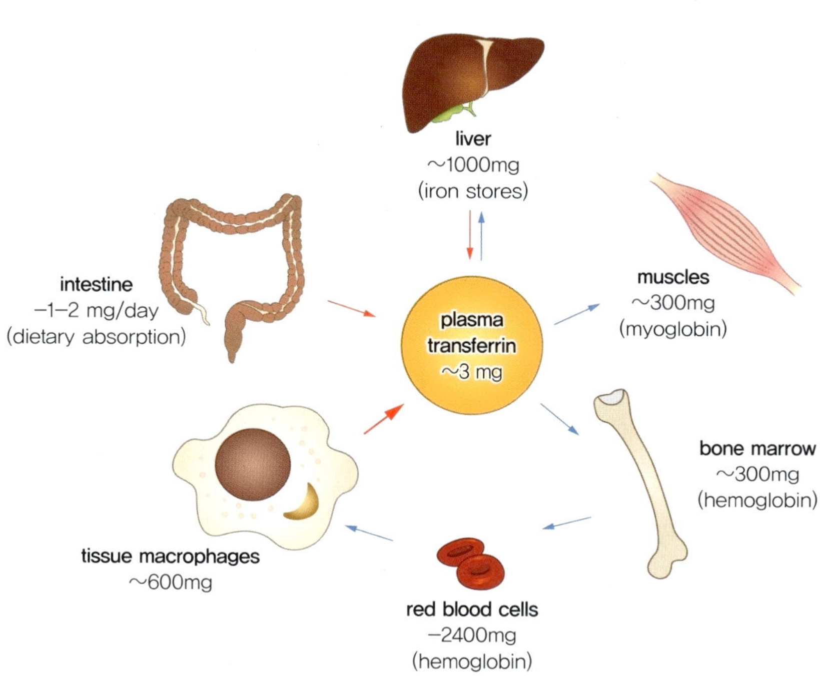

그림 3-39. 체내 철의 분포와 저장

표 3-9. 체내 철 분포

Iron Distribution in Healthy Young Adults (mg)		
Pool	Men	Women
Total	3,450	2,450
Functional		
Hemoglobin	2,100	1,750
Myoglobin	300	250
Enzymes	50	50
Storage		
Ferritin, hemosiderin	1,000	400
Transport		
Transferrin	3	

식품 중의 철은 heme 철과 none-heme 철로 분류되는데, heme 철은 혈색소, myoglobin에서 유래되어 철–porphyrin 화합물 상태로 장관에서 흡수되며, 소장 상피세포 내에서 heme이 파괴되어 철을 유리한다. None-heme 철은 먼저 위산에 의해 2가 철(Fe^{2+})의 상태로 흡수된다. 그 흡수율은 개인의 철 활용 상태에 따라 다르나 대개 정상인은 15~25%이나 철 결핍 시에는 35% 정도로 증가한다.

철의 흡수 촉진인자로는 비타민C가 있고, 방해인자로는 차의 탄닌산, 난황의 포스비틴, 곡류의 피트산, 제산제 등이 있다. 철 흡수의 조절 기전은 아직 정확히 알려지지는 않았지만, 체내 철 양이 많을 때는 철 흡수량이 감소되고, 한편 조혈 기능이 상승될 때는 흡수가 증가되게 된다.

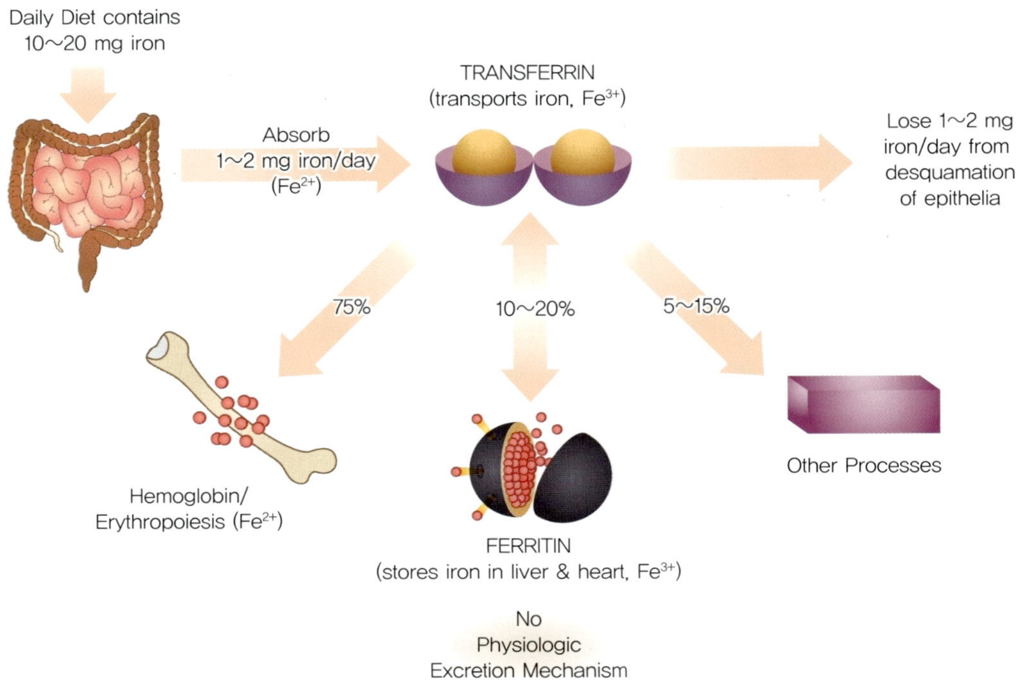

그림 3-40. 철의 흡수와 배설

3) 철의 수송과 저장 및 조절(Transportation, storage and regulation of Iron)

철은 2가 상태로 소장에서 흡수되거나 heme 합성에 이용되지만, 운반이나 저장될 때는 3가 상태로 수송 단백질이나 저장 단백질에 결합된다.

(1) Transferrin

분자량은 약 76,000~80,000 daltons의 β-globulin 영역에 속하는 철 수송 단백질로 유전인자는 3번 염색체 장완(3q21)에 위치한다. Transferrin 1분자는 3가철 2원자와 결합하므로 단백질 1 mg에 대해 1.25 μg의 철과 결합할 수 있는 능력을 가지고 있는데, 철과 결합한 것은 선홍색을 나타낸다.

Transferrin과 철의 결합체는 안정되어 있어 열이나 효소 분해에 대한 저항성이 있다. 그러나 모든 transferrin이 철과 결합되어 있는 것은 아니고 2/3는 철을 갖고 있지 않은 상태로 존재한다.

Transferrin은 siderophilin이라고도 하며, 정상치는 250~400 μg/dL (330 μg/dL)이다. Transferrin은 또한 총철결합능(Total iron-binding capacity, TIBC)을 의미하는데, TIBC는 철과 결합할 수 있는 transferrin의 능력을 말하여 혈청 철과 비철결합능(unsaturated iron binding capacity, UIBC)의 합으로 계산된다(그림 3-41).

TIBC는 빈혈의 종류에 따라 다양하여 진단에 유용하게 이용되고 있다(그림 3-42).

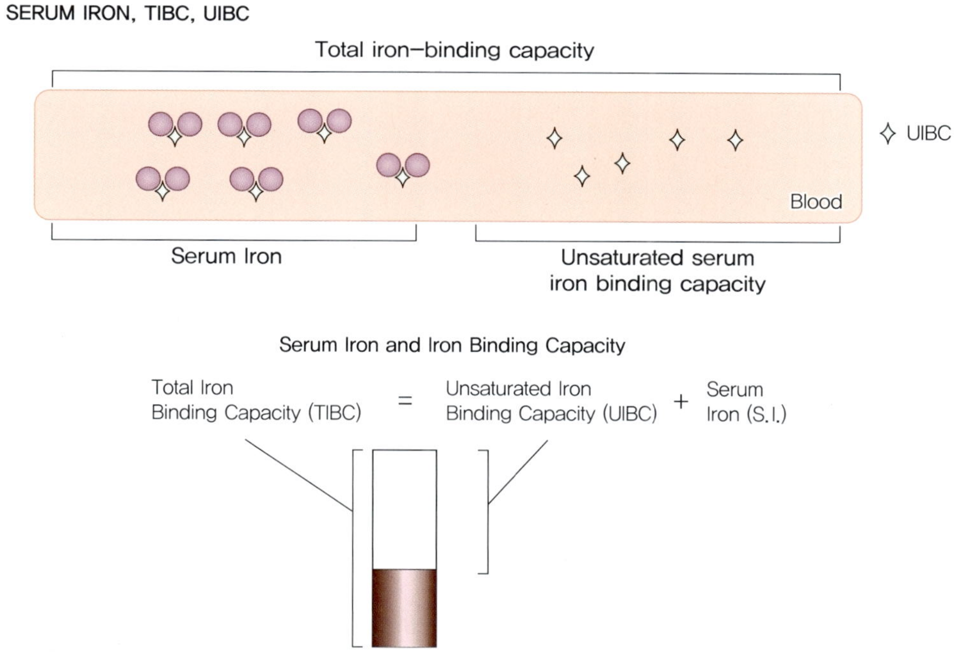

그림 3-41. 혈청철(SI)과 총철결합능(TIBC)

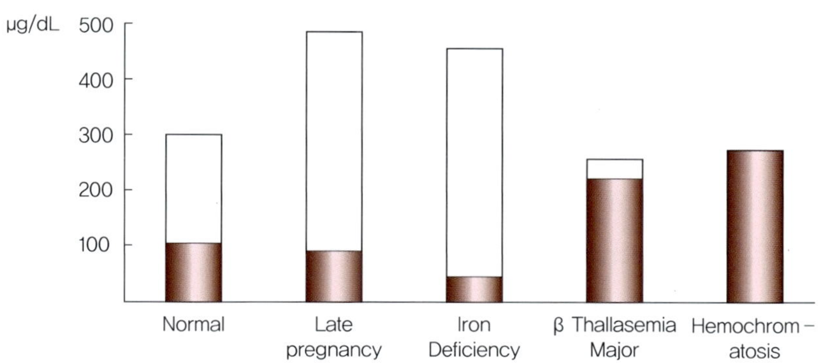

그림 3-42. 빈혈에 따른 혈청철과 총철결합능의 비교

표 3-10. 빈혈에 따른 혈액검사 소견

	철 결핍 빈혈	만성질환 빈혈	지중해 빈혈	철적혈모구 빈혈
말초 혈액 도말 검사	소구 및 저색소 적혈구	정상 적혈구 또는 소구, 저색소 적혈구	소구, 저색소 및 표적적혈구	다양한 형태
SI	감소	감소	정상 또는 증가	정상 또는 증가
TIBC	증가	감소	정상	정상
UIBC	증가	감소	정상	정상
트랜스페린 포화도	아주 감소	감소	정상	증가
혈청 페리틴	아주 감소	정상 또는 증가	정상	증가
철적혈모구	존재하지 않음	존재하지 않음	존재함	고리철적혈모구

(2) 혈장 철 또는 혈청 철(Plasma or serum iron)

혈장 내의 유리 철은 단백질인 transferrin과 결합되는데 그 결합은 가역적이며 pH에 의존한다. pH 7.0 이상에서는 결합이 완전하고 강하게 결합된다. pH 6.5 이하에서는 transferrin과 철은 해리되기 시작하고, pH 5.0 이하에서는 완전 해리된다.

정상치는 평균 100~125 μg/dL이고, 한국인 성인 남자는 52.5~225 μg/dL, 여자는 45~202.5 μg/dL이다. 혈장 철의 대부분은 transferrin과 결합되어 있는데, 이 transferrin은 330 μg/dL 정도의 철과 결합할 수 있으므로 총 transferrin 양의 1/3이 포화 상태로 있게 된다.

(3) Ferritin

분자량은 400,000 daltons 정도이며, apoferritin과 철이 결합되어 만들어진다. 단일 분자 중에 2,000~4,300개의 철 원자를 갖고 있는 가장 효력이 있는, 즉 동원 가능성인 철 저장 단백질이다.

Ferritin은 ferric hydrophosphate의 micelle을 핵으로 하고 24개의 apoferritin이 주위를 둘러싸고 있다. 정상치는 한국인 성인 남자는 81.5 ng/mL, 여자는 20 ng/mL이다.

(4) Hemosiderin

Hemosiderin은 철 저장 단백질로 ferritin보다 더 많은 철을 가지고 있다. Ferritin의 apoferritin subunit가 일부 손상되어 중합된 것이 hemosiderin의 micelle이 된다. 단백질 변성의 정도에 따라서 조성이 다르며 철 함량은 37%에 달한다. 외부로부터 철의 부하가 증가되면 먼저 ferritin에 의한 철의 저장이 시작되고, 이어서 hemosiderin의 증량이 일어난다. Hemosiderin 중의 철은 혈색소의 생성에 이용될 수 있으나 그 철의 동원은 ferritin으로부터의 동원보다는 늦다. Hemosiderin은 광학현미경으로 볼 수 있으며 prussian blue 염색 시 양성과립으로 나타난다.

(5) 혈색소-철(Hemoglobin-iron)

철이 적혈모구나 그물적혈구로 들어가는 데는 두 가지 경로가 있다. 하나는 음세포 작용(pinocytosis)에 의하여 ferritin과 hemosiderin 과립 내에 있는 철이 세포 내로 들어가는 것이고, 또 하나는 transferrin에 대한 수용체와의 상호작용에 의해서 세포 내로 들어가는 것인데, 양적으로는 후자의 수용 체에 의한 반응이 더 중요하다고 할 수 있다(그림 3-43).

3가 철이 골수 내 조혈 과정 중 2가 철로 환원되고 최종적으로 mitochondria에서 protophophyrin과 결합해 heme이 된다. 혈색소 1 mg은 3.4 μg의 철을 갖고 있다. 철 결핍 진행에 따라 철은 저장철, 혈청철, 혈색소철, 조직철 순으로 감소된다.

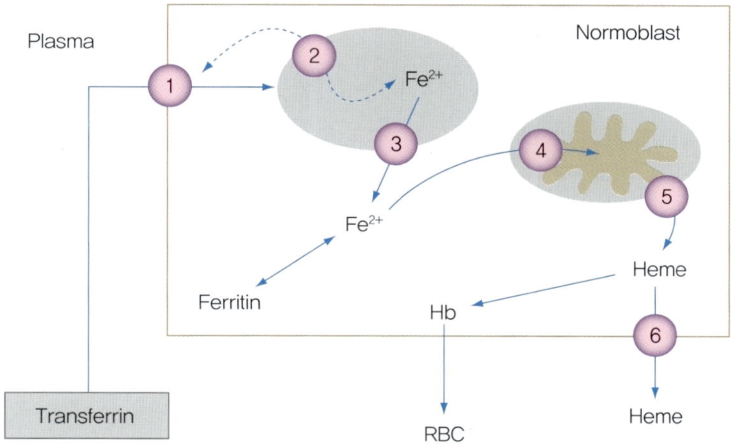

그림 3-43. 적혈모구에 의한 철 이용의 주요 경로

(6) Hepcidin

Hepcidin은 간에서 생성 분비되는 철의 항상성을 조절하는 호르몬이다. Hepcidin의 조절에는 IL-6가 중요한 작용을 하는 것으로 알려져 있다. Hepcidin은 염증에 의해 생산이 촉진되고 철분이 부족할 때 생산이 억제된다. Hepcidin은 장에서의 철분 흡수를 억제하고, 대식세포에서 적혈구 전구세포로의 철분의 전달을 억제시킨다. 즉, 만성질환에 의해 IL-6의 농도가 높아지면 Hepcidin의 생산이 촉진되고, 이로 인해 장에서의 철분 흡수가 억제되어 골수 내의 적혈구 조혈 장애로 빈혈이 발생하게 된다(그림 3-44).

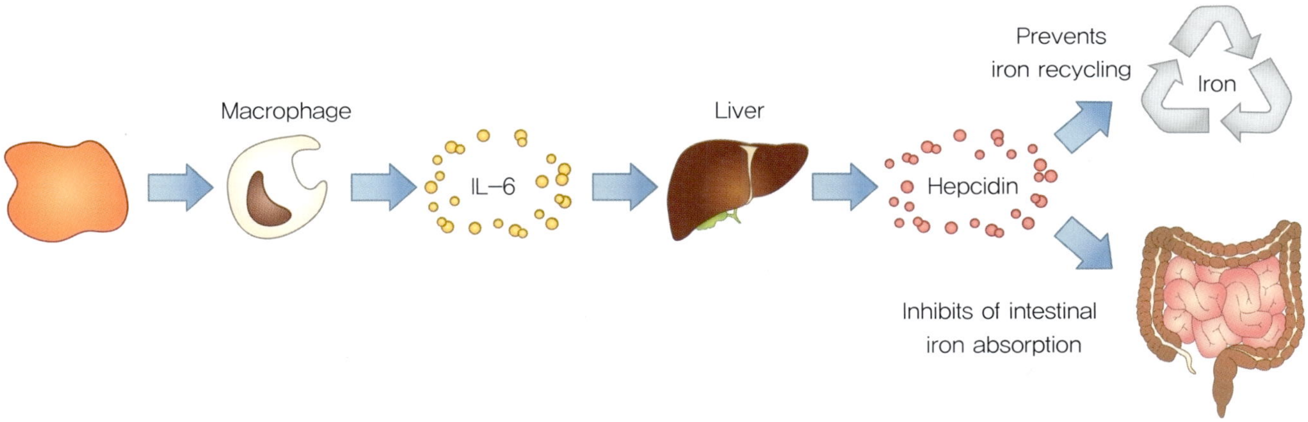

그림 3-44. Hepcidin의 철대사 조절작용

9. 적혈구의 형태 변화(Morphological Change of Erythrocyte)

각종 빈혈이나 질병에서는 말초혈액상에 나타나는 적혈구의 형태가 유의할 만한 변화를 보이는 것을 발견할 수 있다. 표 3-11에 질환별 나타나는 적혈구의 형태 이상과 그 특성에 대하여 설명하였다.

1) 크기의 변화(Variation of size)

(1) 정상 적혈구(Normocyte)

6~8 μm의 직경을 갖는 정상적인 크기의 세포로 discocyte라고도 한다(그림 3-45).

(2) 대적혈구(Macrocyte)

직경 8 μm 보다 큰 세포로 대개는 초생체 염색에서 그물 적혈구로 확인되는 유약적혈구로 MCV는 100fL이상이다(그림 3-46).

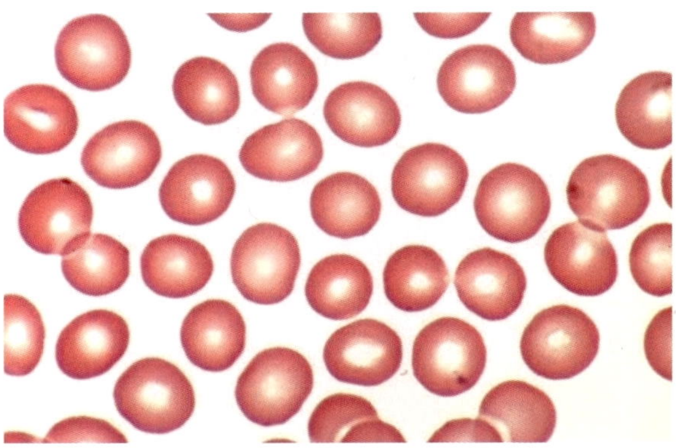

그림 3-45. 정상 적혈구

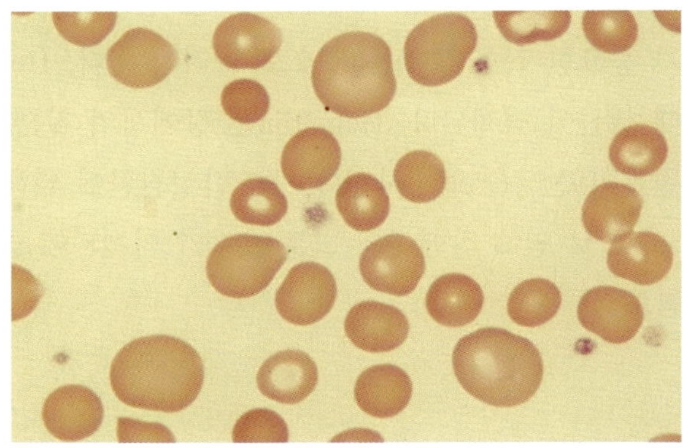

그림 3-46. 대적혈구

표 3-11. 적혈구의 형태 이상

Acanthocyte	Cell with irregular, long, asymmetrical projections; sporadically seen with severe liver disease or post-splenectomy; seen with rare disorder of abetalipoproteinemia
Anisocytosis	Variation in size of RBC's
Babesiosis	Similar to ring forms of malaria
Basophilic stippling	Small aggregates of RNA are seen as small blue dots in the RBC; fine stippling may be a ature of reticulocytes; coarse stippling can appear with toxic marrow damage, myelodysplasia, and thalassemias
Elliptocyte	Elongated, elliptical cell; non-specific when occasionally seen; rare disorder of hereditary elliptocytosis
Heinz body	Precipitated Hgb seen as a perimembranous blue dot only after supravital staining; seen with some hemoglobinopathies
Howell-Jolly body	Small, round deeply basophilic nuclear remnant; seen when spleen is absent

Hypochromia	Cells with decreased MCH, typical of iron deficiency
Macrocytosis	Cells with increased MCV, typical of megaloblastic anemias
Malaria	Plasmodium infection seen as 'ring forms', stippling, and gametocytes, depending upon the
Microcytosis	Cells with decreased MCV, typical of iron deficiency anemia and thalassemias
Pappenheimer body	Multiple, tiny iron containing granular blue dots; seen when spleen is absent and with iron erload
Poikilocytosis	Variation in shape of RBC's
Polychromatophilia	The bluish tint to young RBC's with high RNA content
Reticulocyte	Young RBC's with increased RNA content that can be precipitated by supravital staining for identification and enumeration
Rouleaux	Linear aggregation of RBC's that resembles a stack of coins; seen when surface charge is duced with increased serum protein, particularly increased fibrinogen or globulin
Sideroblast	Non-nucleated RBC with stainable iron
Spherocyte	Small, round dense cell without central pallor; suggests extravascular splenic hemolysis in previously normal persons; with hereditary spherocytosis there is increased osmotic fragility
Schistocyte	Fragmented, irregularly shaped seen with intravascular hemolysis such as microangiopathic hemolytic anemias (DIC, TTP). A variant called a "helmet cell" appears cut in half
Sickle cell	Curved, banana-shaped cell with pointed ends found in sickle cell disease from aggregation of Hgb S
Stomatocyte	Cell with slit-like central pallor; occasional stomatocytes are non-specific or an artefact; ny are seen with rare hereditary stomatocytosis
Target cell	Cell with central and peripheral staining with intervening pallor due to increased redundancy of RBC membrane; seen with liver disease, in some thalassemias, and with Hgb C
Tear drop cell	Cell pinched at one end, prominent in myelofibrosis and myelophthisic conditions

(3) 거적혈구(Megalocyte)

직경 9~12 μm의 크기를 갖는 세포로, 통상 엽산이나 비타민 B_{12} 결핍에 의한 것이다. 대개 혈색소 농도는 정상이나 세포의 두께가 증가하기 때문에 세포의 염색성이 증가한 것으로 보이기도 한다(그림 3-47)

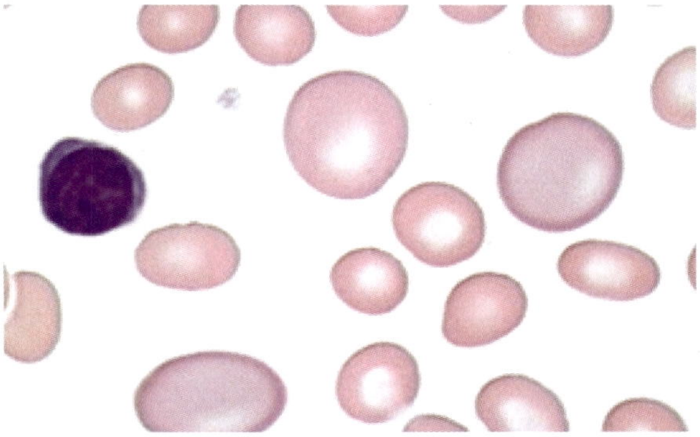

그림 3-47. 거적혈구

(4) 소적혈구(Microcyte)

직경 6 μm 이하의 크기를 갖는 세포 MCV는 80fL이하로 대개 철 결핍에 의해 만들어진다. 혈구 중심의 창백 부분(central pallor)이 확대되어 있어 저색소성(hypochromic)으로 보여 같은 크기의 구형적혈구(spherocyte)와 구별할 수 있다(그림 3-48).

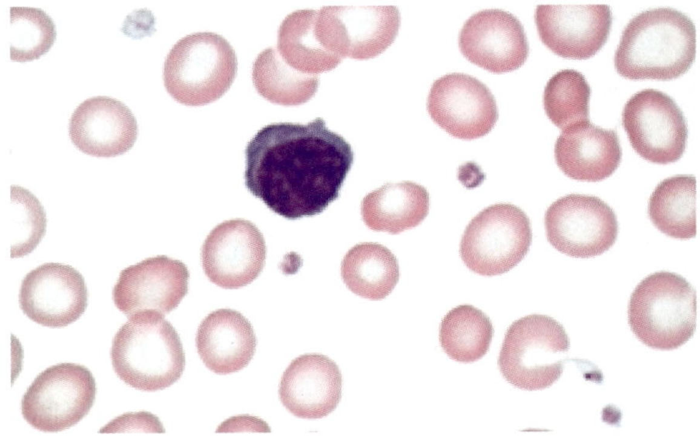

그림 3-48. 소적혈구

(5) 적혈구부동증(Anisocytosis)

적혈구부동증은 크기가 정상을 벗어난 9 μm 이상으로 크고, 5 μm 이하로 작은 적혈구가 뒤섞여 나타나는 것을 말한다(그림 3-49). 적혈구부동증의 정도를 나타내는 방법으로서, 크기 변화가 15~20% 정도일 때는 1^+, 25~50% 정도는 2^+, 50% 이상이면 3^+로 정의하고 slight, moderate, marked로 표현한다. 300~1,000개의 적혈구 직경을 현미경으로 측정하여 크기별로 곡선 그래프를 그릴 수 있는데, 이를 Price-Jones 곡선이라 하고 빈혈의 종류를 구분하는 데 사용할 수 있다(그림 3-50).

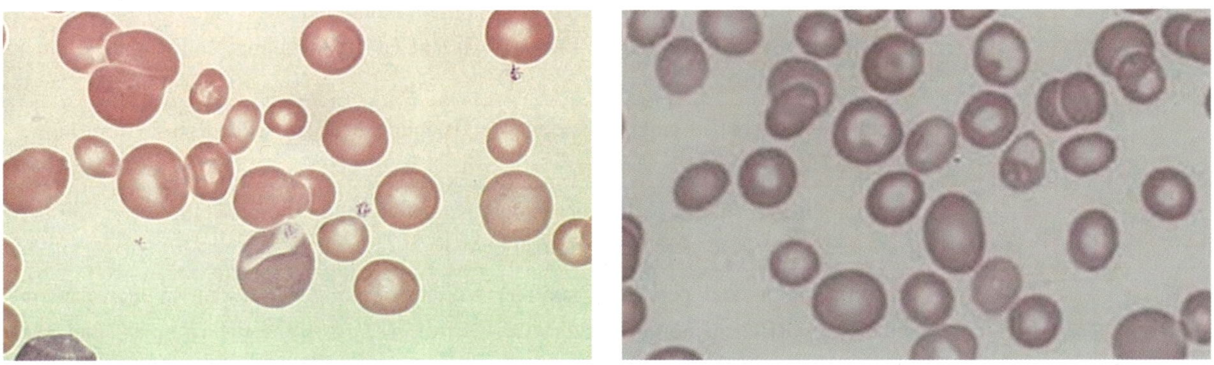

그림 3-49. 적혈구부동증

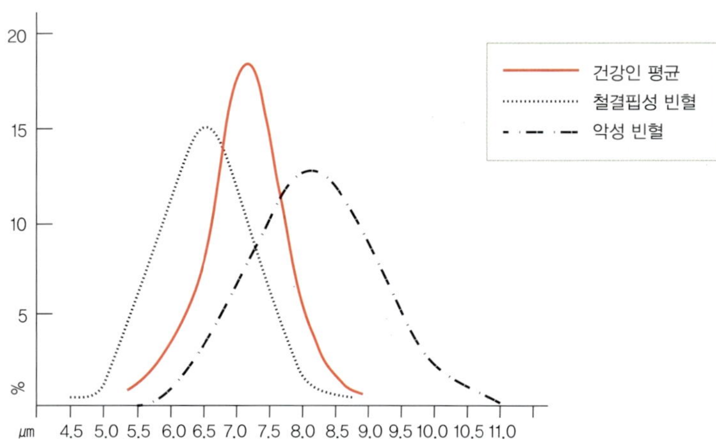

그림 3-50. Price-Jones 곡선

2) 염색성의 변화(Change of chromatophilia)

(1) 정상색소성 적혈구(Normochromia)

혈색소 함량이 80~90% 들어 있어 적혈구 중심부에 흐리게 염색된 부분(central pallor)이 1/3가량 나타나는 세포이다.

(2) 과다염색성 적혈구(Hyperchromia)

적혈구 내 central pallor가 1/3 이하이거나 없이 전체적으로 진하게 염색되는 적혈구이다.

혈색소 함유량이 증가된 것으로 보이나 세포막의 두께가 정상보다 두껍거나 혹은 세포의 용적이 감소하여 진하게 염색된 것으로 실제로 혈색소 양은 정상범위 내에 있다. 거적혈구나 구형적혈구가 여기에 속한다(그림 3-51).

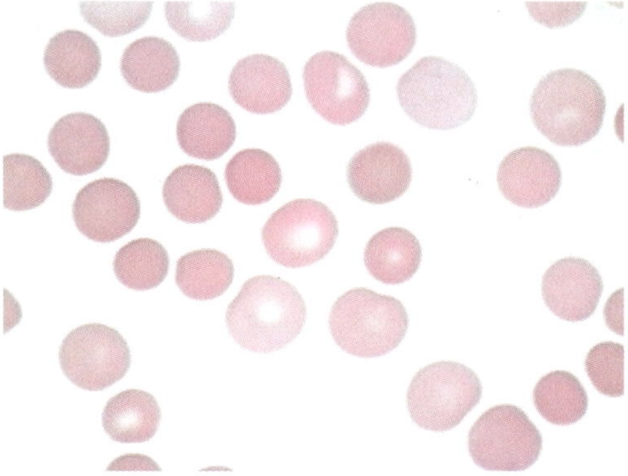

그림 3-51. 고색소성 적혈구

(3) 다염적혈구(Polychromasia, Polychromatophilia)

다염성이란 Wright-Giemsa 염색에서 아직 어린 적혈구가 연분홍 청색 또는 연분홍 회색으로 염색되어 나타나는 것을 말한다. 이 세포는 초생체 염색 시 관찰되는 그물적혈구로 이때의 호염기성 물질은 정염적혈모구에서 핵이 탈핵된 후 남아 있는 RNA에 해당되며 정상 말초혈액에서는 0.5~1.5% 정도 발견된다. 이 세포가 더 많은 비율로 발견되면, 이는 적혈구 조혈 기능이 항진되어 골수에 있어야 할 어린적혈구가 'shift' 하여 말초혈액으로 나온 것을 의미하며, 급속하게 적혈구가 생산되고 있는 것을 알려주는 지표가 된다(그림 3-52).

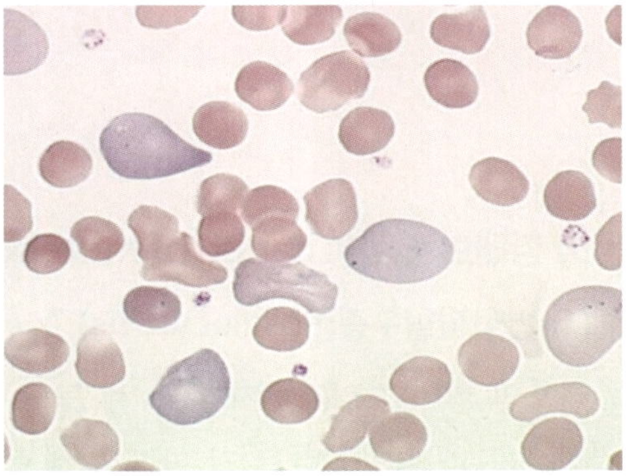

그림 3-52. 다염적혈구

(4) 저색소성 적혈구(Hypochromia)

세포 내 혈색소 함량이 감소되어 central pallor가 1/3 이상으로 확장되어 엷게 염색되어 보이는 세포를 말한다. 대개는 소적혈구에서 볼 수 있으나 대적혈구와 표적적혈구도 저색소성으로 보이는 경우가 있다(그림 3-53).

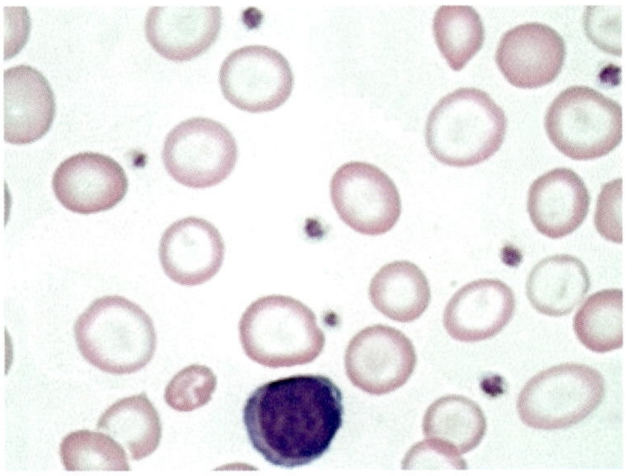

그림 3-53. 저색소성 적혈구

(5) 표적적혈구(비박적혈구, Target cell, Leptocyte, Codocyte)

표적적혈구는 세포의 중심부에 혈색소가 응축되고 그 주위를 밝은 염색대가 둘러싸고 있어 마치 황소의 눈(bull's eye)과 같이 보이는 세포다. 표적상의 형태를 나타내는 것은 혈구 용적에 비해 세포막에 cholesterol 이나 인지질, lecithins 같은 지질이 많기 때문이라고 생각된다.

표적적혈구는 대개 용혈빈혈에서 나타나며, 지중해빈혈(thalassemia), 혈색소 C 빈혈, 낫적혈구-지중해빈혈(sickle cell-thalassemia) 및 폐쇄성 간질환 등에서 다수 나타난다.

구형적혈구와는 대조적으로 저장 식염수에 대해 저항성이 대단히 강하여 이 세포가 유의하게 증가(40% 이상)하면, 삼투압 취약성 곡선은 좌방이행을 보인다(그림 3-54).

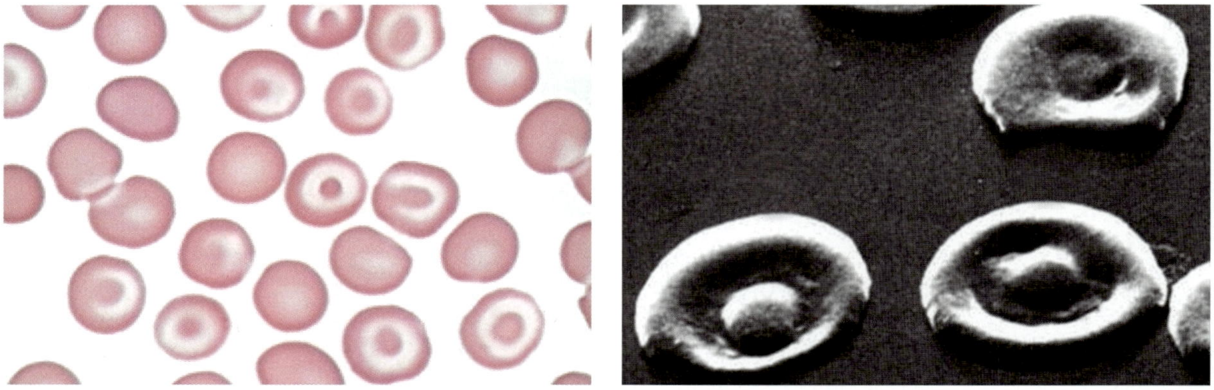

그림 3-54. **표적적혈구**

3) 형태의 변화(Change of morphology)

(1) 변형적혈구증(Poikilocytosis)

세포의 형태가 일정하지 않은 세포들, 즉 여러 다양한 형태의 세포가 뒤섞여 나타나는 것을 말한다. 적혈구가 파괴되기 바로 전 단계의 세포들로 보이며, 선천성 이상증, 악성빈혈, 용혈빈혈 시 주로 볼 수 있다. 변형적혈구증의 정도도 slight, moderate, marked로 표현한다(그림 3-55).

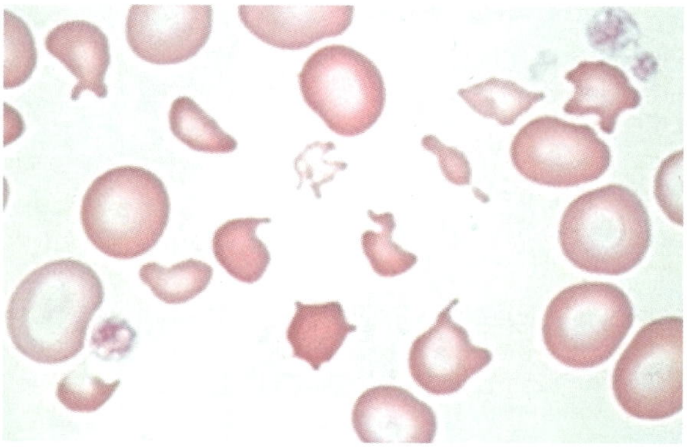

그림 3-55. **변형 적혈구**

(2) 가시적혈구(Acanthocyte)

불가역성 가시(spur)가 생겨난 적혈구로, 가시는 일정하게 존재하지 않고 불규칙적이며 가늘고 길다.

망막색소변성증 및 여러 가지 대사 결손의 존재를 특징으로 하는 지단백증(abeta lipoproteinemia)이나 알콜성간질환(alcoholic liver disease), 지라 절제 후(postsplenectomy state), 영양결핍(malabsorptive states) 등에서 나타난다.

세포막의 spingomyelin과 lecithin 비의 진행성 증가에 의한 막의 결손과 관련된 것으로 여겨진다(그림 3-56).

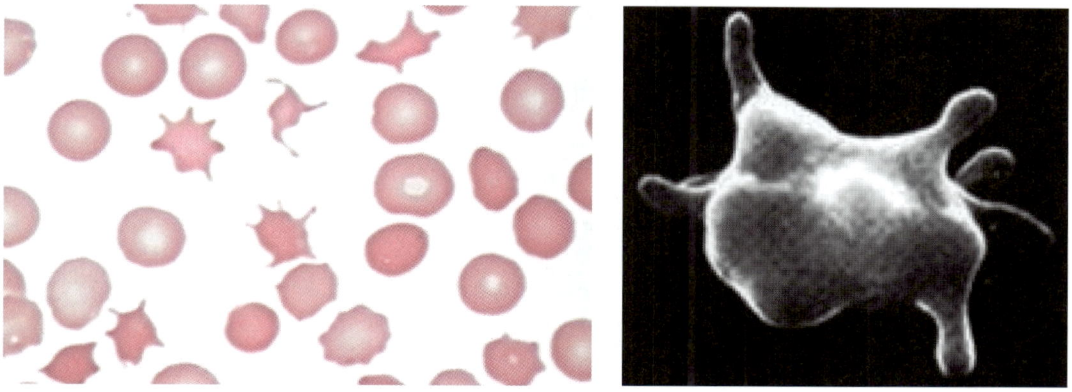

그림 3-56. **가시적혈구**

(3) 톱니적혈구(Echinocyte)

일명 burr cell이라고도 하는데 세포막에 일정하게 거의 같은 크기의 짧고 둔한 돌기가 전 표면에 나있는 세포를 말한다. 이 세포가 생기는 원인으로 세포 용적에 대한 표면적과의 관계, 혈색소의 형, 지질 함유량 같은 다양한 세포막의 특성 등 많은 인자가 관여하고 있는 것으로 알려져 있는데 ionophose, 담즙산, 지방산, salicylic산염 같은 외인성 인자나 ATP 결핍 같은 내인성 인자 등이다. 톱니적혈구의 돌기는 유극 적혈구와는 다르게 가역성이다.

Bessis는 정상적혈구(discocyte)에서 톱니적혈구까지 변화되는 과정을 4단계로 나누어 echinocyte I (평탄한 세포), echinocyte II(돌기를 가진 평탄한 세포), echinocyte III(돌기를 가진 타원적혈구), echinocyte IV(돌기를 가진 구형적혈구)로 설명하고 있다. 요독증, pyruvate kinase 결핍증, 위암, 위궤양 등에서 나타난다(그림 3-57).

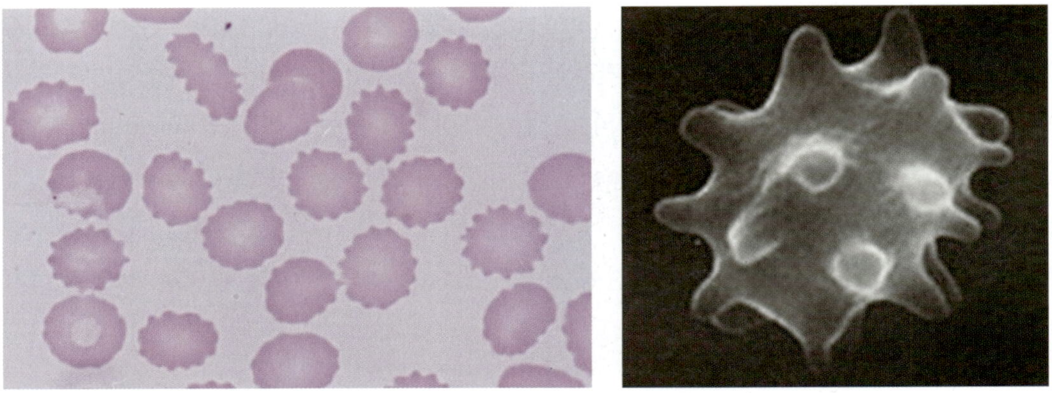

그림 3-57. 톱니적혈구

(4) 물집적혈구(Blister cell)

한 개 또는 여러 개의 공포가 존재하거나 세포 주변부에 대단히 얇은 부분이 있는 적혈구를 말한다. 이 공포가 터지면 세포는 파괴되고 분해된다.

물집적혈구 및 이 세포에서 유래되는 세포들은 부분적으로 폐쇄된 혈관을 적혈구가 통과할 때 손상을 받음으로써 생기는 것이라고 생각된다(그림 3-58).

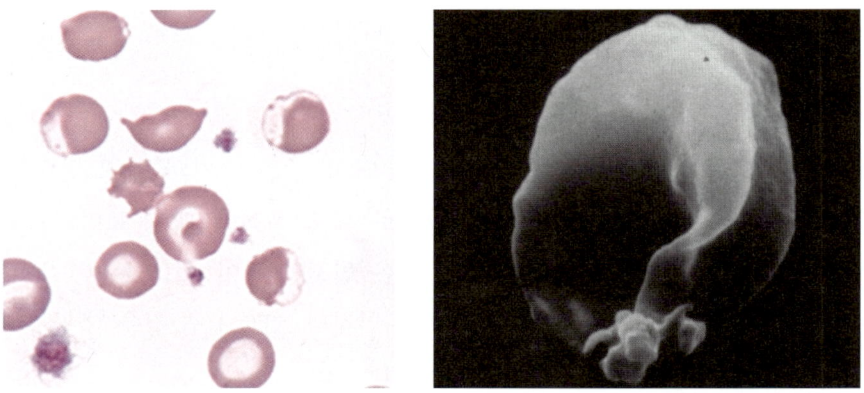

그림 3-58. 물집적혈구

(5) 투구세포(Helmet cell)

부정형으로 수축된 삼각형의 세포이다. 물집적혈구 중의 하나로, 혈관 내 폐쇄 때문에 이곳을 통과하는 적혈구가 분절되어 작은 세포 단편이 된 것이다.

이것이 구형적혈구가 되기도 하고, 또는 남은 것이 비교적 크게 도려 뽑아낸 것 같은 세포가 되기도 하며, helmet 형태가 되기도 한다(그림 3-59).

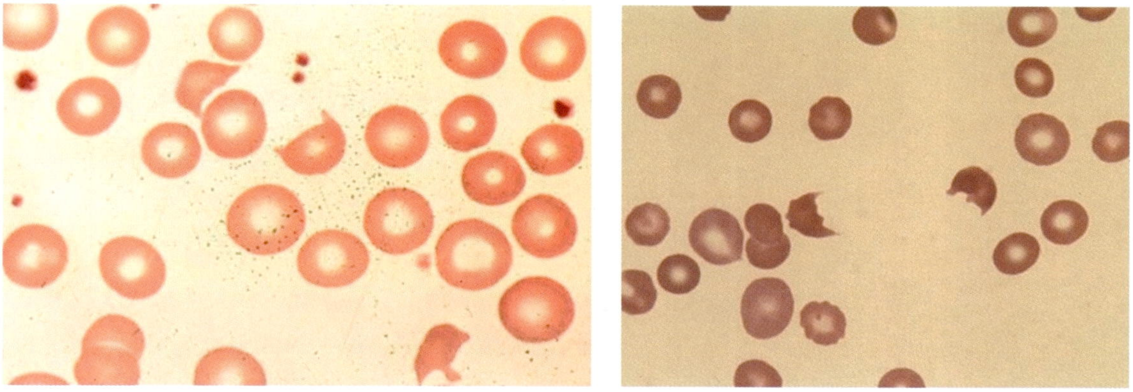

그림 3-59. **투구세포**

(6) 분열적혈구(Schistocyte)

Schizocyte라고도 하며, 적혈구가 기계적 장애를 받아 분절, 파괴된 세포이다. 이 세포는 작으며, 2~3개의 뾰족한 말단을 갖는 half-disc 모양을 보이기도 하는 부정형 파편이기도 하다.

파종혈관내응고증(Disseminated intravasculat coagulaltion, DIC), 심한 화상, 혈색소뇨증 등에서 발견할 수 있다(그림 3-60).

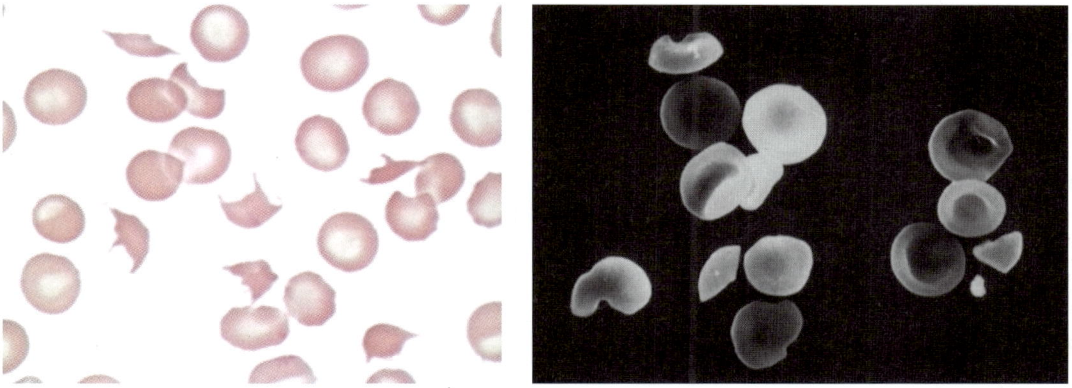

그림 3-60. **분열적혈구**

(7) 타원적혈구(Ovalocyte; Elliptocyte)

계란과 같은 모양을 ovalocyte라고 하며, 더 길게 늘어나 둥근 막대 같은 모양을 하고 있는 것은 elliptocyte라고 구별하기도 한다. 정상에서도 전체 적혈구의 약 1%는 타원적혈구이다.

악성빈혈이나 악성 병변에 의한 빈혈에서는 약 15% 이상 증가하며, 선천성 질환의 경우는 25% 이상의 타원적혈구를 발견할 수 있다. 타원적혈구는 성숙한 적혈구에서만 일어날 수 있고 유약한 형에서는 형태 변화가 일어나지 않는다. 대다수의 증례에서는 무증상이지만 때로는 용혈빈혈을 수반하는 경우도 있다(그림 3-61).

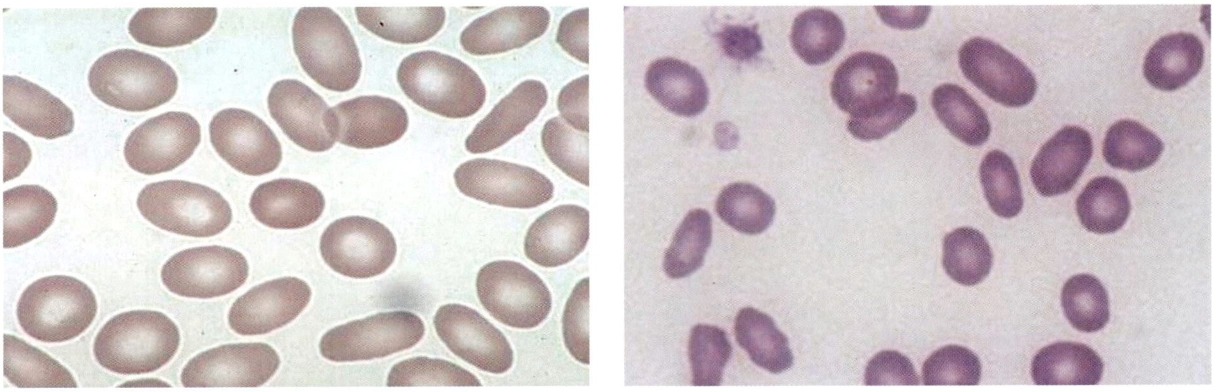

그림 3-61. 타원적혈구

(8) 농축적혈구(Pyknocyte)

농축적혈구는 변형되어 수축한, 톱니적혈구와 거의 유사한 돌기를 가지고 있는 적혈구이다. 이 세포는 생후 2∼3개월 동안은 정상에서도 적은 수로 나타날 수 있다. 유아 농축 적혈구증(infantile pyknocytosis)에서는 이 세포가 약 50%에 달할 정도로 증가하며, 급성의 중증 용혈빈혈과도 관계가 있어 G−6−PD 결핍증, 모세혈관 장애성 용혈빈혈 및 유전성 lipoprotein 결핍증에 나타난다(그림 3-62).

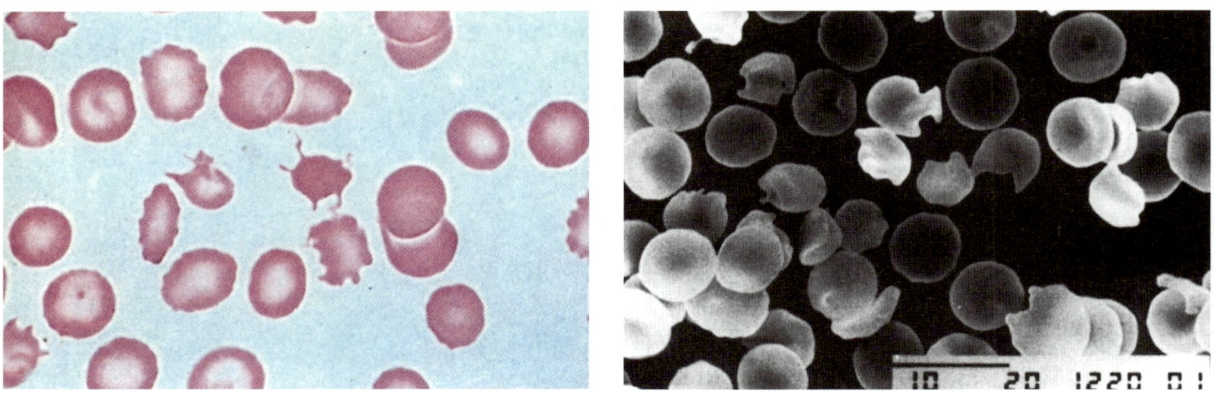

그림 3-62. 농축적혈구

(9) 낫적혈구(Drepanocyte)

Sickle cell이라고도 하며, 주로 혈색소 S를 포함하고 있는 세포이다. 양끝이 길게 침상으로 늘어진 형태부터 holly-leaf(꽝꽝나무)과 같은 부정형으로 침상의 돌기를 갖는 형태까지 다양한 모양을 하고 있다. 글로빈 사슬 중 β 사슬의 6번째에 있는 glutamic acid가 valine으로 치환($\alpha_2\beta_2^{6val}$)된 혈색소로 주로 흑인에게 나타나며 낫적혈구빈혈, 낫적혈구형질 질환을 일으킨다.

산소 결핍상태에서는 여러 가지 형의 혈색소들 예를 들어 Hb Bart's 형, Hb C Harlem 형, Hb C Georgetown 형 및 Hb I Memphis 형 등도 낫적혈구를 만들 수 있다(그림 3-63).

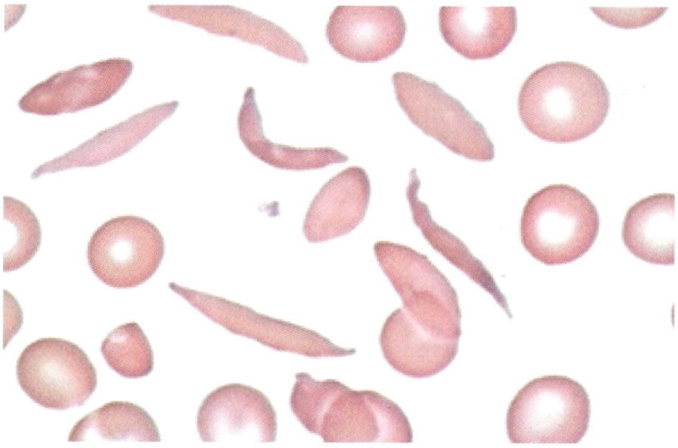
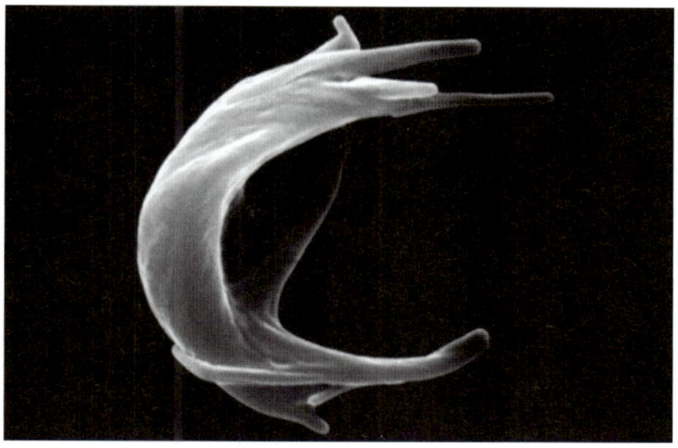

그림 3-63. 낫적혈구

(10) 구형적혈구(Spherocyte)

혈색소가 농후하게 포함되어 있어 구형을 이루며, 때로는 4 μm의 직경을 가지는 아주 작은 적혈구이다. 정상적혈구에 비하여 표면적은 현저하게 감소되어 있어 저장액에서 강한 삼투압 취약성을 보인다.

선천구형적혈구증, 후천성 유전용혈빈혈, DIC 등에서 발견된다. 또 이 혈구는 신생아의 ABO식 부적합, 임신부에 의한 용혈빈혈이나 열상에 의한 용혈빈혈에서도 발견될 수 있다.

수혈된 혈액도 수혈자의 혈액 중에서 구형적혈구로 보일 수 있다. 노쇠한 적혈구가 파괴될 때 생기기도 한다(그림 3-64).

정상인에 비해 구형적혈구증에서 삼투압취약성이 증가하여 높은 농도의 NaCl에서 용혈이 발생하여 용혈곡선이 왼쪽으로 치우쳐 있다(그림 3-65)

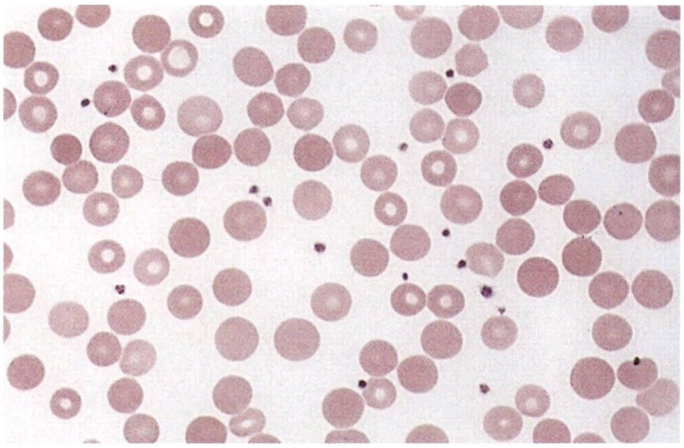
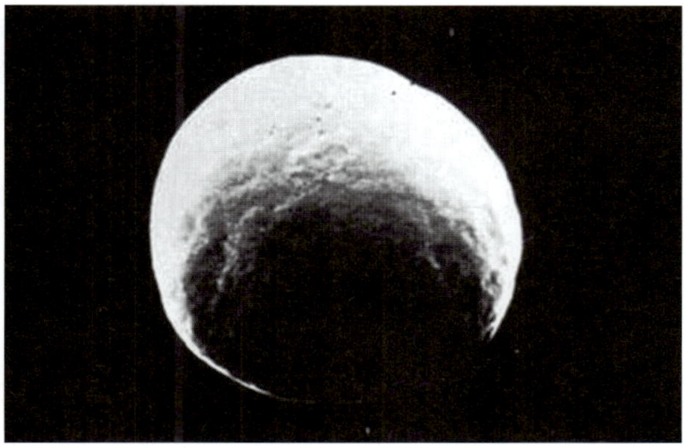

그림 3-64. 구형적혈구

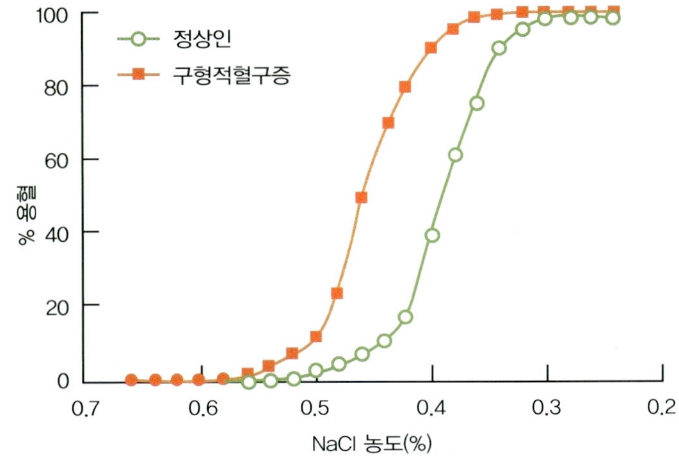

그림 3-65 **삼투압 취약성 검사**

(11) 입모양적혈구(Stomatocyte)

얇은 접시 모양부터 작은 보조개를 갖는 입모양까지 다양하게 만들어지는 단일함몰(single concavity)을 보이는 bowl 모양의 적혈구이다. 그래서 mouth cell, cup cell, mushroom cap, uniconcave disc 또는 microspherocyte 라고도 불린다.

선천구형적혈구증, 알코올 중독성 간경변증, 폐쇄성 간 질환, glutathione 환원효소 결핍증, 감염단핵구증, 납중독, 지중해빈혈 및 악성 종양에서 발견되며, 세포 내 Na^+의 농도가 높고 K^+ 농도가 낮은 Na-K pump 결함증에서도 나타난다(그림 3-66).

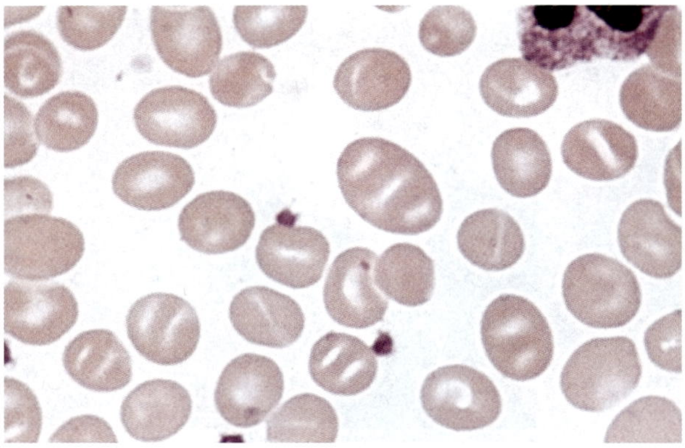
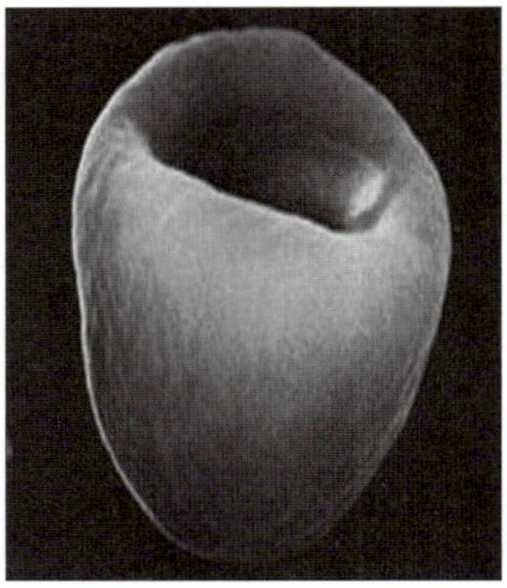

그림 3-66. **입모양적혈구**

(12) 눈물방울적혈구(Dacryocyte, tear drop cell)

하나의 긴 침상의 끝단을 갖고 있는 세포로 다발골수종, 골수섬유증, 척수로성 빈혈, 지중해빈혈 등에서 발견된다(그림 3-67).

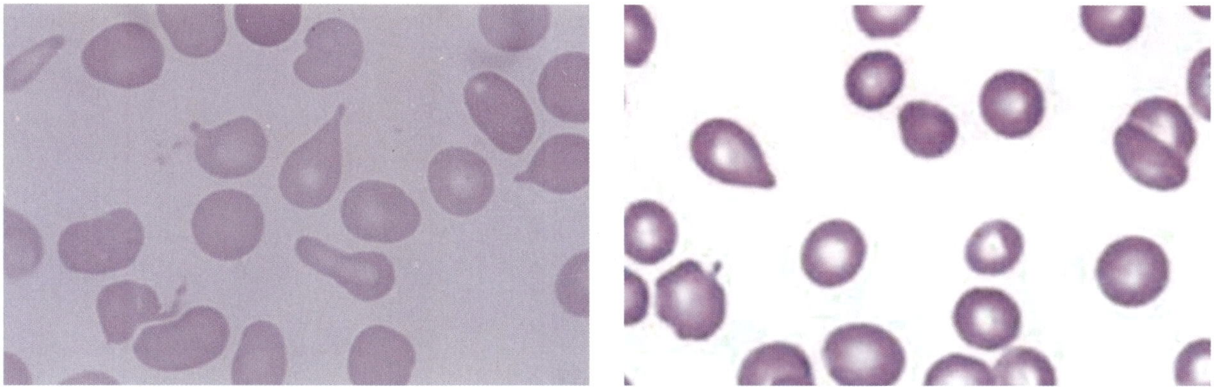

그림 3-67. 눈물방울적혈구

4) 적혈구 내 봉입체(Inclusion bodies in erythrocyte)

(1) 호염기반점(Basophilic stippling)

납중독이나 중증 빈혈 같은 적혈구 생성의 장해가 있는 질병의 적혈구 내에 청색 혹은 자색으로 염색된 미세하거나 조대한 점상 구조로 된 봉입체로 세포 주변이나 또는 전체에 산재하여 나타난다. 이 혈구는 초생체 염색에서 나타나는 그물적혈구의 수와 거의 일치하게 보인다. 이들 반점은 erythropoietin의 증가를 반영하며, ribosome이 응집된 것으로 보인다(그림 3-68).

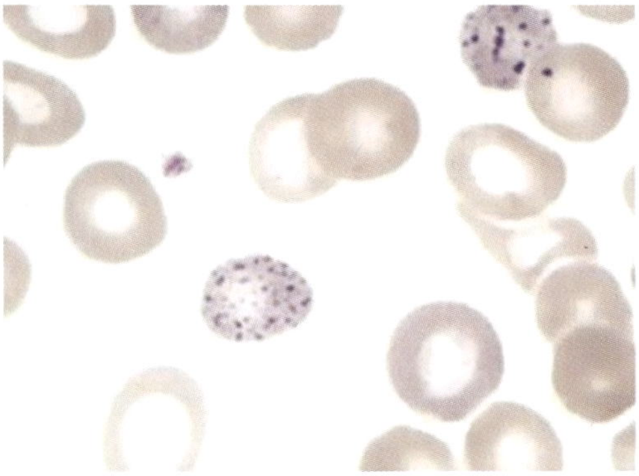

그림 3-68. 호염기반점

(2) 카보트 고리(Cabot's ring)

다염 혹은 호염기반점을 가진 적혈구에 보이는 미세한 환상의 8자형 또는 원형으로 나타나는 봉입체로 때때로 Howell-Jolly bodies와 같이 나타난다. 이것은 납과 같은 중금속 중독이나 악성빈혈 등에서 볼 수 있다.

이 봉입물은 핵의 잔유물을 확인하는 Feulgen 반응에서 음성이므로 핵막의 잔유물이 아니라 변성된 단백질 혹은 적혈모구의 유사분열 시 보이는 방추사(spindle fiber)의 잔유물에 의한 인공산물로 여겨진다(그림 3-69).

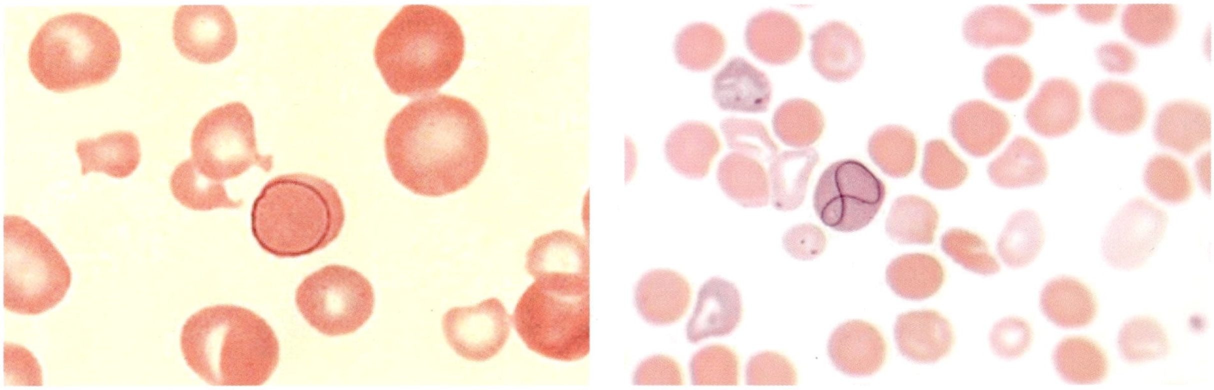

그림 3-69. 카보트 고리

(3) Hb C 결정(Hb C crystal)

적혈구 내에 침상, 각상, 등의 결정체로 불투명한적갈색으로 관찰된다. 혈색소 C 질환에서 표적적혈구들과 함께 관찰며 Hb S-C 질환에서는 이 결정들이 여러 가지 형태로 변형되어 나타나기도 한다(그림 3-70).

(4) Hb H 봉입체

Hb H (β_4) 봉입체는 일반도말 표본에서는 관찰되지 않고 초생체 염색에서는 관찰된다. α 사슬을 합성하지 못하는 α-지중해빈혈에서 과잉의 β 사슬이 합성되어서 생긴 불안정 혈색소이다(그림 3-71).

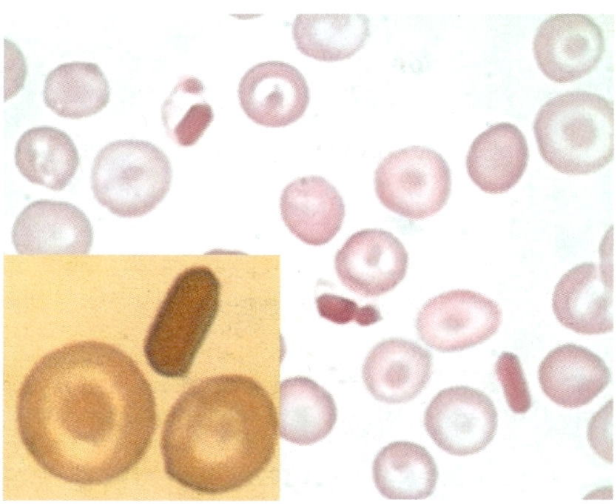

그림 3-70. Hb C 결정

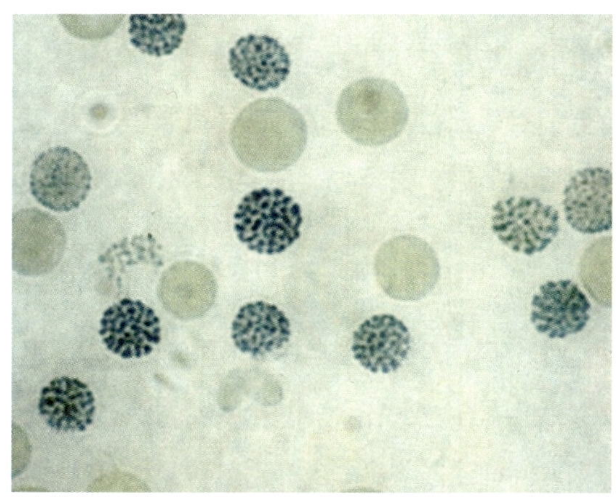

그림 3-71. Hb H 봉입체(초생체 염색)

(5) 하인츠소체(Heinz body)

Heinz 소체는 소형이며, 난형의 적혈구 내 봉입물로 변성된 혈색소 혹은 globin이 침전된 것으로 여겨진다.

이것은 Wright-Giemsa 염색으로는 나타나지 않아 bite cell로 관찰되나 new methylene blue나 brilliant cresyl blue 염색 시약에 의한 초생체 염색이나 위상차 현미경을 이용하는 wet 조작법을 이용하면 쉽게 관찰할 수 있다. 이 봉입체는 prussian blue 염색에서는 보통 음성이며, 대개는 적혈구 막에 부착되어 있으나, 적혈구 내에 유리되어 있는 경우도 있다.

지라 적출 후나 G−6−PD 결핍증, 불안정 혈색소에 의한 혈색소증, 중증 지중해빈혈 같은 여러 가지 원인에 의한 용혈빈혈에서 나타난다. 소아의 골수에서 이 소체가 나타난 경우는 진단적 의의가 높아 동형 접합체의 β−지중해빈혈이라고 해도 좋다.

이 소체는 Hb H 및 Hb Zürich에서 나타난 봉입체보다는 크고 불안정하며, 침전이 용이하여 석출하기 쉬운 변형된 혈색소의 일종이다. 체외에서는 phenylhydrazine, nitrobenzol, aniline 등의 산화제의 중독에 의해서 만들어지기도 한다(그림 3−72).

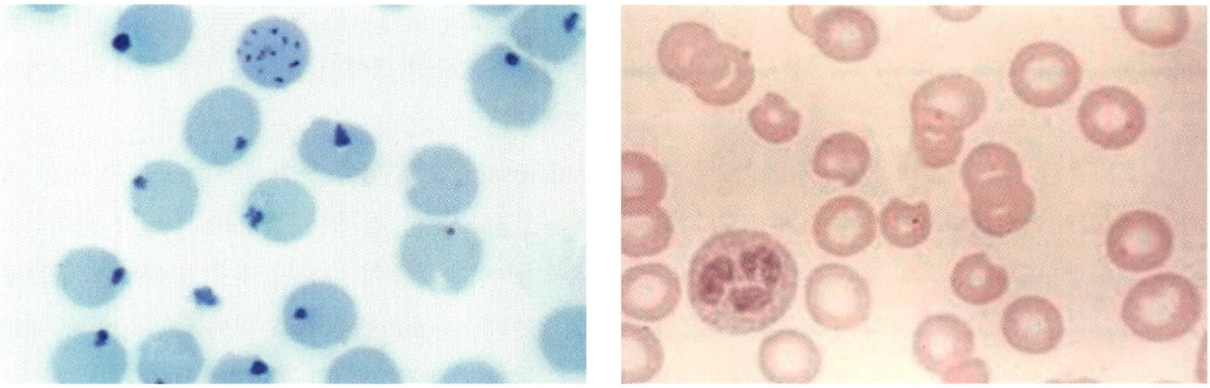

그림 3−72. **하인츠 소체(초생체 염색)와 bite 세포**

(6) 하월-졸리소체(Howell-Jolly body)

적혈구 내에 나타나는 직경 1 μm 정도의 원형이며, 적자색으로 염색되는 소체로 정상의 핵붕괴 과정에서 생기는 핵의 잔유물 또는 분열된 염색체로부터 생긴 것이라고 추정된다.

이 소체들은 위상차 현미경으로도 관찰이 용이하며, methylgreen-pyronin 및 Feulgen 반응에서 양성을 보여 DNA와 RNA가 함유되어 있는 것을 의미하고 있다. 이 소체는 악성빈혈과 같은 핵 성숙 이상증이나 지라 적출 후의 용혈빈혈 등에서 나타난다(그림 3−73).

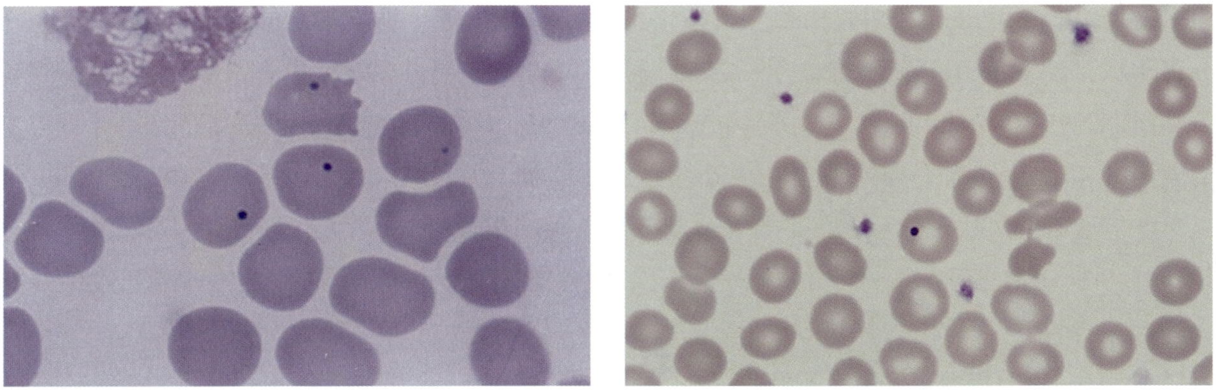

그림 3-73. 하월-졸리소체

(7) 파펜하이머 소체(Pappenheimer body)

적혈구의 주변부에 하나 혹은 여러 개의 청자색으로 염색되어 나타나는 소체들을 말하며, Howell-Jolly 소체보다는 덜 선명하게 보이나 prussian blue를 사용하는 철염색에서는 더욱 선명하게 푸른색으로 염색되어 나타난다.

이 소체들은 세포막 주변의 ferritin으로부터 생긴 siderosome으로 혈색소 합성에 이용되지 못한 철의 성분으로 여겨진다. 이러한 소체를 가지고 있는 적혈구를 특히 철적혈구(siderocyte)라 하며, 골수중의 적혈모구에서 특히 핵 주위로 고리(ring)를 이루며 이 소체들이 나타난 것을 고리 철적혈모구(ringed sideroblast)라고 한다. 철적혈모구에서는 핵 주위에 있는 mitochondria 내에 ferritin이 존재하고 있는 데, 이는 생리적으로 혈색소합성의 최종 단계에 이상이 생긴 결과인 것이다.

철적혈모구빈혈이나 악성빈혈, 알코올 중독증, 지라 적출 후, 때로는 혈색소병증일 때에 발견할 수 있다(그림 3-74, 75).

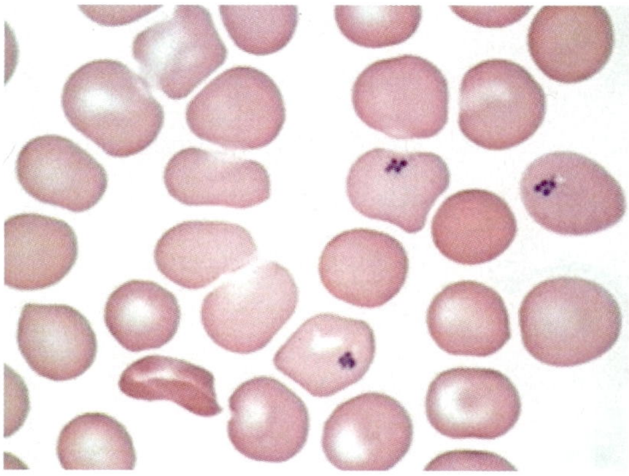

그림 3-74. 파펜하이머 소체

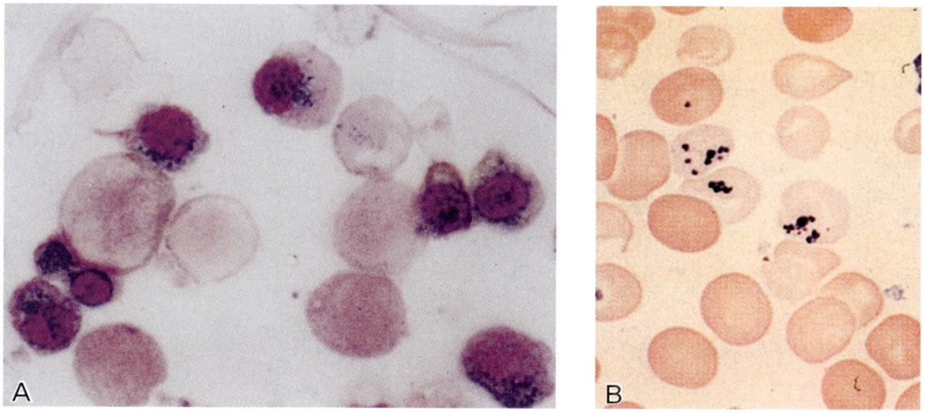

그림 3-75. 철을 함유한 세포들
A: 고리 철적혈모구 B: 철적혈구

(8) Schüffner's 반점과 Mauer's 반점

말라리아가 학질모기(*Anopheles* spp.)의 흡혈에 의해 인체에 감염되면 간세포 생활사를 거친 다음 적혈구에 기생하면서 주기적인 용혈과 함께 발열과 오한을 일으키게 된다. 진단은 혈액도말 표본에서 초기 영양형인 ring form과 아메바상의 영양형을 관찰한다.

Schüffner's 반점은 *Plasmodium vivax*가 적혈구에 기생하여 삼일열 말라리아를 일으키는 환자의 적혈구 내에서 볼 수 있는 분홍색의 과립상 봉입물을 말한다.

Mauer's 반점은 *Plasmodium falciparum*이 적혈구에 기생하여 열대열 말라리아를 일으키는 환자의 적혈구 내에서 볼 수 있는 것으로 하나 또는 여러 개의 작은 적색 반점이 주변부에 나타나는 것을 말한다(그림 3-76).

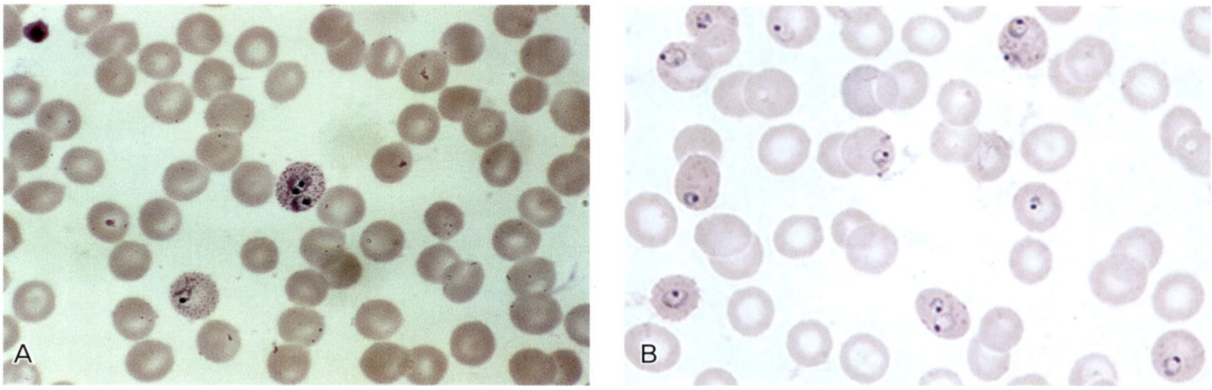

그림 3-76. 말라리아
A: Schüfner's 반점과 B: Mauer's 반점

5) 기타

(1) 연전 형성(Rouleaux formation)

적혈구가 차곡차곡 싸여 원통 모양으로 배열되는 현상을 말한다. 다발골수종(multiple myeloma), macroglobulinemia에서 주로 발견할 수 있으며, 또는 혈액을 slide 위에 놓은 채 빨리 도말하지 않은 결과로 인공산물로 생기기도 한다(그림 3-77). 이때는 생리식염수로 희석하면 풀어진다.

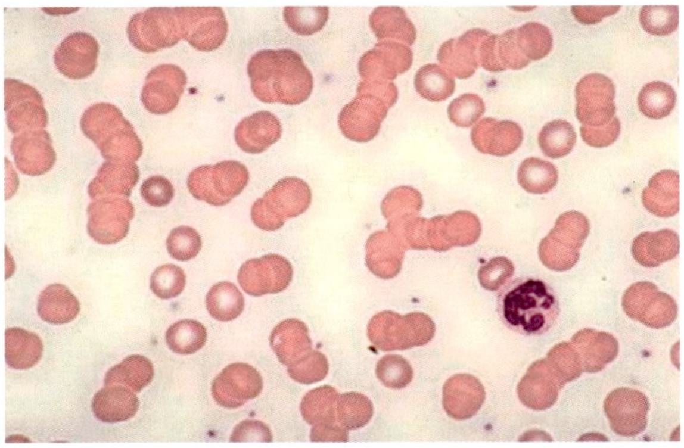

그림 3-77. **적혈구의 연전 형성**

(2) 응집(Agglutination)

한랭응집소(cold autoagglutinin)를 가지고 있는 사람에서 적혈구가 응집되는 현상을 말한다. 혈액 도말표본에서 응집현상을 보이면, 자동혈구계산기를 이용하여 적혈구의 수나 크기를 측정하는 경우 적혈구 수가 거짓감소하고, MCV, MCHC가 거짓 증가하는 잘못된 결과가 나올 수 있다(그림 3-78). 이때는 37도에서 가온하면 풀어진다.

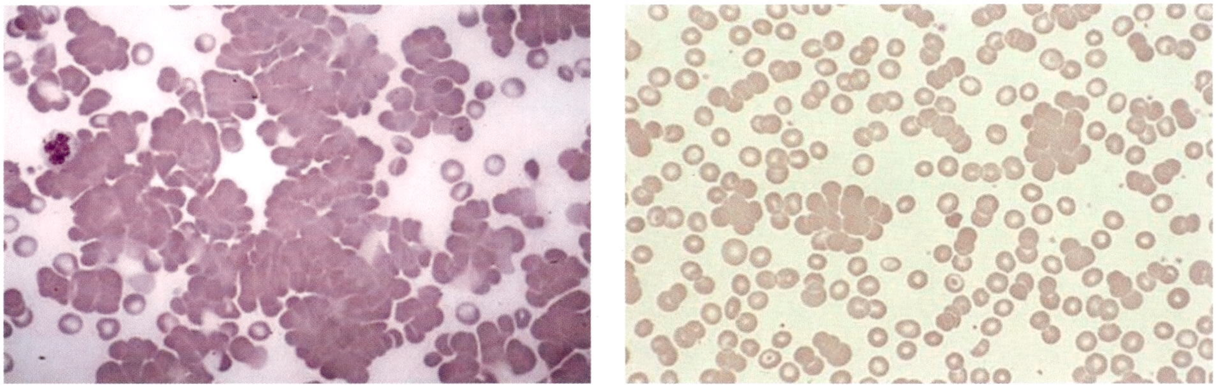

그림 3-78. **적혈구의 응집 현상**

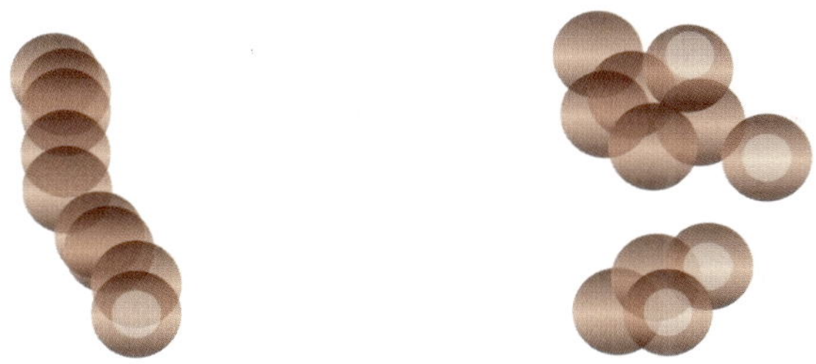
Rouleaux: Cells are arranged like stacks of coins
Agglutination: Cells are randomly clumped together

그림 3-79. 연전현상과 자가응집 비교

Chapter 04

백혈구 (Leukocyte, White Blood Cell, WBC)

학습목표

1. 과립백혈구와 비과립백혈구 종류와 특성을 설명할 수 있다.
2. 조혈줄기세포에서 각 종류의 백혈구로의 성숙과정을 설명할 수 있다.
3. 과립백혈구 성숙과정의 형태학적 변화를 설명할 수 있다.
4. 중성구의 탐식과정에 대해 설명할 수 있다.
5. 호산구, 호염기구의 분화와 기능을 설명할 수 있다.
7. 단(핵)구계의 분화와 기능을 설명할 수 있다.
8. 림프구계의 분화와 종류를 설명할 수 있다.
9. T, B 림프구의 특성을 설명할 수 있다(표면표지자, 분포, 기능 등).
10. 형질세포의 분화와 기능, 형태학적 특징을 설명할 수 있다
11. 비정상 백혈구의 형태학적 특징과 질환과의 연관성을 설명할 수 있다 (핵이상 백혈구, 세포질이상 백혈구, 기타 이상 백혈구).

말초혈액 내에서 발견되는 백혈구는 생성과 작용에 따라 다음과 같이 구분한다(그림 4-1).

과립 백혈구(Granulocytes, PMN)	비과립 백혈구(Agranulocytes, MMN)
중성구(Neutrophil) 호산구(Eosinophil) 호염기구(Basophil)	단(핵)구(Monocyte) 림프구(Lymphocyte)

PMN : Polymorphonuclear leukocyte
MMN : Monomorphonuclear leukocyte

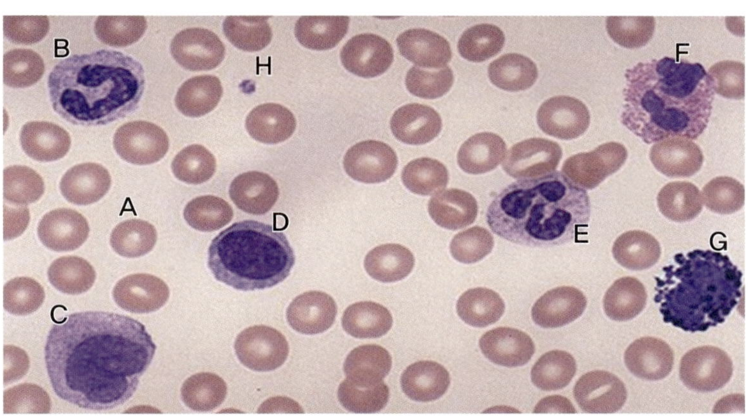

그림 4-1. 말초혈액에서 관찰되는 세포들

A: 적혈구, B: 띠핵세포, C: 단(핵)구, D: 림프구, E: 중성구, F: 호산구, G: 호염기구, H: 혈소판

Ⅰ. 과립 백혈구계(Granulocytic Series)

1. 과립백혈구계의 성숙(Maturation of Granulocytic Series)

골수에서 다잠능조혈줄기세포(pluripotential stem cell)에 골수계 생성자극인자의 영향을 주면 골수계줄기세포(myeloid stem cell)인 CFU-GEMM (colony forming unit-granulocyte, erythrocyte, monocyte, megakaryocyte)으로 분화하고 여기에 GM-CSF (colony forming unit-granulocyte, monocyte-colony stimulating factor) 같은 과립 백혈구가 될 수 있는 생성인자들의 영향을 주면 골수세포-단(핵)구 집락형성세포(CFU-GM: colony forming unit-granulocyte, monocyte)가 생성되고, 여기서부터 형태가 구별되는 골수모세포(myeloblast)로 분화, 성숙된다(그림 4-2, 3). 과립 백혈구는 골수에서 만들어지므로 골수세포(myelocyte)라고도 한다.

과립 백혈구의 세포질에는 많은 종류의 과립들이 있는데 전골수구부터 만들어지는 1차과립, 비특이적 과립(nonspecific granunle)과 골수구부터 만들어지는 2차과립, 특이적 과립(specific granule)들이 있다. 특이적 과립에는 중성, 산성, 염기성 염료에 잘 염색되는 특징에 따라 호중성, 호산성, 호염기성 과립들이 있으며 이 과립들의 존재 따라 중성구, 호산구, 호염기구로 분류된다.

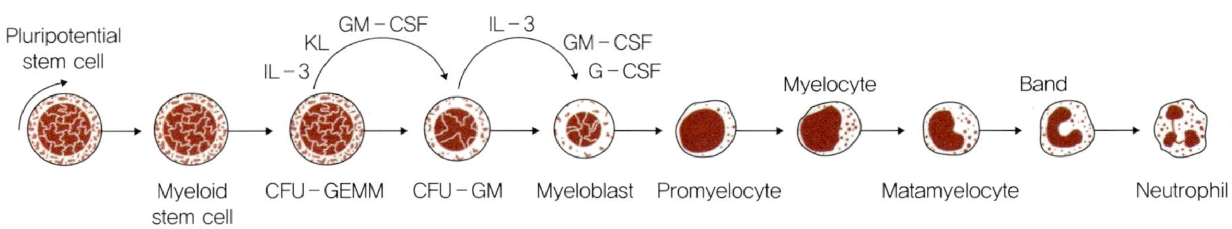

그림 4-2. 과립구의 성숙과정

1) 골수모세포(골수모구, Myeloblast)

(1) 크기

직경 15~20 μm(20~25 μm)로, 원형 또는 난원형이다. 백혈병에서는 보통 대형이나 혹은 아주 작은 형도 보인다.

(2) 핵

핵은 대형으로 난원형 또는 원형이며, 한편으로 편재되어 있기도 하다. 핵은 엷고, 염색질은 미세하게 산포되어 있으며, 적자색으로 염색되어 있다. 농축된 염색질로 둘러싸인 밝은 청회색의 핵소체가 2~5개 나타나 있다.

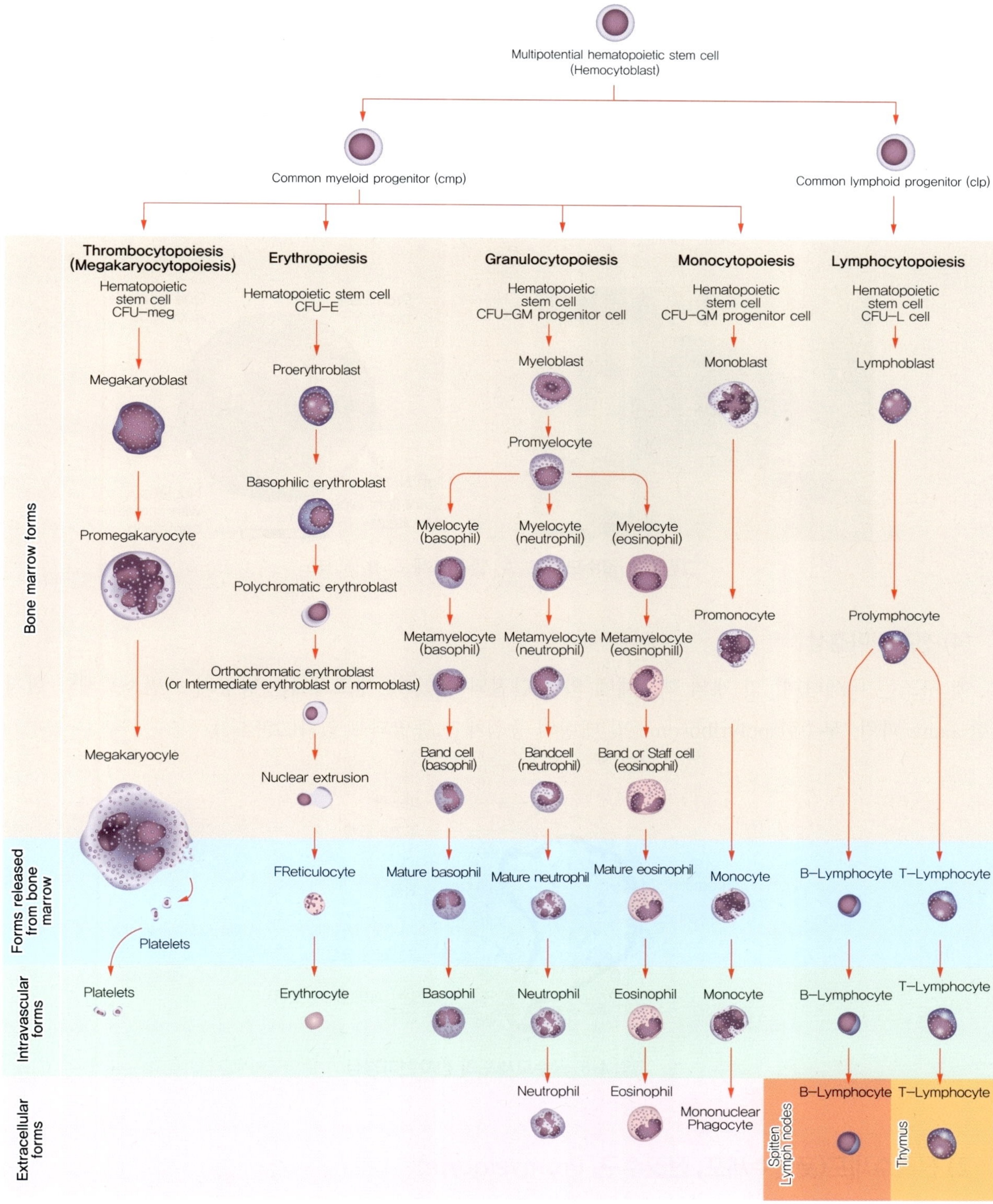
Multipotential hematopoietic stem cell
(Hemocytoblast)
Common myeloid progenitor (cmp)
Common lymphoid progenitor (clp)
Thrombocytopoiesis
(Megakaryocytopoiesis)
Erythropoiesis
Granulocytopoiesis
Monocytopoiesis
Lymphocytopoiesis
Hematopoietic stem cell CFU–meg
Hematopoietic stem cell CFU–E
Hematopoietic stem cell CFU–GM progenitor cell
Hematopoietic stem cell CFU–GM progenitor cell
Hematopoietic stem cell CFU–L cell
Megakaryoblast
Proerythroblast
Myeloblast
Monoblast
Lymphoblast
Promyelocyte
Basophilic erythroblast
Promegakaryocyte
Myelocyte (basophil)
Myelocyte (neutrophil)
Myelocyte (eosinophil)
Polychromatic erythroblast
Promonocyte
Prolymphocyte
Metamyelocyte (basophil)
Metamyelocyte (neutrophil)
Metamyelocyte (eosinophill)
Orthochromatic erythroblast
(or Intermediate erythroblast or normoblast)
Megakaryocyle
Nuclear extrusion
Band cell (basophil)
Bandcell (neutrophil)
Band or Staff cell (eosinophil)
Bone marrow forms
Forms released from bone marrow
Platelets
FReticulocyte
Mature basophil
Mature neutrophil
Mature eosinophil
Monocyte
B–Lymphocyte
T–Lymphocyte
Intravascular forms
Platelets
Erythrocyte
Basophil
Neutrophil
Eosinophil
Monocyte
B–Lymphocyte
T–Lymphocyte
Extracellular forms
Neutrophil
Eosinophil
Mononuclear Phagocyte
B–Lymphocyte
T–Lymphocyte
Spitten Lymph nodes
Thymus

그림 4-3. 혈액조혈

(3) 세포질

핵에 비해 양이 적어 핵과 세포질의 비(Nuclear/Cytoplasm ratio, N/C ratio)는 약 7:1이다. 염기성으로 염색되고 핵주명정은 명확하지 않다. 세포 주변부는 약간 진하게 염색되며 몇 개의 둥글게 늘어난 돌기가 있기도 하다.

과립은 없으나 성숙되면 비특이성 과립인 아주르성 과립(azurophilic granules: 0.5 μm 이하)을 형성하기 시작한다(그림 4-4). 급성 백혈병일 때 Auer 소체가 나타나기도 한다.

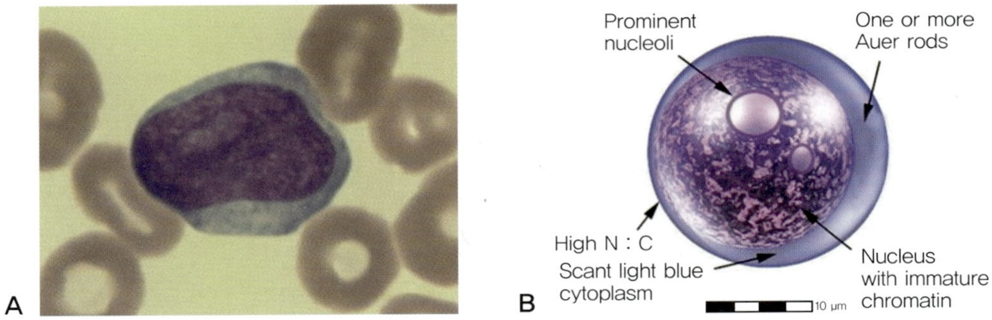

그림 4-4. **골수모세포** A. 골수모세포, B. 모식도

(4) 전자현미경상

핵 구조는 미세하며, 몇 개의 핵소체에 의해 단절되어 있다. 세포질에는 낭상의 조면소포체와 현저한 azure 과립, 무수한 polyribosome 및 대형의 중심체가 증명되고 있다(그림 4-5).

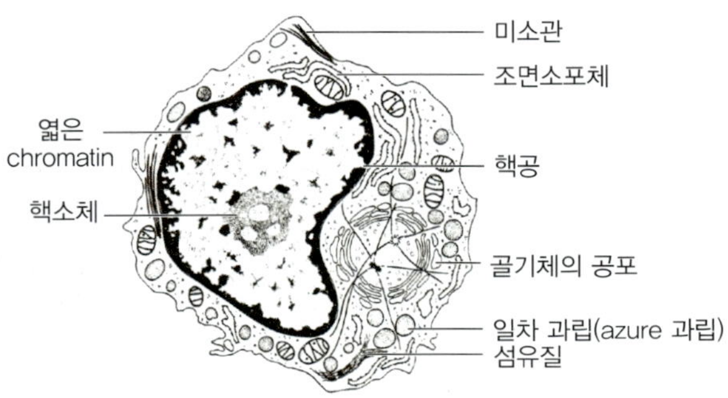

그림 4-5. **골수모세포의 전자현미경상**

2) 전골수세포(풋골수세포, 전골수구, Promyelocyte)

(1) 크기

직경 15~21 μm(14~20 μm)로 원형 또는 난원형이다.

(2) 핵

아직은 대형이나 점차 작아지기 시작한다. 원형 혹은 난원형으로 편재하여 있고, 약간 만입되어 있는 수도 있다. 미세 과립상의 자색의 염색질 속에서는 염색질 농축이 나타나 있으며, 간혹 1~3개의 핵소체가 보이는 경우도 있다.

(3) 세포질

엷은 청색이며, 골수모세포에 비해 많은 양이므로 N/C ratio는 4:1 혹은 5:1이다. 세포질의 호염기성은 골수모세포만큼 강하지 않다. 두드러진 특징은 과립으로, 많은 수의 대형의 azure 과립(azure granule: 0.8 μm: 비특이성 과립, 1차 과립)이 핵 위에 존재하며, 핵의 만입 부분에 접하여 과립을 잃어 염색성이 엷어진 핵주명정, 즉 Golgi체가 보인다(그림 4-6). Azure 과립의 발생 과정은 peroxidase 염색을 하면, 조면 소포체로부터 Golgi체로 이동되는 모양을 과정을 따라 관찰할 수 있다.

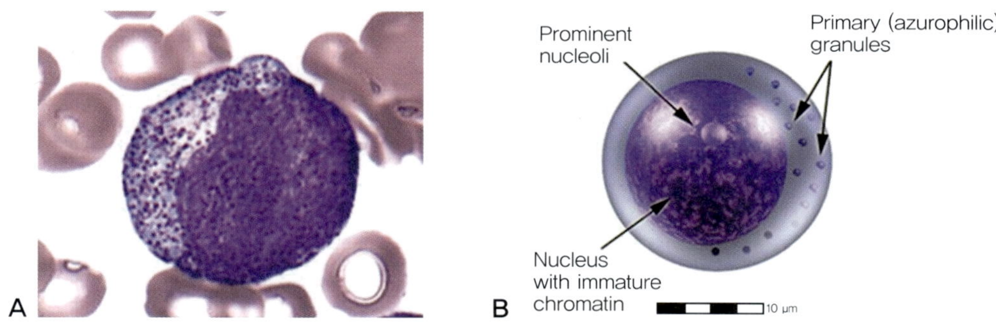

그림 4-6. **전골수세포** A. 호중성 전골수세포, B. 모식도

(4) 전자현미경상

핵의 염색질 구조는 골수모세포에 비해 조금 조밀해져 있으나, 핵소체 모양은 인정 할 수 있다. 세포질에는 세포의 성숙 정도에 따라 다르나, 소수의 mitochondria, 무수한 polyribosome, 수 개의 조면 소포체 및 다수의 1차(azure 과립), 2차(특수 과립) 과립이 보이며, Golgi체도 명확하게 나타난다(그림 4-7).

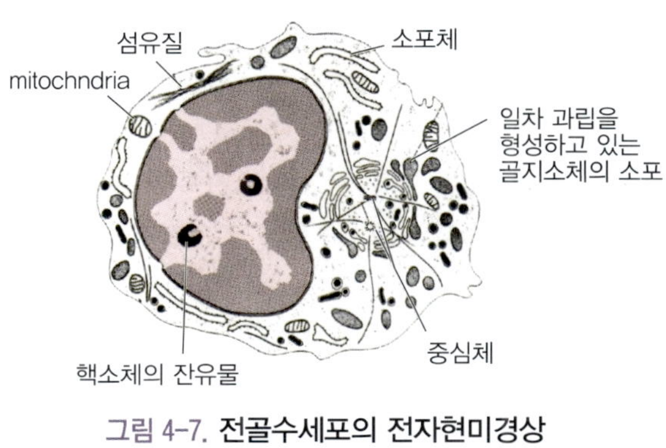

그림 4-7. **전골수세포의 전자현미경상**

3) 골수세포(골수구, Myelocyte)

(1) 크기

직경 12～18 μm(15～18 μm)로 원형이다.

(2) 핵

농축되어 있고 원형 또는 난원형으로 약간 함몰되고 편재되어 있다. 염색질은 더욱 조밀하고 약간 거칠고 부염색질(parachormatin)이 핵 안 사이사이에 드물게 관찰되며 핵소체는 발견되지 않는다. 유사분열을 볼 수 있는 마지막 시기이다.

(3) 세포질

전골수세포의 세포질보다 호염기성이 약해진 세포질 색을 관찰할 수 있으며 N/C ratio는 약 2:1 또는 1.5:1이다. 골수세포의 세포질에서 보이는 중요한 특징으로는 대형의 azure 과립(비특이적 과립, 1차과립)보다 약간 소형인 2차 특수과립이 출현하기 시작한다는 것이다. 처음에는 Golgi region에서만 특이성 과립이 나타나다가 점차 성숙됨에 따라 세포질 전역으로 퍼져 나간다. 특수 과립은 Golgi체로부터 발생하고 alkaline phosphatase 염색에서 특수과립의 생산을 관찰할 수 있다. 세포가 가진 특이성 과립의 특성에 따라 호중성 골수세포, 호산성 골수세포, 호염기성 골수세포의 3종류로 나뉜다(그림 4-8).

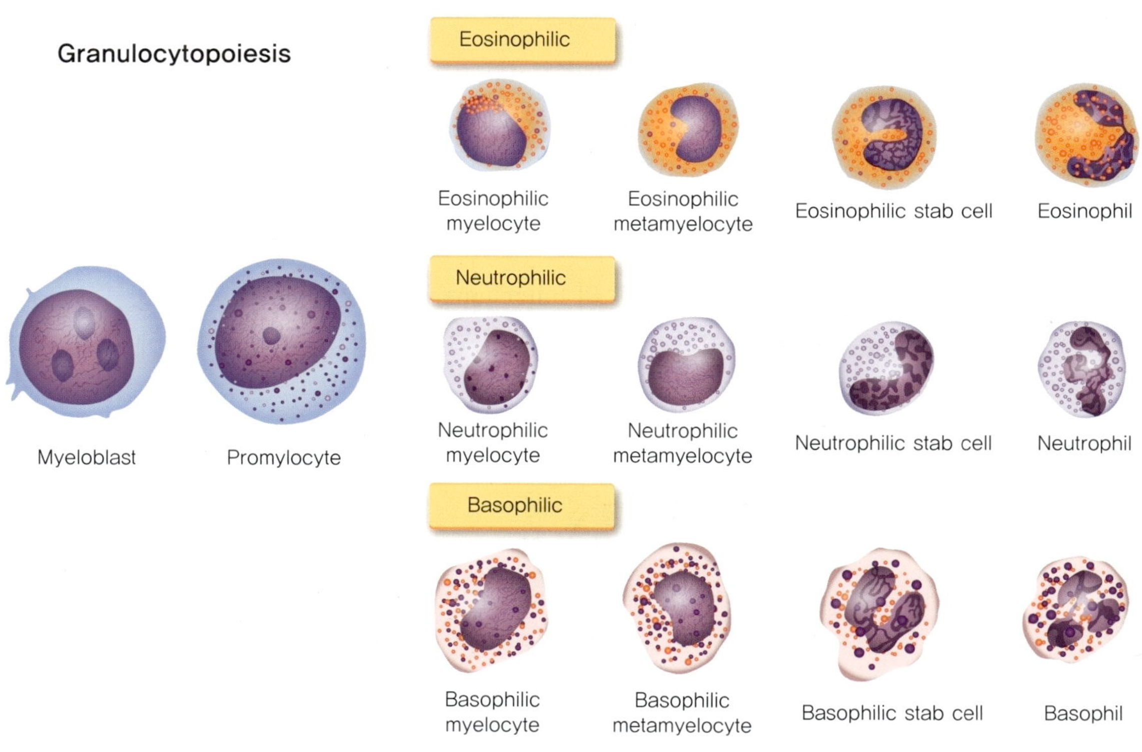

그림 4-8. 과립구 조혈

① **중성 골수세포**(Neutrophilic myelocyte)

세포질은 밝은 pink색인 호산성이며, 호중성의 과립을 가지고 있다. 이 과립은 핵을 덮을 수 있고, 보다 어린세포에서는 굵으나 성숙됨에 따라 미세하게 된다. 소수의 azure 과립도 볼 수 있다(그림 4-9A, B).

② **호산성 골수세포**(Eosinophilic myelocyte)

특이성 과립이 처음에는 청색을 띠는 오렌지색으로 나타났다가 차츰 성숙되면서 오렌지-적색으로 나타난다. 이 과립은 호중성 과립보다는 약간 크다(그림 4-9C).

③ **호염기성 골수세포**(Basophilic myelocyte)

특이성 과립의 수가 적고, 크며 청자색으로 염색되어 나타난다(그림 4-9D).

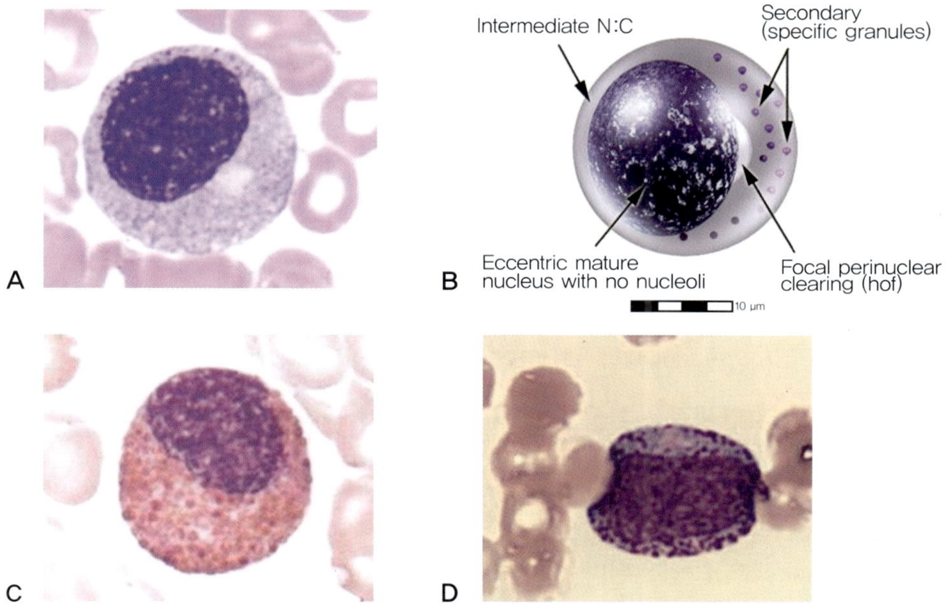

그림 4-9. **골수세포.** A: 중성 골수세포, B: 모식도, C: 호산성 골수세포, D: 호염기성 골수세포

(4) 전자현미경상

핵 염색질은 전자밀도가 높고, 핵막은 비후되어 있다.

일차 azure 과립은 거의 소실되어 있고, 전자밀도가 높은 2차 특이성과립의 수가 증가되어 있는 Golgi체가 명료하게 되어 있다(그림 4-10).

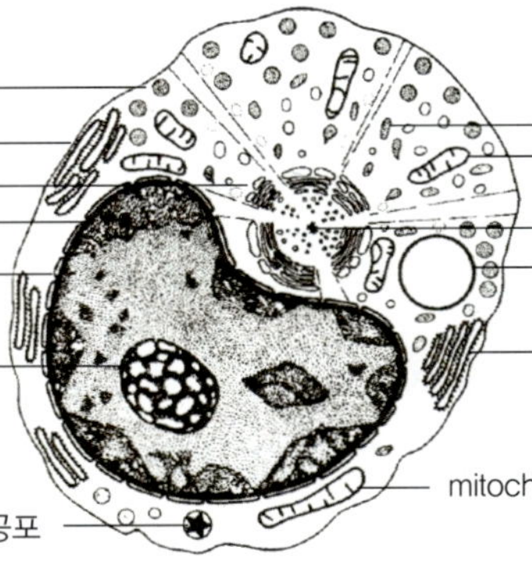

그림 4-10. 중성 골수세포의 전자현미경상

4) 후골수세포(늦골수세포, 후골수구, Metamyelocyte: Juvenile cell)

과립구계에서는 골수세포까지 유사 분열할 수가 있다. 후골수세포 이후의 단계에서는 유사분열 없이 성숙과정만 이어진다. 세포질 내 과립의 특성에 따라 호중성 후골수세포(그림 4-11A, B), 호산성 후골수세포(그림 4-11C), 호염기성 후골수세포(그림 4-11D)로 구분된다.

(1) 크기

직경 10~15 μm(12~18 μm)로 원형이다.

(2) 핵

핵은 농축되고, 편재되어 있다. 만입된 형태가 마치 콩팥 또는 강낭콩 모양이다. 핵막은 두꺼우며, 진하게 염색되어 보인다. 핵 염색질은 불규칙하게 여기저기에 두껍거나 엷게 농축되어 있다.

(3) 세포질

세포질은 풍부하며 pink색으로 염색된다. 가지고 있는 특이성 과립의 종류에 따라 호중성 후골수세포, 호산성 후골수세포, 호염기성 후골수세포로 나뉜다.

호중성 후골수세포의 세포질에는 어느 정도 대소부동인 특수 과립이 포함되어 있고, 또 한편 호산성 및 호염기성의 특수 과립들은 대형으로 크기도 균일하다. N/C ratio는 1:1이다.

(4) 전자현미경상

핵에는 염색질 괴가 있으며, 세포질에는 소포체가 없고, ribosome도 거의 소실되어 있다. 그러나 2차 특수과립 및 glycogen은 포함되어 있다. Golgi체는 소형이다(그림 4-12).

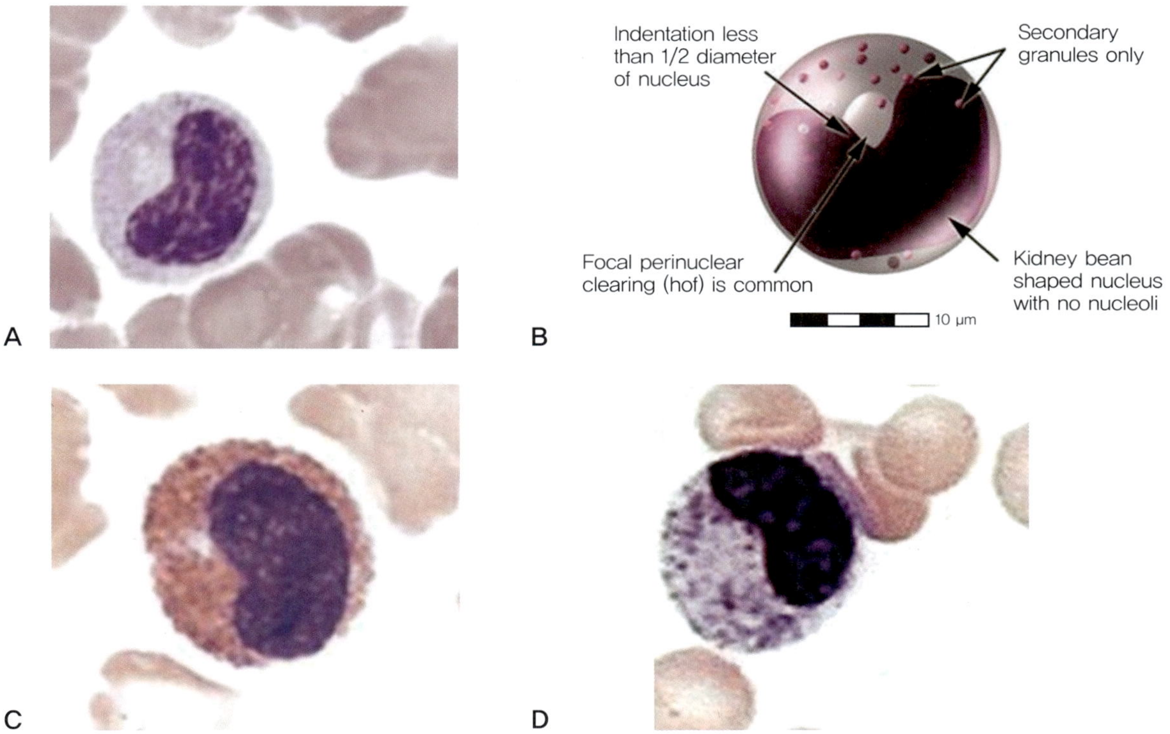

그림 4-11. **후골수세포** A: 중성 후골수세포, B: 모식도, C: 호산성 후골수세포, D: 호염기성 후골수세포

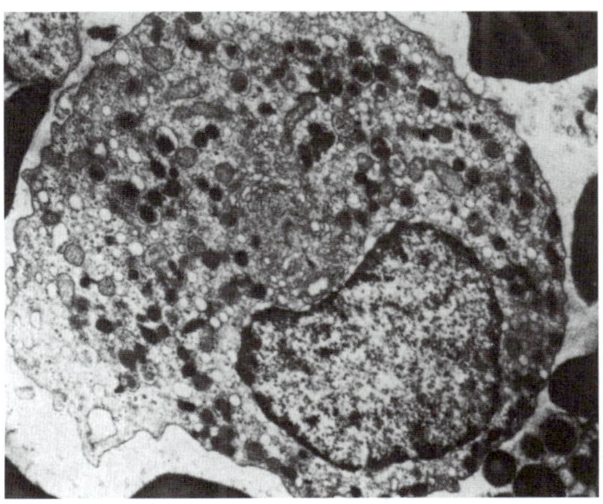

그림 4-12. **중성 후골수세포의 전자현미경상**

5) 띠핵 세포(Stab cell)

이 유약한 밴드모양의 핵을 가진 세포는 정상 말초혈액 중에서 발견되는 가장 어린 혈구이다. 세포질 내 과립의 특성에 따라 중성 띠핵세포(그림 4-13A, B), 호산성 띠핵세포(그림 4-13C), 호염기성 띠핵세포(그림 4-13D)로 구분된다.

(1) 크기

직경 9~15 μm(10~15 μm)이다.

(2) 핵

길게 만곡되어 보통 U자형이다. 때에 따라 꼬여 있는 것도 있으나 분절되지는 않고, 여러 가지 알파벳(C, E, V, S, W 등) 모양으로 1 내지 2개소에서 조금 만입되어 있는 것도 있다. 염색질은 연속되어 있고 조밀하며, 부염색질(parachromatin)은 결핍되어 있다.

띠핵 세포 중에는 분엽핵 세포와 구별하기 어려운 핵의 잘록함을 나타내는 것도 있다. 핵의 가장 잘록한 부분의 핵막 사이에서 아직 핵염색질과 부염색질이 보이는 경우는 띠핵 세포로 한다. 염색사, 즉 핵사만으로 2개의 핵엽이 이어져 있거나, 그 부분의 두께가 1.0 μm 이하의 경우는 분엽핵 세포이며, 핵이 만곡 내지 포개어져 핵사가 명확하게 관찰되지 않는 경우도 분엽핵 세포로 분류한다.

(3) 세포질

Pink색 내지는 염색성이 거의 없고, 특수 과립들만을 가지고 있다.

N/C ratio는 1:2이다.

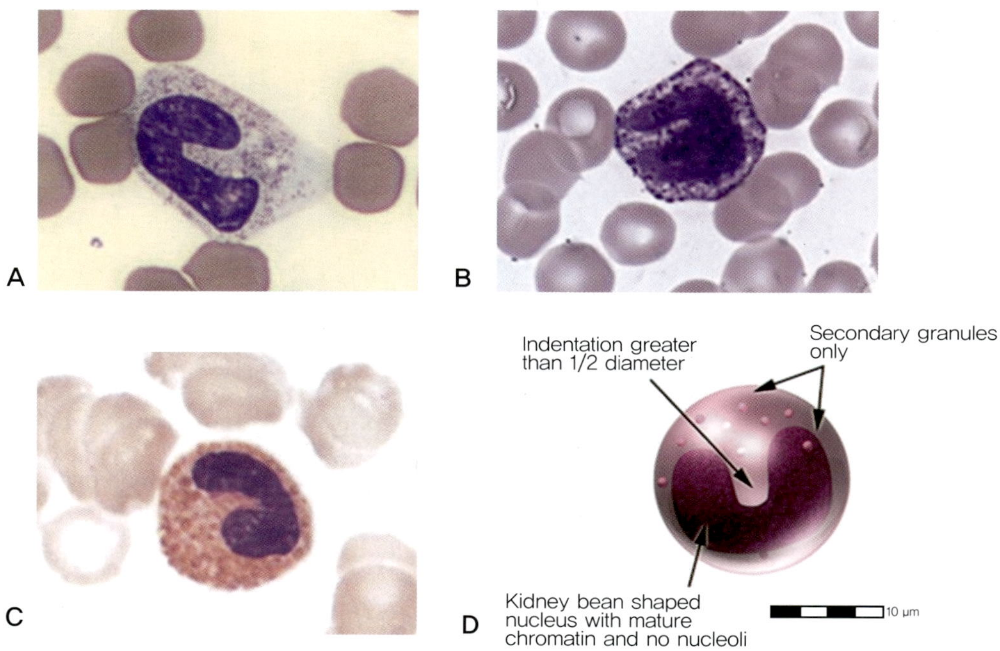

그림 4-13. 띠핵 세포

A: 띠 중성구, B: 띠 호염기구, C: 띠 호산구, D: 모식도

6) 분엽핵 세포(Segmented cell)

(1) 중성구(Segmented neutrophil)

① 크기

직경 9~15 μm(10~15 μm)

② 핵

핵은 편재되어 있고, 염색질 괴는 진하게 염색된 것이 두껍고, 부염색질의 양은 아주 적다. 2~5개의 분엽(가장 일반적인 형은 3분엽)으로 나뉘어져 있고 핵사로 이어져 있다. 핵은 보통 Golgi체를 둘러싸고 있으며, 뾰족한 돌기가 작게 불거진 돌기 및 drum stick 같은 여러 형태의 핵물질 돌출이 나타난다(그림 4-14). 골수세포 이후 핵의 형태 변화는 그림 4-15와 같다.

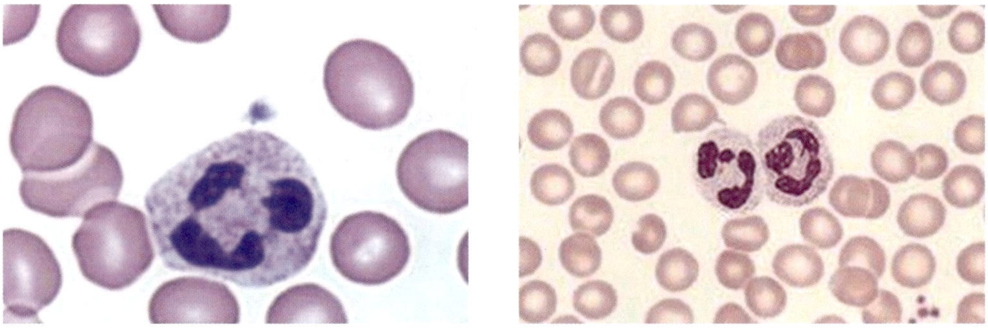

그림 4-14. 다양한 모양의 분엽핵 세포

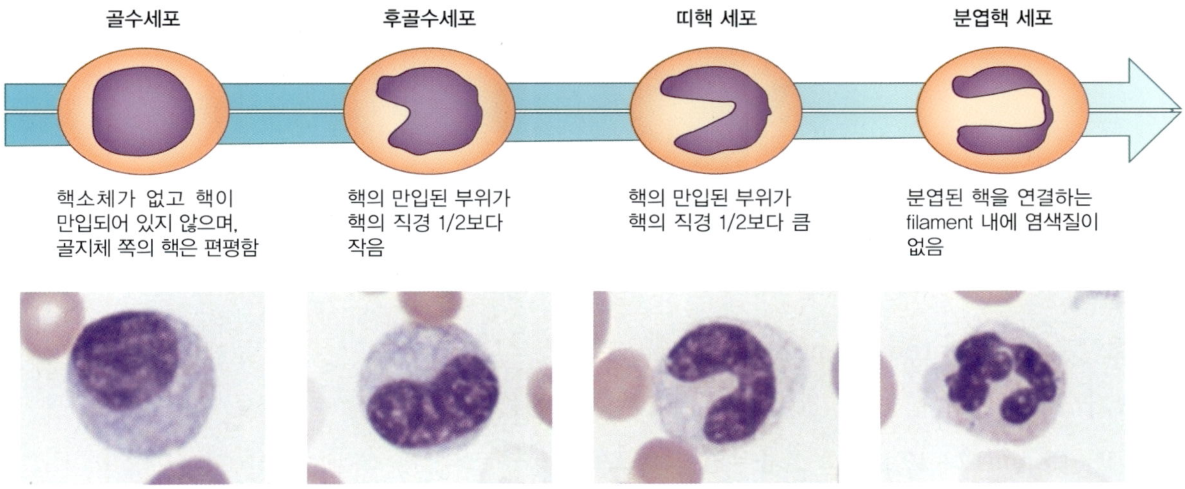

그림 4-15. 골수세포 이후 핵의 형태변화

분엽핵 세포와 띠핵 세포의 비율은 임상적으로 중요하며 백혈구 백분율에서 그 비율은 보통 10:1이다. 따라서 2분엽핵 세포와의 형태학적 판단기준을 명확히 설정하여 놓는 것이 매우 중요하다. 띠핵

세포나 미성숙백혈구의 비율이 높아지게 되는 경우를 좌방이행이라 하며 염증이나 감염질환 등에서 볼 수 있다. 세포의 성숙에 따라 분엽의 수는 2에서 대개 5까지 증가하는데 6 혹은 그 이상의 과분절을 일으킨 과립구가 5% 이상 나타나면 비타민 B_{12} 또는 엽산의 결핍을 나타낸다.

③ 세포질

풍부하여 N/C비는 1:2이며, 약한 호산성을 보이거나 아니면 아예 염색성이 결핍되어 있다. 특수 과립을 가지고 있으며, 호중성 과립은 대단히 미세하고 핵 위에는 존재하지 않는다.

④ 전자현미경상

분엽한 핵에는 염색질의 커다란 결절이 보이지만, 핵막의 소공 부분에서는 끊어져 있다. 세포질은 ribosome과 소포체는 아주 소수만이 보이지만, glycogen 입자는 풍부하게 보이는 것이 특수하다. Golgi체는 소형으로 2개의 중심소체가 있다.

Golgi체로부터 발생하는 과립은 3종류로 나뉘는데 대형의 azure 과립인 1차과립, 다음으로는 약간 소형인 2차 특수 과립, 또 그 후에 더욱 소형인 3차 과립이 출현한다. 중성구 과립은 어떤 것은 결정상의 구조를 가진 것도 있다(그림 4-16).

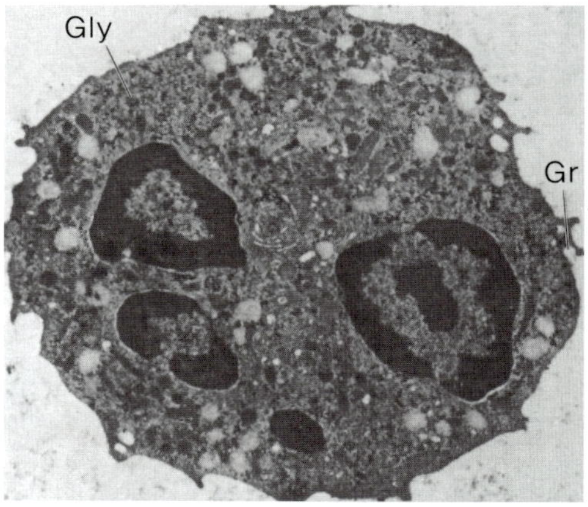

그림 4-16. 중성구의 전자현미경상

(2) 호산구(Segmented eosinophil)

① 크기

직경 9～15 μm(12～17 μm)로 호중분엽핵 세포보다 약간 크다.

② 핵

보통 2분엽이나, 드물게는 분엽되지 않은 것이나 3분엽인 것도 있다. 농축된 염색질을 가지고 있다. 2분엽 이상으로 분절된 호산구는 비타민 B_{12}나 엽산 결핍증 및 알레르기 질환을 가진 경우에 볼 수 있다.

③ 세포질

특수 과립이 조밀하게 분포되어 있기 때문에 세포질의 엷은 청색 부분은 과립이 빠져버린 부분에서만 관찰된다.

과립은 오렌지색의 균일한 크기로 대형이며, 보통 구형이다. 핵 위에는 덮여 있지 않으며, 현미경의 미동나사를 조절하여 보면 이 과립은 반짝반짝 빛나는 느낌을 받는다. 백혈구백분율을 하는 경우, 보통은 성숙 호산구에 일괄하여 산정한다(그림 4-17).

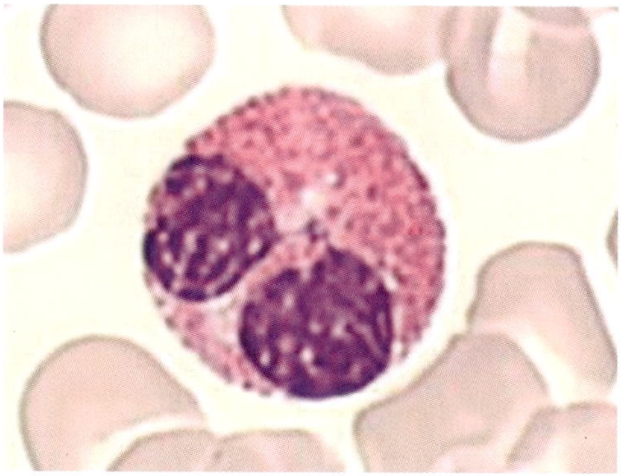

그림 4-17. 호산과립세포

④ 전자현미경상

핵은 중성구의 핵과 유사하며, 세포질 내의 과립 중에는 결정상인 것도 있다. Golgi체, glycogen 및 mitochodria가 눈에 띈다(그림 4-18).

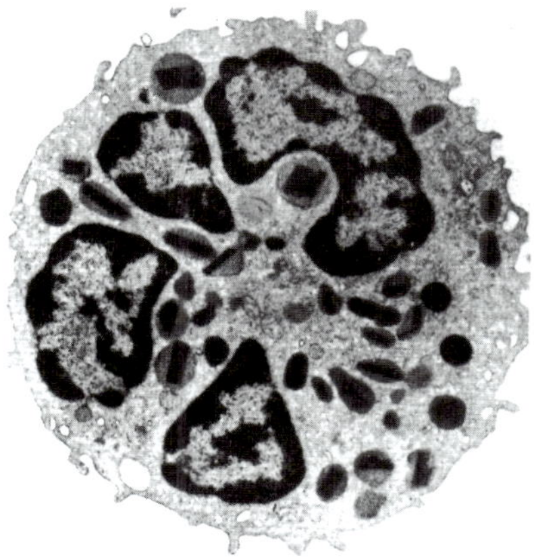

그림 4-18. 호산과립세포의 전자현미경상

(3) 호염기구(Segmented basophil)

① 크기

크기는 직경 9~15 μm(10~12 μm)로 호산구에 비하여 약간 작다.

② 핵

핵은 만입되어 S자형을 보인다. 핵 염색질은 적고, 더욱이 세포질의 과립이 핵 위까지 덮여 있기 때문에 핵의 형태를 관찰하기가 어렵다.

③ 세포질

세포질은 엷은 청색으로부터 엷은 pink색을 보여주며, 호염기과립을 가지고 있다. 이 과립은 자주 핵 위에도 올라가 있으나, 호산구처럼 세포질 전체가 과립으로 덮여 있지는 않다. 호염기구의 과립은 암자색에서부터 암청색을 나타내며 크기가 다양하고, 또 수용성이다. 그래서 염색 과정에서 과립이 용해되어 세포질에는 투명한 공포로 남는 것도 있다(그림 4-19).

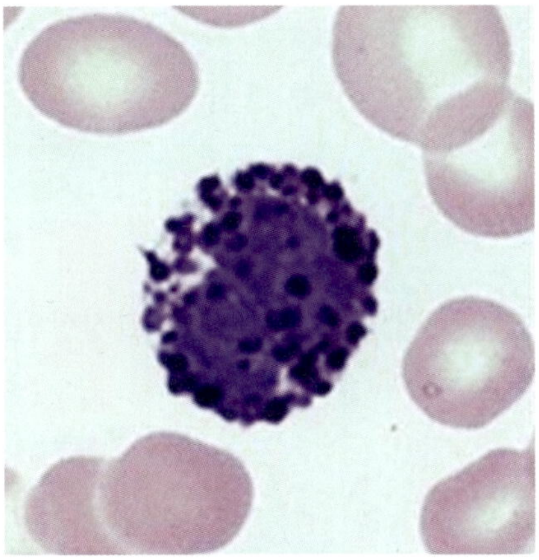

그림 4-19. 호염기과립구

④ 전자현미경상

핵은 S상 혹은 Y상의 형태를 나타내는 이외의 특징은 없다. 세포질은 ribosome 및 소포체는 적지만, glycogen과 복잡한 소포계를 가진 Golgi체는 소형으로 있다. 대형이며, 원형, 난원형, 혹은 각형인 과립이 한계막 쪽으로 포함되어 존재하며, 과립 물질을 가지고 있다(그림 4-20).

중성구, 호산구, 호염기구의 형태학적 특징과 세포질 내 과립의 특성들을 그림 4-21에 나타내었다.

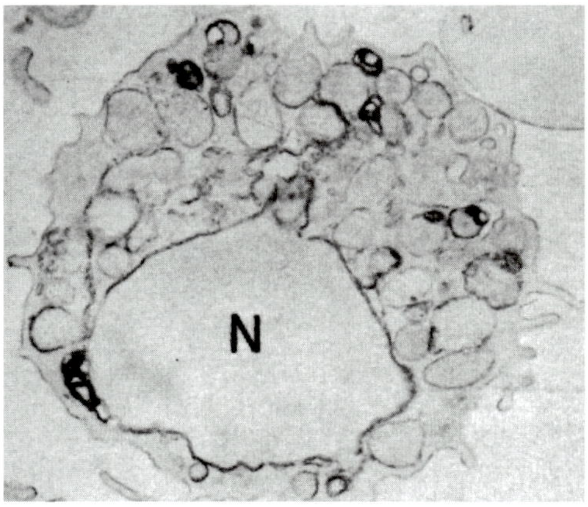

그림 4-20. 호염기과립구의 전자현미경상

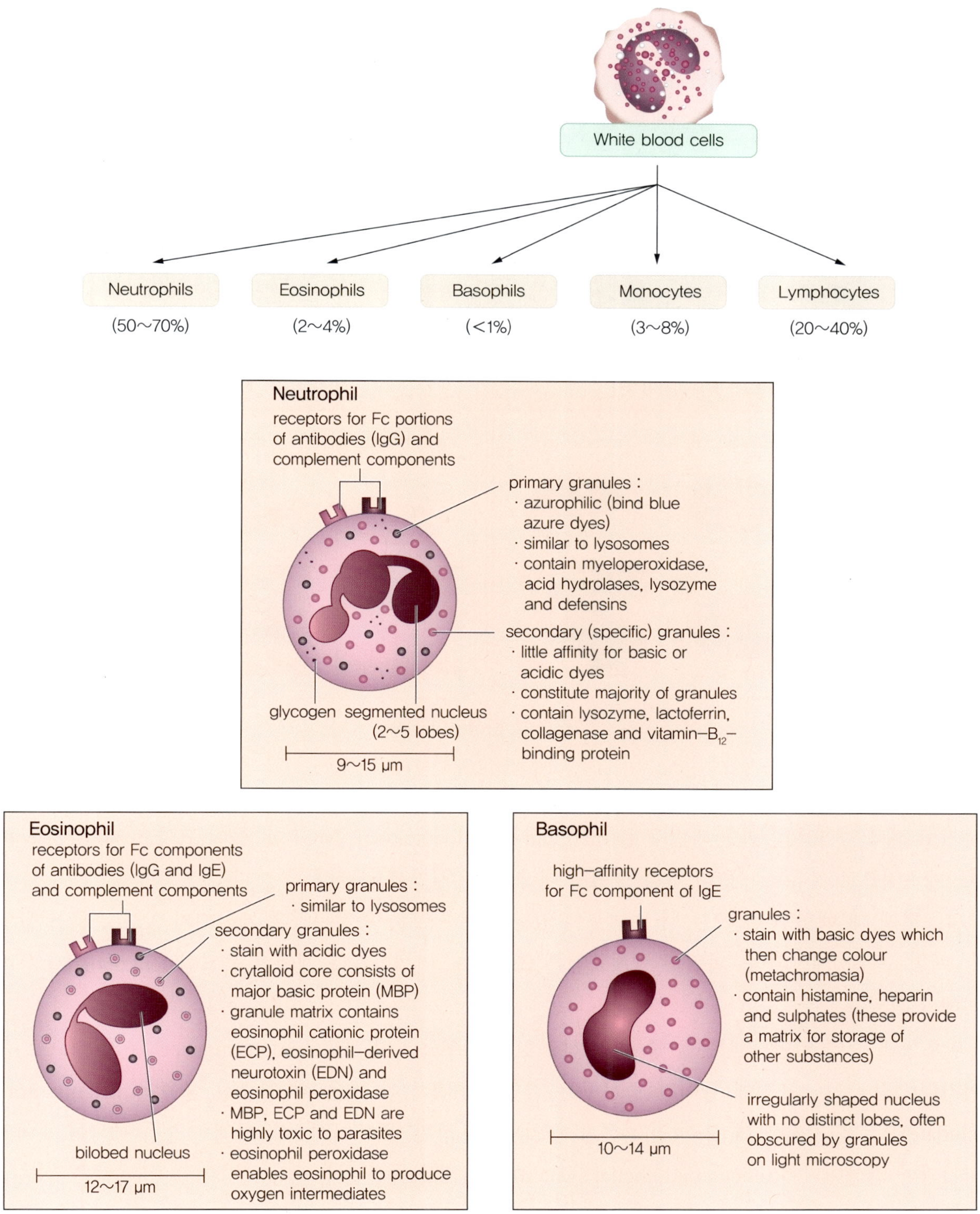

그림 4-21. 백혈구 출현빈도 및 중성구, 호산구, 호염기구들의 다양한 특성

2. 중성구의 분포 및 역학(Distribution and Kinetics of Neutrophil)

정상 중성구수의 참고범위는 성인의 경우 $1.8 \sim 7.0 \times 10^3/\mu l$이다. 골수에서의 유사분열은 모두 5회 행해지는데, 이 중 세 번은 골수세포 단계에서 행해지며, 후골수세포 단계부터는 유사분열 없이 성숙된다.

골수에서 성숙되어 말초혈액으로 나오기까지는 대략 14일 정도 걸리며, 이 중 나중의 8일은 성숙, 저장되는 시기로 이 성숙-저장 풀에서 필요할 때마다 말초혈액으로 나가게 된다(그림 4-22).

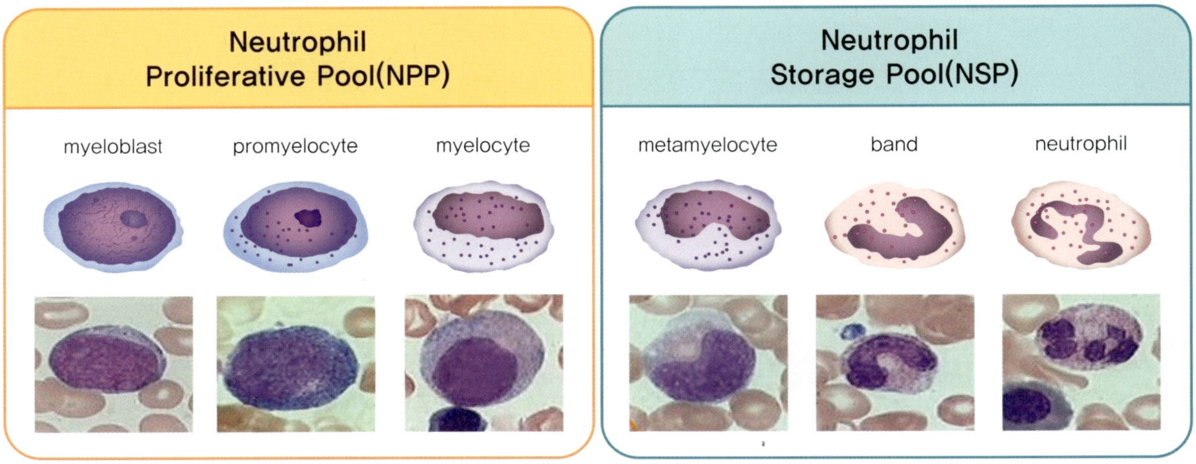

그림 4-22. 중성구의 성숙

일단 말초혈액으로 들어오면 순환 과립구 풀(circulating granulocyte pool, CGP)에서 자유로이 순환하기도 하고(약 50%), 변연 과립구 풀(marginal granulocyte pool, MGP)로 들어가(약 50%) 있기도 하며, 계속적으로 자유로이 왔다 갔다 하면서 대략 6~10시간을 보낸다.

말초혈액 내 백혈구 수 계산 시 변연풀에 있는 띠핵 세포나 중성구들은 계산되지 않고 순환풀에 있는 백혈구들만 계산된다. 과립구 생성조절은 조혈유도 미세환경과 체액성 물질인 leukopoietin 등에 의해 조절된다.

말초혈액 중에 있던 중성구들 중 변연풀에 있던 세포들은 임의로(random manner) 조직 속으로 들어간다(그림 4-23). 조직에 들어간 중성구는 감염에 대항하여 싸운 뒤 염증성 삼출액(inflammatory exudate)으로 되지 않으면, 2~4일(혹은 4~5일) 내에 장관, 비뇨기계, 폐, 타액선 등을 통하여 체외로 나가거나 망상내피계(reticuloendothelial system)에 의해서 파괴된다.

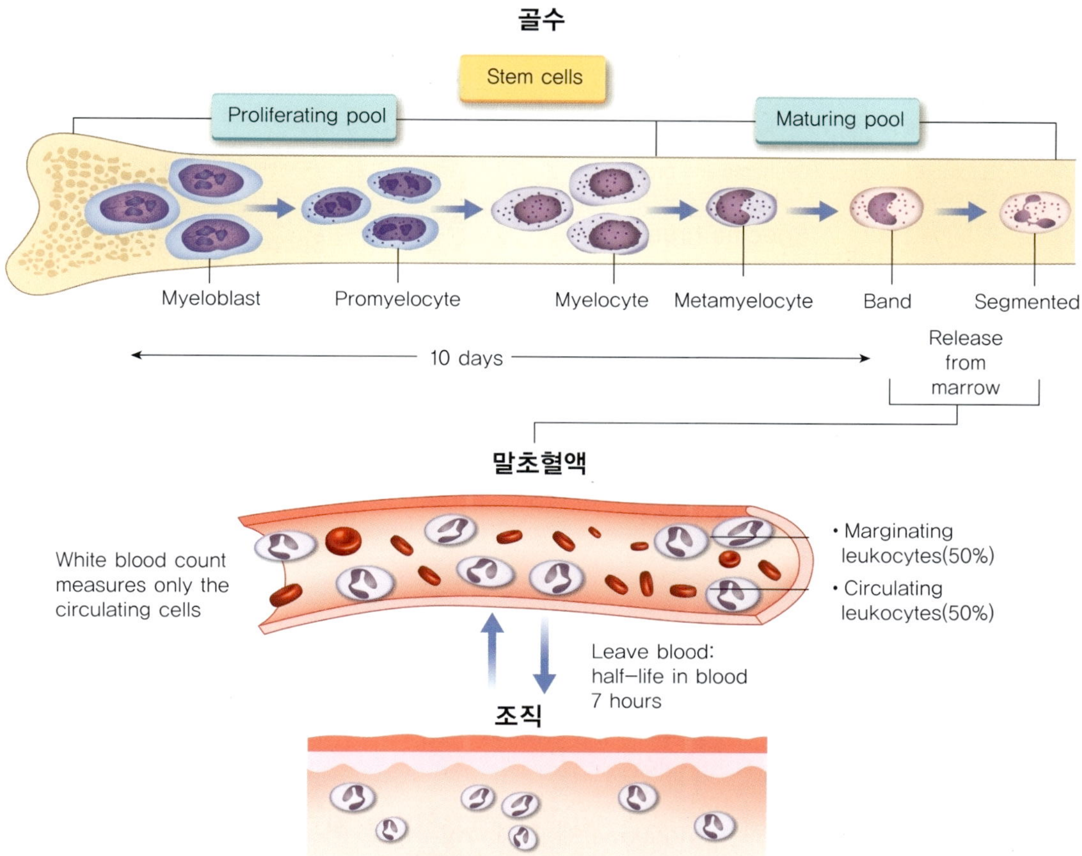

그림 4-23. 중성구의 분포

3. 중성구의 생리 및 기능(Physiology and Function of Neutrophil)

중성구는 혐기성 및 호기성 해당 작용의 대사 작용이 아주 활발하며 생체 방어기구에 중요한 역할을 하고 있다. 중성구의 주된 기능은 체내에 이물질이나 감염성 인자가 있을 때 탐식(phagocytosis)과 소화(digestion) 작용, 그리고 살균작용으로 그들의 기능을 막거나 억제한다. 또한 중성구는 그 주위로 여러 가지 물질을 방출하는 분비 기능도 가지고 있다.

일차(비특이성: nonspecific) 과립과 이차(특이성: specific) 과립들이 Golgi체에서 형성되어 방출된다. 일차 과립은 막으로 둘러싸인 lysosomes이며, acid phosphatase, peroxidase, esterase, sulfated mucosubstance, β-gluculonidase, β-galactosidase, arylsulfatase, lysozyme, 그리고 다른 기본 단백질을 포함하고 있다. 일차과립 내 peroxidese는 활성화된 중성구가 산화물인 H_2O_2와 염소이온(Cl^-)으로부터 hypochlorite (HOCl)를 생성하여 탐식한 세균을 죽이는 데 큰 역할을 한다.

이차 과립은 aminopeptidase, collagenase, muramidase, lactoferrin, lysozyme, plasminogen activator 그리고 많은 수의 기본 단백질을 포함하고 있다(그림 4-24).

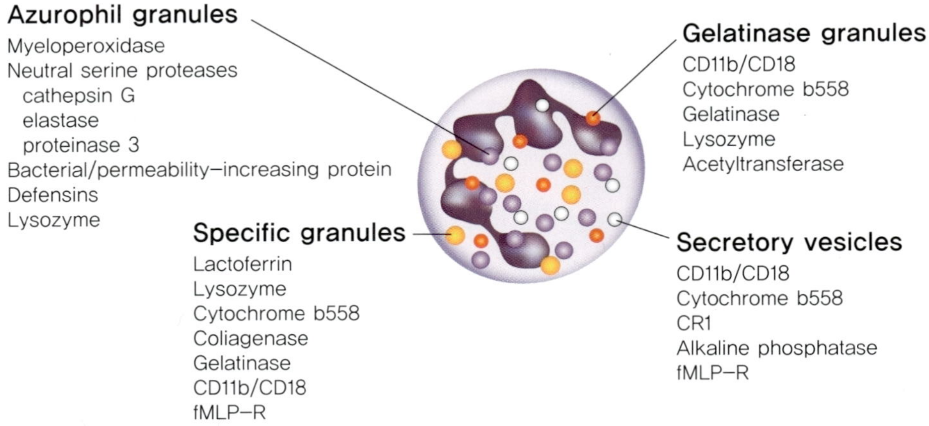

그림 4-24. 중성구 내 과립들

1) 중성구 탐식

(1) 화학주성(Chemotaxis)

중성구는 혈관의 변연풀(marginal pool)로부터 위족(pseudopode)을 내어 zig-zag로 움직여 혈관 기저막의 내피세포 사이를 통과한 뒤 조직과 체강 속으로 이동한다. 이것을 변연추양 이동(margination and locomotion)이라 한다. 이때 조직에 감염, 염증 및 외부 침입물이 있을 경우, 중성구는 이들이 내는 화학적 성분(cytotaxigens 또는 cytotaxins)에 의해 zig-zag로 이동하던 것이 일직선(straight line pathway)으로 재빨리 수 분 내에 이동해 간다. 이 이동은 세포 내 소기관인 microtubules에 의한다. 이것을 화학 주성(chemotaxis)이라 하며, 중성구는 운동주화능(chemotaxis)이 있어 화학 주성의 농도가 높은 곳으로 이동해 간다.

(2) 옵소닌화(Opsonins)

중성구는 세포 표면에 IgG의 Fc 부분과 보체 C3b에 대한 수용체를 가지고 있어서 이물질이 옵소닌(opsonins)으로 도포되어 있으면 쉽게 탐식할 수 있다. 이것을 중성구의 옵소닌 작용(opsonization)이라 한다(그림 4-25).

(3) 포식소체(Phagosome)와 식용해소체(Phagolysosome)

중성구가 이 옵소닌화된 이물질과 만나면 중성구는 위족을 내듯이 세포막이 안으로 들어가서 이 이물질을 감싸 탐식성 소포인 포식소체(phagocytic vacuole: phagosome)를 만든다. 이 소포 안에서 탐식작용이 일어나는 동안 많은 대사성 변화가 생기는데, 즉 pH가 감소되고 탄수화물의 대사가 증가하며 또 산소의 소모 및 과산화수소의 형성이 증가된다.

중성구의 특수과립이 이 phogosome의 막과 융합하여 그 내용물을 phagosome 속으로 방출하게 되면 phagosome 안에서 nicotinamide adenin dinucleotide(NADH) 산화효소가 환원되어 과산

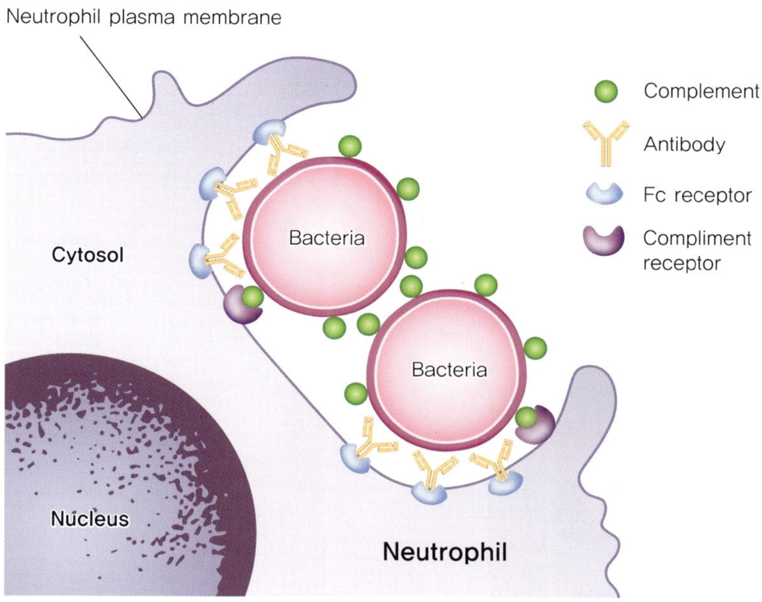

그림 4-25. 옵소닌화

화수소(hydrogen peroxide) 같은 활성산소가 만들어지게 된다. 이어서 비특이적 과립인 일차과립 내 myeloperoxidase가 phagosome 속으로 방출되어 hydrochlorite로 되고 이것이 bacteria, viruses, fungi 등을 죽이는 데 효과적이어서 탐식된 이물질들이 죽게 된다. 다음으로 이 phagosome과 라이소좀(lysosome)이 결합되는데 이것을 2차 라이소좀 또는 포식용해소체(secondary lysosome: phagolysosome)라 하고 여기서 다양한 가수분해효소들이 이물질들을 분해하게 된다. 이렇게 활성산소물질들과 산소비의존적 과정들의 혼합작용으로 대부분의 병원균이 사멸된다.

(4) 탈과립(Degranulation)

그 후 세포는 소화된 잔유물을 세포 밖으로 내보낸다. 이것을 exocytosis 또는 탈과립현상(degranulation)이라 한다(그림 4-26). 또한 중성구는 주위의 액을 흡수하여 자신의 세포질의 일부로 만드는 세포 흡수(pinocytosis) 작용도 가지고 있다.

2) 중성구증가와 감소

(1) 중성구증가증(Neutrophilia)

중성구증가증은 절대중성구 수(absolute neutrophil count, ANC)가 7.0×10^9/L 이상으로 증가된 경우를 말한다. 백혈구 수는 생리적으로 변동이 심하여 정상인에서도 오전과 오후의 차이를 보일 수 있으며, 격심한 운동이나 특정 약물의 투여로 인해 변연풀에 있는 중성구들이 순환풀로 가서 백혈구 수를 증가시켜, 백혈구 백분율에서의 중성구율을 증가시키는 것으로 나타난다. 급성 염증이나 급성 감염, 약물, 독소, 조직 괴사, 종양 등의 경우 중성구가 증가된다.

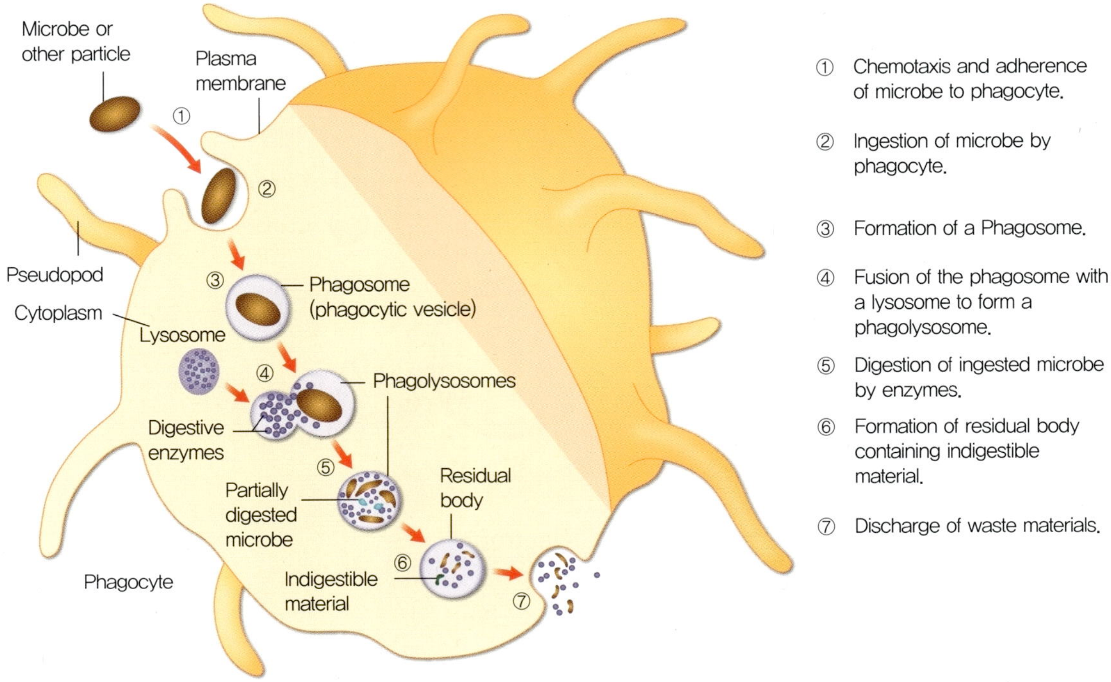

그림 4-26. 중성구에 의한 탐식의 모식도

(2) 중성구감소증(Neutropenia)

중성구감소증은 절대중성구 수가 1.0~1.5×10^9/L 이하로 감소된 경우를 말한다. 골수에서의 생산이 감소되면 말초혈액에서 유효하게 이용되는 중성구의 감소가 야기된다.

원인으로는 항암 화학 요법, 항생제 등의 약물, 방사능, 독소, Fanconi 빈혈, 교원-혈관질환, 류마티스 관절염, 거대적혈모세포빈혈, 골수형성이상증후군, 골수이식, 심한감염 등이 있다.

4. 호산구의 역학 및 기능(Kinetics and Function of Eosinophil)

호산구는 중성구보다는 잘 알려져 있지 않으나 아마도 거의 비슷할 것으로 보고 있다. 골수에서 성숙되어 말초혈액으로 나오기까지는 대략 9일 정도 걸리며, 이 중 나중 2.5일은 성숙, 저장되는 시기이다.

일단 말초혈액으로 들어오면 약 8시간의 교체시간 동안 순환풀에 있다가 변연풀로 들어가면 다시는 순환풀로 나오지 못하고 모두 조직으로 들어가게 된다. 그러므로 순환되는 호산구 수는 전체의 약 1% 미만이며, 조직에 있는 호산구 수는 혈액 내에 있는 총 수보다 100배 정도 많다. 조직으로 들어온 호산구는 주로 피부, 폐, 장관 등의 외부에 대한 외피적경계 부위에 존재하며, 약 8~12일을 보낸다(그림 4-27).

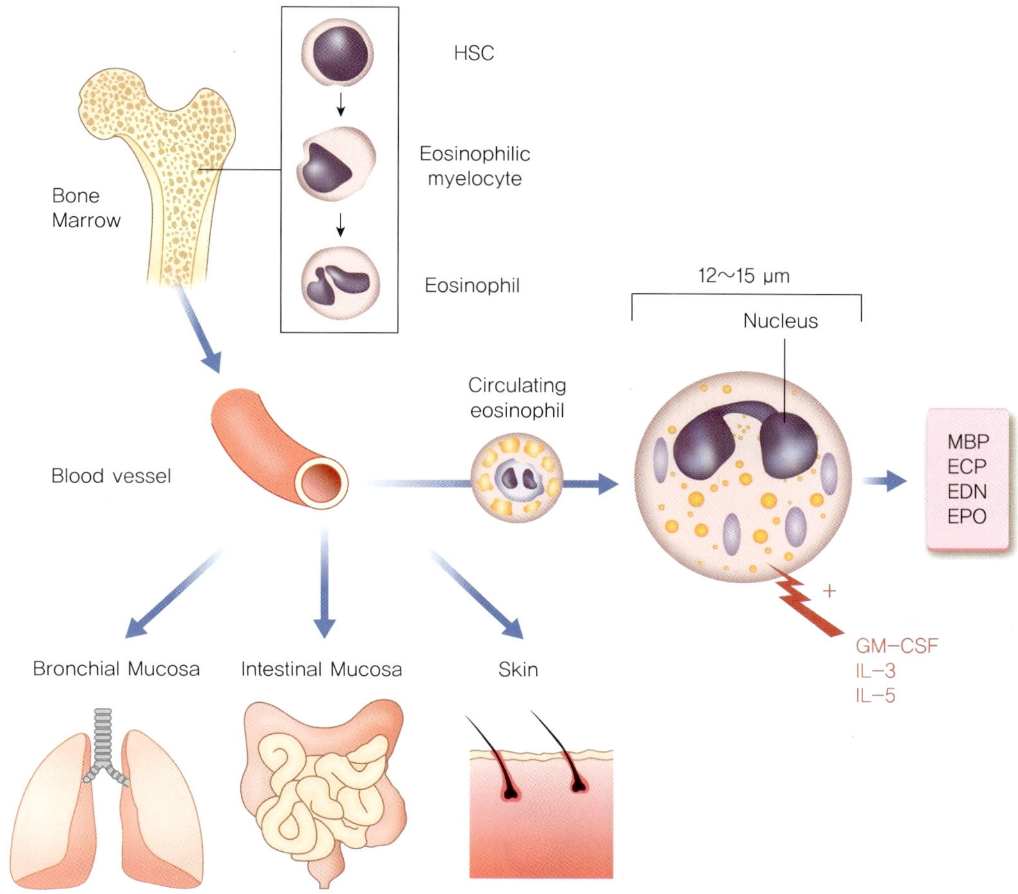

그림 4-27. **호산구 생성과 분포**

호산구는 운동 주화능, 탐식능, 약한 살균능을 가지고 있고 항원-항체복합물을 탐식함으로써 allergy 반응을 억제하며 histamine에 의한 조직 손상 방지 및 기생충의 상해 등에 관여한다. 호산구 생성촉진물질(eosinophilopoietin)은 T-림프구에서 분비되는 것으로 생각된다.

호산구 표면에는 IgE와 histamine에 대한 수용체를 가지고 있고 주화성 인자에 의해 자극된다. 호산구를 끌어다니는 화학주성인자 중 과민증의 호산구 화학 주성인자(eosinophil chemotactic factor of anaphylaxia, ECF-A)는 호염기구와 비만세포에도 존재한다. 호산구에도 비만세포나 호염기구에 의해 방출된 histamine, 혈소판활성인자(platelet activating factor)와 같은 불활성 인자들의 물질을 포함하고 있다.

호산구는 과민성 반응과 비면역성 염증 반응을 완화시키는 기능을 가지고 있어 기생충 감염증, 과민성 상태, 알레르기 비염과 기관지 천식과 같은 알레르기 질환, 피부질환, 만성골수세포백혈병, 호지킨 림프종, 호산구 증가증후군 등에서 증가하며 부신피질 자극호르몬에 의해 감소한다. 호산구 수를 이용하는 검사인 Thorn test는 부신피질자극호르몬(adrenocorticotropic hormone, ACTH)을 투여 후 혈액 내 호산구 수를 측정하는 것으로 호산구 수는 Adison병에서 증가하고 Cushing병에서 감소한다.

5. 호염기구의 역학 및 기능(Kinetics and Function of Basophil)

호염기구는 과립구 가운데 가장 적은 수를 차지하며, 말초혈액 백혈구의 0.5%~1%에 해당한다.

골수에서의 성숙시간은 아마도 중성구보다는 짧은 것으로 보이며 혈액 내에서 시간은 비슷한 것으로 보인다. 부신피질 자극호르몬과 과민성 반응에서 감소하며, 만성골수세포백혈병, 진성적혈구증가증, 점액부종 및 만성골수증식성증후군에서는 증가한다.

호염기구 내 과립들은 histamine, heparin, peroxidase 등을 포함하고 있으며, 호산구를 끌어들이는 주화인자를 방출한다. 세포막의 수용체에 결합된 IgE에 특이 항원이 결합하면 아나필락시스형 탈과립이 발생하여 세포 내 저장되었던 histamine 등이 유리되어 즉각적인 과민반응이 나타난다.

조직이나 골수에서는 비만세포(mast cell)가 관찰되는데 크기는 직경 5~25 μm로 윤곽은 부정형 혹은 가늘고 길게 늘어난 형태이다. 핵은 보통 난형 또는 원형이며, 거의 완전히 과립으로 덮여 있다. 세포질은 담청색으로 염색된 균일한 소형의 과립이 무수히 그리고도 밀집되어 있어서 세포질은 거의 관찰할 수 없다. 이들 과립은 수용성이며 toluidine blue로 염색하면 이염성을 나타낸다(그림 4-28).

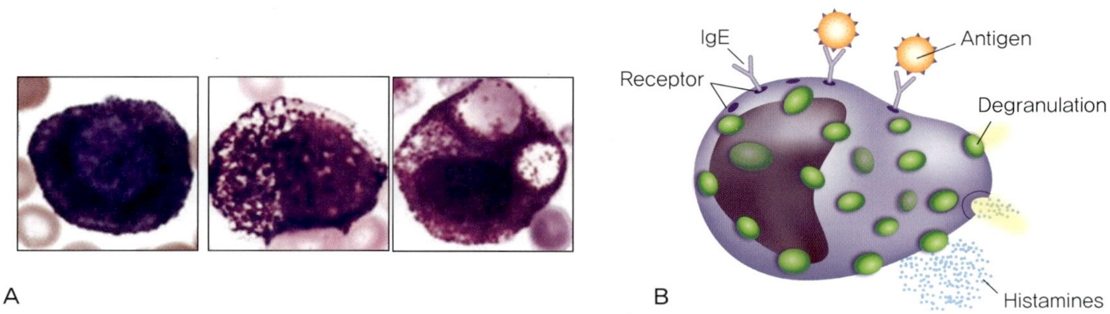

그림 4-28. **비만세포** A: 비만세포, B: 모식도

전자현미경으로 관찰하면 핵의 윤곽은 조금 부정형이고, 세포질안의 소포체 및 mitochondria는 결핍되어 있으나 여러 종류의 크기와 형을 갖는 다수의 과립에 의해 세포질은 메워져 있다. 비만세포도 histamine, heparin 및 serotonine을 가지고 있다(그림 4-29).

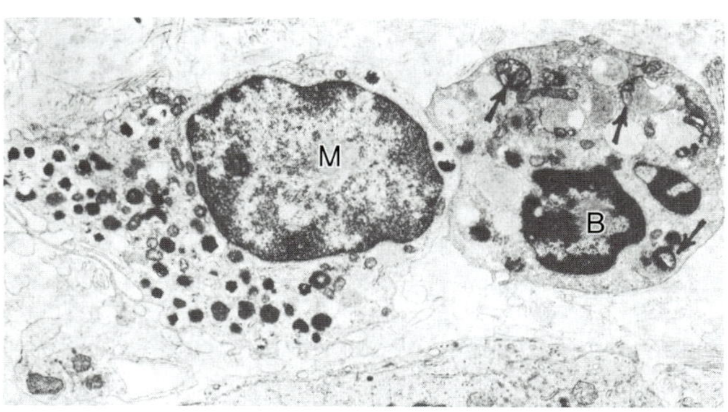

그림 4-29. **비만세포(M)와 호염기구(B)의 전자현미경상**

II. 무과립 백혈구계의 성숙(Maturation of Agranulocytic Series)

무과립구계에는 골수에서 만들어지는 단(핵)구계와 주로 림프절에서 만들어지는 림프구계가 있다. 무과립구의 과립은 비특이성(azurophilic)의 성질을 가지고 있다.

1. 단(핵)구계의 성숙(Maturation of Monocytic Series)

골수에서 다잠능조혈줄기세포(pluripotential stem cell)에 골수계 생성자극인자의 영향을 주면 골수계줄기세포(myeloid stem cell)인 CFU-GEMM으로 분화하고 여기에 과립, 단(핵)구계생성자극인자(granulocyte, monocyte colony stimulating factor, GM-CSF) 같은 과립 백혈구가 될 수 있는 생성인자들의 영향을 주면 골수세포-단(핵)구 집락형성세포(CFU-GM: colony forming unit-granulocyte, monocyte)가 생성되고, 여기서부터 형태가 구별되는 단(핵)모세포(monoblast)로 분화, 성숙된다(그림 4-30).

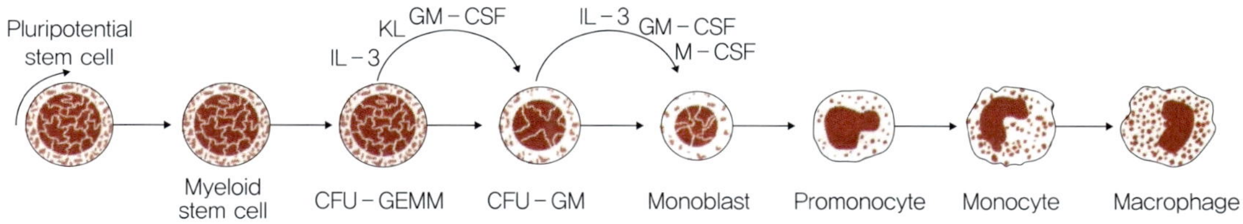

그림 4-30. 단(핵)구의 성숙과정

1) 단(핵)모세포(Monoblast)

형태학적 또는 조직학적인 기준에서는 단(핵)모세포와 골수모세포를 구별할 수 없기 때문에 단(핵)모세포라고 한 이 판정 기준은 부적당한 것이다. 골수모세포가 골수계(myeloid) 및 단(핵)구계(monocytic)의 세포가 될 수 있는 것으로 간주되고 있다. 따라서 단(핵)모세포는 급성 골수단(핵)구 백혈병 및 급성 단(핵)구 백혈병일 때 나타나는 모구이다(그림 4-31).

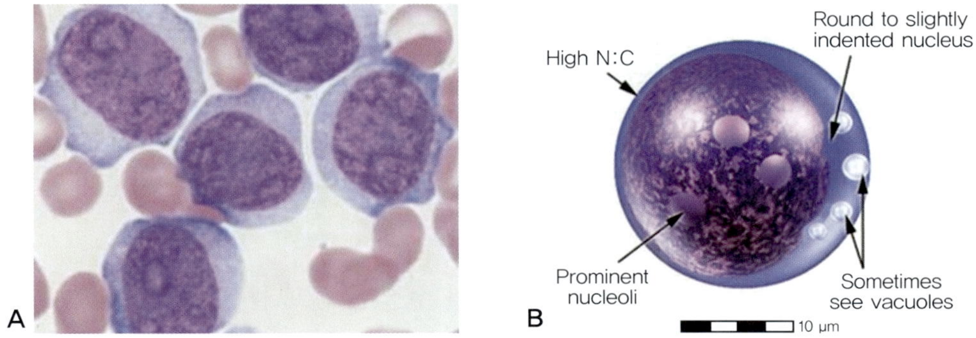

그림 4-31. 단(핵)모세포 A: 단(핵)모세포, B: 모식도

(1) 크기

직경은 14～18 μm(15～20 μm)이다.

(2) 핵

핵은 원형 내지 난원형으로, 때로는 절흔이나 만입된 것을 볼 수 있다. 염색질 형태는 골수모세포와 비슷하며, 규칙적인 엷은 pink색 내지 청색의 parachromatin을 수반한 미세한 청색에서 자색의 점상구조를 보인다. 핵소체는 엷고, 청색으로 대형이며 원형이다.

(3) 세포질

세포질은 비교적 폭이 넓고, 약간의 azure 과립을 가지고 있으며, 담청색 내지 회색으로 염색되어 있다. 세포 주변으로 위족을 내거나 만입되는 등 부정형을 나타낸다. 핵이 만입된 부분의 세포질은 세포 주변에 비하여 밝다. 핵을 둘러싸고 있는 세포질에서 급성 백혈병을 시사하는 Auer 소체 및 PAS 양성의 결정체 모양의 구조물이 나타날 수도 있다(그림 4-31).

2) 전단(핵)구(Promonocyte)

단(핵)구계 세포 중에서 동정이 가능한 최초의 유약한 세포이며, 유사분열을 할 수있다. 전단(핵)구로부터 생성된 성숙 단(핵)구는 macrophage로 성숙할 수 있다.

(1) 크기

직경 15～20 μm(15～25 μm)로 골수모세포보다 약간 크다.

(2) 핵

대형으로 난원형 또는 원형이고, 복잡하게 잠입하여 움푹 들어가 만입된 것이 눈에 띈다. 염색질은 약간 조금 대형의 결절상을 갖는 구조를 나타낸다.

(3) 세포질

엷은 회청색을 보이며, azure 과립을 가지고 있다. N/C ratio는 약 7:1이다(그림 4-32).

3) 단(핵)구(Monocyte)

(1) 크기

직경은 14～20 μm부터 30～40 μm로 말초혈액에서 볼 수 있는 세포 들 중 가장 크다.

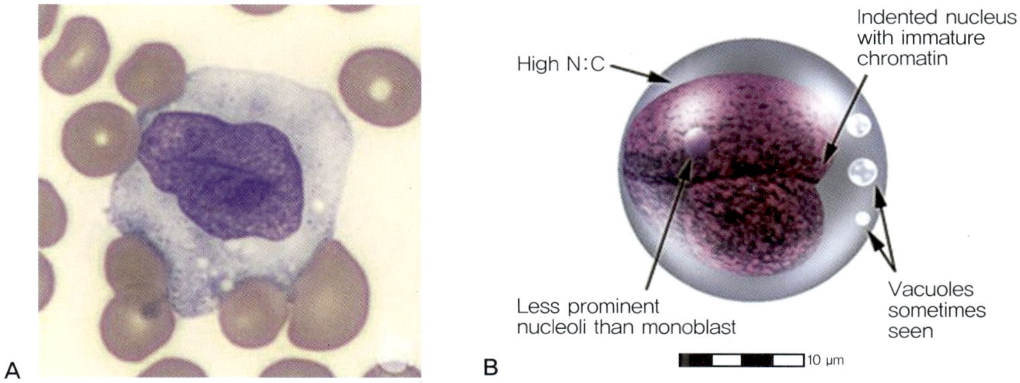

그림 4-32. **전단(핵)구** A: 전단(핵)구, B: 모식도

(2) 핵

핵은 편재되어 있거나 중앙에 위치하며, 대개 콩팥모양이나, 분엽(2개 또는 그 이상)을 이루고 있기도 하다. 말초혈액에서는 접히고 겹쳐져서 마치 뇌의 주름 모양으로 복잡하게 함몰되어 있다. 염색질망은 미세하며 엷고 조밀하며, 결합부에서는 선상의 염색질이 소형의 두툼한 부분을 형성한다. 핵소체는 보이지 않고, 전체적인 인상으로 엷은 감을 주는 핵은 대단히 변화가 많은 형태를 나타낸다.

(3) 세포질

세포질은 풍부하며, 불투명한 청회색으로 불균일하게 염색되어 있다. 미세한 azure 과립이나 탐식물 혹은 공포가 나타날 수 있다. 이 모양은 자주 젖빛유리 모양으로 표현되기도 한다(그림 4-33, 34).

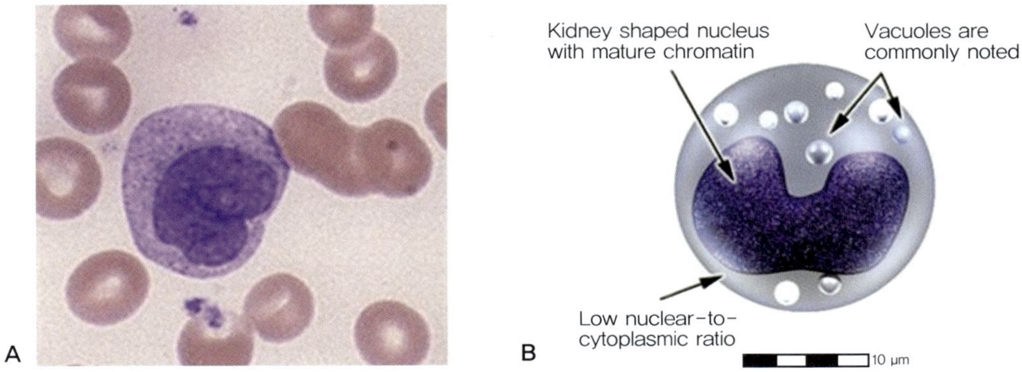

그림 4-33. **단(핵)구** A: 단(핵)구, B: 모식도

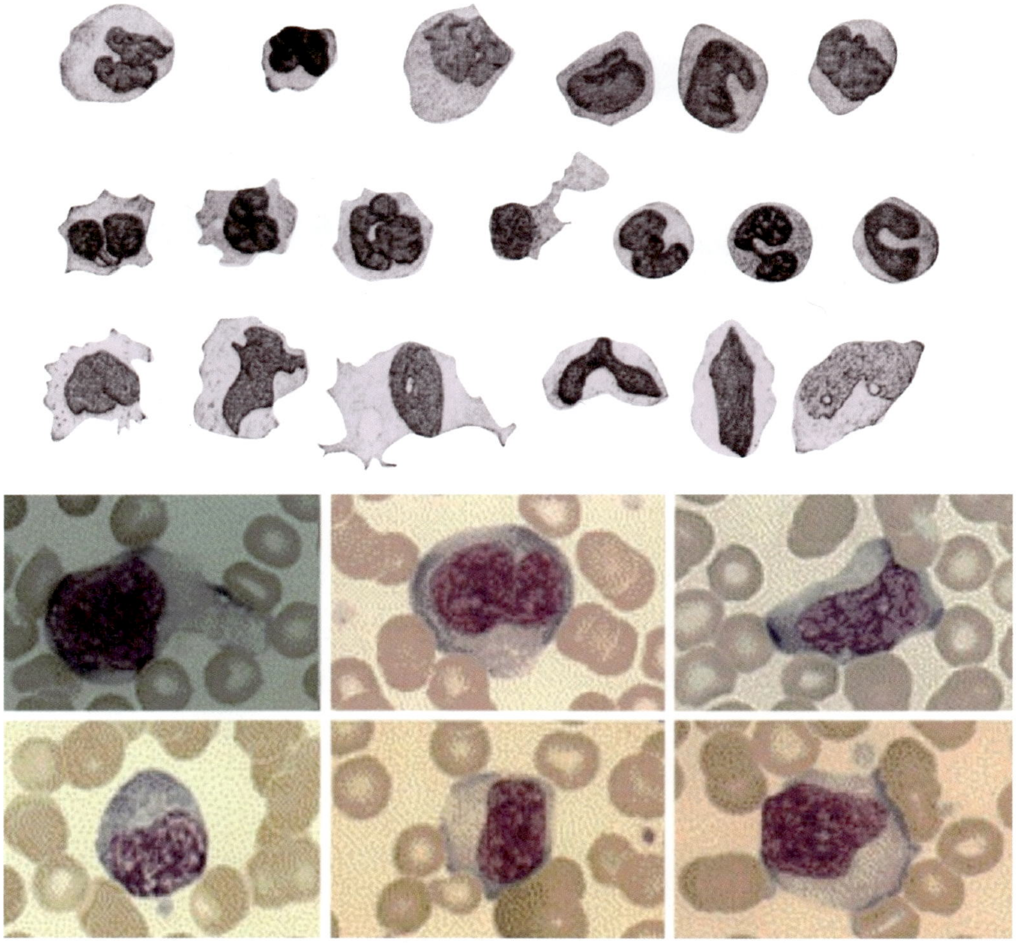

그림 4-34. 다양한 형태의 단(핵)구

(4) 전자현미경상

만곡한 핵에 1 내지 2개의 핵소체가 보이고, 주변 쪽으로 염색질이 풍부하다. 세포질에는 조면 소포체, 소형의 azure 과립, mitochondria, 다수의 microfibrils, microtubule이 나타난다(그림 4-35).

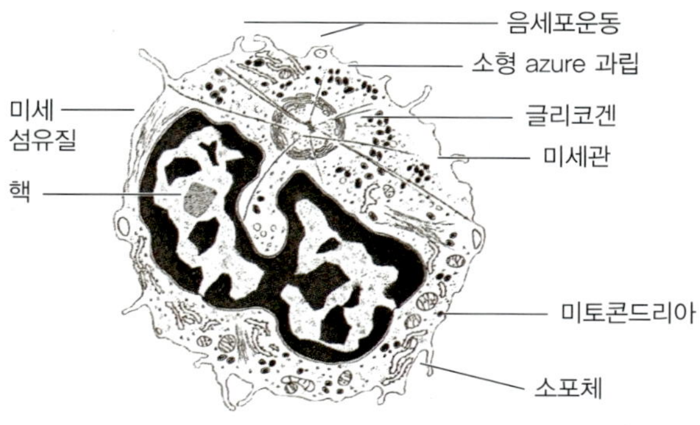

그림 4-35. 단(핵)구의 전자현미경상

4) 조직구 또는 대식세포(Histiocyte or Macrophage)

단(핵)구의 가장 성숙한 단계의 세포로 조직 및 골수에서 발견되며, 단(핵)구와 함께 단(핵)구성 탐식 세포계(MPS)를 구성한다.

(1) 크기

직경 30～40 μm 내지 그 이상의 크기를 갖는다.

(2) 핵

핵은 난원형이며 염색질은 규칙적인 망상구조를 보이며 1～2개의 핵소체를 가지고 있다.

(3) 세포질

풍부하며, 가장자리는 불규칙적이고 충분히 넓다. 담회색의 세포질은 pink색 내지 청색이 가미되어 반점모양을 보이며, 탐식한 물질이나 파편 및 azure 과립을 가지고 있다(그림 4-36, 37).

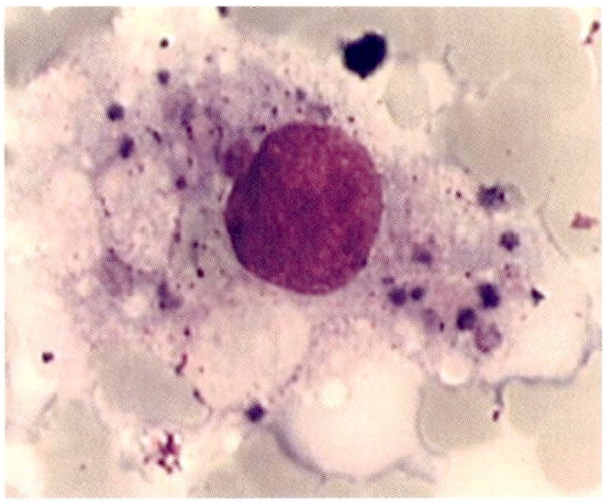

그림 4-36. **조직구**

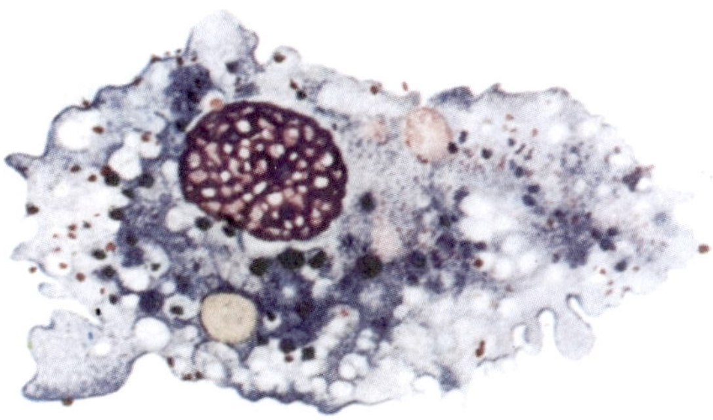

그림 4-37. **적혈구를 탐식한 골수 조직구**

(4) 전자현미경상

대단히 활발한 대사를 하고 있는 세포로 관찰되고, 대형의 Golgi체로부터 무수한 일차 lysosome이 생산되어 탐식 공포와 융합되어 이차 lysosome이 된다. 조면 및 활면 소포체는 중등도로 발견된다. Microfilaments나 microtuble도 발견된다.

2. 단(핵)구의 역학 및 기능(Kinetics and Function of Monocyte)

전단(핵)구가 형성된 후 골수에서 말초혈액으로 나오기 전 50~60시간의 기간 동안 2회의 유사분열이 일어난다. 이때 단(핵)구의 생산은 GM-CSF에 의해 조절된다.

단(핵)구는 순환 단(핵)구풀(circulating monocyte pool, CMP)과 변연 단(핵)구풀(marginal monocyte pool, MMP)에 다 분포하며, 그 비율은 1:3.5 정도이다. 순환풀에서의 반감기는 8.4시간 정도이며, 이 기간은 거비증(splenomegaly)이나 급성 감염 시 짧아지고, 단(핵)구 증가증일 때 길어진다. 단(핵)구가 변연풀을 벗어나 조직으로 들어가면 수개월 혹은 그 이상을 살아간다.

단(핵)구는 골수에서 만들어져 혈액에 의해 운반되어 조직 속으로 이주하는데, 이곳에서 조직구(histiocyte) 또는 대식세포(macrophage)로 변형되어 생애의 대부분을 보내게 된다. 조직에 따라 단(핵)구는 다양한 이름으로 불리고 있다(표 4-1).

표 4-1. 단핵 탐식 세포계의 조직별 명칭

Cells	Localization	Other names
Stem cell	Bone marrow	
Monoblast	Bone marrow	
Promonocyte	Bone marrow	
Monocyte	Bone marrow and peripheral blood	
Macrophage	Tissues : Connective tissue Liver Lung Lymphnodes Bone marrow Serous cavities Bone tissue Nervous system	 Histiocyte Kupffer cell Alveolar mcrophage Free and fixed macrophage Macrophage Pleura and peritoneal mocrophage Osteoclast Microglial cell

단(핵)구의 기능을 표 4-2에 나타내었다.

단(핵)구 증가증은 활동성 결핵, 아급성 심내막염, 류마티스 관절염, AML의 M5, 호지킨림프종 등에 나타난다. 특히 결핵, 감염에서의 단(핵)구 증가는 상태의 악화를, 림프구 증가는 상태의 호전을 의미한다.

단핵 탐식세포 기능의 특징은 이 세포가 면역 활성과 관계가 있다는 것이며, 이 면역 기능은 다음 두 가지 이상으로 이루어진다. 첫째 면역 유도기, 즉 항원 정보를 림프구로 전달하는 시기(그림 4-38)와 둘째 세포성면역이 발현되는 시기, 즉 지연형 과민성 반응을 나타내는 시기이다.

표 4-2. 단핵 탐식세포계의 기능

단핵 탐식세포계의 기능
탐식 작용(phagocytosis)
세균의 성장 억제 또는 죽임
암세포의 성장 억제 또는 세포 용해 기능: "surveillance cell"
분비 기능
혈관생성 자극 및 상처 치유 기능
항원제시 기능: "antigen ptesentating cell"

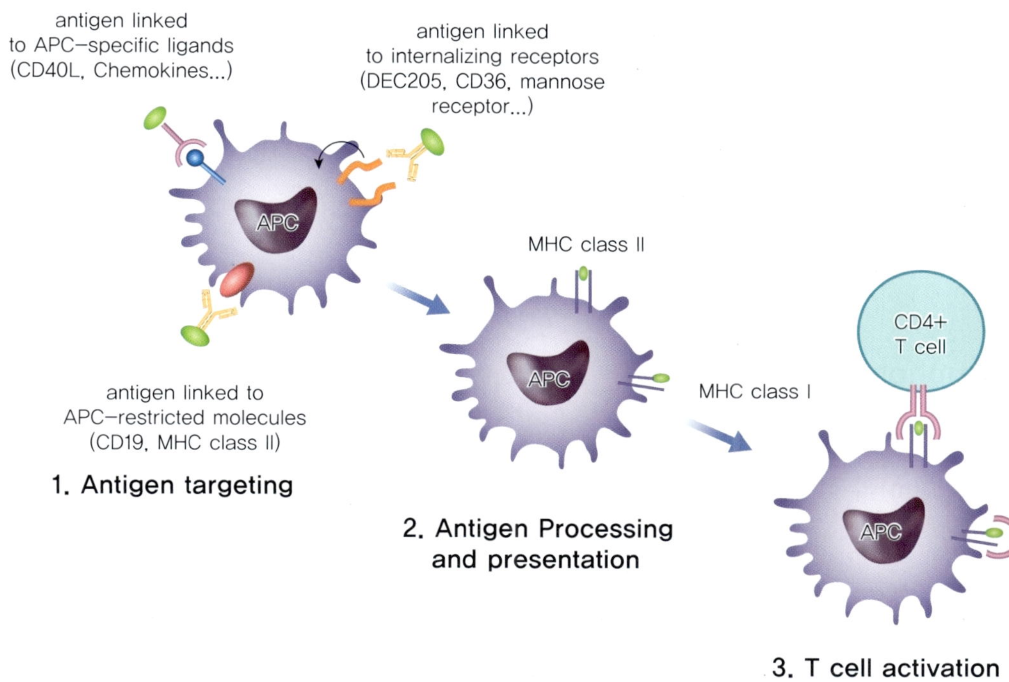

그림 4-38. 단핵 탐식세포계의 항원제시 작용

3. 림프구계의 성숙(Maturation of Lymphocytic Series)

골수에서 다잠능조혈줄기세포(pluripotential stem cell)에 림프계생성자극인자(lymphocyte-colony stimulating factor, L-CSF)의 영향을 주면 림프계줄기세포(lymphoid stem cell)인 CFU-L (colony forming unit-lymphocyte)로 분화한다. 골수는 림프계전구세포의 생산 장소이고, 여기서부터 어떤 것은 윤활주머니 상동기관(bursa equivalent)으로, 또 어떤 것은 흉선(thymus)으로 나뉘어 들어간다(그림 4-39).

성숙 림프구의 어떤 것은 '모구화 반응(blastosis)'을 일으키며, 그 자신이 전구세포로 되기도 하기 때문에, 림프구의 전구세포 내지 줄기세포로서의 림프구에 관한 고찰은 대단히 복잡하다.

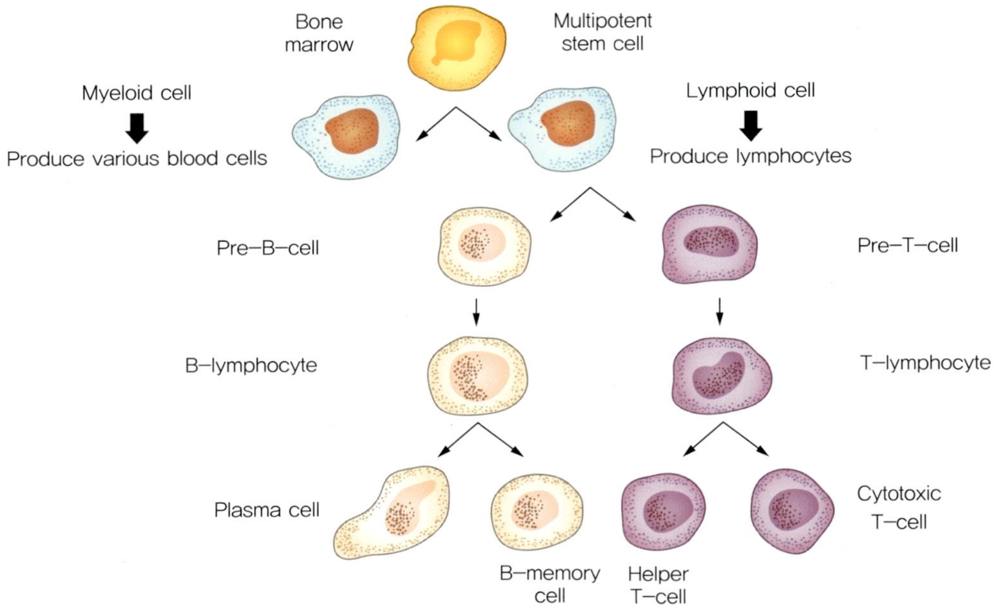

그림 4-39. 림프구의 분화과정

1) 림프모구(Lymphoblast)

(1) 크기

10～18 μm(15～20 μm)의 직경을 갖는다.

(2) 핵

중앙에 위치하며, 원형 또는 난원형이다. 담홍색의 염색질은 섬세한 점묘상의 양상을 보인다. 핵막은 명료하고, 윤곽이 분명한 1～2개의 pink색 핵소체가 있다.

(3) 세포질

과립은 없고 하늘색으로 염색되어 있다. 세포의 주변은 암청색으로, 핵 주위는 밝은 고리모양의 띠를 볼 수 있다(그림 4-40).

(4) 전자현미경상

핵은 콩팥모양이며 말초부에서 약간 엷은 염색질은 핵막의 소공부위에서 단열되어 있다. 커다란 핵소체는 불완전하게 염색질로 둘러져 있다. 세포 소기관으로는 mitochondria, microfilalments, 약간의 azure 과립, 및 중심체와 Golgi체가 보인다(그림 4-41).

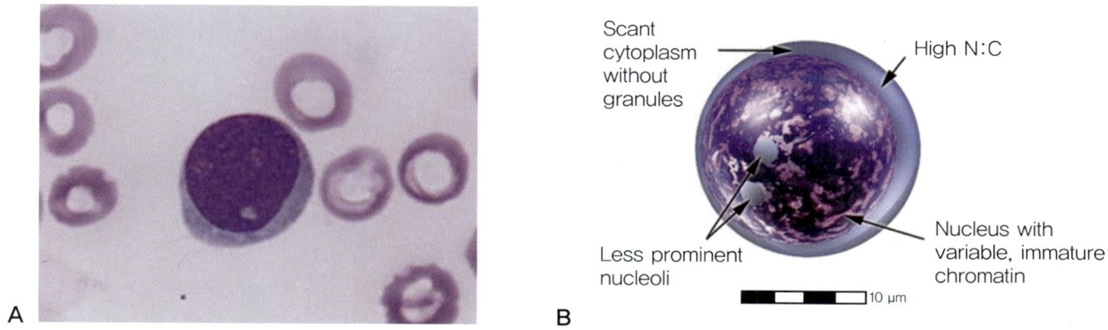

그림 4-40. **림프모구** A. 림프모구, B. 모식도

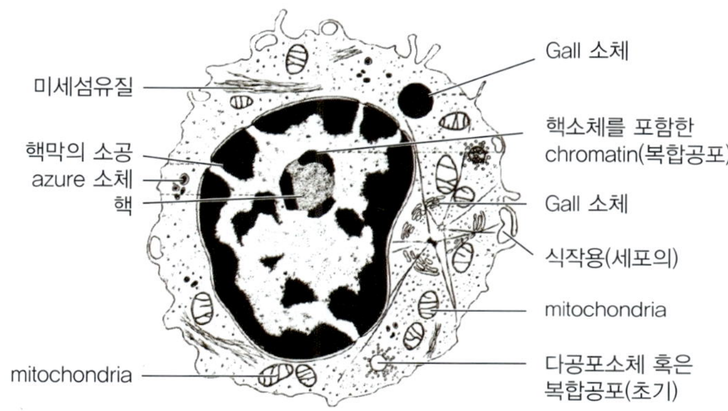

그림 4-41. **림프모구의 투과전자현미경상**

말초혈액에서 관찰되는 골수모구와 림프모구의 차이를 그림 4-42에 나타내었다.

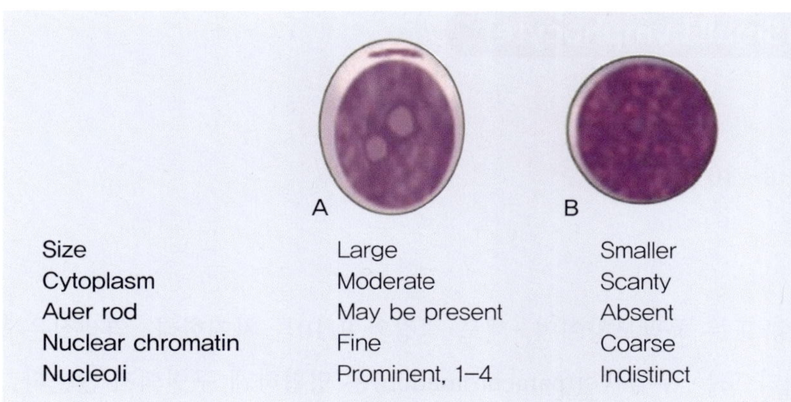

그림 4-42. **골수모세포와 림프모구**

2) 전림프구(Prolymphocyte)

(1) 크기

직경은 15~18 μm이다.

(2) 핵

난원형이나 약간 만입되어 있고, 핵소체는 희미하게 나타날 수가 있다. 핵 염색질은 조금 농축되어 모자이크상을 보인다. 농축도가 강한 염색질과 밝게 염색된 엷은 청색의 parachromatin과는 명확하게 구별할 수 없다.

(3) 세포질

주변부에 호염기성으로 염색된 균질한 세포질을 조금 볼 수 있고, azure 과립과 공포도 아주 조금 볼 수 있다(그림 4-43).

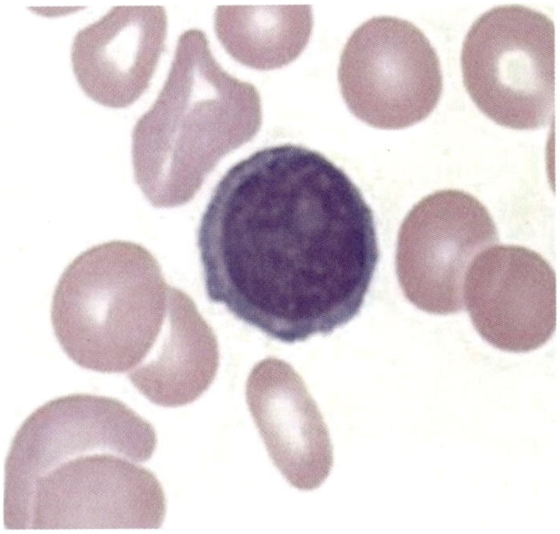

그림 4-43. 전림프구

3) 림프구(Lymphocyte)

다핵 백혈구보다 큰 림프구는 대림프구, 이보다 작은 것은 소림프구로 나뉜다. 형태학적인 차이는 주로 세포질의 양에 의하지만, 기능적으로는 소림프구의 대부분은 T-림프구이고, 대형 림프구의 대부분은 B-림프구이다.

3-1. 소림프구(Small Lymphocyte)

(1) 크기

직경은 6~9 μm (8~10 μm)이다.

(2) 핵

핵은 원형, 난원형 또는 콩팥모양이며, 세포 직경의 9/10를 차지한다. 염색질은 농축 결절을 만들며, 소량의 푸른 기가 도는 부염색질(parachromation)은 명확하게 구별되지 않는다. 핵소체는 확실하게 보이지 않지만 도말표본 작성 시 압력을 어떻게 주는가에 따라 핵소체가 보일 수도 있다.

(3) 세포질

세포질은 호염기성으로 핵을 둘러싸고 있는 세포질의 폭은 좁고 때에 따라 푸른색의 얇은 선 모양으로 보일 수 있다. 림프구는 부서지기 쉽기 때문에 도말표본 작성 때 압력에 의하여 세포질이 늘어나 난원형의 핵의 한쪽 끝을 넘어 끝이 가는 돌기 형을 나타내는 수가 있다. 핵의 긴 폭은 세포의 긴 폭과 일치하나, 이 같은 형태는 다른 세포에서는 나타나지 않는다(그림 4-44).

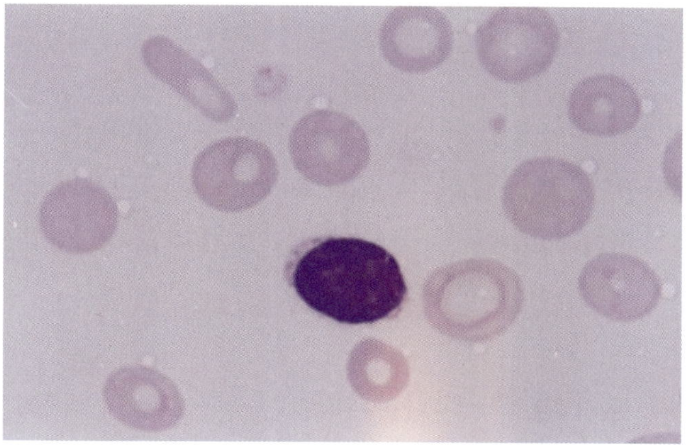

그림 4-44. **소림프구**

(4) 전자현미경상

핵에는 1～2개의 핵소체를 볼 수 있고, 농축된 염색질이 핵막공 부분을 제외한 핵막을 따라 존재한다. 세포질 중에는 중심체 1개를 포함한 작은 Golgi체와 소수의 mitochondria, monoribosome, 소수의 섬유소다발 및 Gall 소체가 1개 나타난다(그림 4-45).

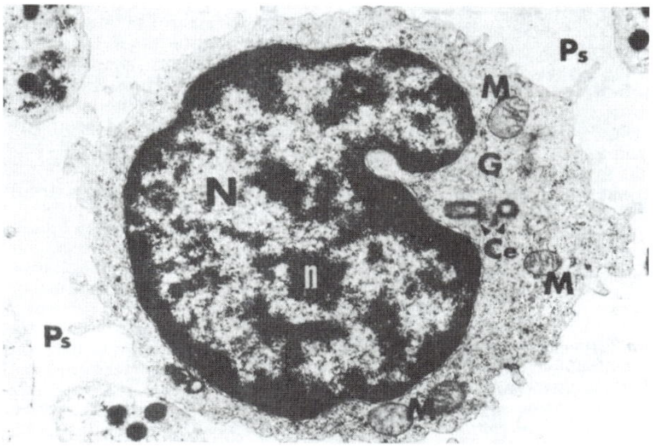

그림 4-45. **소림프구의 전자현미경상**
M: mitochondria, G: Golgi체, Ce: 중심체, Ps: 위족,
N. 핵Clinical Hematology

3-2. 대림프구(Large Lymphocyte)

(1) 크기

직경은 12∼16 μm(17∼30 μm)이다.

(2) 핵

핵은 농축한 난원형 내지 약간 울퉁불퉁하게 만입된 것이 중앙에 혹은 편재되어 있다. 핵 염색질은 소형보다 덜 농축되고 융합되어 소형의 부염색질(parachromation)과는 명확히 구별하기 어렵다. 도말 표본을 만들 때의 압력에 의하여 핵소체는 보이기도 하고 보이지 않기도 한다.

(3) 세포질

세포질은 풍부하고 회색 내지 담청색을 나타내지만 염색성이 균일하지 않아 때로는 줄무늬 모양으로 염색되기도 한다. 30∼60%의 세포에서 azure 과립을 포함하고 있으나, 백혈병 세포에서는 이들 과립은 없다. 과립에 더하여 1∼2개의 공포(Gall 소체)가 보인다.

세포의 윤곽은 주위세포 때문에 만입되어 부정형이 되지만, 자주 눌려 들어간 부분은 암청색의 얇은 줄무늬가 더욱 눈에 띄는 수가 있다(그림 4-46).

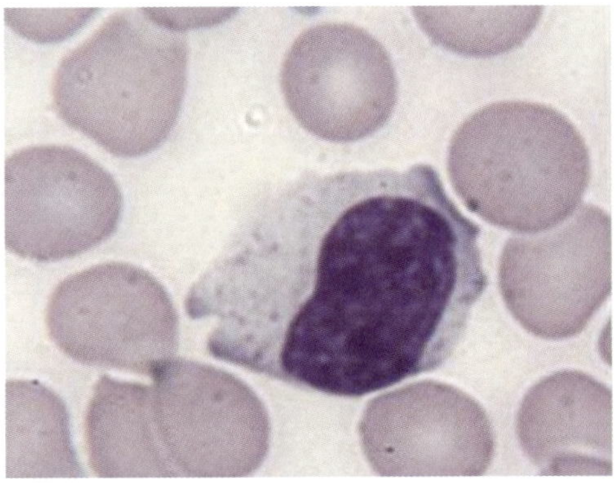

그림 4-46. 대림프구

(4) 전자현미경상

핵 염색질은 소림프구의 염색질에 비하여 소형으로 적다. 1개의 핵소체가 보일 수가 있다. 풍부한 세포질에는 많은 ribosome, mitochondria, 더욱더 대형인 Golgi체가 포함되어 있다(그림 4-47).

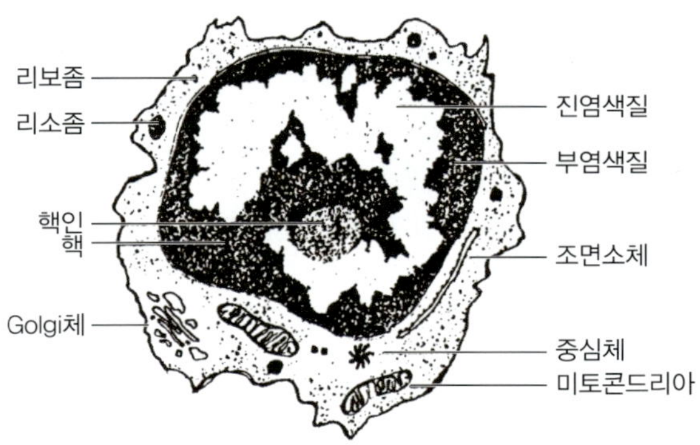

그림 4-47. 대림프구의 전자현미경상

4. 림프구계의 발생 및 분화(Ontogeny and Distribution of Lymphocyte)

림프구는 면역계의 주체적인 세포로, 순환 항체의 생산과 세포성 면역 등의 기능을 가지고 있다.

성인의 림프구계는 1차 림프구 조혈기관인 bone marrow(골수)와 흉선(Thymus) 과 2차 또는 말초 림프기관인 림프절, 지라, 소화기계와 연관된 림프 조직(Peyer's patches라고도 불리는 장의 림프소절과 편도선), 그리고 혈액으로 구성되어 있다(그림 4-48).

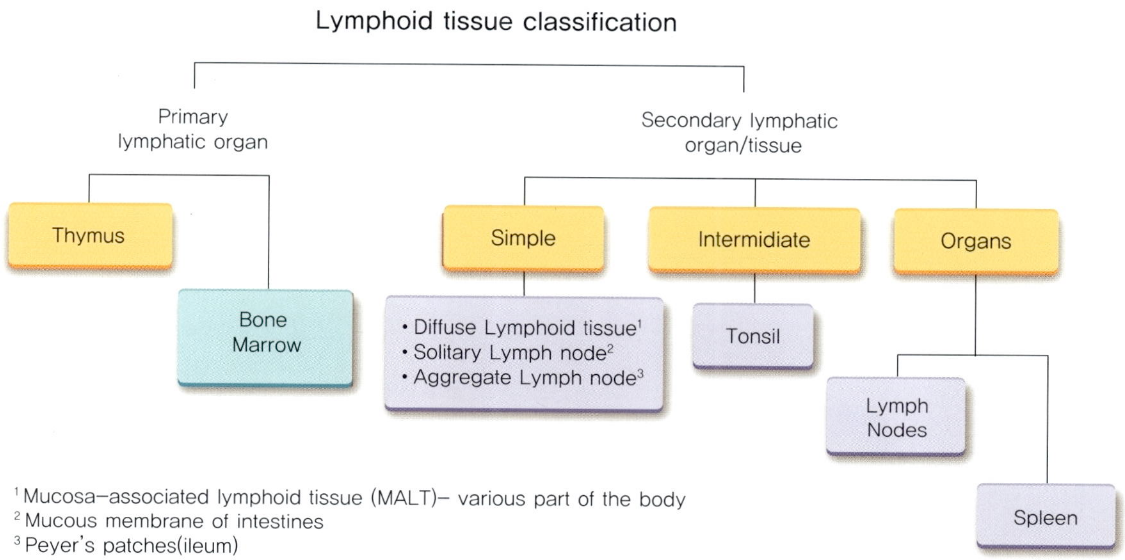

그림 4-48. 림프구 조혈기관

골수는 체내의 가장 큰 림프구 조혈 장기이다. 림프구 보충의 근원지는 골수의 줄기세포 구역이다. 골수와 흉선에서의 림프구 생성은 항원의 자극과 림프계의 다른 부위에서 생긴 결과에 따라 달라진다. 이 두 기관은 항원에 의해 자극을 받았을 때 면역적 기능의 소임을 할 수 있는 림프구를 말초적, 즉 2차 림프계로 공급하는 일을 한다. 골수에서 생성된 림프구의 운명은 매우 다양하다. 이 세포들의 어떤 것은 림프구 줄기세포로 작용하고, 또 어떤 것은 말초 림프계로 이동된다. 그러나 대부분의 골수 림프구들은 임의적으로 골수에서 죽고, 또 일부는 림프구의 다음 세대를 위한 초석이 되기도 한다.

말초혈액 내에 존재하는 림프구는 하나의 림프 조직으로부터 다른 조직이나 염증이 있는 곳으로 수송된다. 림프구의 순환에는 두 가지의 기본방식이 있는데, 그 하나는 미성숙 림프구가 골수세포로부터 흉선으로 이동하여 이곳에서부터 다시 말초적 2차 림프기관으로 이동하고 이동한 림프구는 혈액과 림프관을 통해 순환하다가 다시 돌아온다. 또 하나는 성숙의 재순환으로, 분화된 림프구들이 계속적으로 림프계의 한 곳으로부터 다른 곳으로 이동하는 것이다. 이와 같이 미성숙 림프구는 골수에서 흉선으로 꾸준히 이동하여 성숙되고 활성화된다. 그 후 이 세포들은 말초적 림프계 내의 흉선 의존 구역으로 이동하여 장수하는 T-세포가 되는 것이다. 비록 B-세포와 T-세포 둘 다 재순환 능력을 갖고 있어 혈액, 골수, 말초 림프절 사이를 왔다 갔다 하지만, T-림프구 재순환풀(recirculating lymphocyte pool, rCLP)이 대부분을 차지하고 있다(그림 4-49).

전제 림프구의 약 2% 정도가 말초혈액에 순환하며, 그 대부분은 T-림프구로, 수개월에서 수십 년까지 생존한다. 말초혈액 내에서 B-림프구는 10~20% 정도이며, 대부분 수 시간에서 수일간 생존한다.

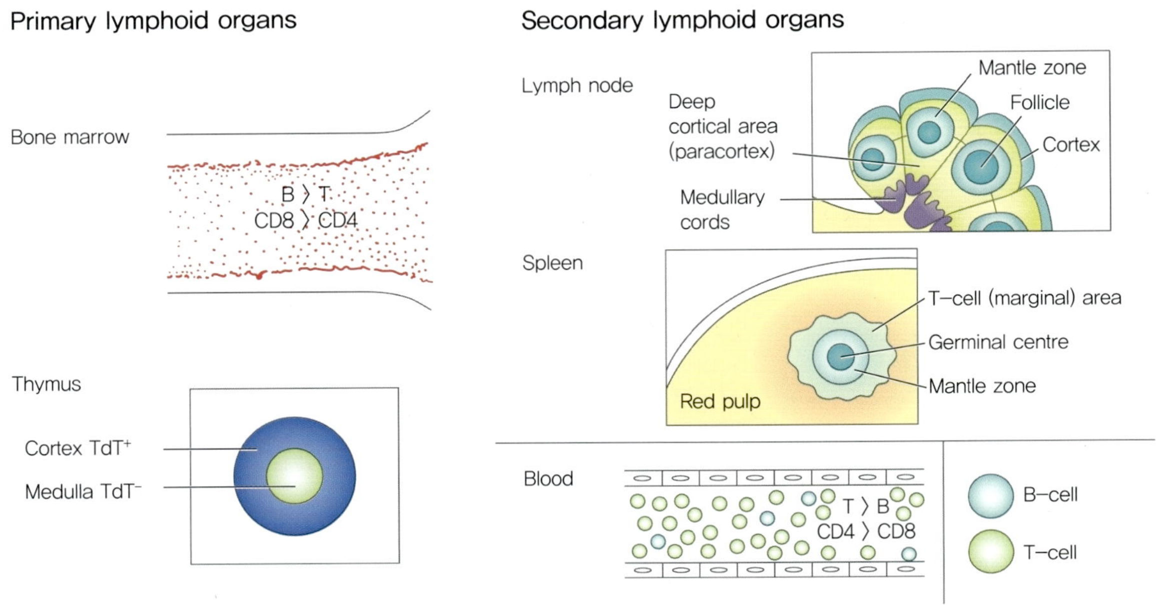

그림 4-49. 림프구 조혈기관의 종류 및 림프구 분포

1) T-림프구

T-림프구들은 자신만의 재순환 pattern을 가지고 있어 어떤 것은 림프절로만, 또 어떤 것은 소화기관으로만 재순환된다고 생각된다. 그래서 각 아집단으로 나눌 수 있다. 한편 항원의 자극은 단명하고 순환하지 않는 림프구들을 장수하고 순환하는 림프구들로 전환시키므로, 면역반응이 일어나는 동안 림프절을 통과하는 혈액 중의 비율을 4배 정도 증가시킨다. 그래서 항원 노출의 양이 신체의 전체 림프구 총 수에 영향을 주는 주요 인자로 볼 수 있다.

T-림프구는 골수 내 조혈모세포로부터 CD7 양성인 미성숙 T-림프구 단계까지 분화된 후 흉선으로 이동해 흉선의 피막하 지질(subcapsular cortex)에서 성숙 T-림프구로 분화를 마치고 이차 림프기관으로 이동한다(그림 4-50). 또한 모구로 변형할 수 있고 유사 분열할 수 있으므로 필요할 때마다 스스로 줄기세포 구역으로 이동할 수 있다. B-림프구와는 다르게 면양적혈구에 로젯 현상을 보인다(그림 4-51).

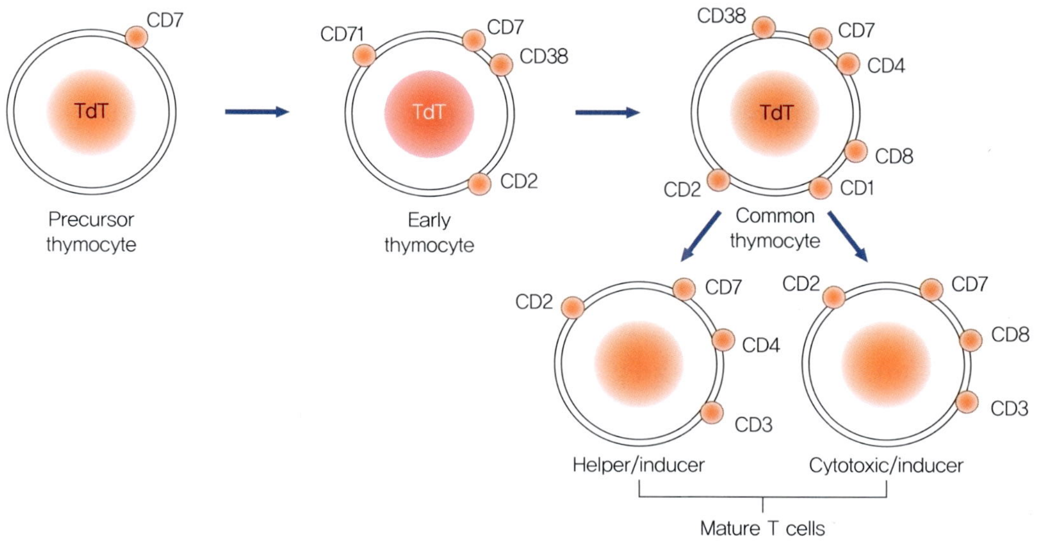

그림 4-50. T-림프구의 성숙

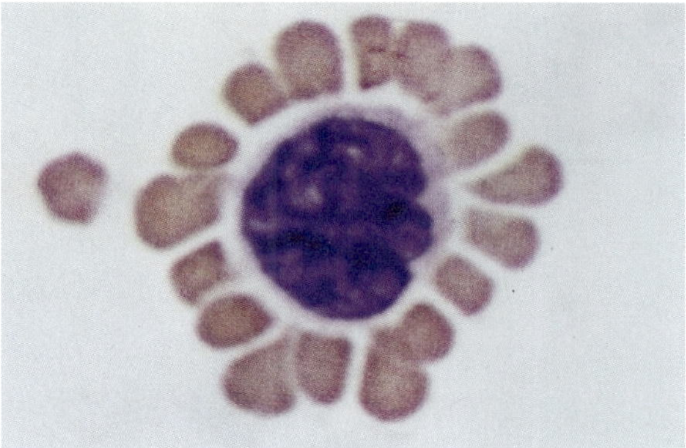

그림 4-51. 면양적혈구 로젯 현상

2) B-림프구

B-림프구는 일찍이 조류의 파브리시우스낭(Bursa of Fabricius)이라 불리는 기관에서 발견되었기 때문에 그렇게 불리게 되었다. 인체에서는 Fabricius 낭과 같은 기관이 현재 골수로 알려져 있다. B-림프구는 항체 생성에 최초로 반응하는 세포이며, 일반적으로 수명이 짧고 말초혈액에는 10~20% 정도 존재한다.

이 세포는 골수에서 성숙되며, memory B lymphocytic antigen (MBLA)이라 불리는 특이성 B-세포 항원을 얻는다. 더욱 성숙되는 동안 B-림프구의 표면에는 면역 globulin을 구성하고 있는 light chain이 나타난다. 이는 면역 globulins의 완전한 발달을 야기하며, Fc 수용체(면역 globulins의 Fc 부분과 결합하는 수용체) 또한 세포 표면에서 보체를 위한 수용체와 함께 발달하게 된다. B-림프구가 골수를 떠나게 되면, 면역 globulin과 Fc, 보체의 수용체는 더욱 발달하게 된다.

B-림프구는 최후로 형질세포(plasma cell)로 분화되어 특수 항체를 분비한다. 이 중의 어떤 것은 세포막에서 발견되며, 항원에 대한 수용체로 작용한다. 이것을 표재성 면역 globulins (surface-bound immunoglobulin, SIg)이라 부르며, 주로 IgM, IgD, IgG, IgA이다. 어떤 B-림프구는 또한 Epsteinbarr virus (EBV)를 위한 수용체도 가지고 있는 것을 볼 수 있다(그림 4-52).

또한 이 표재성 항원 외에도 림프구들은 표면에 염색체성 기원의 항원성 물질을 수없이 가지고 있다. 이 항원들은 처음 조직 적합성 검사에 의하여 측정되어 HLA-A, HLA-B, HLA-C, HLA-D 및 HLADR로 불렸다. 그 후에 HLA-DR은 B-림프구에 가장 강하게 존재하며, T-림프구에는 존재하기는 하나 그 정도는 약하다는 것이 알려졌다.

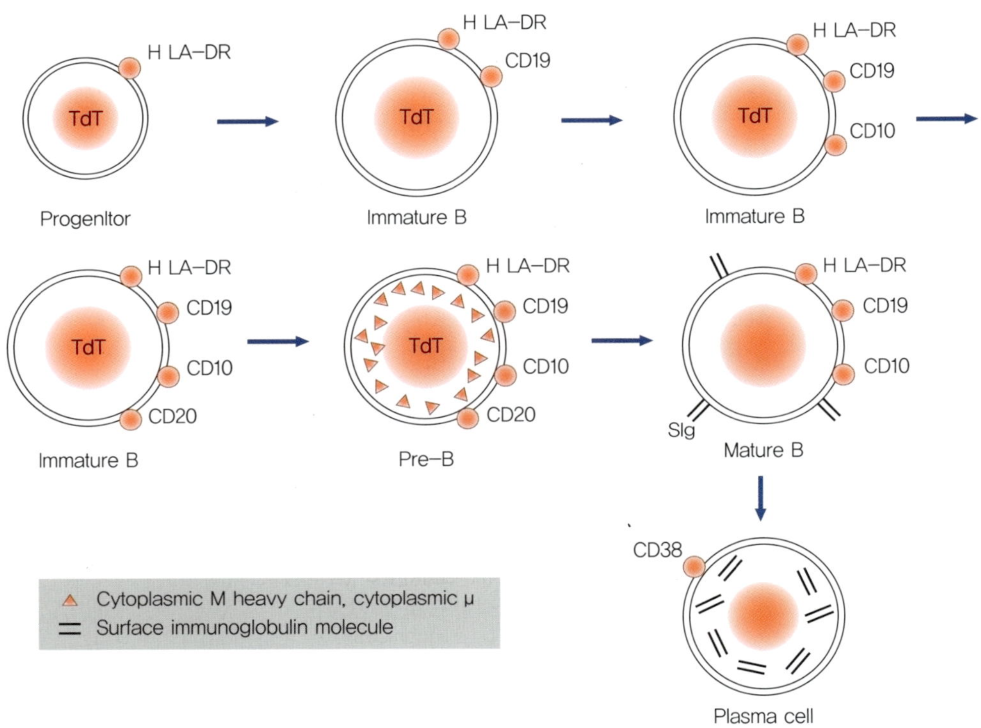

그림 4-52. B-림프구의 성숙

5. 림프구 아집단의 기능(Function of Lymphocyte Subpopulations)

림프구의 아집단에는 T-림프구, B-림프구, 자연살해 림프구(natural killer cell), Null-림프구 등이 있다(그림 4-53, 표 4-3).

짧은 기간 동안 흉선에 존재하는 T-림프구는 T-림프구로서의 특성(즉, 주로 세포성 면역 반응의 기능)을 가지기 전에 이 기관의 호르몬에 의하여 먼저 작용된다. T-림프구는 세포막 표면에 면역 globulins 수용체가 아주 적거나 없지만, 이 세포들은 항원성 자극을 인지할 수 있고 또 반응할 수도 있다. 이 세포들의 주 임무에는 세포성 면역에 관련된 반응이나 세포 의존성 면역과 이식된 조직을 거부하며, 과민성 반응을 지연시키는 일이 포함되어 있다. T-림프구가 활성화되면, 세포성 면역 반응에 역할을 하는 lymphokines이라 불리는 물질을 생산한다.

또한 성숙된 T-림프구(CD3^{+})는 항체 생산을 돕는 조력 T-림프구(helper cells, CD4^{+})와 항체 생산을 억제하는 세포독성 T-림프구(cytotoxic cell, CD8^{+})로 분류되어 각각의 역할을 하며 면역기능에 관여한다.

B 림프구(CD19와 CD20^{+})는 골수에서 기원하고 분화하며 형질세포로 변형됨으로써 면역 반응에 작용하며, 병적인 상태에서의 단백질을 포함하여 모든 종류의 항체 단백질이라고 규정한 면역 globulins을 활발히 생산한다. 모든 면역 globulins은 황화물(disulfide) 결합으로 연결된 4개의 polypeptide chains의 기본 구조로 되어 있다. 4개의 chains 중 2개는 light chains이고, 다른 2개는 heavy chains이라고 분류한다.

면역 globulins에는 IgG, IgA, IgD, IgM 그리고 IgE의 5종으로 되어 있다. 이들의 특징을 표 4-4에 나타내었다. 이 종들은 다시 항원성 특성에 따라 더 세분된다. 대개는 단 한 종의 면역 globulin만이 림프구나 형질세포의 영양계 level에 의하여 생산된다. 이 과정은 큰포식세포(macrophage)의 항원 탐식작용에 의하여 일어난다(표 4-4).

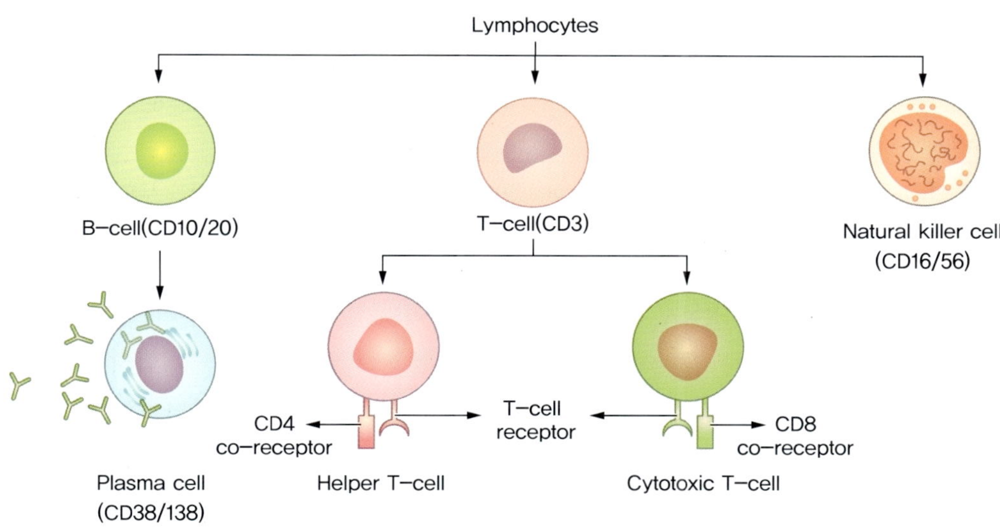

그림 4-53. 림프구의 아집단

표 4-3. T, B-림프구의 기능

	T cells	B-cells
Origin	Thymus	Bone marrow
Distribution	Parafollicular areas of cortex in nodes, periarteriolar in spleen	Germinal centres of lymph nodes, spleen, gut, respiratory tract; also subcapsular and medullary cords of lymph nodes
Blood	80% of lymphocytes; CD4 > CD8	20% of lymphocytes
Membrane receptors	For phytohaemagglutin, for T-cell growth factors, for antigens	For Fc portion of IgG, immune complexes and C3, for B-cell growth factors, for antigens
Bone marrow	CD8 > CD4	B > T
Function	Cell-mediated immunity, e.g against intracellular organisms including bacteria, viruses, protozoa and fungi; also against transplanted organs	Humoral immunity, e.g. against bacteria
Surface markers	CD1 CD2 CD3 CD4, or 8 CD5 CD6 CD7 MHC class I and II	CD19 CD20 CD22 CD9 (pre B-cells) CD10 Ig receptors for Fc, C3 MHC class I and II
Genes rearranged	TCR α, β, γ, δ	IgH, Igκ, Igλ
Growth and differentiation factors	IL-1, IL-2, IL-3, IL-6, IL-7, IL-9	TNF, IL-1, IL_4, IL_6, IL-7, IL-10, also IL-2, IFN-γ

C, complement; H, heavy; IFN, interferon; Ig, immunoglobulin; IL, interleukin; κkappa; λlambda; MHC, major histocompatibility complex; TCR, T-cell receptor; TNF, tumour necrosis factor.

항원이 RNA와 결합되어 항원-RNA 복합물을 만들면, 이것은 대식세포로부터 림프구나 형질세포로 이동된다. 이 항원 복합물을 받아들인 림프구는 면역학적으로 활동성을 갖게 되어 그 항원에 대한 특이적 면역 globulins을 활발히 만들게 된다. 이와 동시에 그 부위에는 기억세포(memory cells)가 남아 있게 되는데, 이 세포들은 훗날 같은 항원이 들어 왔을 때 반응할 수 있는 능력을 보유하고 있다. 또한 림프구의 면역 반응의 효력을 제한하는 물질도 나타난다. 면역 globulins의 농도는 이것을 생산하는 림프구의 수와 정비례한다. 각조의 면역 globulin의 반감기는 IgA는 6일, IgM은 5일, IgG는 23일, IgD와 IgE는 2~3일이다.

자연살해 림프구는 세포질에 큰 과립을 갖는 림프구로서 골수에서 기원하며 CD16, CD56 항원을 발현한다. 기능적으로 비특이적 세포독성 작용을 가지는 작용세포(effector cell) 이다.

Null-림프구는 B와 T-림프구의 특성을 어느 쪽도 가지지 않은 세포로, 림프구의 다른 종으로 표현하거나 B나 T-림프구로 성장해가는 과도기에 있는 세포로 나타내기도 한다.

표 4-4. 면역 globulin의 조성 및 특성

	Ig G	Ig A	Ig M	Ig D	Ig E
중쇄(heavy)	2 γ	2 α	2 μ	2δ	2 ε
경쇄(light)	2K or 2λ	2K or 2λ	2K or 2λ	2K or 2λ	2K or 2λ
분자구조	γ_2K_2 or $\gamma_2\lambda_2$	α_2K_2 or α_2 γ	μ_2K_2 or $\mu_2\lambda_2$	δ_2K_2 or $\delta_2\lambda$	ε_2K_2 or $\varepsilon_2\lambda_2$
표시	κIG or λIgG	κIgA or λIgA	IgM or λM	κIgD or λIgD	κIgE or λIgE
분자량	150,000	17,000(혈청) 390,000(분비액)	990,000	180,000	196,000
침강정수	7 S	7 S, 11 S (분비액)	19 S	7 S	8 S
혈청 총면적 globulin 중 백분율	80	19	10	< .2	0.002
혈장 중 농도(mg/dl), 성인평균치 (성, 연령, 인종에 따라 다름)	1,200	210	140	3	0.03
반감기(B)	23	6(5.8)	6(5.1)	2.3	2.3
태반투과성	+	−	−	−	−
기능	virus	모든 체분비액에서 증명, 항세균, 항virus 항체 'secretory piece'와 결합	gram 양성 균독소, I항원, ABO 항원에 대한 항체, 이호성 항체, 한냉응집소 및 용혈소		비만세포 및 호염기성구체 친화성 있어 leakin 항체 활성
보체결합성	IgG4−, IgG1+, IgG+, IgG2±	−	4^+	−	+
전기영동상의 이동도	γ	slow β	β-γ	β-γ	slow β

+ : 양성, − : 음성

6. 형질세포(Plasmocyte, Plasma Cell)

형질세포란 이름은 1875년에 처음으로 Waldeyer에 의하여 혈관 주위성 결합 조직을 설명할 때 사용됐다. 1900년에 Wright는 골수종세포(myeloma cell)와 형질세포는 형태적으로 유사하다고 하였고, 1937년에 Bing과 Plum은 형질세포가 항체 생성에 관여한다고 하였다.

B-림프구와의 구별점은 20년이 지날 때까지도 밝혀지지 않았었다. 형질세포는 B 림프구가 항원자극에 의해 분화된 것으로 정상인의 말초혈액에는 존재하지 않는다.

1) 형질세포의 구조

(1) 크기

직경 8~20 μm(14~20 μm)로 타원형 또는 원형이다.

(2) 핵

소형의 난원형으로 편재되어 있다. 핵의 주변부 및 중앙부에 농축된 염색질이 대형의 울퉁불퉁한 결절을 형성하여 소위 차바퀴 모양의 형태(cartwheel pattern)를 나타낸다. 이 형태는 조직 절편에서 가장 잘 관찰된다. Parachromatin은 엷은 pink 색이며, 핵소체는 관찰되지 않는다. 골수에서는 약간의 형질세포가 정상적으로도 2~3개의 핵을 가지는 수도 있다. 골지체에 해당하는 비교적 큰 핵 주위의 테(halo)가 관찰되며, CD138, CD38과 CD43, CD85를 발현한다.

(3) 세포질

암청색이며, 난원형으로 약간은 미세한 선유상으로 보인다. 이는 ribonuclear protein에 의한 것이며 양이온 염료에 친화력이 있다. 편재한 핵 쪽의 세포질과 반대쪽의 암청색을 나타내는 세포 주변의 사이에는 밝은 부분(골지체)이 있으며 공포가 관찰되기도 한다(그림 4-54).

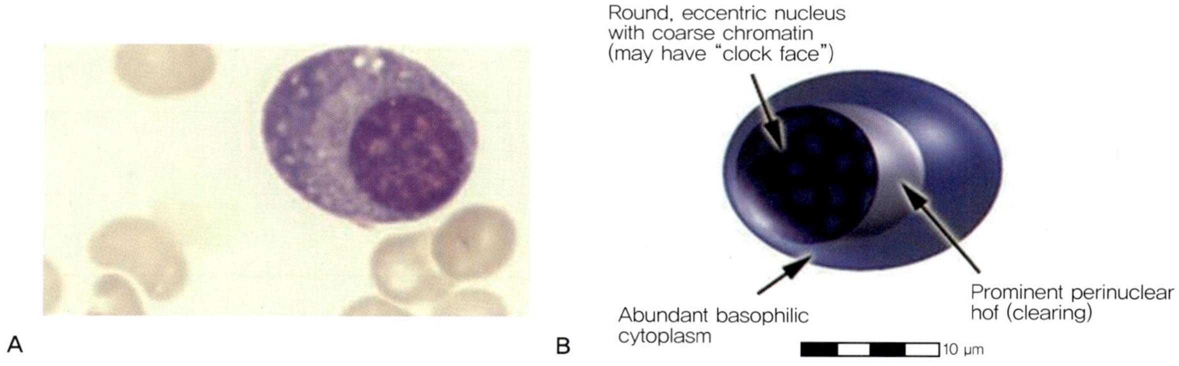

그림 4-54. **형질세포** A: 형질세포, B: 모식도

(4) 전자현미경상

핵 염색질 괴가 현저하고, 핵막은 핵의 소공부에서 단열되어 있다. 세포질에는 대형의 Golgi체가 있고, 측면에는 조면소포체가 세포전체를 채우며 세포막과 평행하게 배열되어 있다. 대형의 긴 mitochondria가 Golgi체를 둘러싼 듯이 나타난다(그림 4-55).

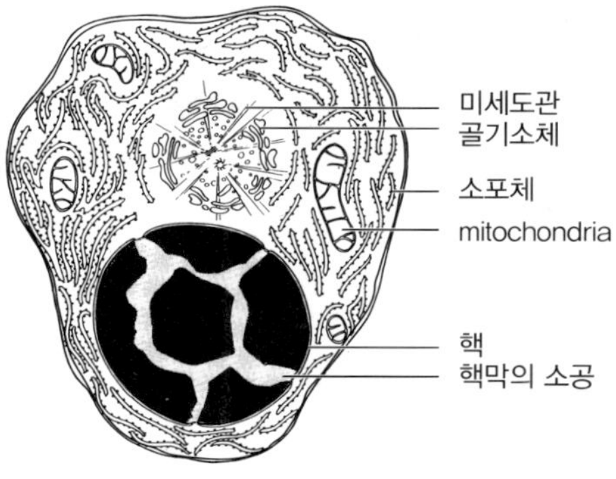

그림 4-55. 형질세포의 전자현미경상

(5) Russell 소체

세포질 내에 과립은 보이지 않으나 단백질의 분비를 의미하는 분비소체를 가질 수 있는데, 이를 Russell 소체라고 부른다.

이 소체의 크기는 가지각색으로, 보통은 무색이나, pink색, 적색 또는 청색일 수도 있으며, 특히 고 글로불린혈증에서 현저하게 나타난다(그림 4-56). 세포질 소구체로 가득 채워져 있는 경우는 포도세포(grape cell) 내지는 mott 세포라고 불린다.

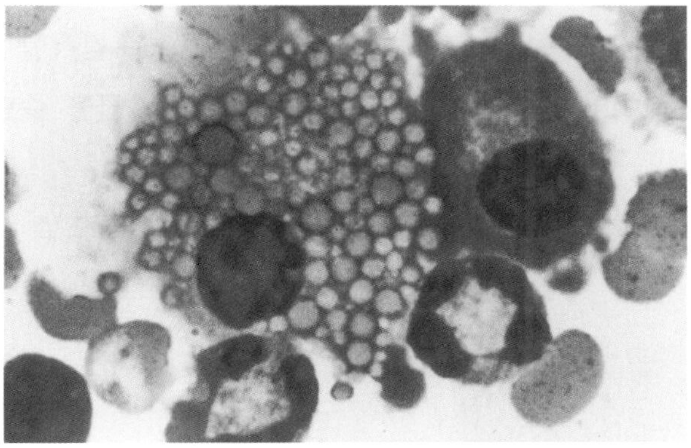

그림 4-56. Russell body를 가진 형질세포

Russell 소체는 γ-globulin이 소포체에 가득 들어찬 것이며, 당단백이 포함되어 있기 때문에 PAS 양성으로 나타난다. 단백은 또 세포질 내에 결정으로 나타날 수도 있다. 또한 형질세포는 특별히 methyl green pyronine에 선택적으로 잘 염색되는 것으로 보이는데, 이 염색을 하면, 핵은 methyl green에 의해 청록색으로 염색되고 세포질은 pyronine에 의해 적색으로 염색된다. 이 염색에 의해서 나타난 세포를 pyroninophilic plasma cell 또는 화염세포(flame cell)라 한다(그림 4-57).

병적인 상태에서는 매우 다양한 세포조직성 특성을 보여준다. 세포 크기, PAS 양성 반응, Russell bodies 봉입물이 grape상, berry 상, 또는 morula 상으로 나타나기도 한다.

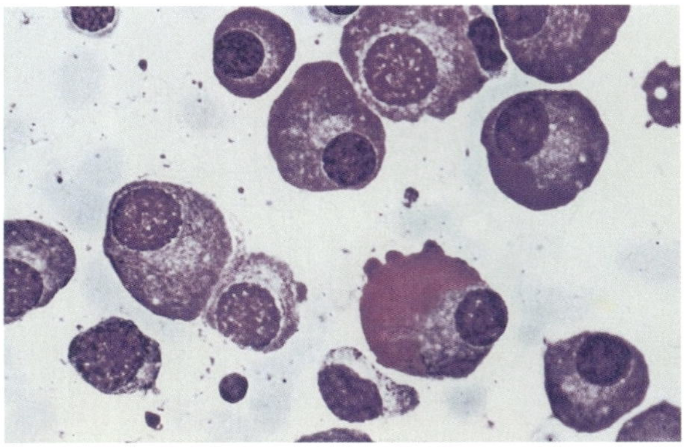

그림 4-57. 화염세포

2) 형질세포의 분포 및 기능(Distribution and function of plasma cell)

형질세포는 정상적으로는 혈액 내에서 발견되지 않는 세포이다. 주로 골수나 림프절(medullary cords와 germinal center), 지라(white pulp, periarterial sheet)에서 보이며, 결합 조직(소장의 lamina propria)에서도 발견된다. 골수에서는 유핵세포 중 0.4~3.9%(평균 1.3%) 정도 있다고 하며, 골수 내의 형질세포는 망상세포(reticular cells)로 둘러싸여 있고 면역학적 특성을 나타낸다고 한다. 10% 이상으로 증가되는 경우는 다발골수종, 만성 육아종 감염, 전이성 암종, 세포 독성 약물의 투여 등에서 볼 수 있다. 간혹 동맥성 모세관에서도 보이기도 하므로 말초혈액으로 검사할 때 나타나는 수도 있다. 아주 드물게 흉관(thoracic duct)이나 림프액 속에도 있다. 항원의 자극을 주면 혈액이나 림프액 속에서 증가된다.

B-림프구와 형질세포에서 생산되는 면역 globulin은 glycoproteins으로 항체 활성을 가지고 있어 항원과 결합할 수 있다.

7. 백혈구의 이상 형태(Abnomal Morphology of Leukocyte)

1) 핵 이상

(1) 펠거-휴트 이상(Pelger-Huët anomaly)

모든 백혈구의 핵 염색질이 현저하게 농축되어 있고, 중성구의 핵 분절이 감소되어 있다. 그렇기 때문에 대부분의 다핵 백혈구는 2분절 내지는 둥근 안경 모양을 보이는 상염색체 우성 질환이다(그림 4-58). 중성구의 어떤 것은 엉성한 염색질 결절을 가진 완전한 원형의 핵이 나타나기도 한다. 후천성 이상에서는 만성 골수세포백혈병, 급성 백혈병, 골수 화생, 무과립구증, 감염단핵구증, 골수 독성이 있는 화학요법 후, Fanconi 빈혈 등의 혈액 질환에서 Pelger-Huët 이상이 관찰될 수 있다. 이들의 질환은 가족 조사나 원 질환자를 밝히는 것으로 선천성 이상과 구별할 수 있다.

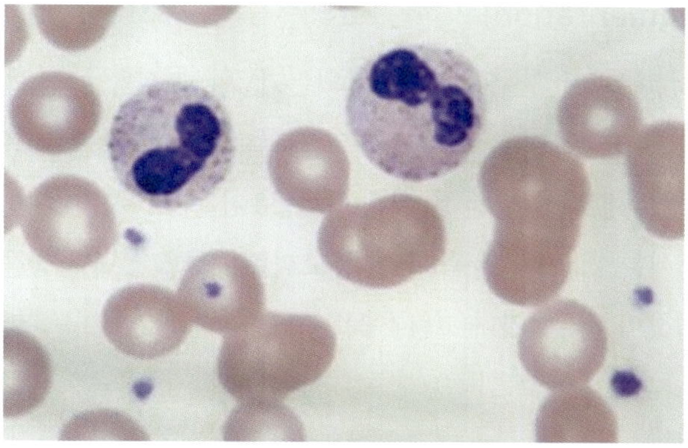

그림 4-58. Pelger-Huët 이상

(2) 성염색질; 북채돌기(Sex chromatin; Drum stick)

여성에서는 약 1~8% 정도, 중성분엽핵구의 주 분절의 하나에 아주 작은 분절이 연결되어 있어 마치 북채(drum stick)와 같은 모양의 핵 부속물이 발견된다. 직경은 1~2 μm인 이 구조물은 호산구 및 호염기구에서도 볼 수 있지만, 이들의 세포에서는 많은 과립으로 인해 형태가 불분명하다. 중성분엽핵구의 핵으로부터 돌출한 불규칙적인 부속물이 곤봉이나 라켓 모양 형태로 XXY 염색체를 가진 클라인펠터증후군 같은 비정상 남성에게서도 관찰될 수 있는데 이것들을 barr body라고 한다(그림 4-59).

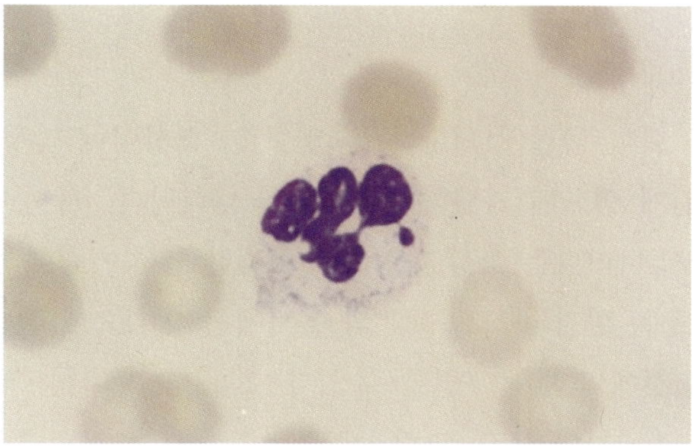

그림 4-59. Drum Stick

이 소체는 말초혈액 도말표본에서 성별 판정을 할 수 있는 지침으로 백혈구 500개 당 drum stick을 가진 세포의 수를 퍼센트로 나타내는데, 성인 여성의 경우는 중성분엽핵구 500개 당 최저 7개가 나타나면 성염색체 양성으로 본다. 조산의 여아에서는 중성분엽핵구 500개 당 100개에 달하는 drum stick을 볼 수 있지만, 정상 분만의 여아에서는 평균 13개이다. 출생 후에는 성인과 같은 비율이 될 때까지 급속히 감소한다. 남성에서는 중성분엽핵구 500개 당 0~1개 정도에 불과하므로 이런 경우는 성염색체 음성이라고 보고한다.

(3) 과다분엽핵(Hypersegmentation)

정상의 중성분엽핵구에서는 핵이 3~5개로 분엽되는데 반해 6개 이상의 분엽을 보이는 세포이다. 거대적모구빈혈에서 핵이 다수(6~10개)로 분절되고, 대형의 붉은색을 띠는 과립을 가진 대형의 세포가 자주 나타난다. 이와 같은 세포는 선천적 이상으로 보이는 외에 만성 빈혈이나 Down 증후군에서도 볼 수 있다. 악성빈혈에서는 세포의 윤곽이 원형보다는 오히려 난원형을 나타낸다. 핵의 과분엽은 호산구 및 호염기구에서도 찾아볼 수 있다(그림 4-60).

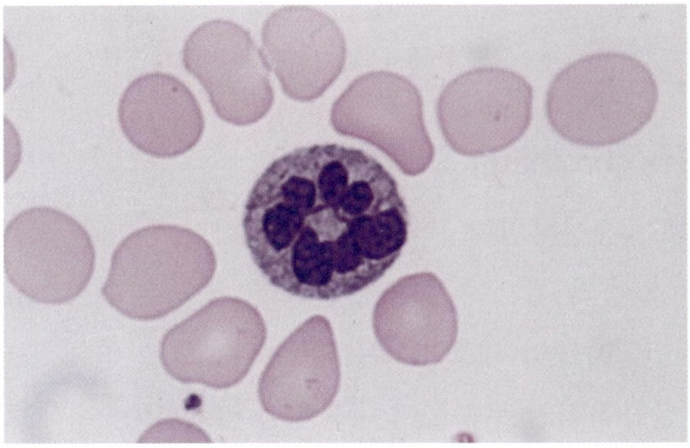

그림 4-60. 과다분엽핵중성구

2) 세포질 이상

(1) 독성 과립(Toxic granule)

중증 감염증, 약물 중독, 화학 물질에 의한 중독 및 심한 화상이나 악성 종양 상태에 있을 때, 중성구의 세포질에 대형의 검게 염색된 과립(중독 과립)이 나타난다. 이 중독 과립은 Alder 이상이나 Chediak-Higashi 증후군에서 나타나는 이상 과립이나 미숙한 염색 기술에 의한 인공 산물과는 구별하여야 한다. 인공 산물의 경우는 환자의 도말 표본과 동시에 정상 대조 표본을 염색하거나 동일 표본에서도 다른 세포를 검색하는 것에 의해서 구별할 수 있다.

독성 과립은 정상 호중성 과립보다 크고, 과립-세포해리(granular-cellular dissociation), 즉 대형의 미숙 과립을 가진 성숙 세포의 일종이라고 생각해도 좋다. 한편, 어떤 종류의 특수 과립(전자현미경적 증명에 의하면)은 2차성의 lysosomes 혹은 면역 복합체를 포함한 자가포식소체(autophagosome)라고 생각한다. 자가포식소체는 식세포의 공포가 융합된 lysosome으로 그 속에 효소를 방출한 것이다(그림 4-61).

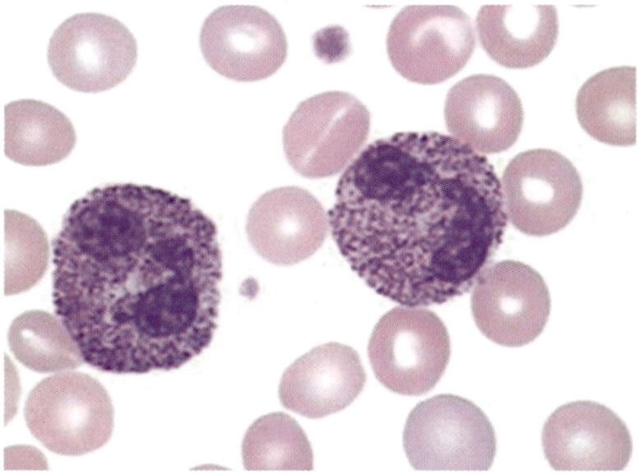

그림 4-61. 독성 과립

(2) 공포(Vacuolation)

공포는 패혈증에서 자주 나타나며, 중독과립을 동반하고, 면역 복합체 질환에서 발견할 수 있기 때문에 이들의 공포는 지방 변성 혹은 자가포식소체(autophagosome)에 의한 것으로 여겨진다(그림 4-62).

Jordans은 진행성 근위축증(dystrophy)의 형제 2명에게서 과립구에 지방을 가진 공포가 있는 것을 기재하여, Jordans 이상이라고도 한다.

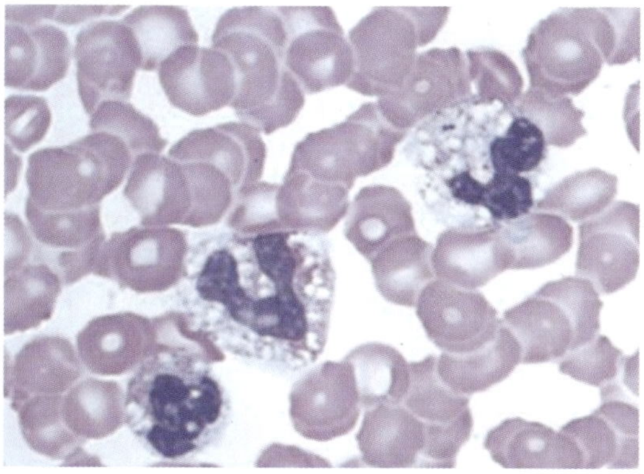

그림 4-62. 공포화 세포

(3) 될소체(Döhle body)

Döhle 소체는 불규칙적이며, 청색으로 염색되는 중성구의 세포질 내 봉입물로, 크기는 구균의 크기부터 직경 2 μm의 것까지 다양하다. 이 소체는 ribosome이나 조면 세포질 세망의 잔유물들로서 성홍열의 특징적인 소견으로 알려졌으나, 중증 감염, 화상, 독성 물질 노출 등에서도 관찰될 수 있으며, 감염증이 쾌유되면 사라진다. 또 이 소체는 화학 요법 후, 중증 열상에서도 보이며, May-Hegglin 이상 중에는 평생 그 존재가 보인다. 전자현미경으로 검색하면, 이 소체는 낭포상의 소포체인 것이 분명하다. May-Hegglin 이상에서 출현하는 것은 Wright-Giemsa 염색표본에서는 Döhle 소체와 비슷하지만, 전자현미경적으로는 봉상 구조물을 갖는 과립으로 나타나 보통의 Döhle 소체와 다른 것에 주목해야 할 것이다(그림 4-63).

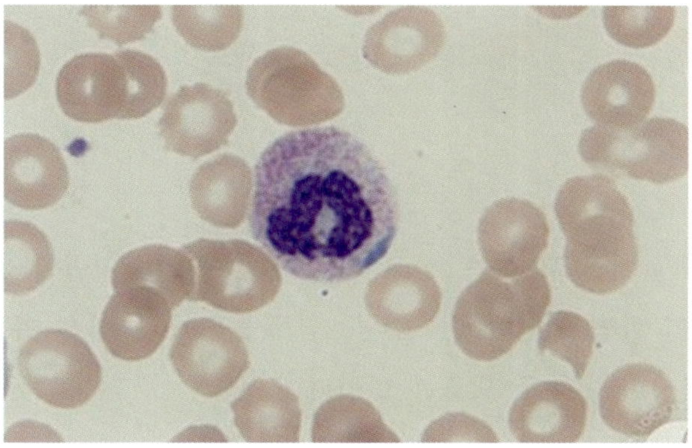

그림 4-63. Döhle 소체

(4) 아우어 소체(Auer 소체)

정상의 혈액 세포에서는 발견되지 않으나 급성골수세포백혈병의 골수모세포나 단(핵)모세포에서는 특징적으로 나타나는 수가 있다. 가늘고 긴 막대모양의 구조를 한 적색의 봉입물을 말한다(그림 4-64).

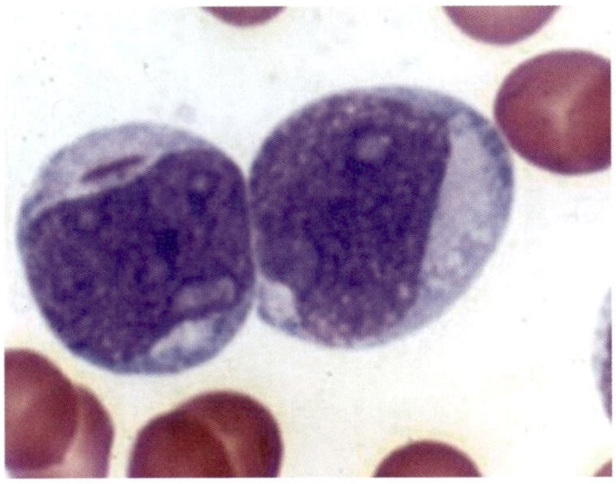

그림 4-64. Auer 소체

급성전골수세포백혈병(acute promyelocytic leukemia, APL; M3)에서 Auer 소체가 여러 개가 나타나는데, 이를 faggot cell이라고 한다(그림 4-65).

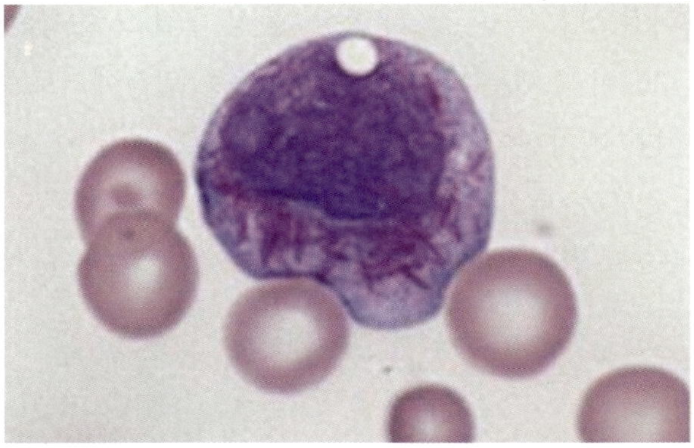

그림 4-65. Faggot 세포

(5) Alder-Reilly 과립 이상

이 질환은 백혈구의 세포질에 크고 검은 azure 과립이 나타나는 희귀한 유전성 이상이다. 과립은 핵 위에까지 뒤덮여 있으며, 이 과립 이상은 단(핵)구, 림프구 및 골수종의 유약 세포에서도 볼 수 있다. 호산성 및 호염기과립도 이상한 어두운 색조를 보인다.

Alder 과립 이상은 점액다당류(mucopolysaccharide)를 분해하는 효소의 결핍으로 유전성 muco 다당체 축적증(예를 들면 gargoylism: Hurler-Hunter 증후군)의 환자 백혈구에서 볼 수 있는데, 이 과립에는 산성 다당체인 glycogen이 포함되어 있어 Reilly 소체와 아주 비슷하다. 그래서 Alder 소체와 Reilly 소체를 합쳐 Alder-Reilly 소체라 한다. 이들의 이상 과립은 감염증에서 볼 수 있는 중독 과립보다 대형이다(그림 4-66).

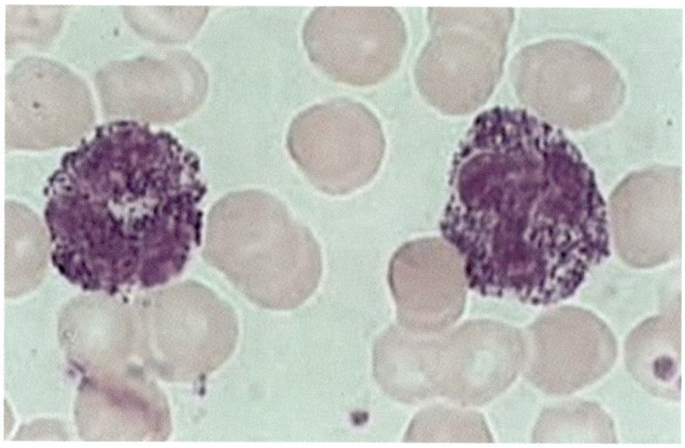

그림 4-66. Alder-Reilly 이상

(6) Chediak-Higashi 증후군

커다란 용해소체 소포가 있는 세포가 특징으로 나타나는 상염색체 열성 질환으로 희귀 질환이다.

이 증후군에서는 과립구, 단(핵)구, 림프구에 대형의 용해소체 과립을 함유하고 있다(그림 4-67). 그 크기 및 색조는 청색부터 적색까지 다양하며, 어느 정도 Döhle 소체와 비슷하다. 과립의 성숙 장애로 과립과 소포(lysosome, melanosome, platelet dense granule)들이 융합되어 형성된 비정상적인 거대한 과립들을 과립구, 단(핵)구, 림프구에서 관찰할 수 있다.

중성구의 운동성, 주화성 및 살균능이 저하되며, 흔히 중성구감소증을 동반하며 반복 감염 증상을 보인다. 이 백혈구 이상은 눈 · 피부 백색증, 이상 피부 색소 침착증 및 반복 감염 등을 주 증상으로 하는 상염색체 열성 유전을 하는 증후군의 부분현상으로 나타나며, 최종적으로는 빈혈, 중성구감소증, 혈소판감소증을 불러일으켜 죽게 된다.

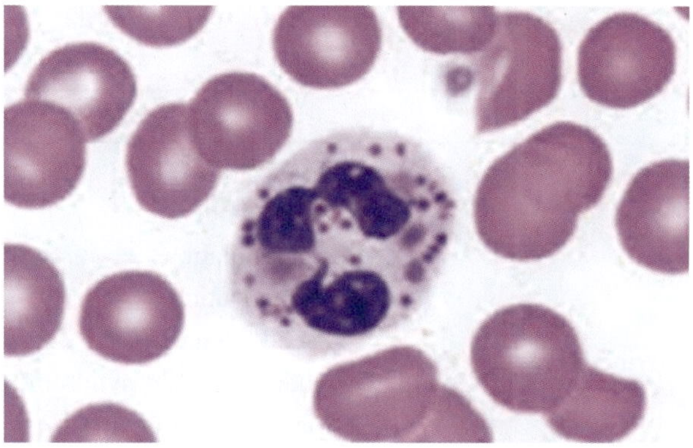

그림 4-67. Chediak-Higashi 기형

(7) May-Hegglin 이상

May-Hegglin 이상은 중성구 내 푸른 봉입체, 거대 혈소판과 혈소판감소증을 특징으로 하는 상염색체 우성 유전 질환이다. MYH9 (myosin heavy chain 9) 유전자의 변이와 관련되어 있다.

이 봉입체는 Döhle 소체와 비슷하나 더 크고 특징적인 창백한 푸른색의 봉입체가 특징이다. 이는 RNA와 ribosome의 구조적 변화에 의한다. 이 봉입체는 2~5 μm의 불규칙한 크기로 단(핵)구와 드물게는 림프구에서도 발견할 수 있다. 그러나 감염과의 관계는 없다.

이 봉입체는 특징적으로 거대 혈소판과 혈소판감소증을 동반한다. 이 이상은 50%의 증례에서 혈소판 이상을 동반하는 출혈 경향을 나타내는 이외는 특이한 임상적으로 중요한 소견을 볼 수 없다. 전자현미경적으로는 May-Hegglin 봉입체와 Döhle 소체는 서로 다르다(그림 4-68).

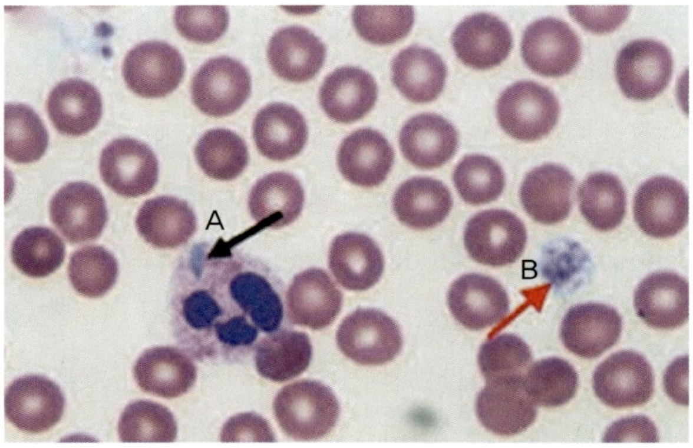

그림 4-68. May-Hegglin 이상
A. 다양한 형태의 청색 Döhle 소체 B. 거대혈소판

과립구의 핵 이상과 세포질 이상을 표 4-5에 정리하였다.

표 4-5. 과립구 이상 형태

Nucleus	Cytoplasm
Pelger-Huët anomaly Pseudo Pelger-Hut anomaly Megaloblastic hypersegmentation Hereditary hypersegmentation Nuclear distortions (projections/ring forms) Pyknotic or necrobiotic forms Twinning deformity	Toxic granulation Döhle bodies Degranulation Vacuolization Pseudopodia Chdiak-Higashi syndrome May-Hegglin anomaly Alder-Relly granulation

3) 기타

(1) LE 세포

전신홍반루푸스(systemic lupus erythematosus, SLE)에서 흔히 볼 수 있는 세포로 환자 체내에 있던 LE 인자(일종의 항핵항체, antinuclear antibody, ANA)의 작용으로 시험관 내(in vitro)에서 일어나는 현상이다. LE 세포의 발생기전은 LE 인자에 의해 핵이 붕괴, 변형되어 균일한 큰 덩어리(LE body, hematoxylin body)가 된 것을 중성구가 탐식하여, 그 중성구 세포질 내에 이 LE body가 원래의 핵을 한쪽으로 밀어내고 전체를 차지하게 된 것이다. 전신홍반루프스병, 만성 관절류마티즘 같은 자가면역 질환에서 흔히 발견된다(그림 4-69).

이 LE 세포는 단(핵)구가 핵물질을 탐식하여 세포질 내에 갖고 있는 Tart 세포와는 구별하여야 한다. Tart 세포는 정상적인 단(핵)구의 핵 탐식작용으로 핵 염색질 양상이 남아 있다.

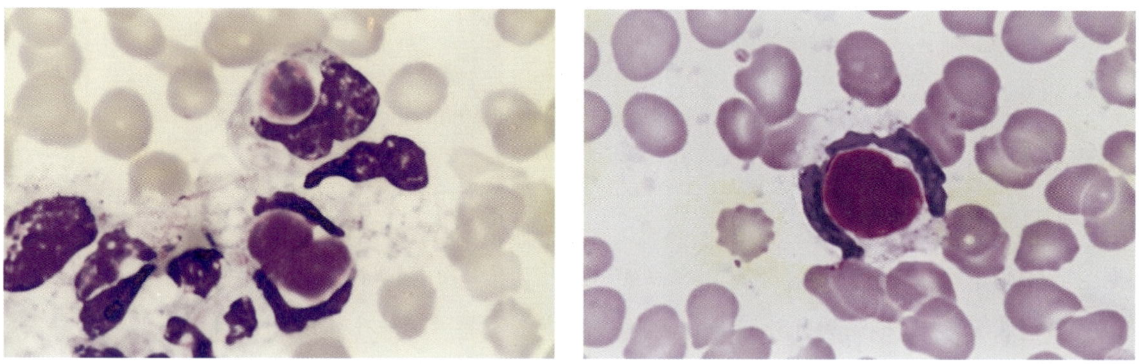

그림 4-69. LE 세포

(2) 압좌세포(Basket cell, smudge cell)

눌려 찌부러져서 세포로서 동정할 수 없고, 변성한 세포의 핵만이 있거나, 세포질만 바스켓 모양으로 늘어난 형태이다. 그러나 백혈구의 백분율에서는 이들의 점유율도 계산하지 않으면 안 된다. 압좌세포가 백혈구 100개 당 5% 이하라면 임상적으로 의의가 없으나, 5%를 초과하면 혈액 도말 기술이 부족한 것을 시사하기 때문에 되풀이하여 다시 표본을 만들 필요가 있다.

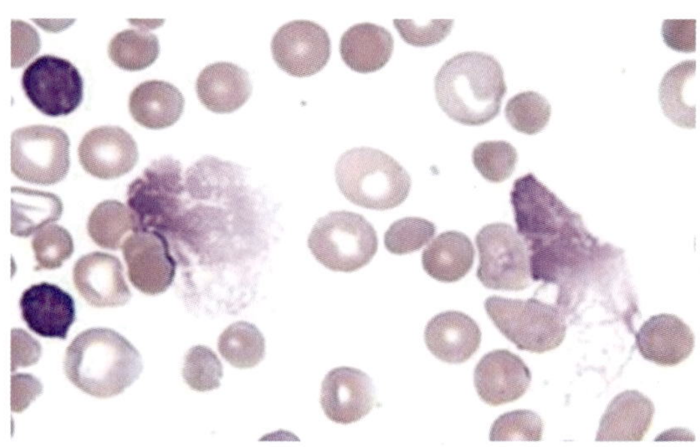

그림 4-70. Basket 세포

예외로서, 만성림프구백혈병(chronic lymphocytic leukemia, CLL)에서는 혈액 도말 표본 작성 기술이 양호해도 세포가 파열되기 쉽거나 또는 변성되어 있어 깨지기 쉽기 때문에 압좌세포가 되기 쉽다(그림 4-70).

(3) 리이더 세포(Rieder 세포)

Rieder 세포는 림프구와 비슷하지만, 핵이 쭉 찢어져 만입되어 분엽한, 야구 글러브 모양을 하고 있는 세포를 말한다. 이들 세포는 만성림프구백혈병에서 찾아볼 수 있다(그림 4-71). Bessis 등은 Rieder 세포는 특이적인 세포가 아니라 자주 표본 제작 시 인공 산물로서 나타날 수도 있다고도 하였다.

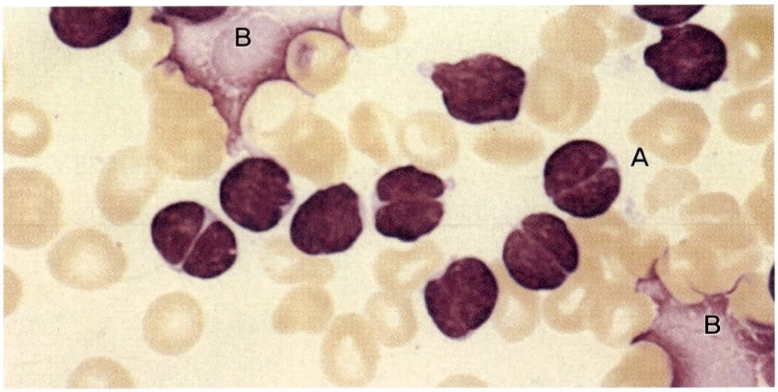

그림 4-71. Rieder 세포(A)와 압좌세포(smudge cell)(B)

(4) 털세포(Hairy 세포)

비정상 단(핵)구로 세포질이 섬모 모양으로 마치 머리카락처럼 뻗어있기 때문에 hairy 세포라 한다. 이 세포는 원형 또는 난원형의 15~30 μm의 큰 직경을 갖는 핵을 가지고 있으나, 때로는 불규칙하여 주름이 잡혀 있거나 분엽된 하나의 형태로 보이기도 한다. 이것은 대부분 림프구와 비슷한 아주 조밀하게 뭉쳐진 염색질 pattern을 보이나, 어떤 것은 망상세포와 비슷한 망상 염색질을 가지기도 한다.

핵소체는 대개 작거나 아니면 없다. 세포질은 풍부하여 아주 엷은 청색이나 회청색이다. 많은 세포에서 미세하거나 또는 굵은 azure 과립이 세포질 전역에 산재해 있다.

이 세포의 근원은 잘 알려져 있지 않으나 최근 조직 화학적 연구와 세포 기능면에서 림프구성인 것으로 보고 있다. 이 세포는 탐식 기능이 결핍되어 있고, 표재성 면역 globulin이 있는 B-림프구의 특성을 가지고 있어 κ와 λ형 light chain의 IgG 합성을 할 수 있으나 nylon 모양 림프구에 부착은 하지 못한다. 특수 세포 화학적 반응으로는 주석산염 저항 산성인산분해효소(tartrate resistant acid phosphatase, TRAP) 양성이며(그림 4-72) 털세포 백혈병에서 관찰된다.

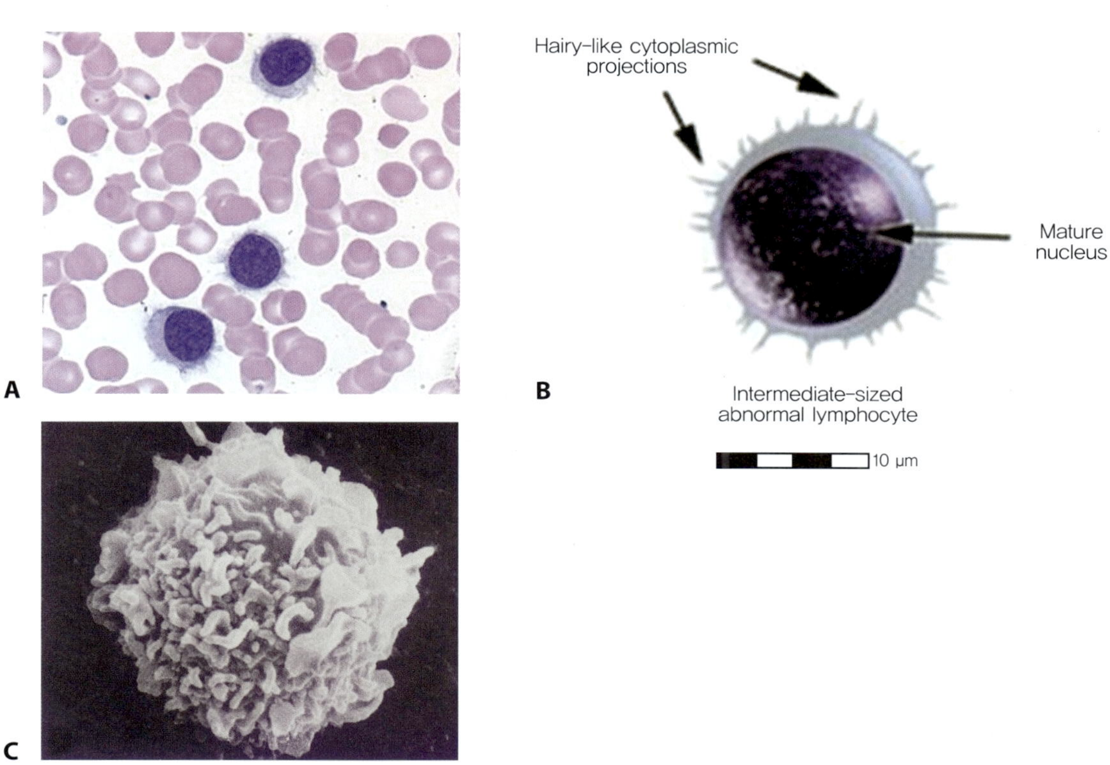

그림 4-72. **털세포** A: 털세포들, B: 모식도, C: 전자현미경상

(5) 반응림프구(Reactive lymphocyte)

이 세포는 여러가지 명칭으로 불리며, 대단히 많은 병적 상태에서 관찰된다. 이 세포는 혈액성면역에 관여하고 면역학적 저장고로 알려져 있어 면역세포(immunocyte)라고도 불렸다.

형태학적인 특징에 따라 모구성 림프구(blastoid lymphocyte), 형질세포성 림프구(plasmocytoid lymphocyte) 및 림프구성 형질세포(lymphocytoid plasma cell), 강호염기성 림프구(hyperbasophilic lymphocyte)로 불렸다. 또 다른 이름으로는 Downey 세포, Türk 세포라든가 형태 변화를 한 림프구, 자극을 받았던 림프구, RNA를 적색으로 염색하는 색소인 pyronine에서 세포질이 강하게 적색으로 염색되므로 pyronine호성 세포(pyroninophilic cell), 바이러스성 질환에서 출현하므로 virocyte라고도 불렸다.

이 세포의 출현은 정상적인 면역 기구가 활동하고 있는 형태학적인 증거로서, 정상인의 백혈구 백분율 산정에서 10%에 달하는 반응림프구가 관찰되는 수가 있다. 그러나 감염단핵구증(infectious mononucleosis), cytomegalovirus, EB virus와 같은 바이러스 감염, 바이러스성폐렴, 대상포진, 단순 herpes, 알레르기성 자가면역성 반응등에서 그 양이 증가된다.

① 크기

직경은 16~30 μm이다.

② 핵

보통 만입된 난원형이나 콩팥모양으로 편재되어 있지만 때로는 원형이기도 하다. 핵의 모양은 각각의 세포에서 상당히 다르다. 핵막은 두껍고 염색질 pattern은 조밀하고 거칠어 림프구 모양이다. 그러나 때로는 모구의 핵과 비슷한, 보다 밝고 섬세한 경우도 있다. 1~3개의 핵소체가 나타날 수 있으나 모양은 부정형이다.

③ 세포질

보통 양과 호염기성이 증가하며, 때로는 담청색을 보여 주변부만 륜같이 염색된 것도 있다. Azure 과립 및 공포는 가지고 있는 것도 있고 가지고 있지 않은 것도 있다. 자주 핵주명정이 나타나고, 세포 모양은 주위의 세포에 눌려 부정형으로 만입되어 있는 것도 있다(그림 4-73).

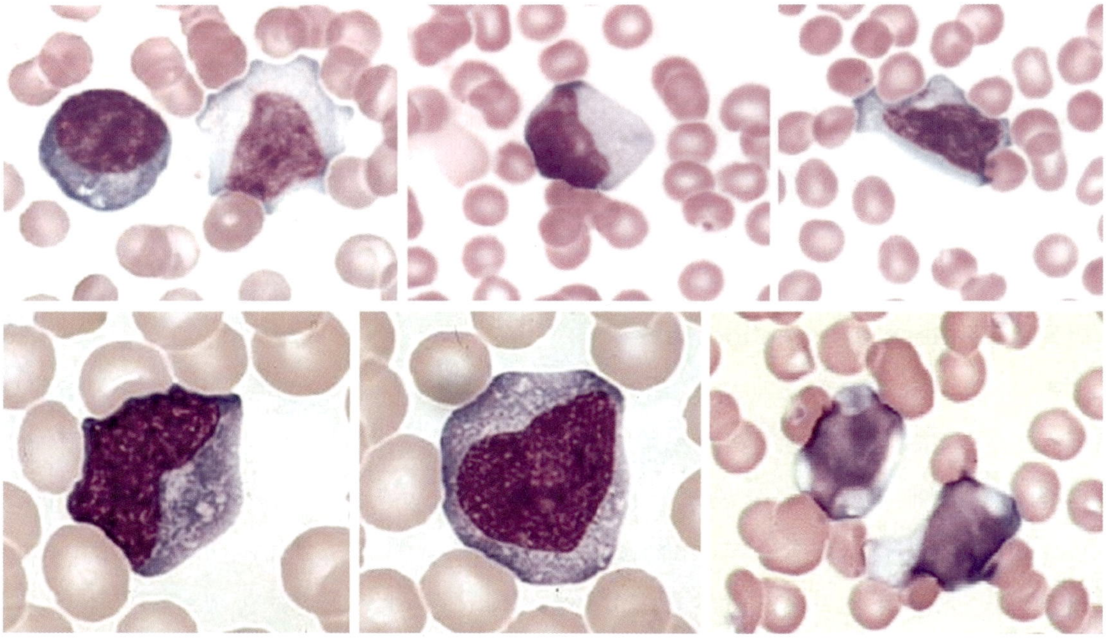

그림 4-73. 감염단핵구증의 혈액도말 표본에서 나타난 반응림프구들

(6) 세자리 세포(Sézary 세포)

말초혈액에서 이 세포가 발견되는 것은 mycosis fungoides, 악성림프종 같은 백혈병 상태에서이다. 이 세포는 직경 15~25 μm의 비교적 큰 세포로 림프구와 같은 밝은 청색의 세포질을 가지고 있다. 핵은 원형 또는 난원형으로 보통 주름이 잡혀 있거나 갈라져 있어 단핵구성으로 보이나 핵 염색질은 림프구 모양으로 조밀하게 뭉쳐져 있다. 핵인은 Wright-Giemsa 염색된 말초혈액 도말 표본에서는 대개 보이지 않는다(그림 4-74).

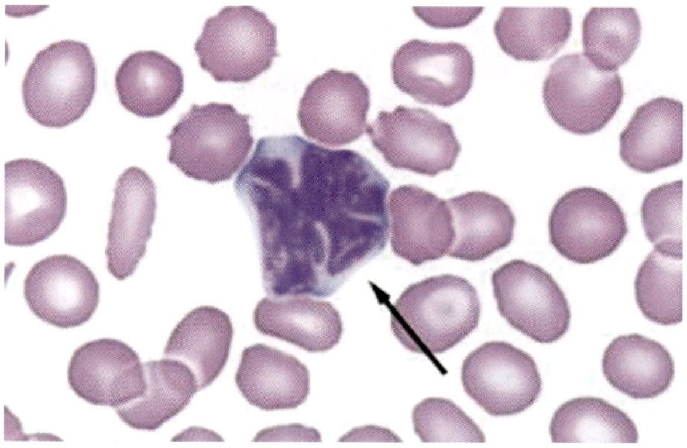

그림 4-74. Sézary 세포

이 세포들은 PAS 양성인 세포질성 공포를 가지고 있고, PHA (phytohemagglutinin)와 체외에서 반응하며 RNA의 촉진과 DNA 합성초기, 그리고 감수분열에 영향을 받는다.

Sézary 세포의 세포막성 특징은 T-림프구와 같다. 그러나 대부분 다른 림프종과 CLL에서의 세포들은 B-림프구의 특성을 가진다.

(7) 골모세포(뼈모세포, Osteoblast)

크기는 직경 20∼35 μm이며, 핵 염색질은 조밀한 망상 구조를 나타낸다. 수 개의 청색 핵소체를 볼 수 있고, 핵이 한쪽으로 완전히 편재되어 있어서 거의 세포 밖에 있는 것처럼 보이는 수도 있다. 세포질은 풍부하고 청색인 난원형이다. 세포질에는 엷은 자색이 연하게 염색된 부분이 보이지만 형질세포에서 보이는 핵주명정과는 달리 세포질 중심부에 독립된 halo를 가진다(그림 4-75). 봉입체 내지 과립은 보이지 않는 이 세포는 형질세포와 비슷하지만, 단독으로 보다는 자주 무리를 만들고 있다.

유아의 골수 중에서 대부분 관찰되고, 성인에서는 거의 보이지 않는다. 병적 상태에서는 골 형성 시 암종의 골수 전이가 있는 경우에 볼 수 있다.

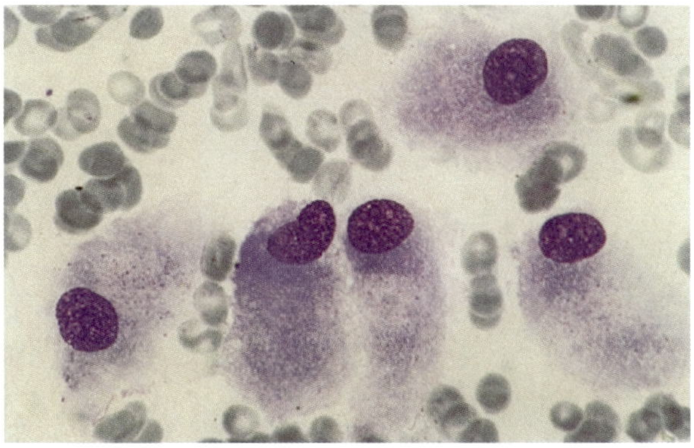

그림 4-75. 골모세포

(8) 파골세포(뼈파괴세포, Osteoclast)

직경 약 100 μm인 파골세포는 다수(30 내지는 그 이상)의 소형인 핵을 포함한 불규칙한 윤곽을 가진 거대한 세포이다. 개개의 핵은 1개의 핵소체를 가지고 있다. 세포질은 청회색으로 섬세하고, 자주 소형이며 미만성인 엷은 자색의 과립으로 가득 차 있다. 주변은 불규칙적으로 서로 접혀 있다.

파골세포는 무리를 이루지 않고 단독으로 나타나며, 자주 대형 세포의 일부분만이 보이기도 한다.

이 세포는 암의 골수 전이가 있는 경우, 부갑상선 기능항진증(hyperparathyroidism)의 갈색종(brown tumor)을 흡인한 경우에서 볼 수 있다(그림 4-76).

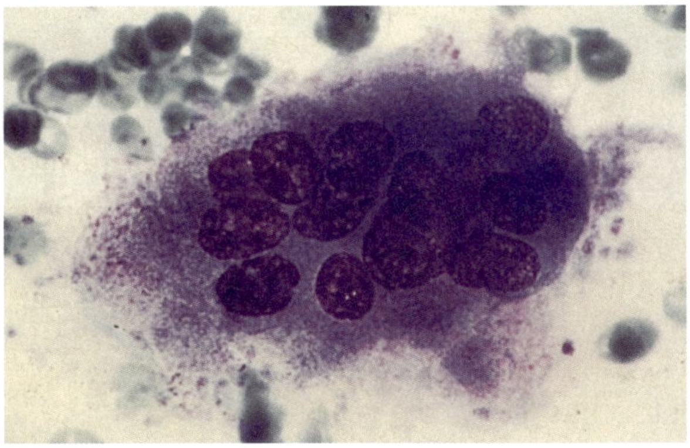

그림 4-76. **파골세포**(osteoclast)

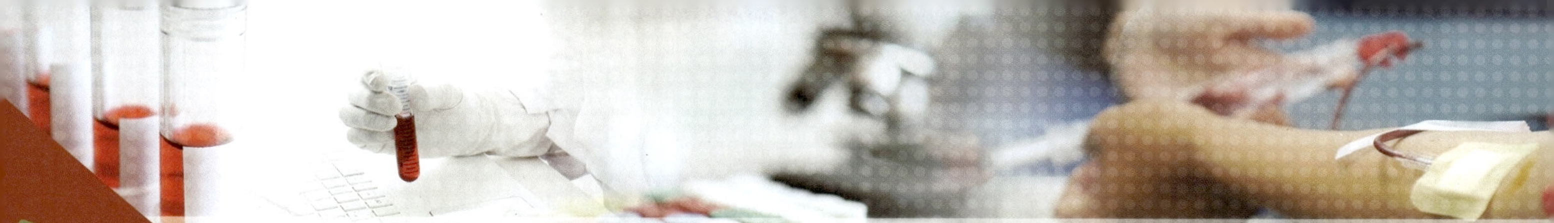

Chapter 05

거대핵세포계 및 혈소판 (Megakaryocytic Series and Platelet)

학습목표

1. 거대핵세포계의 성숙과정에 따른 형태의 특징을 설명할 수 있다.
2. 혈소판 생성 조절인자를 설명할 수 있다.
3. 혈소판의 기능을 설명할 수 있다.
4. 혈소판의 분포를 설명할 수 있다.
5. 혈소판의 수명을 설명할 수 있다.
6. 고밀도 과립(dense granule)과 alpha 과립에 저장된 물질을 설명할 수 있다.
7. 혈소판 활성화 물질을 열거한다.
8. 혈소판 저해 물질의 생리기전을 설명할 수 있다.
9. 비정상적인 혈소판을 설명할 수 있다.
10. 혈소판의 위성현상을 설명할 수 있다.
11. Thromboxane A2의 역할을 설명할 수 있다.
12. 혈소판 인자의 종류와 작용을 열거한다.

혈소판은 골수 중의 거대핵세포로부터 분리된 세포질의 단편들이다. 이 세포계에서 동정이 가능한 가장 유약한 세포는 거대핵모세포로, 전체 유핵세포 중 1% 이내의 수로 존재한다.

백혈구나 적혈구와 유사하게 대식세포, 섬유모세포, T-림프구, 자극된 내피세포에 의해 만들어진 집락자극인자(CFCs)에 의해 다잠능성 줄기세포로부터 거대핵세포가 형성되며, 거대핵세포수가 감소됨에 따라 거대핵세포 집락 자극인자(CSF-Meg)가 증가된다.

Thrombopoietin은 주로 간에서 분비되고 적게는 콩팥이나 지라에서도 분비되며, 거대핵세포 전구세포를 자극해 성숙시켜 혈소판 방출을 야기한다. Thrombopoietin은 혈소판의 손실에 대해 골수에서 거대핵모세포의 성숙을 촉진시키며, 결국 thrombopoietin의 증가는 거대핵세포의 성숙을 촉진시킨다(그림 5-1).

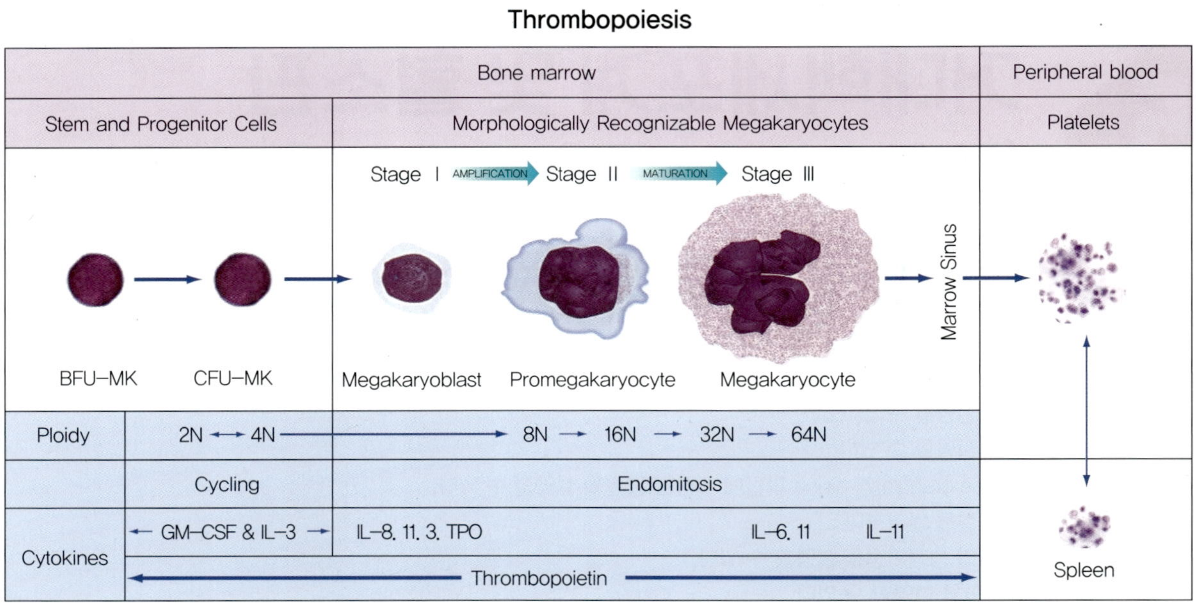

그림 5-1. 혈소판의 성숙

1. 거대핵세포계의 성숙(Maturation of Megakaryocytic Series)

1) 거대핵모세포(Megakaryoblast)

(1) 크기

직경 10~30 μm이다.

(2) 핵

N/C ratio가 높으며, 핵은 단핵으로 대형, 난원형 내지 만입되어 있다. 염색질망은 조밀하며, 핵막은 섬세하다. 다분엽의 핵은 배수체(ploidy)기를 보여준다. 여러 개의 핵소체가 담청색으로 존재하나 관찰하기는 어렵다. parachromatin은 pink색이다.

(3) 세포질

핵을 둘러싸고 있는 세포질은 적고, 청색의 얼룩이 있는 부정형의 원형이다. 세포질의 주변부에는 돌기가 있어 위족과 비슷한 구조를 보인다. 핵 주위의 세포질은 세포 주변부에 비하여 밝게 염색되어 있다(그림 5-2).

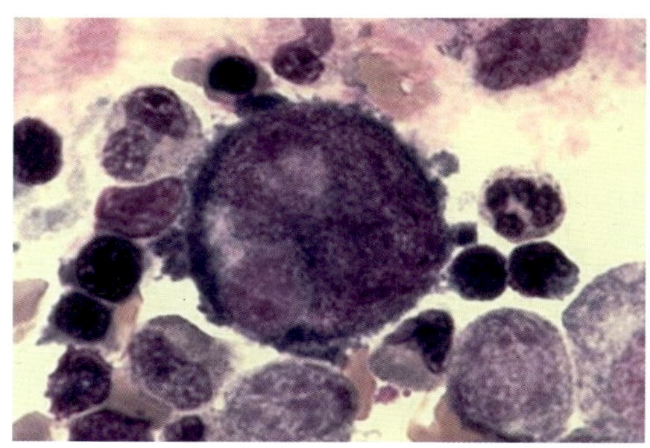

그림 5-2. 거대핵모세포

2) 전거대핵세포(Promegakaryocyte)

(1) 크기

직경 20～80 μm(20～50 μm)인 이 세포는 거대핵모세포보다 크며, 성숙함에 따라 거대핵세포의 크기와 비슷해진다.

(2) 핵

핵은 대형, 만입한 다분엽체이다. 핵 염색질상은 조밀하게 되어 있고 엷은 사상으로 몇 개의 결절이 나타나 보일 수 있다. 핵소체의 수는 감소하고, 모구와 비교하여 관찰하기는 곤란하다. 핵막은 엷고 섬세하다.

(3) 세포질

세포질은 호염기성이 강한 것이 특징이다. 성숙에 따라 수가 증가한 azure 과립이 Golgi 체로부터 세포질 내로 방사상으로 가득 덮여 있고, 푸른기가 남아 있는 세포질은 적어진다. 세 가지 종류의 과립(고밀도, 알파, 리소좀 과립)이 Golgi체 에서 형성된다(그림 5-3).

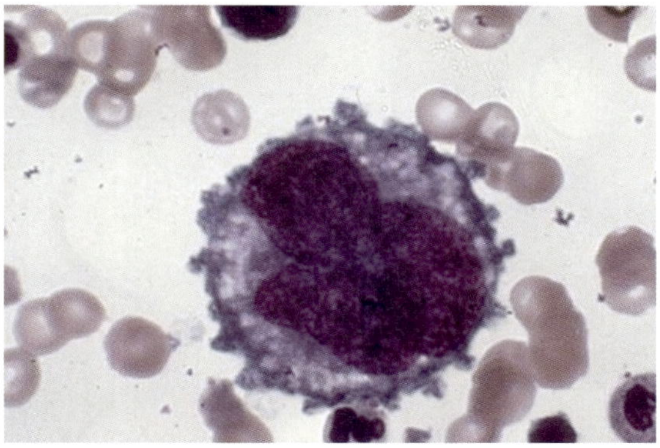

그림 5-3. 전거대핵세포

3) 거대핵세포(Megakaryocyte)

골수 천자에서 보이는 거대핵세포계의 대부분은 거대핵세포이다. 성숙의 마지막 단계인 성숙 거대핵세포는 골수의 굴 모양 천공(sinusoid fenestration)을 통해 세포질 단편을 방출한다. 모든 혈소판이 혈류로 다 방출되고 나서 남은 핵은 골수의 대식세포에 의해 탐식 분해된다.

(1) 크기

직경 30～150 μm(30～100 μm)로, 골수 중에서 보이는 혈구 중 가장 큰 세포이다. 지라이나 폐에서도 약간 볼 수 있다.

(2) 핵

핵은 큰 대형으로 발달하며, 다분엽으로 만입되어 있거나 때로는 다핵이다. 핵은 사슬모양 내지는 둥글게 배열되어 있고, 부분적으로 겹쳐져 있는 것도 있다. 핵 염색질은 울퉁불퉁한 결절을 형성하며, 핵소체는 보이지 않는다.

(3) 세포질

다염성의 세포질이 풍부하며, 색상은 연한 청자색으로 둥근 모양이다. 평탄한 위족 모양의 돌기를 나타내며, azure 과립이 응집된 주위를 투명 부분이 둘러싸고 있다. 이 투명한 세포질의 부분을 따라서, 소위 혈소판 구획 형성상이 발견되기 때문에 과립질은 혈소판의 중심 부분에 위치하게 된다.

혈소판은 세포질의 위족모양의 돌기로부터 혹은 세포질이 분해되는 기전에 의하여 분리, 방출된다.

한 개의 거대핵세포에서 생성된 혈소판 수는 평균적으로 1,500~4,000개 정도 되는 것으로 알려져 있다. 만성골수세포백혈병이나 골수 증식성 질환인 경우 말초혈액에서 아주 작은 형태의 거대핵세포(micromegakaryocyte)가 보이기도 한다(그림 5-4).

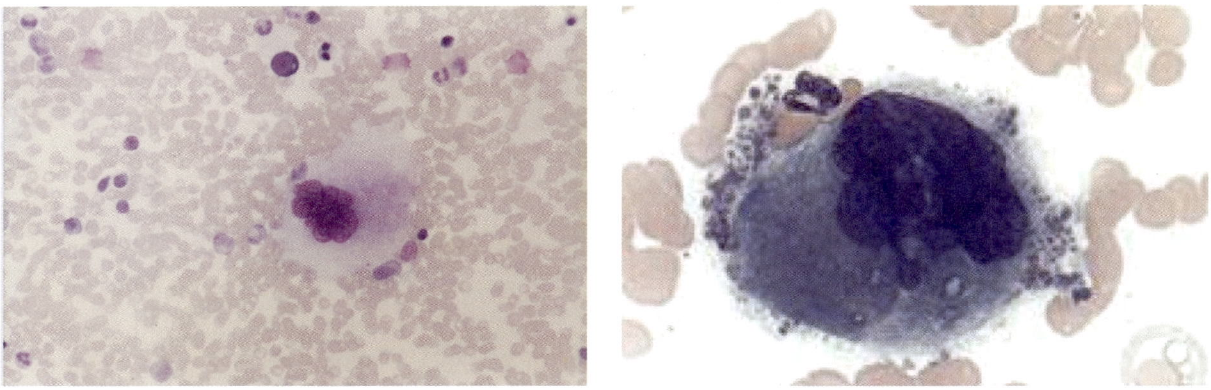

그림 5-4. 거대핵세포

4) 혈소판(Platelet, thrombocyte)

(1) 크기

직경 2~4 μm(1~4 μm)이며 유약한 혈소판은 2~3배의 크기를 갖기도 한다.

(2) 핵: 존재하지 않는다.

(3) 세포질

세포질은 Wright-Giemsa 염색표본에서 혈소판은 미세한 과립상 구조를 가진 소형으로, 밝은 azure색의 원형 내지는 길게 늘어난 세포로 관찰된다(그림 5-5). 개개의 혈소판은 세포의 중심에 azure 과립이 집합한 과립 부분과 이것을 둘러싸고 있는 밝은 청색의 투명 부분으로 되어 있다.

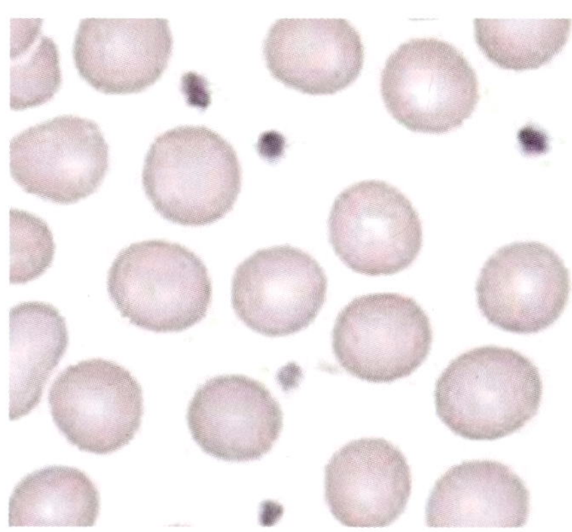

그림 5-5. 혈소판

혈소판은 유리표면에 부착하고 응집하는 경향이 있기 때

문에 분리한 혈소판을 연구하기 위해서는 heparin이나 EDTA를 사용하는 것이 좋으나 EDTA는 혈소판을 불러 모아 구상체로 하는 경향이 있다. 혈액을 순환하고 있는 혈소판은 중심부에 과립을 가진 원형 내지는 난원형의 구조를 가진다. 유리면에 부착하면, 가늘고 긴 원형질의 돌기가 나타나고 이어 넓게 퍼진 형(spread form) 내지는 대형의 투명한 세포가 된다(그림 5-6).

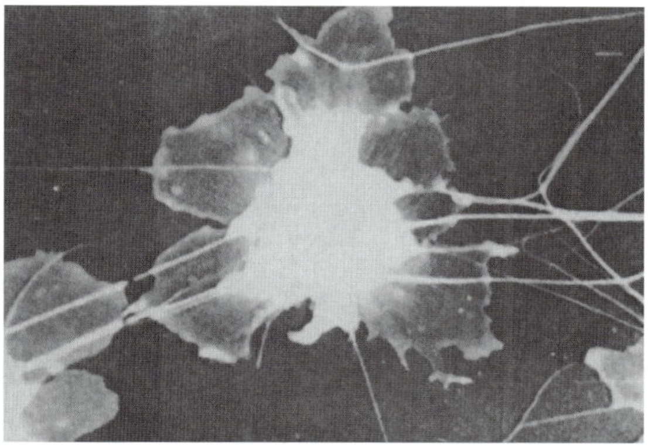

그림 5-6. 점성 변성을 나타내고 있는 혈액 응고 줄기의 혈소판의 위상차 현미경상

혈소판의 투과 전자현미경상의 모식도를 보면 크게 세 가지로 나누면 변연부, 기질, 세포 내 소기관대로 나눈다(그림 5-7).

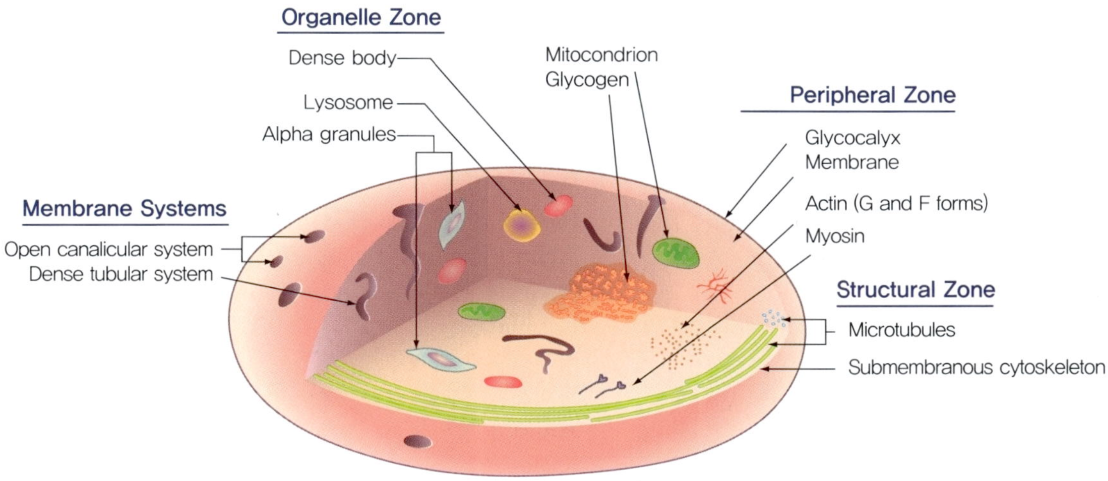

그림 5-7. 혈소판의 투과 전자현미경상의 모식도

① **변연부**(Peripheral zone)

이 부분에는 혈소판막, 당질층(glycocalyx), 액틴과 미오신(thrombasthenin), 원섬유(fibril), 미세소관 등 풍부한 세포 골격이 포함된다. 혈소판막은 다른 세포막과 유사한 구조로 양극성의 인지질 이중층 구조에 단백질이 붙어 있는 3층 구조 형식을 취하고 있다. Sialic acid (neuraminic acid)는 막 표면

에 존재해 음전하를 띠게 하며, 내재성 단백질은 혈소판 활성화에 필수적인 수용체, 펌프, 효소, 보조인자들로서 작용한다.

혈소판 ABO와 HLA 항원은 glycocalyx 영역에 있는 thrombin, von Willebrand 인자, epinephrine, ADP 그리고 PAF (platelete activating factor)의 막수용체로 표현된다. Fibril은 막 표면 아래를 덮고 있으며, 혈소판세포골격과 붙어 있어, 혈소판이 활성화될 때 미오신에 의한 수축이 일어나며, 둥근 가장자리에서 가시처럼 돌출되는 변화를 야기하여 부착, 응집하게 한다.

② 기질(Matrix, structural zone)

혈소판의 내부에는 혈소판의 원반상 외형과 수축 기능을 가지고 있는 섬유계 및 미세소관이 불규칙하게 얽혀 있고, sol-gel 상태로 되어 있다. 혈소판이 활성화되거나 수축될 때 명조 소관계(open canalicular system, OCS)가 표면으로 과립물질을 보내는데, 이때 OCS의 여러 개의 구멍들은 표면과 내부의 물질을 연결하도록 되어 있다. 혈소판에는 혈장 응고인자가 흡착되어 있다. 특히 α과립에 혈장 응고인자 I과 V가 많이 흡착되어 있다.

③ 세포 내 소기관대(organelle zone)

혈소판 내부에는 미토콘드리아, 리소좀, 치밀과립(dense granule), 알파 과립 등이 있어 대사과정, 저장, 생성물의 방출에 관여하고 있다. 소수이며 원형으로 소형인 미토콘드리아는 해당과 시트르산(크렙스) 회로를 거친 ATP 에너지의 산화적 인산화가 일어나는 장소이다(표 5-1).

표 5-1. 혈소판의 저장과립 내 분비물질들

과립	기능
Alpha	
β-Thromboglobulin	Heparin 기능 억제: 혈관 수복
PF4	Heparin 기능 억제: 혈관 수복(민무늬근 세포 성장)
Fibrinogen, Factors V & VIII	Fibrin 형성
Von Willebrand factor	혈소판 부착
Plasminogen	Plasmin 형성
Plasminogen activator inhibitor-1	섬유소용해 억제
Platelet-derived growth factor	혈관섬유모구와 평활근세포 증식
Fibronectin	부착분자
Dense (δ-granule)	
ADP	P2Y1과 P2Y12에 결합하여 혈소판 응집조절
ATP	혈소판 활성 시 방출
Calcium	혈소판 활성과 응집을 조절
Serotonin	혈관 수축
Lysosomes	
Proteolytic, hydrolytic enzymes	혈관벽 matrix와 debris 등을 소화

치밀과립은 ADP, ATP, calcium, serotonin이 포함되며, 혈소판이 내피하 조직이나 트롬빈에 부착한 후에 방출되는데, 정상 혈소판은 10개 이상의 치밀과립을 가지고 있고, 형태 변화나 세포 내 칼슘 이동에 관여한다. 칼슘의 이동이 thromboxane A_2의 생성에 필수적인 cyclooxygenase의 활성화에 관여하며, 강력한 혈관 수축제로도 작용한다.

반대로 건강한 내피세포들은 prostaglandin I_2 (PGI_2) 만들어내어 혈소판의 활성을 방해한다. 그리고 α과립은 혈소판 유래 성장인자(PDGF)를 방출해 내피세포, 평활근, 섬유모세포들의 증식을 돕는다. Thrombospondin은 α과립으로부터 방출되는 큰 당단백질로 혈소판 수용체와 결합해 혈소판의 부착 작용과 응집 작용에 관여한다.

혈소판 4인자(PF4)와 beta-thromboglobulin (BTG)도 역시 α 과립으로부터 방출되는데, 비만세포와 호염기구로부터 나오는 헤파린을 억제하는 역할을 한다. α 과립에서 방출되는 다른 억제자로는 plasminogen activator inhibitor−1 (PAI−1)으로 외상을 입은 내피세포로부터 나오는 tissue plasminogen activator (tPA)를 중화시킨다. 이때 중화시키지 못하면 tPA가 혈액을 응고시키기도 전에 섬유소 용해계가 활성화된다.

2. 거대핵세포 및 혈소판의 역학(Kinetics of Megakaryocyte and Platelet)

인체의 경우, 거대핵세포가 골수에서 성숙되는 시간은 대략 5일 정도이다. 골수강(marrow sinuses)에서부터 혈소판이 방출되는 시간은 아주 짧아 수 시간이다.

미성숙 거대핵세포의 핵은 세포 분열의 준비단계에서 염색질 분체가 다시 복제되어 동일한 염색체가 2개씩 나열되는 상태로 되는 내재 복제(endoreplication), 즉 핵내분열(endomitosis)에 의하여 성숙된다. 이 내분열은 염색체성 물질인 DNA 합성으로부터 이루어진다. 세포질의 분열이 이루어지기 전에, 핵만이 내분열에 의하여 2N → 4N → 8N → 16N → 32N → 64N까지 분열하여 배수체(polyploidy)가 되는데 보통 전체 거대핵세포 중 2/3는 16N이고 나머지 1/6씩은 8N, 32N이다.

거대핵세포로 성숙하면 세포질에는 완전히 성숙한 red-pink색의 과립이 가득 차게 되고, 이 과립들이 작은 응집상으로 되어 윤곽이 뚜렷한 혈소판 덩어리가 가장자리로부터 파생된다. 거대핵세포의 세포막이 융해되면서 세포질성 fragments로서 떨어져 나오게 되는데 골수에서 거대핵세포는 sinus wall에 인접하여 성숙되므로 거대핵세포로부터 떨어져 나온 혈소판은 바로 lumens 속으로 방출될 수 있다(그림 5-8). 거대핵세포의 핵은 대식세포가 탐식한다. 새로이 방출된 혈소판은 커 보이고, 대사 작용이 활발하며, 지혈의 기능이 뛰어나다.

혈소판은 단백질 60%, 지질 15%, 탄수화물 5%, 60여 종의 효소, 각종 전해질(Mg, K, Ca 등) 및 serotonin (5−hydroxytryptamine) 등을 함유하고 있어 대사 작용이 활발하며, 1차적인 지혈과 모세혈관 항상성의 기능을 가지고 있다.

혈소판이 안정된 상태에서 순환되는 수는 평균 250×10^9/L($150 \sim 370 \times 10^9$/L)으로, 이는 전체 혈소판수 중 2/3에 해당하는 수이다. 나머지 1/3인 혈소판의 30% 정도는 혈소판 형성을 조절하는 기관 중의 하나인 지라에서 24~36시간 체류한다. 그러므로 지라가 없는 사람은 100% 순환되어 순환 혈소판 수가 증가되므로 thrombocytosis와 같은 질병상태가 초래되며, 반면에 지라가 커진 사람은 80~90%가 지라에 있게 되어 순환 혈소판 수는 감소되므로 thrombocytopenia와 같은 질병 상태를 초래하게 된다. 순환 혈액 내에서의 혈소판의 수명은 8~11일(또는 7~10일)이다. 약간의 혈소판들은 아마도 안전한 혈관의 유지와 작은 혈관 상해에서 마개(plug)를 만드는 데 사용되며, 다른 혈소판들은 수명이 다하였을 때 간, 지라, 혹은 다른 조직에 있는 단핵 탐식계에 의하여 탐식되어 제거된다.

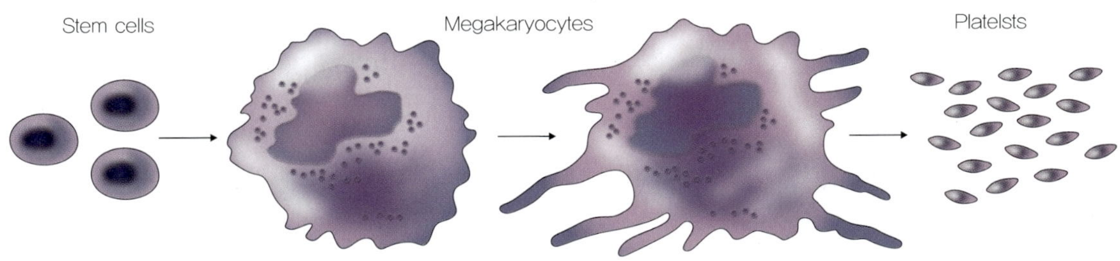

그림 5-8. **혈소판의 형성 및 혈소판 유리의 각 상**

3. 혈소판의 활성화 과정(Activation of Platelet)

정상적인 상태에서 혈관 내를 순환하고 있는 혈소판은 다른 혈소판이나 다른 세포와 반응하지 않는다. 그러나 혈관에 상처가 나서 collagen이 노출되면 혈소판 활성이 시작되며 비활성형의 디스크 모양에서 활성형인 구형으로 형태가 변형되고 부착, 응집, 혈관 내 과립들을 분비하여 지혈 마개를 형성하는 1차 지혈과정이 시작된다(그림 5-9, 10).

혈소판 활성을 야기시키는 물질을 agonist라 하며 대표적인 agonist는 collagen, ADP, thrombin, epinephrine, thromboxane A_2 (TXA_2), arachidonic acid 등이 있다. 이들은 혈소판 표면의 특별한 수용체와 결합해서 작용하는데, 여기에는 혈소판 인지질막에 있는 guanine nucleotide-binding (G) protein이 관여하고 이 G 단백이 인지질 분해효소 C (phospholipase C, PLC)를 활성화시켜 가수분해한다. 이로 인해 calcium이 유출되면서 세포질 내 calcium 농도가 높아지면 protein kinase C를 활성화시켜 혈소판의 분비 작용을 시작한다.

혈소판이 collagen에 결합하면 G단백질과 혈소판 내의 효소들이 활성화되며 이 과정에서 phospholipase C와 Phospholipase A_2가 생성된다. Phospholipase A_2는 모든 혈소판 활성 조절 물질인 arachidonic acid를 가수분해해서 thromboxane A_2 (TXA_2)를 합성한다. 여기에 cyclooxygenase 효소가 관여한다.

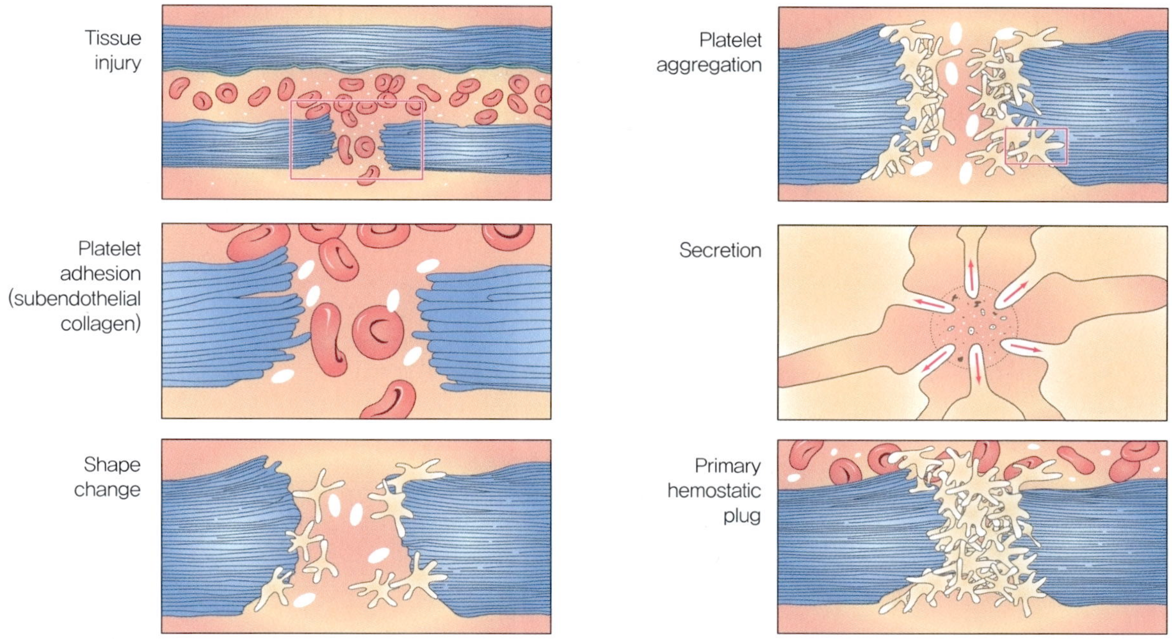

그림 5-9. 혈소판의 활성화

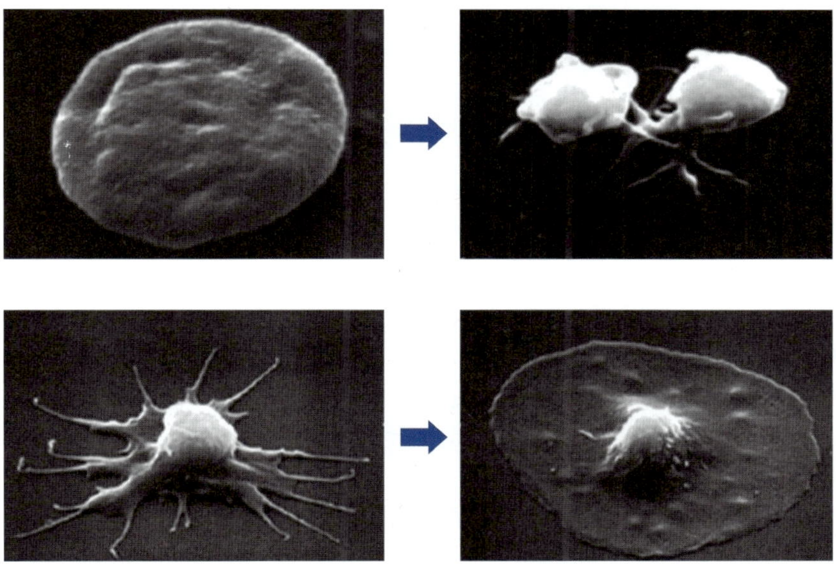

그림 5-10. 혈소판 활성화로 인한 형태 변화

TXA_2는 혈소판 과립들의 분비를 촉진시킨다. 따라서 TXA_2의 합성이 안 되면 과립들이 분비 되지 못하게 되며 혈소판 기능에 손상을 받게 된다. 대표적인 혈소판 기능 억제제인 아스피린은 cyclooxygenase의 작용을 방해하여 TXA_2의 합성을 막는 역할을 한다. TXA_2는 또한 혈관 수축에도 관여하며 thromboxane B_2 (TXB_2)로 된다(그림 5-11). 또한 혈전예방을 위해 혈소판 응집활성화를 억제

하는 기전에는 여러가지가 있다. 혈소판의 P2Y12 수용체를 억제하여 ADP를 매개한 혈소판 응집작용을 억제하는 방법과 혈소판 응집의 최종 공통경로에 관여하는 αIIbβ3 수용체를 억제하는 방법들이 있고(그림 5-14), 각 기전을 가진 다양한 약물이 개발 및 사용되고 있다.

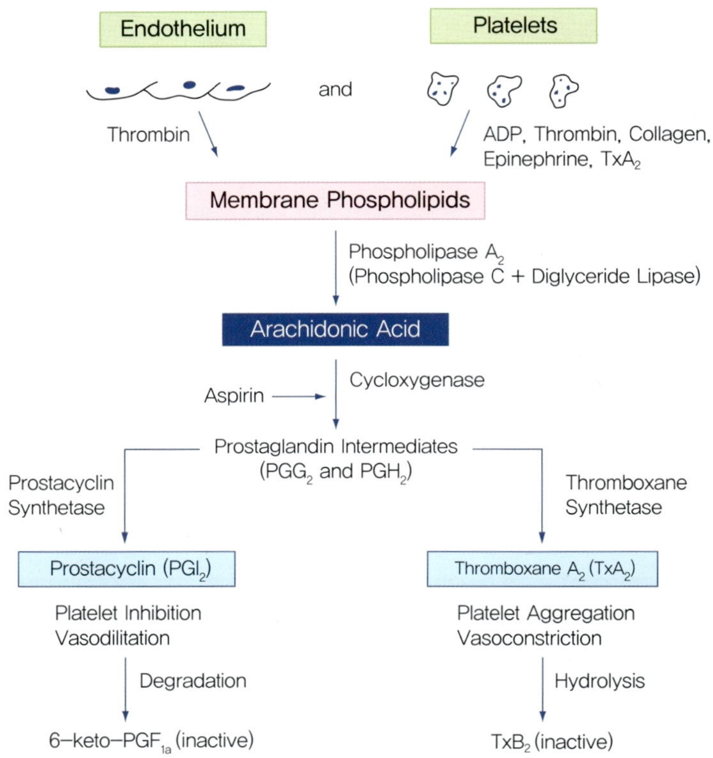

그림 5-11. Arachidonic acid의 대사과정

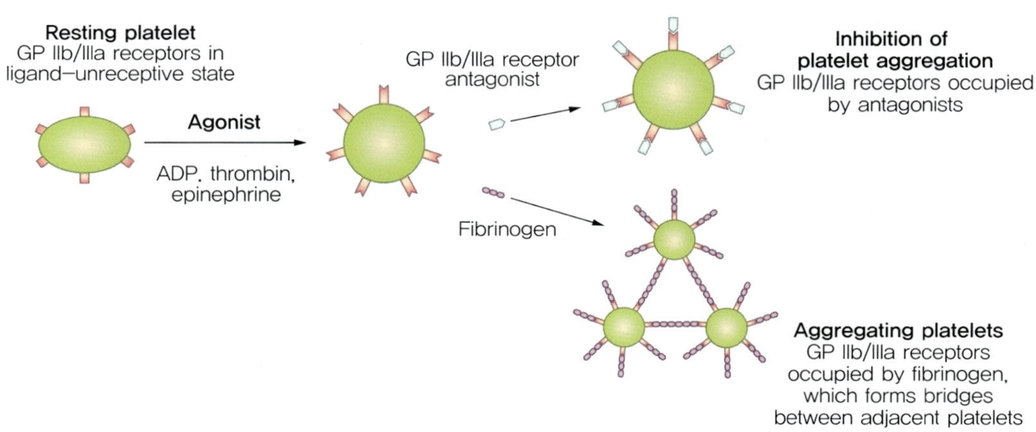

그림 5-12. 혈소판 당단백질 IIb/IIIa 차단제의 작용기전

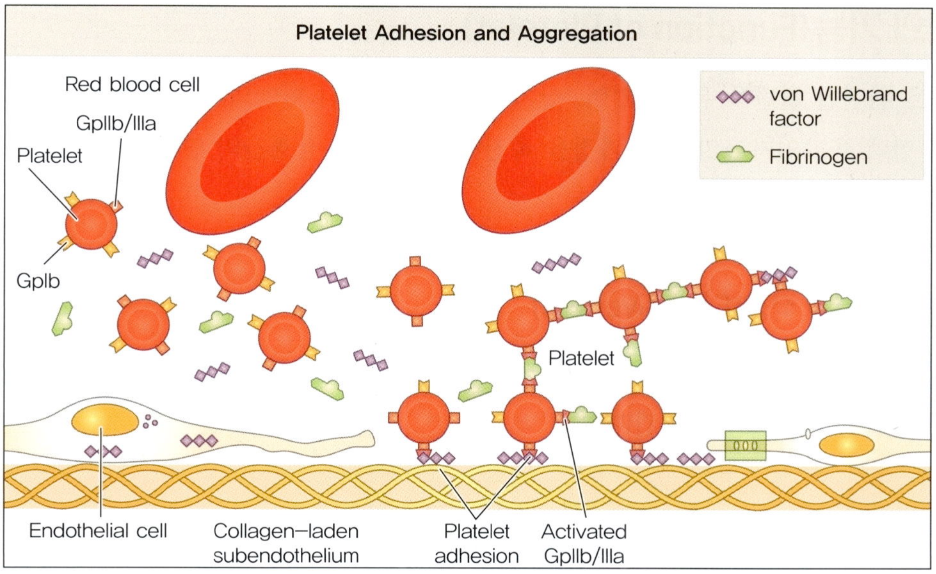

그림 5-13. 혈소판의 활성화

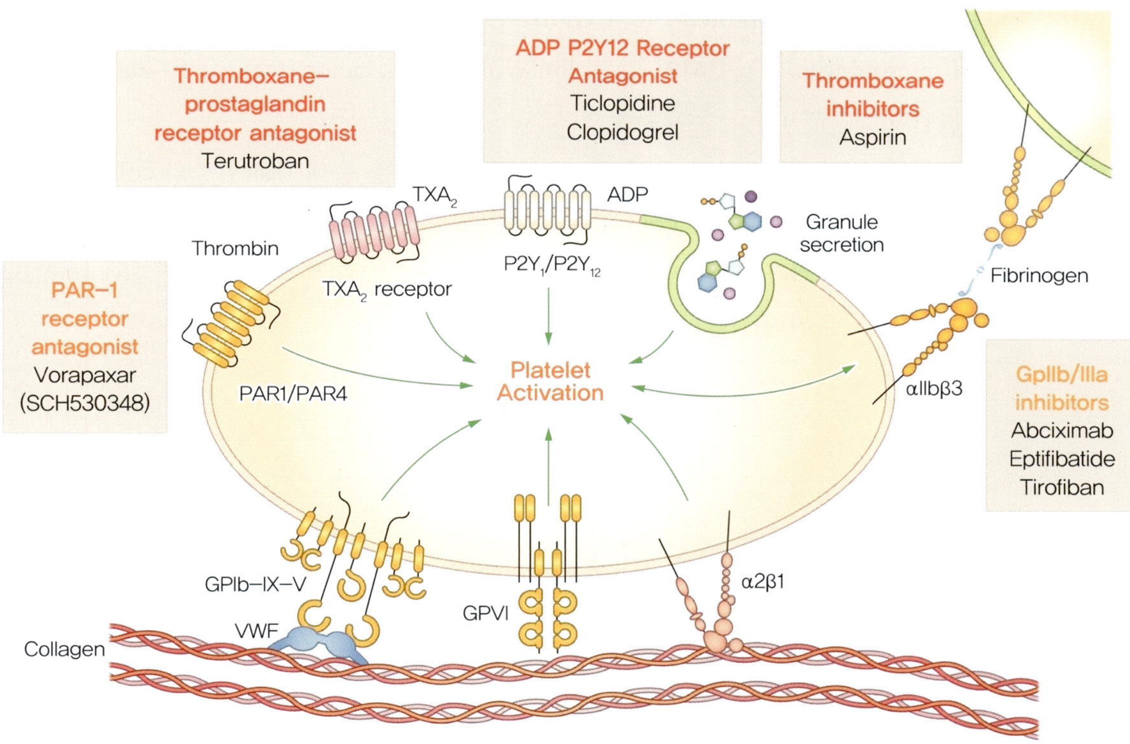

그림 5-14. 혈소판 활성화 경로 및 억제 기전

4. 혈소판의 기능(Function of Platelet)

주요 기능은 완전한 혈관을 유지시키며, 상처난 혈관으로부터 혈액의 유출을 막기 위한 지혈 마개를 만드는 일과 혈액 응고인자들의 응고 과정을 촉진하는 일이다. 상호간의 연관된 일련의 반응계를 통하여 이 기능은 발휘된다.

1) 모세관 투과억제 작용(Effectiveness)

혈관 내피세포 간의 접합부는 완벽하게 접합되어 있다고 할 수 없으며, 그 사이를 혈소판이 막고 있어 평상시에는 혈관 기능을 유지시킨다.

2) 혈소판 부착능(Adhesion)

혈소판은 상처난 혈관 내피세포 밑에 있는 collagen fiber에 부착하는데, 이때 혈소판이 한층 형성된 후 혈액 vWF가 조직과 상처 근처의 활성화된 혈소판과의 부착을 도와준다. 혈소판 표면은 muco 다당류를 함유한 단백질인 GP (glycoprotein) Ib와 GP IIb-IIIa 복합체가 trilamella 구조로 되어 있다. 이 구조가 교원섬유의 microfibirils과 결합되어 있는 von Willebrand's factor (factor VIII-antigen)에 부착(adhesiveness)하게 된다.

혈류 속도가 낮은 정맥에서는 혈소판 수용체 GP VI와 GP Ia/IIa를 통해 내피밑층의 collagen에 직접 결합한다. 동맥에서는 혈액 내의 vWF가 collagen에 먼저 결합하고 GP Ib/IX/V 수용체를 통해서 혈소판이 vWF에 결합해서 부착된다. 혈소판이 내피하 조직에 처음으로 부착하는 데는 glycoprotein Ib (GP Ib) 수용체와 vWF에 좌우된다(그림 5-15, 표 5-2).

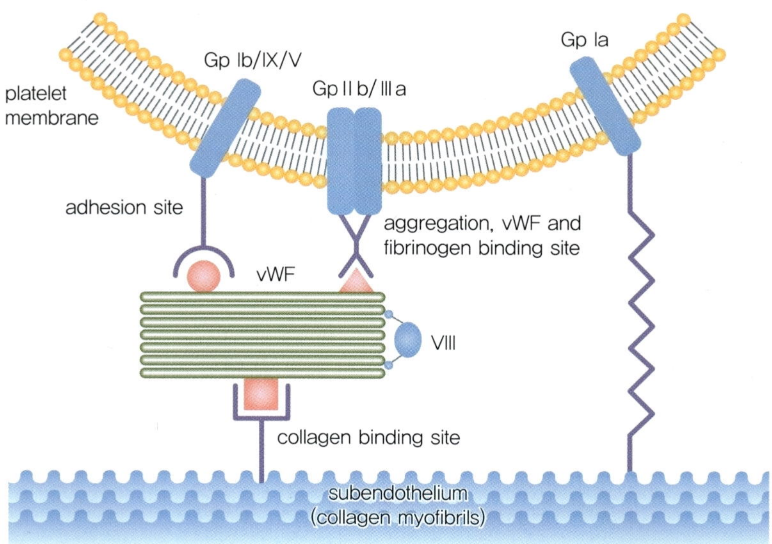

그림 5-15. 혈소판과 혈관의 부착

3) 분비능(Release)

혈소판이 부착하면 수초 내에 그 형태가 변형되면서 위족을 뻗게 되고 혈소판막에 있던 ADP, 혈소판막에서 방출된 arachidonic acid의 대사산물인 thromboxane A_2와 thrombin이 유리되고, 혈소판 내 치밀과립(dense granule)에서 ADP, ATP, calcium, serotonin이 분비되며, 알파과립(α granule)에서는 인지질로 된 혈소판 제3인자, 혈소판 제4인자 등이 분비된다. Thromboxane A2와 ADP는 혈소판끼리 서로 엉겨 붙는 혈소판 응집(aggregation)을 촉진시키고, serotonin은 혈관벽을 수축시켜 혈액의 유출 통로를 좁혀 지혈을 용이하게 한다.

표 5-2. 혈소판 수용체와 작용

Name	Function
Glycoprotein Ia and IIa	Adherence of platelets to charged
Glycoprotein Ib-IX-V	Adherence to collagen or platelet bound vWF
Glycoprotein IIb-IIIa	Aggregation of platelets in the presence of fibrinogen, fibrin, fibronectin, and vWF
Glycoprotein V	Platelet activation
PAF receptor	Activation, shape change, and secretion
Factor V receptor	Attachment of factor V to platelet phospholipid
ADP receptor	Increases calcium levels by inhibiting adenylate cyclase
Epinephrine receptor	Platelet activation
Thrombospondin receptor	Aggregation of platelets
Thromboxane A_2 and prostacyclin I_2 receptors	Calcium release from DTS and subsequent release of dense, alpha, and lysosomal granules

Abbreviations: vWF: von Willebrand's frctor, PAF: platelet activating factor, ADP: adenosine diphosphate, DTS: dense tubular system.

4) 응집능(Aggregation)

혈소판막의 GP Ib/IX/V가 vWF에 결합하여 부착이 되면 혈소판의 입체 구조에 변화가 일어나면서 혈소판막의 GP IIb/IIIa 복합체가 활성화되어 섬유소원과 결합하게 된다. 즉, 섬유소원은 혈소판과 혈소판이 응집하는데 아교와 같은 역할을 한다.

과립에서 분비된 ADP와 thromboxane A_2는 혈소판 응집을 촉진시킨다(그림 5-16, 표 5-3). 또한, 이들 결합인자의 유전적 변이는 출혈성 질환을 유발하는데, Bernard-Soulier Syndrome (BSS)은 GPIbα, Ibβ, IX 유전자 변이에 의한 혈소판 세포막의 당단백 복합체인 GPIb/IX/V 복합체의 부족이나 기능 이상으로 혈소판이 내피하 기질에 존재하는 vWF에 부착하지 못하게 되어 출혈 경향을 나타낸다. 글란츠만씨 혈소판 무력증(Glanzmann's thrombasthenia)은 혈소판 표면의 당단백질인 IIb/IIIa의 변이에 의한 혈소판 응집 기능 이상으로 출혈성 경향을 가지는 희귀 유전 질환이다.

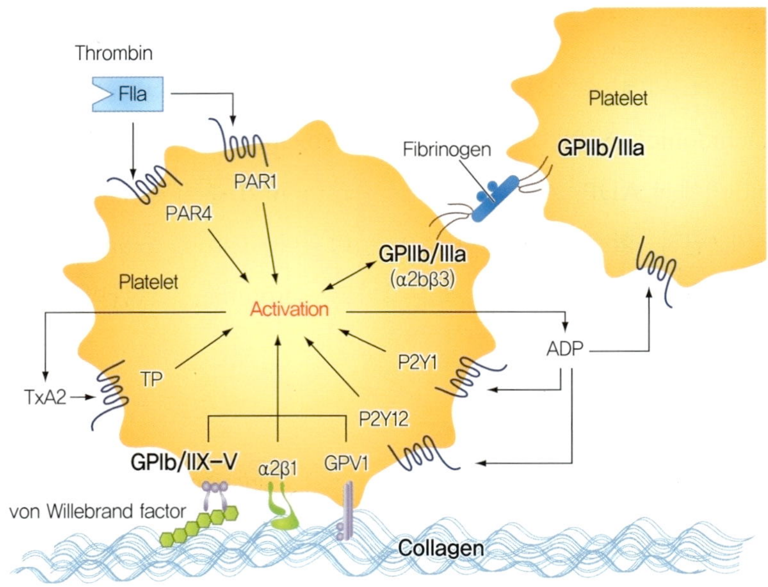

그림 5-16. 혈소판과 혈소판의 응집

표 5-3. 혈소판 질환별 응집능 검사

Typical Aggregating Pattern in Platelet Disorders					
Platelet Disorders	Collagen	ADP	Epinephrine	Ristocetin	Arachidonic acid
Normal	2° wave only	1° and 2° wave	1° and 2° wave	1° and 2° wave	2° wave only
von Willebrand disease	Normal	Normal	Normal	No response	Normal
Bernard-Soulier syndrome	Normal	Normal	Normal	No response	Normal
Glanzmann's thrombasthenia	No response	No response	No response	Normal	No response

5) 혈액 응고 촉진 작용(Activation of Coagulation)

현재까지 혈소판 인자는 1~10까지 발견되어 있다. 또 극히 최근에는 면역학적인 개념으로 혈소판 막과 내표면에 있는 receptors들로 표현하기도 한다(표 5-4).

6) 혈병 수축 작용(Clot retraction)

형성된 응괴는 칼슘, ATP에 의한 액틴, 미오신 수축에 의해 혈청이 압출된다. 이때 혈소판은 더욱 더 단단히 응집되며, 혈병 수축은 fibrinogen, fibrin, fibrinonectin에 있는 fibrinogen 수용체 존재 여부에 좌우되며, 이 수용체가 없는 경우, 혈병 수축은 일어나지 않는다. 이런 상태를 혈소판 무력증(thrombasthenia)이라고 한다.

표 5-4. 혈소판인자의 종류와 기능

인자	생리적 기능	임상
Factor 1	프로트롬빈 활성화 촉진	Parahemophilia(유사혈우병)
Factor 2 (fibrinoplastic factor)	트롬빈의 활성화 촉진(섬유소생성 촉진)	–
Factor 3 (phospholipid)	Thromboplastin 형성 촉진	혈소판병증(Thrombocytopathy)
Factor 4 (antiheparin)	heparin 중화	–
Factor 5	Platelet fibrinogen과 관련	–
Factor 6	Plasmin inhibitor	폰빌레브란트 질환 (von willebrand disease)
Factor 7	Cothromboplastin	–
Factor 8	Antithromboplastin	–
Factor 9	Accelerator globulin, 안티트롬빈 활성 stabilizing factor	–
Factor 10 (serotonin 5-hydroxyptamine)	vasoconstrictor	혈관수축 기능
vWF	혈소판 부착	–

7) Plasmin 활성화 억제(Antifibrinolysis)

Plasmin에 의해 이루어지는 fibrinolysis를 억제한다. 즉, plasmin의 활성을 억제한다. 죽상 경화증 환자에서 증가한다.

8) Serotonin에 의한 혈관 수축 작용(Vessel constriction)

Serotonin은 강력한 혈관 수축제로서 고밀도 과립에서 분비되는데, 이때 같이 분비되는 ATP와 같이 반응을 한다.

5. 거대핵세포 및 혈소판의 이상 (Abnormality of Megakaryocyte and Platelet)

1) 이상 거대핵세포(Abnormal megakaryocyte)

비타민 B_{12} 및 엽산 결핍에서는 거대핵세포 수의 감소(저형성)가 보이고, 핵은 과분엽(과분절)을 나타내며 다핵이 된다. 한편, 세포질은 미숙하기 때문에 염기성이 남아 있고 혈소판 생산능이 없다.

면역(특발)혈소판감소자반병(immune/diopathic thrombocytopenic purpura, ITP)에서는 1차성이든 2차성이든, 거대핵세포의 수는 증가(과형성)하나 혈소판 형성능은 저하되어 있다. 2차성의 ITP에서는 erythematosus 이든 약물 반응이든 원인 여하를 불문하고 지라 기능 항진증을 동반한다.

혈소판 생성의 감소, 거대핵세포 세포질의 공포화, 과립 형성이 적은 것(hypogranularity) 및 핵의 과분엽과는 분명한 관계가 있다. ITP에서는 거대핵세포 자체는 세포질에서도 핵에도 결함이 없는 것이 확인된다(그림 5-17, 18).

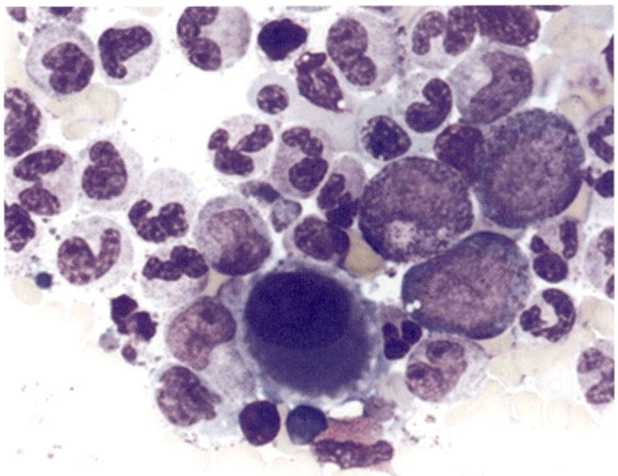

그림 5-17. **소형 골수 거대핵세포**

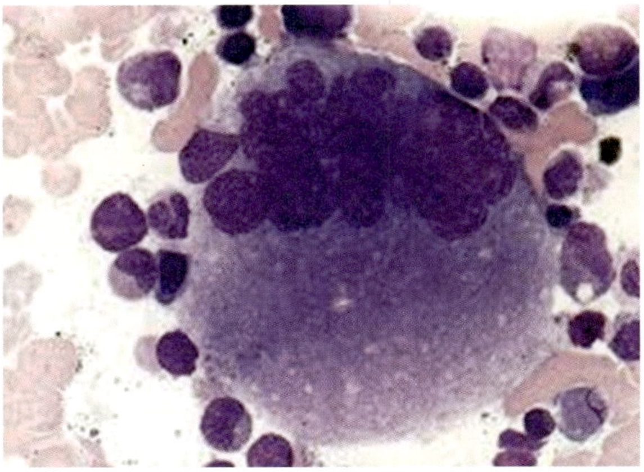

그림 5-18. **분엽사가 보이지 않는 다핵 골수 거대핵세포**

2) 혈소판 이상(Abnormal platelet)

혈소판의 형태는 생리적으로 꽤 불균일하다. 유약 혈소판은 일반적으로 대형이며, 노화한 혈소판은 소형이다. 비정상 혈소판의 형태학적 특징은 5 μm 이상으로 크기가 증가하고 세포질의 호염기성이 증가하며, 가끔 과립들의 응집 현상이나 과립의 수가 감소하거나 나타나지 않을 수도 있고, 위족 형성이 정상보다 크거나 각 이진 뿔 모양의 진기한 형태가 보이기도 한다.

혈소판의 과잉 이용 내지는 과잉 파괴 후 대형혈소판이 방출되는 경우에 생기는 질병으로는 면역(특발)혈소판 감소 자반병(ITP), 파종혈관내응고(DIC), 출혈 후의 혈소판증가증 및 May-Hegglin 이상증이 있다. 또한 대형 혈소판은 자주 기생충 봉입체가 있을 때 인정되기도 하여 말라리아에 걸렸을 때 발견할 수 있으며 von Willebrand 인자(vWF)의 결핍 또는 기능저하에 의한 유전 출혈성 질환인 von Willebrand병 및 혈소판 세포막의 당단백 복합체인 GP Ⅰb/Ⅸ/Ⅴ 복합체의 부족이나 기능 이상으로 출혈경향이 나타나는 Bernard-Soulier 증후군(BSS)에서도 볼 수 있다(그림 5-19, 20).

소형의 혈소판은 아스피린 치료 후, 희귀한 X 염색체 열성 유전 질환으로 선천성 혈소판감소증과 출혈 증상을 보이는 Wiskott-Aldrich 증후군에서 볼 수 있다. 전자현미경적으로 인정되는 혈소판 이상증에는 혈소판표면의 당단백질 GP II b/III a의 변이에 의한 Glanzmann의 혈소판 무력증, 혈소판표면의 당단백질 GP Ib/IX/V의 변이에 의한 Bernard Soulier Syndrome (BSS), von Willibrand facor결핍에 의한 von Willibrand disease (vWD) 및 Gray platelet 증후군이 있다(그림 5-21). Gray platelet 증후군에서는 거의 완전히 과립을 잃고 있기 때문에 Wright-Giemsa 염색표본에서는 혈소판이 회색으로 보인다(그림 5-22).

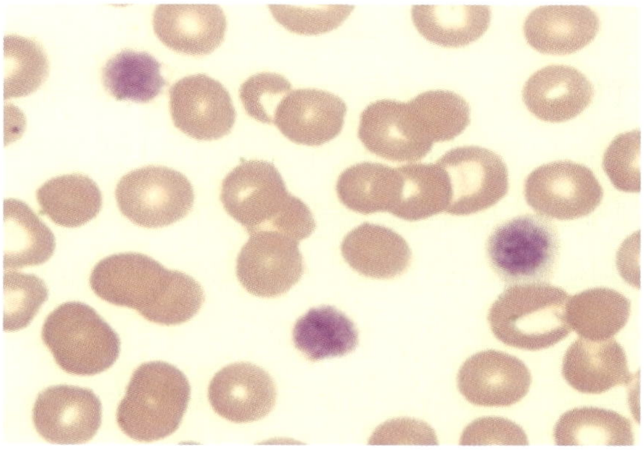

그림 5-19. 대형 혈소판

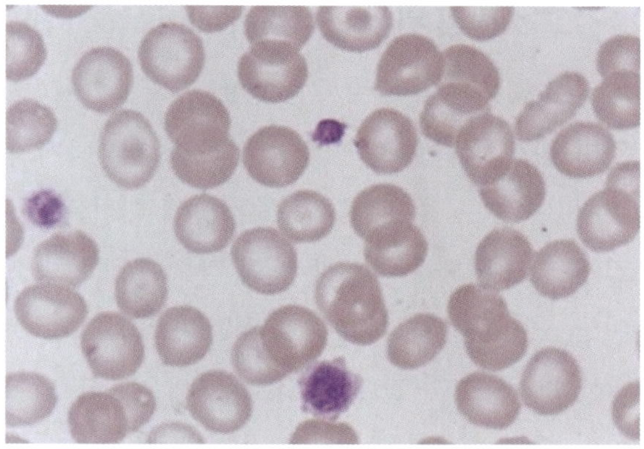

그림 5-20. 거대 혈소판(Bernard-Soulier 증후군)

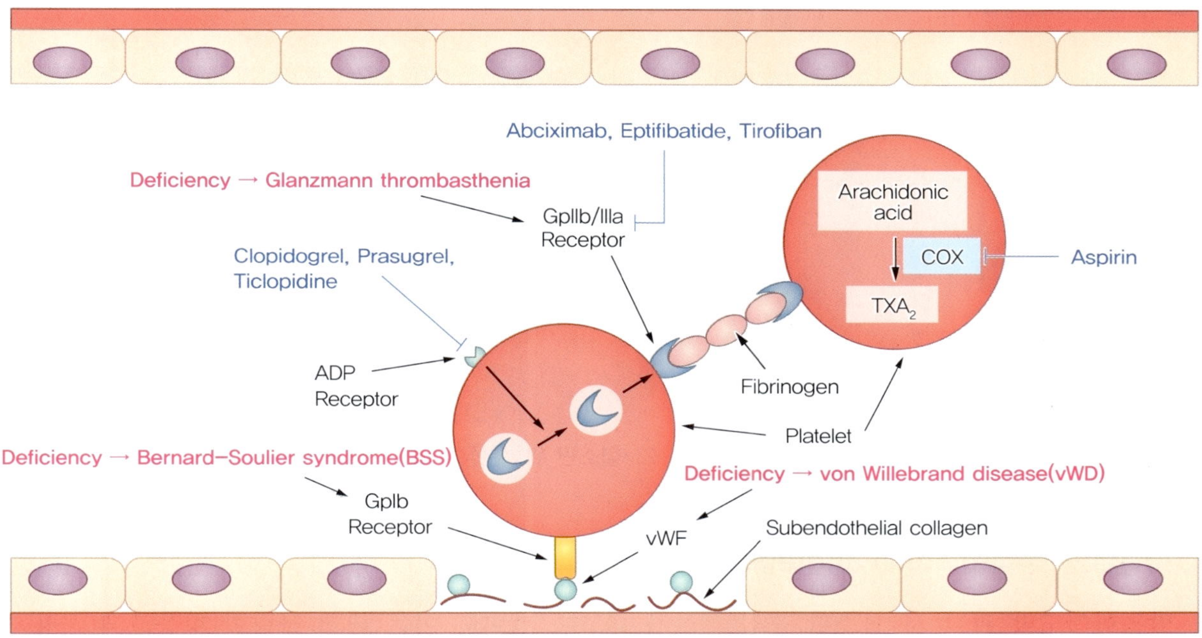

그림 5-21. 혈소판 부착인자 관련 질환

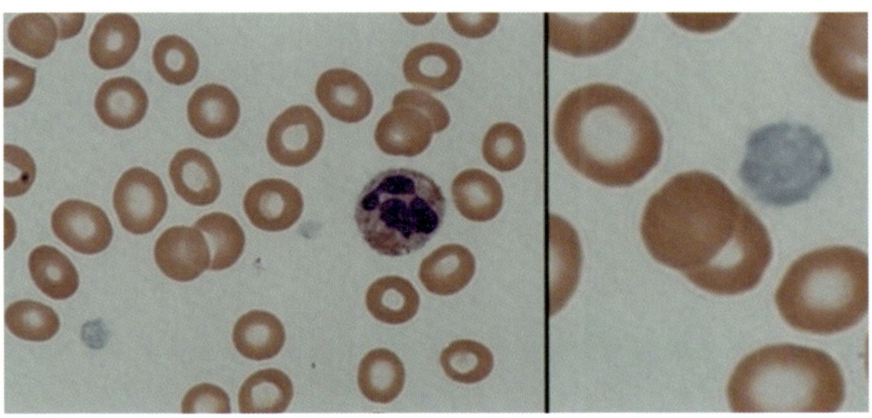

그림 5-22. Gray 혈소판 증후군에서의 혈소판

3) 혈소판의 위성 현상(Satellitism of platelet)

다핵 백혈구를 둘러싸고 부착한 혈소판의 위성 현상은 EDTA를 가한 혈액에서만 관찰되고 있는데 혈소판 위성 현상의 발생기전은 완전히 밝혀지지 않았다. 하지만 당단백 IIb/IIIa에 대한 항혈소판 항체와 중성구의 Fcγ 수용체 III (CD16)에 대한 중성구 자가항체에 의한 면역반응으로 EDTA가 이온화칼슘을 킬레이트화할 때 혈소판 막의 칼슘변화로 혈소판 막의 형태학적 변화를 초래하여 새로운 당단백 IIb 항원(neoantigen)이 노출되면 혈소판 항체가 반응하여 혈소판 응집을 야기하거나 합텐으로 작용한다.

한랭응집소와 같은 양상으로 체온보다 낮은 온도에서 반응하거나, 트롬보스폰딘(thrombospondin)이나 다른 혈소판의 알파과립단백(alpha granule protein) 등에 의한 비면역반응으로 설명되기도 한다. 또한 혈소판 위성현상은 일과성 혈소판감소증의 원인이 되는 경우가 있으므로 반드시 다른 항응고제로 재검한다(그림 5-22).

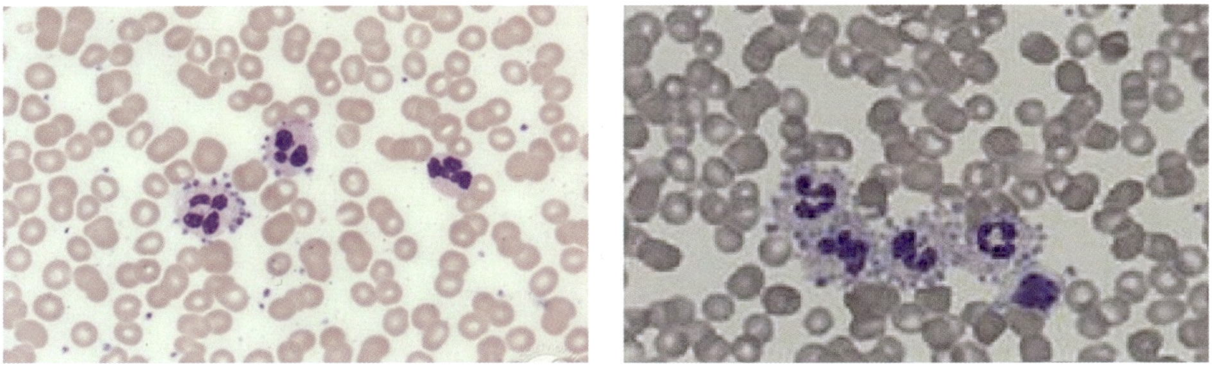

그림 5-23. 혈소판 위성현상

4) 혈소판 응집(platelet aggregation)

말초혈액도말 관찰 시 혈소판 군집 현상을 볼 수 있는데, 이는 대개 불량한 항응고제 사용 또는 실험실상의 한냉온도 및 EDTA에 의한 인공산물 등에 의하며 혈소판 수의 거짓감소(pseudothrombocytopenia)를 초래한다(그림 5-23). 혈소판 응집현상이 보이면 반드시 다른 항응고제로 재검한다.

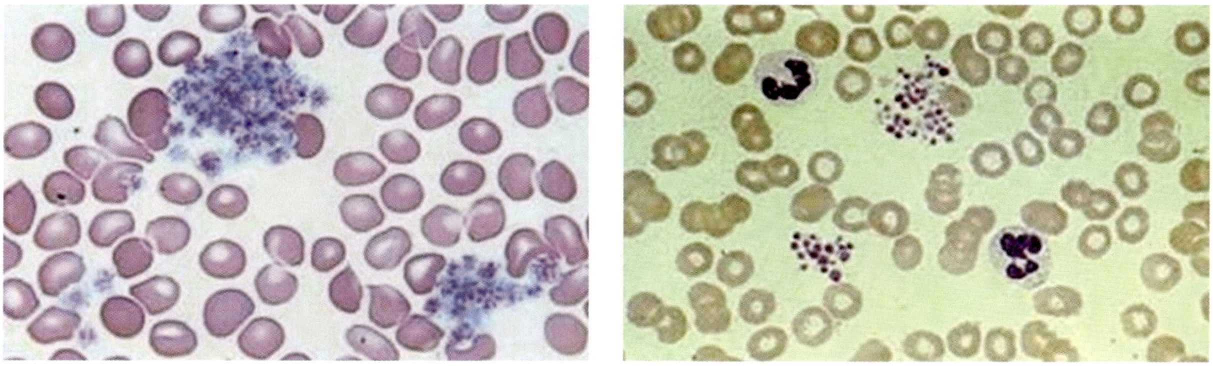

그림 5-24. 혈소판 응집현상

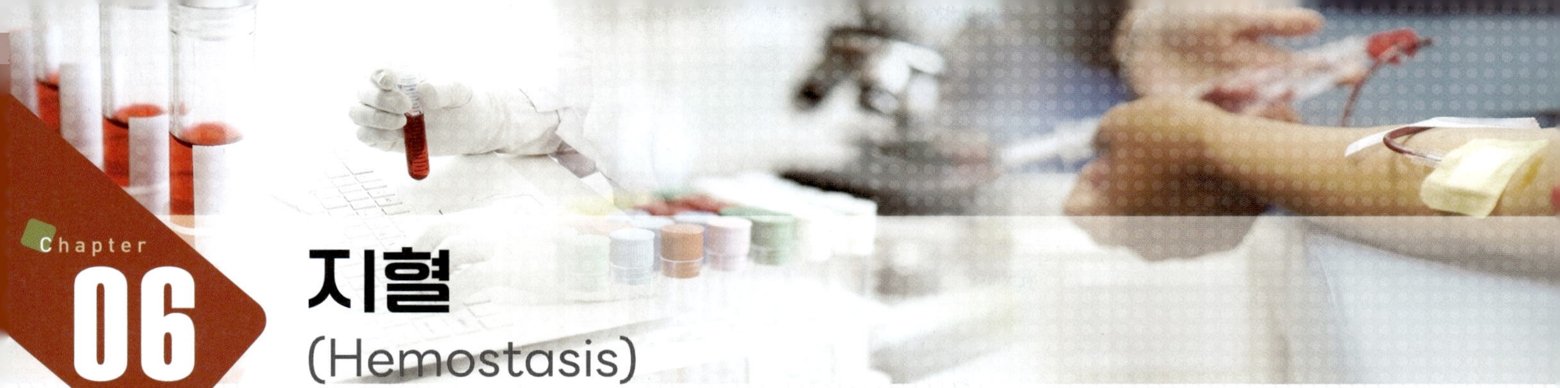

Chapter 06

지혈 (Hemostasis)

학습목표

1. 지혈기전을 설명할 수 있다.
2. 지혈에 영향을 미치는 인자를 열거할 수 있다.
3. 혈소판과 내피세포와의 관계를 설명할 수 있다.
4. 혈관수축성 물질인 thromboxane A_2 생성과정을 설명할 수 있다.
5. 응고인자 명명법 및 특성을 설명할 수 있다.
6. 내인계, 외인계, 공통계 응고과정 및 관련된 응고인자를 열거할 수 있다.
7. 각 응고인자들의 특성을 설명할 수 있다.
8. 비타민 K 의존 응고인자의 종류를 열거할 수 있다.
9. 혈액응고 저해 물질의 종류와 그 작용을 설명할 수 있다.
10. 섬유소 용해인자가 작용하는 용해과정을 설명할 수 있다.
11. 섬유소 분해산물(FDP)의 종류를 열거할 수 있다.
12. Antiplasmin 작용을 하는 물질을 열거할 수 있다.

1. 지혈 (Hemostasis)

혈관벽이 파손되면 몸속을 순환하고 있던 유동성의 혈액이 혈관 밖으로 나온다. 이것을 출혈(bleeding)이라고 하며, 계속적인 출혈을 방지할 목적으로 지혈이라는 고도화되고 복합적인 생리기전이 일어난다. 동맥이나 큰 혈관의 파손 때는 혈관 내 높은 혈압으로 인위적인 지혈이 요구되고 있으나 모세혈관 같은 곳에서는 자연히 지혈된다.

지혈에 영향을 미치는 요소로는

① 손상된 혈관 부위를 수축시켜 혈류량을 감소시켜 주는 혈관의 수축성

② 혈소판들이 파손된 혈관 국소에 부착, 응집하여 마개(plug)를 형성하는 혈소판의 기능

③ 혈액 응고인자들의 정상 기능으로 불용성인 섬유소를 형성, 섬유소망을 안정화시켜주는 응괴의 안정성

④ 혈관의 복구 후 섬유소를 용해시키는 섬유소 용해인자의 활성화 등이 있다.

그러나 병적인 경우에는 이 같은 체계적인 기구가 원활히 진행하지 못하므로 출혈성 질환을 일으키게 된다(그림 6-1).

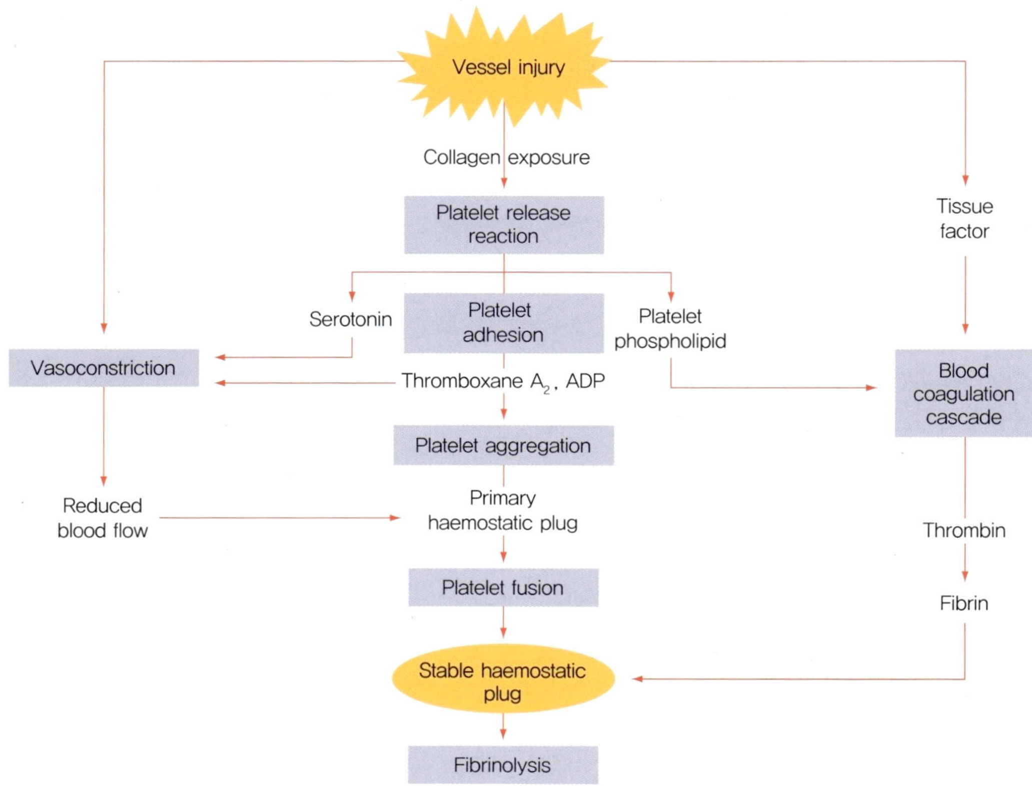

그림 6-1. 지혈 과정

1) 지혈 기전(Mechanism of hemostasis)

혈관에 구멍이 나거나 절단되면 혈관 내피세포(endothelium)가 손상을 입게 되어 혈관 내피세포 밑층인 콜라겐(collagen)에 혈액이 접촉하면서 지혈 기전이 일어난다. 혈액 내에 있던 혈소판이 가장 먼저 기능을 나타내는데, 혈소판은 손상된 부위가 막힐 때까지 응집을 계속하여 일차로 백색 혈전(white thrombus)을 형성한다(일차 지혈).

다음으로 지혈이 완전하게 이루어지기 위해서는 응고 기전의 활성화로 섬유소의 형성이 뒤따른다. 혈소판의 응집으로 혈액의 흐름이 감소되든지 막히게 되면, 혈액응고 내 · 외인계 인자가 활성화 된다. 이때 혈소판 제3인자가 관여하여 내인계 기전에 의해 섬유소원을 가용성의 섬유소 단량체(fibrin monomer)로 만든다. 또 파괴된 조직으로부터 유리된 조직 thromboplastin에 의하여 응고인자 VII이 활성화되는 외인계 기전에 의해서도 섬유소 단량체가 만들어진다. 이는 곧 중합체를 이루면서 출혈 중에 있던, 혹은 있었던 적혈구, 백혈구, 혈소판이 엉키면서 적색 혈전(red thrombus)이 형성되어 지혈이 완성된다(이차 지혈). 이때까지의 소요 시간은 혈관의 손상 부위에 따라 다양하나 대략 1~4분 사이에 이루어지고, 이후 혈관의 수복(repair) 과정이 일어난다.

이 과정은 섬유모세포(fibroblast)가 증식되는 조직화 과정(organization)을 거쳐 손상당한 혈관의 내피는 회복되고 완전히 재생된다. 이때 혈액 응괴(fibrin; clot)는 혈장 내에 있던 plasminogen이 활성화된 형인 plasmin으로 인해 용해되는 섬유소 용해과정을 거쳐 제거된다(그림 6-2).

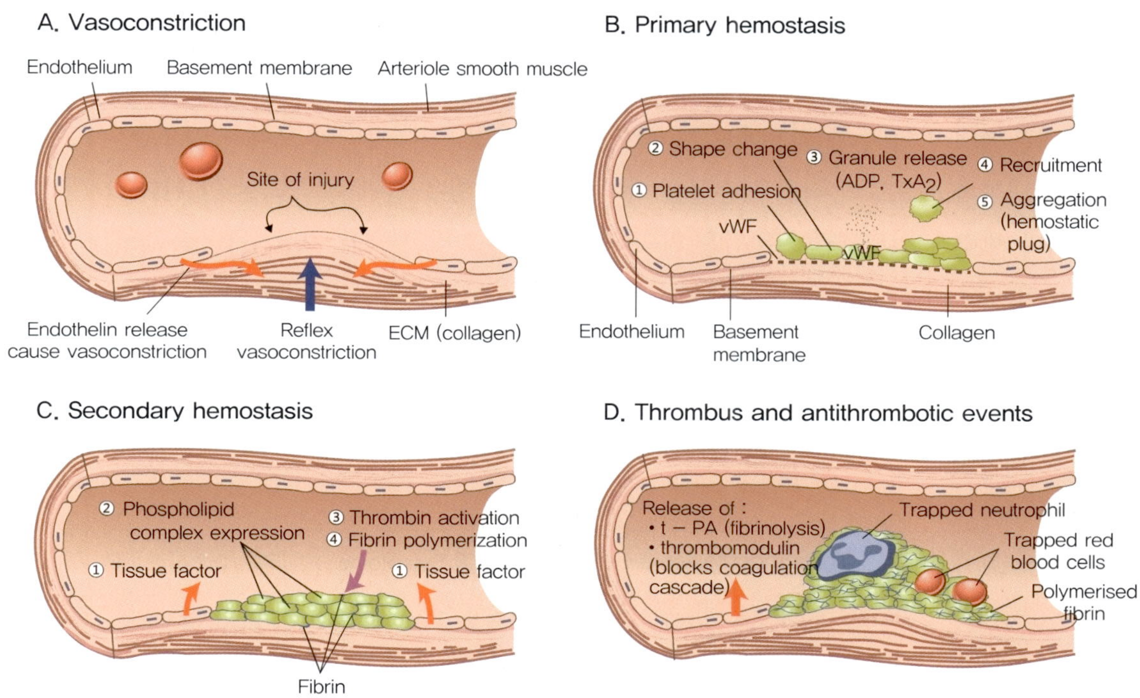

그림 6-2. 지혈 기전

2) 혈관의 역할

혈관은 지혈 과정에서 매우 중요한 성분이며, 혈액을 운반하기 위한 도관으로 영양분을 몸 구석구석까지 순환하게 해준다. 정상 혈관벽은 내막(tunica intima), 중막(tunica media), 외막(tunica adventitia)의 3개의 층으로 이루어져 있다.

내막(endothelium)은 콜라겐과 탄력성이 있는 막으로 혈전성이 없는 내피세포로 구성되어 있으며 정상적인 상황에서는 응고 활동을 가지지 않으므로 혈액이 통과하는 데 매끄러운 표면을 유지하고 있다.

중막(tunica media)은 최적정의 정수력학적 압력(삼투압)하에서 혈액을 운반하게끔 충분한 힘을 제공한다. 동맥은 정맥보다 더 두꺼운 중막을 가지고 있다. 중막에서 외막으로 갈수록 콜라겐과 섬유모세포들로 구성되어 있다(그림 6-3).

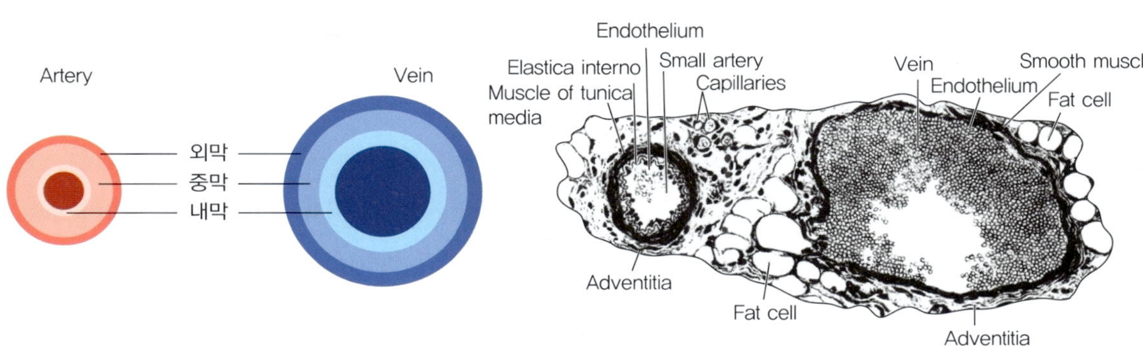

그림 6-3. 혈관 횡단모와 모식도

다양한 상황에서 혈관은 혈액의 흐름을 변화하게 할 만큼 수축하거나 확장한다. 그리고 혈관의 조성물이 어떤 상황에서는 응고를 시작하게 하거나 섬유소 용해인자를 활성화시킨다.

또한 혈관은 혈소판의 수와 기능에도 관계가 있어 정상인 경우 자반이 보이지 않으나, 기능이 비정상적일경우 내피하 세포로의 적혈구 손실을 야기하며 심한 경우 혈관 복구도 잘 안 된다.

세동맥이나 세정맥으로부터 아주 적은 양의 적혈구가 빠져나온 것을 점상 출혈(petechia)이라 하며, 정맥으로부터 연조직으로 더 많은 혈액이 손실되는 것을 반상출혈(ecchymosis)이라 한다. 이때 부어오르는 것을 동반할 때 혈종(hematoma)이라 하고 동맥으로부터의 혈액손실을 출혈(hemorrhage)이라 한다(그림 6-4).

지혈에 관한 혈관의 역할은 다음과 같다(표 6-1).

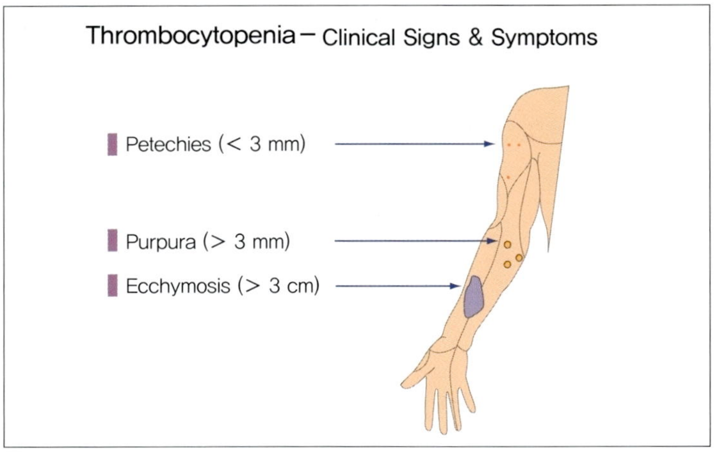

그림 6-4. 출혈의 종류

표 6-1. 혈관의 역할

구조	특성
동맥의 민무늬근(smooth muscle)	혈관수축
콜라겐(subendothelial)	von Willebrand factor (vWF)와 혈소판의 결합
내피세포(endothelial cell)	vWF 분비
상처난 섬유아세포, 민무늬근	조직 인자 분비

(1) 맥관 수축(Vasoconstriction)

혈관이 손상되면, 순간적으로 자율신경계의 반사작용으로 수축되며, 한편으로는 혈관벽의 평활근 섬유의 부분적 자극에 의하여 수축되는데, 평활근은 혈소판의 활동에 의해 epinephrine, serotonin, 그리고 thromboxane A_2를 방출한다. 또한, 섬유소원의 ß-chain의 amino 말단 끝에 있는 작은 peptide인 fibrinopeptide B 역시 혈관 수축의 역할을 하며, 혈관벽 위로 흘러나오게 된 혈액의 압력도 혈관의 붕괴나 출혈의 중지에 어느 정도 역할을 한다.

(2) 피내막 결합 조직에의 혈소판 부착(Platelet adherence to subendothelial connective tissue)

혈관이 손상을 받으면 피내막 밑에 위치한 collagen에 혈소판이 노출되어 혈소판의 활성이 시작된다. Collagen 분자의 lysine의 amino groups과의 상호작용에 의해 혈소판은 피내막 결합 조직에 부착된다.

(3) 혈관 구성분에 의한 순환 응혈 촉진제의 활성화(Activation of circulating procoagulants by blood vessel components)

혈관 구성성분은 내인계 또는 외인계를 통해서 순환 응혈 촉진제를 활성화시킨다. Collagen에서 발견되는 glutamic acid와 aspartic acids의 free carboxyl groups과, collagen의 triple helical 구조는 Hageman factor의 활성화에 아주 중요하다는 것을 보여준다. 조직 인자 항원은 동맥 내막 중 내피세포 원형질막에서 풍부하게 발견되고, 중막에서는 아주 조금 그리고 외막에서는 거의 발견되지 않는다.

조직 인자는 혈액 응고인자 VII과 Ca^{2+}의 존재 하에서 반응한다. 이 복합물은 다른 응혈 촉진제와 서로 작용하여 thrombin으로 활성화되고, 차례로 혈소판과 섬유소원에 서로 작용하여 응괴를 형성하게 된다. 내피세포는 VII인자 항원과 von Willebrand 인자의 분자들을 합성하고 분비한다.

이 인자들은 혈장 내에서 자유로이 순환되며 혈소판과 잘 결합한다. von Willebrand 인자는 혈소판 표면에 결합되면, 혈소판이 노출된 내막조직에 부착되도록 도와줌으로써 혈소판이 정상적으로 기능하도록 한다. 순환 von Willebrand 인자는 antihemophilic 인자와 복합체를 이루거나 내인계성 응고 촉진 활성화를 갖는 분자로 전환된다.

(4) 혈액 흐름에 영향을 주는 혈관인자(Vascular factors influencing fluidity of blood)

혈관벽에 의해서 생성된 prostacyclin은 혈관을 이완시키고 혈소판의 응집을 방해하여 혈액의 흐름을 유지하도록 작용한다. 혈소판에서 nonprostaglandin 복합물인 thromboxane A_2 (TxA_2)는 혈소판 응집을 활성화한다(그림 6-2B). 그러므로 혈소판에 의해 생성된 TxA_2의 양과 혈관에 의해 생성된 prostaglandin I_2 (PGI_2)의 양 사이의 균형은 정상 지혈 과정 유지에 매우 중요하게 생각된다(그림 5-11 참조).

(5) 혈관 내에서의 항응고 작용

혈관 내피세포 표면에 glycocalyx와 glycosaminoglycan 등이 있어 항트롬빈 III를 활성화시키면 트롬빈 활성을 억제하여 혈관 내 응고를 막는다. 또한, 혈관 내피세포에는 prostacyclin이 형성되어 혈소판 응집을 억제하고 thrombomodulin을 생산(그림 6-2D)하여 thrombin과 결합해 C 단백을 활성화시켜 응고인자 Va와 VIIIa을 억제한다. 섬유소 용해인자인 plasminogen을 활성화시키는 plasminogen activator를 생산한다.

3) 혈소판의 역할(Function of platelet)

(1) 모세관 투과 억제 작용(Effetiveness)

혈관 내피세포 간의 접합부를 혈소판이 막아서 혈관 기능을 유지한다.

(2) 부착 작용(Adhesion)

혈관벽에 노출된 내피의 구성 성분인 collagen에 혈소판은 정상의 원판상으로부터 구상으로 변화하고 위족을 형성하여 부착한다.

(3) 응집 작용(Aggregation)

혈소판이 활성화되고, 부착 작용이 일어난 후 혈소판에 저장되어 있던 각종 물질들의 방출이 일어나면서 방출된 ADP가 수용체와 결합하고 thromboxane A_2에 의해 혈소판끼리 엉겨 붙는다. 결국 더 이상의 혈액 손실이 없을 정도로 충분한 혈소판 응괴를 형성한다.

(4) 분비 작용(Release)

특수한 세포 내 저장 소기관에 저장되어 있던 각종 물질이 방출된다. 주 저장 과립으로는 고밀도 과립(ADP, ATP, serotonin, Ca^{2+}등의 저장 장소)과 α 과립(각종 lysosome성 효소와 그 밖의 물질 저장 장소)의 두 종류가 있다.

(5) 혈액 응고 촉진 작용(Activation of Coagulation)

(6) 혈병 수축 작용(Clot retraction)

혈액응고 시 섬유소원으로부터 섬유소로 전환이 되고 섬유소에 적혈구, 백혈구, 혈소판이 동원되어 응괴가 형성되는데 이 응괴가 혈병이다. 형성된 응괴는 칼슘, ATP에 의한 actin과 myosin 수축에 의해 혈청이 압출되는데 이것을 혈병 수축이라고 한다.

(7) 섬유소 용해 단백질인 plasmin의 활성화 억제(Antifibrinolysis factor)

Plasmin에 의해 이루어지는 섬유소 용해(fibrinolysis)를 억제한다.

(8) Serotonin에 의한 혈관 수축 작용

Serotonin은 강력한 혈관수축제로서 고밀도 과립에서 분비되는데, 이때 같이 분비되는 ATP와 반응을 한다.

(9) 섬유모세포 성장 촉진 작용(Platelet derived growth factor)

섬유모세포의 성장을 촉진한다.

4) 혈액 응고인자의 활성화(다음 제2항에서 자세히 설명)

5) 섬유소 용해과정(다음 제3항에서 자세히 설명)

2. 응고(Coagulation)

혈액 응고가 효소 반응 과정이라고 처음으로 인식된 것은 1964년 Mac Farlan과 Davie, Ratnoff가 거의 동시에 각각 'Cascade' 혹은 'Water fall'설을 제창한 때부터이다. 혈액 응고는 지금까지 알려진 12종의 혈액 응고 인자들이 서로 밀접한 연관 관계를 가진 일련의 효소 반응이라고 생각된다(표 6-2, 3). 응고인자들은 불활성형의 효소 전구물질(zymogen)의 형태로 순환되고 있어 처음에는 기질로 작용하고 다음에 효소의 활동을 갖는 활성형 효소로 전환된다.

표 6-2. 혈액 응고인자의 국제명과 그 동의어

Roman Numeral	Synonyms
I	Fibrinogen
II	Prothrombin
III	Tissue factor, Tissue thromboplastin
IV	Calcium ions
V	Proaccelerin, labile factor
VII	Proconvertin, stable factor
VIII	Antihemophilic globulin (AHG), Antihemophilic factor A
IX	Plasma thromboplastin component (PTC), Antihemophilic factor B, Christmas factor
X	Stuart factor, Prower factor
XI	Plasma thromboplastin antecedent (PTA), Antihemophilic factor C
XII	Hageman factor
XIII	Fibrin stabilizing factor
Prekallikrein (PK)	Fletcher factor
High molecular weight kininogen (HMWK)	Fitzgerald factor, Williams factor, Flaujeac factor

표 6-3. 혈액 응고인자의 성상

인자	염색체	생화학 (분자량)	합성부위	농도 (mg/dL)	생물학적 반감기 (시간)	활성형	보존 혈장	$BaSO_4$ 흡착 혈장	Vt. K 요구도	손실에 의한 출혈경향
I	4	당단백 (340,000)	간	180~400	77~108	substrate	존재	유	무	유
II	11	당단백 (69,000)	간	10	68~70	precursor to thrombin	존재	결여	유	유
III	1	지단백 (45,000)	모든 장기 뇌, 폐, 태반)	0		cofactor surface for factor VII	–	–	무	–
IV		무기물 (40)	–	9~11	n/a	mineral cofactor	–	–	무	–
V	1	당단백 (286,000)	간	0.5~1.5	12~36	cofactor	감소	유	무	유
VII	13	당단백 (53,000)	간	1~2	4~6	serine protease	존재	결여	유	유
VIII-c	X	당단백 (260,000)	세망 내피계	1~2	9~15	cofactor	감소	유	무	유
VIII/ vWF	12	(1~2백만)		7	10	cofactor for platelet	–	–	–	–
IX	X	당단백 (57,100)	간	0.3~0.4	48~72	serine protease	존재	결여	유	유
X	13	당단백 (59,000)	간	0.6~0.8	48~52	serine protease	존재	결여	유	유
XI	4	$ß_2$ globulin (160,000)	간	0.2~0.7	48~84	serine protease	존재	감소	무	유
XII	5	αß globulin (84,000)		3~4	48~52	serine protease	존재	감소	무	무
XIII	6	$α_2$ globulin (300,000)	간	2.5	72~120	transeglutaminase	존재	유	무	유
Fletcher	4	당단백 (100,000)		3.5~5	35	serine protease	존재		무	–
Fitzger ald	3	당단백 (120,000)	간	7~9	156	cofactor & substrate	존재		무	–

이들 대부분의 응고인자는 효소로서의 성상이 증명된다. 응고계의 기능은 일련의 각 반응 단계에서 소량의 효소가 다량의 기질을 활성화하는 복잡하고 능동적인 과정을 만드는 것으로, 일종의 생물학적 증폭 계로 보아도 좋을 듯 한 사실로 나타난다.

그림 6-5에서와 같이 Cascade설은 오늘날에도 널리 인정되고 있다. 혼잡성을 피하고자 1969년 혈액 응고 인자 국제 명명위원회에서 통일하여 로마숫자를 쓰기로 한 것 이외에도 약간의 응고인자가 더 존재한다는 것이 최근 확인되었다(그림 6-6).

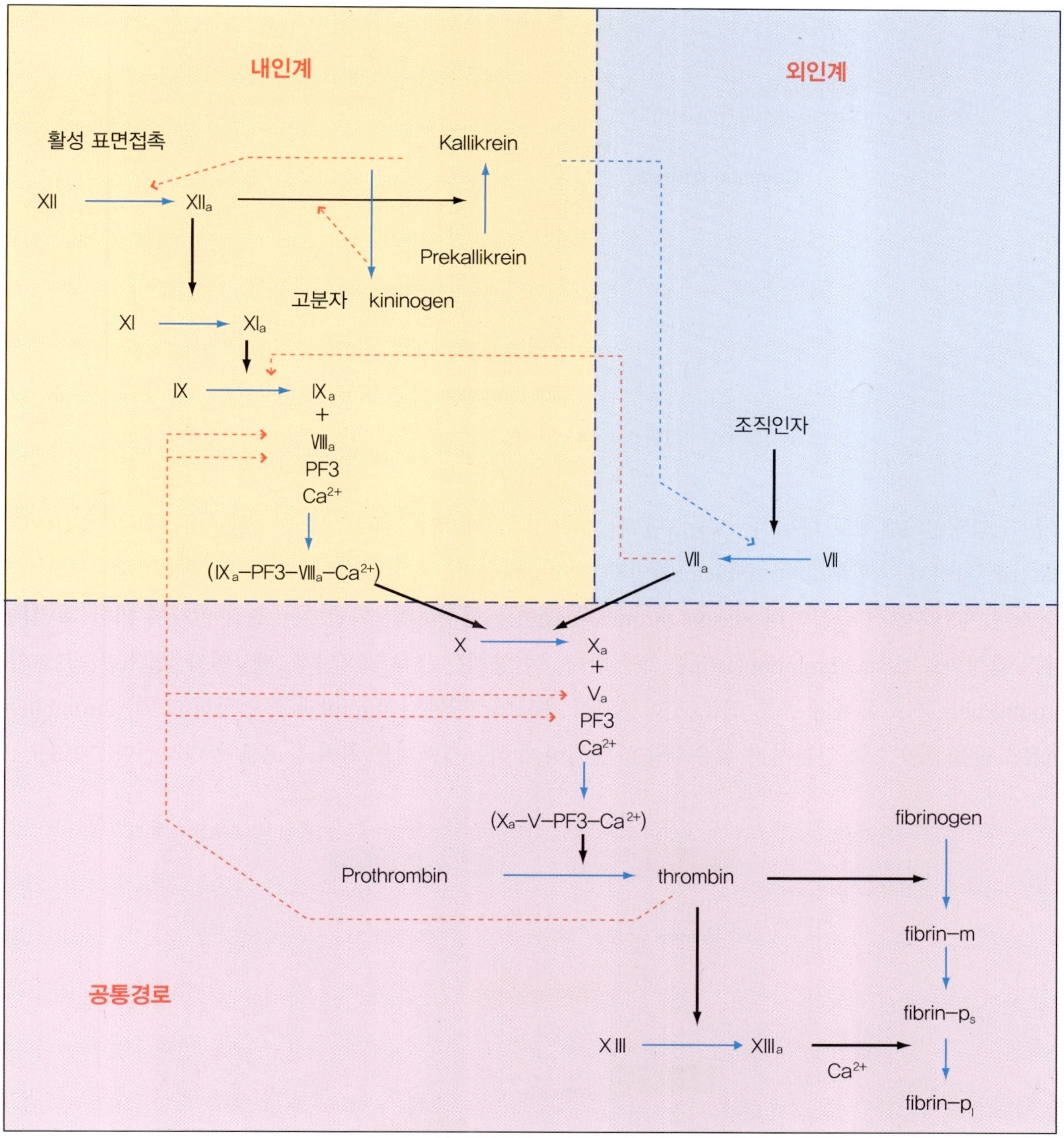

그림 6-5. 응고기구의 waterfall (cascade) 가설의 모식도

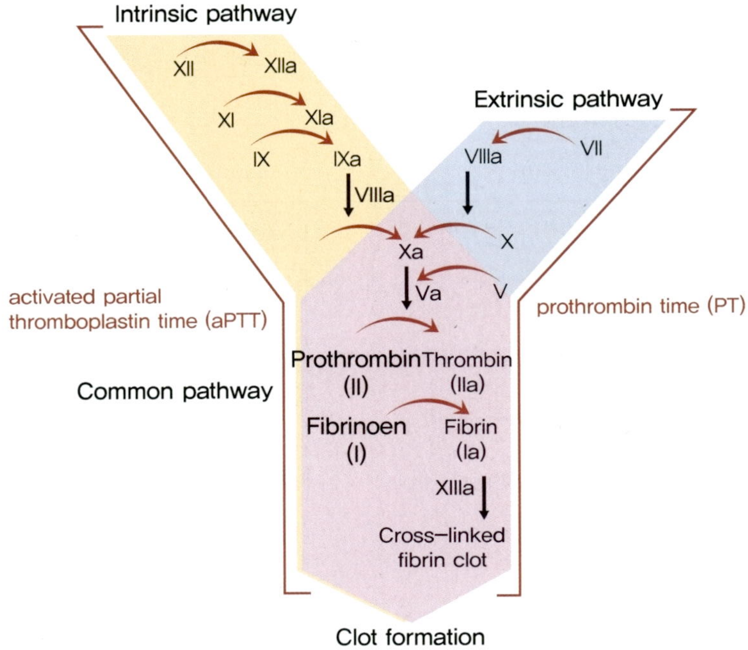

그림 6-6. 내 · 외 응고기전 모식도

응고 과정은 3단계로 나뉘며, 그중 1단계는 다시 내인계, 외인계로 나눈다. 내인계에서는 제XII인자의 접촉 활성화를 필두로 하여 Fletcher인자, William인자, 제XI인자, 제IX인자, 제VIII인자, 인지질(혈소판 제3인자)이 반응하여 plasma thromboplastin을 형성하며, 외인계는 조직 인자에 의한 제VII인자의 활성화로 tissue thromboplastin을 형성한다. 이 양계는 모두 제X인자, 제V인자, 혈소판 제3인자, prothrombin을 포함하는 공통 경로로 합류되어 응고의 2단계인 thrombin을 형성하고, 이 thrombin은 섬유소원을 섬유소로 전환시켜 섬유소망을 안정하게 하는 3단계를 거쳐 응고를 완성시킨다(그림 6-7).

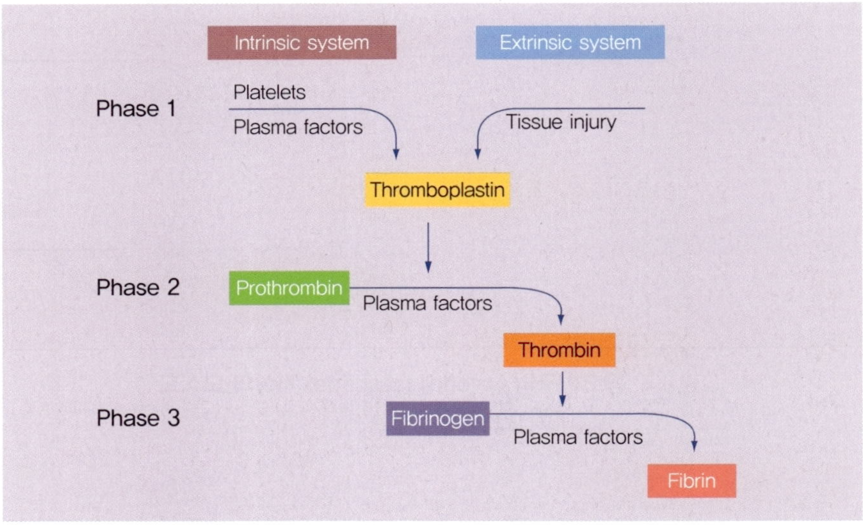

그림 6-7. 응고의 3단계

1) 응고 인자의 특성(Character of coagulation factors)

(1) Factor I (Fibrinogen)

섬유소원은 주로 혈장 단백 중의 하나로(정상 농도는 200~400 mg/dL), 분자량이 약 340,000 Dalton인 구상의 당단백이며, 보통 성인의 경우 1.7~5.0 g/day의 비율로 줄기세포에서 합성된다. 급성 염증성 질환 시, 조직 손상 후 또는 antitoxin 주입 후(급성 반응) 등에서는 섬유소원 합성이 10~20배 증가한다.

정상적인 응고가 일어나려면 50~100 mg/dL 이상이어야 하며, 인체 내에서의 생물학적 반감기는 77~108시간으로 추정된다. 56°C의 열에서 침전되고, 황산바륨($BaSO_4$)에는 흡수되지 않으나 $Al(OH)_3$이나 $Mg(OH)_2$에는 다소 흡수되고, 식염수에 용해된다. 섬유소원은 4번 염색체의 지배를 받는다(그림 6-8).

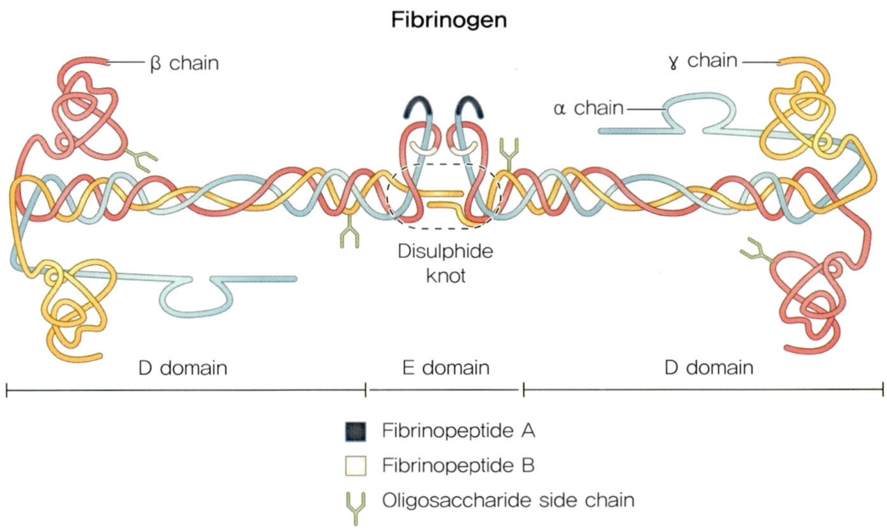

그림 6-8. 섬유소원 모식도

(2) Factor II (Prothrombin)

단일 polypeptides 사슬로 이루어진 분자량 68,000~72,000 Dalton인 혈장 당단백으로 thrombin의 전구물질이다. 혈장 중의 정상 농도는 10~20 mg/dL로 활성 제X인자(Xa)에 의해 thrombin으로 전환된다. 이 반응에서는 적어도 세 가지의 polypeptide 중간산물이 단계적으로 만들어지고, 또 제V인자, 인지질, Ca^{2+}의 존재 하에서 반응은 더욱 항진된다.

정상의 혈액 응고 과정에서 prothrombin은 실제로 완전히 소모되기 때문에 혈청 중에는 거의 검출되지 않는다. 수산염 혈장을 실온에 두면 서서히 활성화되며, 황산바륨에 의해 쉽게 제거되고, 구연산나트륨 액에서 용출될 수도 있다. 간 실질세포 내에서 정상 시 약 2.5 mg/kg/day의 비율로 합성되는데,

이때는 비타민 K가 반드시 필요하다. 비타민 K가 없으면 기능적으로 결손된 prothrombin이 합성된다.

이것은 prothrombin이 인지질이나 Ca^{2+}과 결합할 때 극히 중요한 역할을 하는 γ-carboxyglutamic acid (GLA) 잔기를 가지는 trypsin 작용 peptide를 잃어버려 칼슘과 결합하지 못해 인지질막에 결합할 능력이 없어지므로 혈액응고 작용을 하지 못하게 하기 때문이다(그림 6-9).

생물학적 반감기는 68~70시간으로 열에 비교적 안정하고, 52% 황산암모늄에 침전되며, $BaSO_4$이나 $Al\ (OH)_3$에 흡수된다. 비타민 K 흡수기관인 위장관이나 간 질환에서는 저 prothrombin 혈증이 나타난다. 11번 염색체의 지배를 받는다.

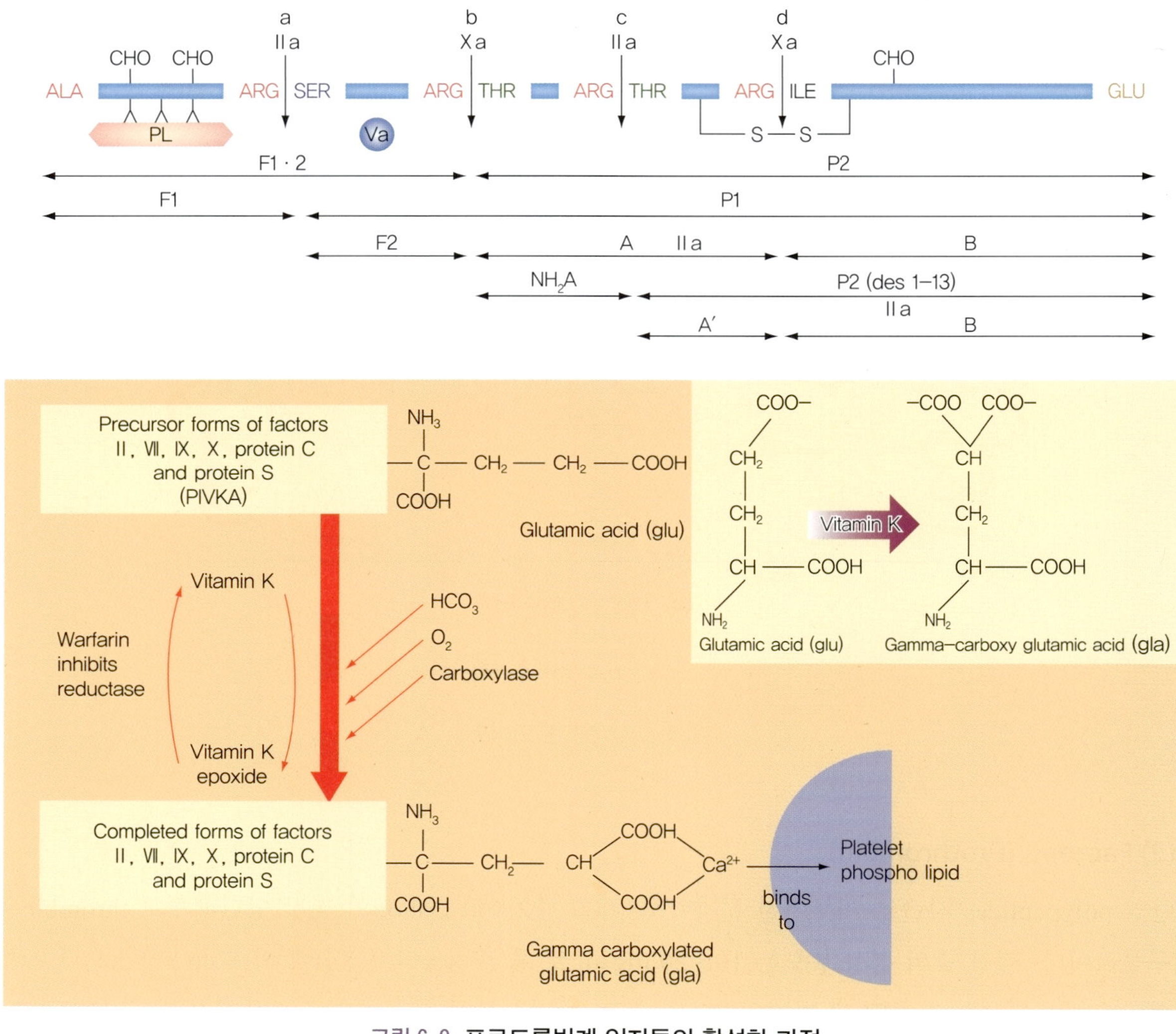

그림 6-9. 프로트롬빈계 인자들의 활성화 과정

(3) Factor III (Tissue thromboplastin)

지단백으로 거의 모든 장기 조직으로부터 유출될 수 있는데, 특히 뇌, 폐, 태반 등에서 풍부하게 검출된다.

Endopeptidase와 Exopeptidase 활성을 가지고 있으며, 조직 인자의 정확한 분자 구조는 완전히 알려지지는 않았고 그 유래 조직에 의해 달라진다고 본다. 대개 열에 안정적이다. 혈장 thromboplastin이 형성되는 데는 3~4분 정도 소요되나, factor III인자가 외인계 혈액 응고에서 제VIIa인자와 결합하여 제X인자를 제Xa인자로 전환시켜 최종 섬유소를 형성시키는 데는 수초면 가능하다(그림 6-10).

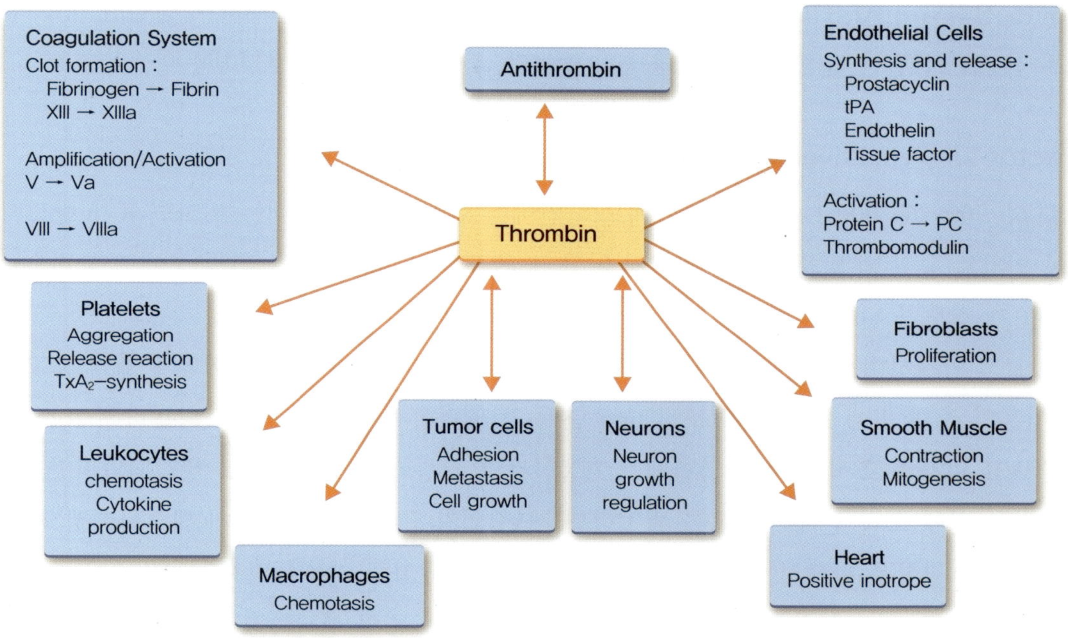

그림 6-10. Thrombin의 다양한 기능

(4) Factor IV (Calcium ion)

혈중에는 9~11 mg/dL 정도 함유되어 있으며 이 중 약 50% 정도가 이온화되어 있다. 그리고 이온화된 칼슘 중에 아주 적은 양만이 응고 과정에 관여하지만 그 반응 기전이 아직은 완전히 밝혀진 것은 아니다. 이 칼슘이온은 응고인자 IX, X, VII, II의 활성화와 fibrin polymer의 안정화 등에 관여하고 있다.

(5) Factor V (Proaccelerin, Labile factor)

당단백으로 분자량이 270,000~300,000 Dalton 이상인 수용성의 globulin이다. 제V인자는 전혈 응고인자 중 가장 불안정한 인자이며, 수산염 혈장에서는 23℃에서 2시간 안에 그 활성의 50%가 소실되고, 56℃에서는 3분이면 파괴된다.

혈장 중의 정상 농도는 0.5~1.5 mg/dL 정도이다. 간에서 합성되며, 생물학적 반감기는 12~36시간(평균치 20시간)으로 추정된다. 극히 불안정하고 또 순환 과정에서 소실되기 쉽기 때문에 상세한 물리적 성상은 아직까지도 분명하지 않다.

인지질의 존재 하에서 제Xa인자에 의한 prothrombin으로부터 thrombin의 전화를 촉진하는 보조 인자의 하나이다. 이 복합 반응에서 분자 변화의 기전은 분명하지 않지만, 인지질의 미포(micelle) 표면에서 제Xa인자의 prothrombin 활성화를 보다 촉진시킨다.

Thrombin은 제V인자 활성을 일과성으로 항진시키므로 이 반응의 결과 제V인자 활성은 보다 급속하게 없어진다. Trypsin이나 fibrinolysin (plasmin)에 의해서도 쉽게 불활성화 또는 파괴된다. 33% 황산암모늄에 침전되며 Al $(OH)_3$이나 $BaSO_4$에는 흡수되지 않는다. 항응고제가 수산염인 경우 쉽게 파괴되므로 응고인자 검사 측정 시에는 사용하지 않는다. 1번 염색체의 지배를 받는다.

(6) Factor VII (Proconvertin, Stable factor)

분자량 60,000~63,000 Dalton의 당단백으로 간에서 합성되는데, 이때는 비타민 K가 반드시 필요하다. 이 인자는 응고 과정 중에서 파괴되지 않고 또 소모되지도 않으므로 혈청 중에도 불변으로 혈청단백의 0.07%정도가 된다.

열에 비교적 안정하며, 저온에서는 상당 기간 활성을 유지한다. 이 인자는 외인계 혈액 응고 과정에서 칼슘이온의 존재 하에 조직 인자(조직 lipo 단백)와의 복합체에 의해 활성화되는 전구효소이다. 이전에는 제VII 인자와 조직 인자의 복합체가 제X인자의 활성화에 필요하다고 생각되었지만, 만약 제VII 인자가 사전에 조직 인자의 작용을 받았다면 제VII인자에 의한 제X인자의 활성화에서 제VII인자와 조직 인자의 결합은 반드시 필요한 것은 아니다. 제VII인자는 제XIIa인자, 제IXa인자, plasmin에 의해서도 활성화되는 것이 최근 증명되고 있다. 그러나 이 반응의 생리학적 의의에 대해서는 아직 확립되지는 않았다. 생물학적 반감기는 아주 짧아 4~6시간의 범위로 추정되며, 40~50% 황산암모늄에 침전되고 Al (OH)3과 $BaSO_4$에 흡수된다. 13번 염색체의 지배를 받는다.

(7) Factor VIII (Antihemophilic factor A, AHF-A)

혈소판 보조 인자 I 이라고도 하는 이 인자는 몇 개의 다른 작용을 가진 당단백 복합체이다. 이 복합체의 정확한 분자 구조에 대해서는 아직 해명을 해야 할 부분이 있지만, 현재로서는 고전적 혈우병 A의 결손을 보정하는 활성은 분자량 100,000~200,000 Dalton의 부분(VIII: C)이 관여하고 있다고 생각된다.

생리학적 상태에서 VIII: C는 분자량 1,200,000 Dalton 이상의 단백과 결합하고 있다. 이 인자는 혈우병 A에서 결핍 또는 결손 되며(그림 6-11) 생산은 X-염색체 유전인자에 지배되고 있다고 여겨지고, 면역학적 측정법으로 정량할 수 있다. 또 다른 항원으로 VIII-인자관련항원(VIII: Related Ag, VIII: R Ag)은 정상 혈소판 표면의 부착에 필요한 von Willebrand 인자(VIII-vWF)로 불리며 상염색체 유전인자에 지배되고 있다(그림 6-12A).

VIII-AHF는 인지질과 Ca^{2+}의 존재 하에서 제IXa인자에 의한 제X인자의 제Xa인자로의 전환에서 보조 인자로 기능을 발휘한다. VIII-AHF는 구연산염 혹은 수산염 혈장 중 23℃에서는 불안정하며, 응고과정 중 소모되므로 혈청 중에는 없다.

VIII-AHF는 thrombin의 작용을 받으면 활성이 극히 항진되지만 그 후에는 활성을 잃는다. 또, plasmin이나 그 밖의 단백 분해효소에 의해서도 파괴된다. 제VIII인자 복합체는 아마도 간이나 폐, 심장 및 내피세포 내에서 합성되며, 그 생물학적 반감기는 9~15시간이라고 추정된다. Al $(OH)_3$이나 $BaSO_4$에는 흡수되지 않는다.

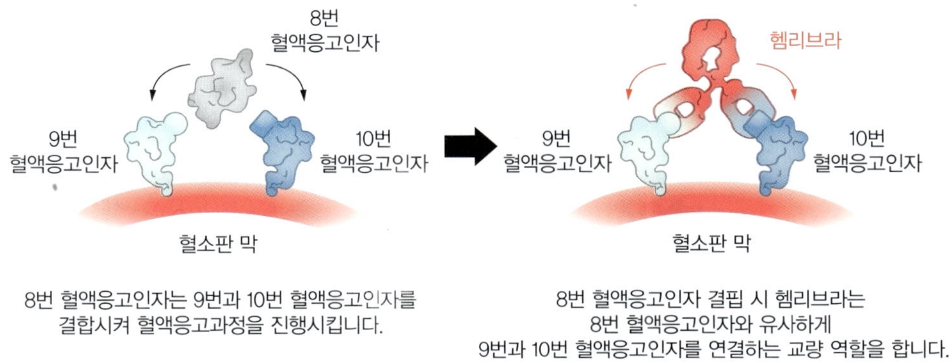

그림 6-11. 혈우병A인자인 제VIII인자의 결핍 시 이용되는 표준치료제 헴리브라(Hemlibra)

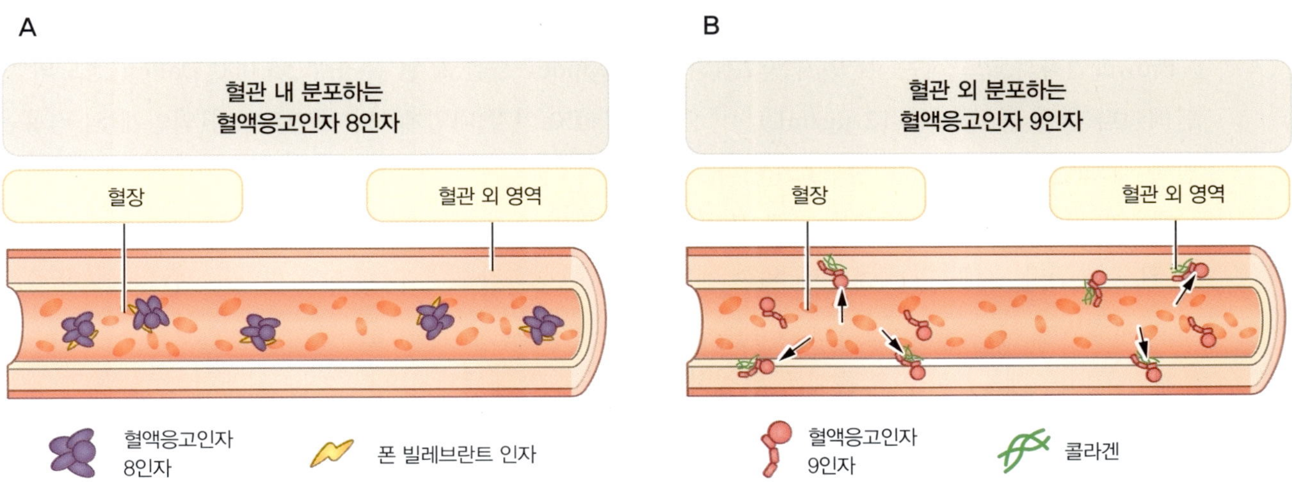

그림 6-12. (A) 제VIII인자 (B) 제IX인자의 체내 분포

(8) Factor IX (Plasma thromboplastin component: PTC, Christmas factor, Antihemophilic factor B: AHF-B)

Christmas factor라고도 불리는 이 인자는 혈장 중에 10 μm/mL 이하의 농도로 존재하는 단일 polypeptide 사슬로 된 분자량 72,000 Dalton의 당단백이다. 이 인자는 Ca^{2+}의 존재 하에 제XIa의 작용을 받아 활성형 효소로 전화하는 전구효소이다(그림 6-13). 혈우병 B (Christmas 병)에서는 결핍 혹은 결손 되어있다. 제XI인자 활성은 23℃ 및 37℃의 구연산염 또는 수산염 혈장 중에서도 안정하고, 혈청 중에서도 증가하며, $BaSO_4$이나 Al $(OH)_3$에 쉽게 흡착된다.

제IX인자는 간의 실질세포에서 합성되는데, 이때는 비타민 K가 필수적이다. 제IX인자 전신 pool의 거의 60%는 혈관 외에 존재하는 것이 확인된 점으로도 생물학적 반감기의 추정(20~30시간이라고 생각되나)은 곤란하다(그림 6-12B). X 염색체에 지배를 받는다.

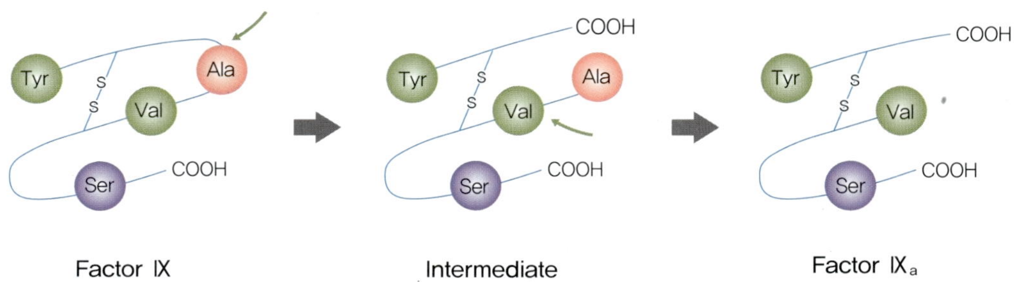

그림 6-13. 제IX인자의 구조 및 활성화

(9) Factor X (Stuart factor)

Prower인자라고도 하는 이 인자는 2개의 polypeptides 사슬로 된 분자량 55,000 Dalton 정도의 당단백이다(혈장 중 농도는 12 μg/mL). 이 인자는 제IXa인자(내인계) 및 제VIIa인자(외인계)의 작용을 받아 제Xa인자로 전화하는 전구효소이다.

제X인자는 또 trypsin과 같은 단백 분해효소 혹은 Russell 사독(stypven) 유래의 protease에 의해서도 활성화 된다. 서로 다른 효소에 의한 제X인자의 활성화라도 분자 구조의 변화는 서로 비슷한 것으로 보고 있다.

일반적으로 제X인자는 보존해도 안정하지만, 동결 상태에서도 활성화는 진행한다. $BaSO_4$ 또는 $Al(OH)_3$에 용이하게 흡착하며, 혈청 중에도 존재한다. 제X인자는 간에서 합성되는데, 그 합성에는 반드시 비타민 K가 필수적이다. 생물학적 반감기는 32~48시간으로 추정되고 있다. 13번 염색체의 지배를 받는다(그림 6-14).

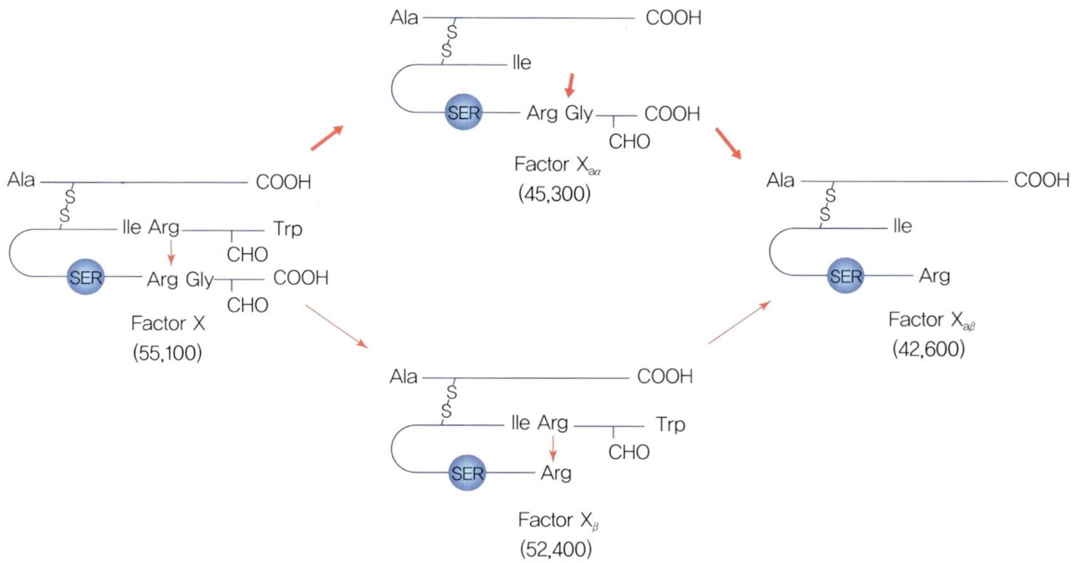

그림 6-14. 제X인자의 구조와 활성화

(10) Factor XI (Plasma thromboplastin antecedent: PTA, Antihemophilic factor C: AHF-C)

항혈우병인자 C라고도 하며, 2개의 polypeptide 사슬로 된 분자량 164,000 Dalton의 당단백으로 $ß_2$−globulin 분획에서 영동된다. 이 인자는 제XIIa인자에 의한 한정 단백 분해 작용을 받아 활성화하는 전구효소이다. 혈장 중에서 제XI인자는 안정하지만 일단 활성화되면 여러 종류의 혈장 내 저지 물질에 의하여 급속하게 불활성화 된다. 합성 장소는 확실하게 밝혀지지는 않았지만 간에서 합성된다고 하는 보고도 있다.

Al $(OH)_3$이나 $BaSO_4$에는 다소 흡착되며, 아주 극히 적은 양이 응고 과정에서 소모되므로 혈청 중에도 존재한다. 혈장 내 농도는 0.5 mg/dL 정도이다. 4번 염색체의 지배를 받는다.

(11) Factor XII (Hageman factor)

접촉인자라고도 하며, 2개의 polypeptide 사슬로 된 분자량 80,000 Dalton 정도의 당단백으로 α, ß-globulin분획 중에 나타난다. 혈장 중 농도는 27~40 μg/mL이다. 제XII인자가 활성화 물질 표면(유리, celite, kaolin, collagen 등)에 결합하면, 분자 구조가 크게 변화하여 활성화한다(표 6-4).

제XII인자의 이 표면 접촉에 의한 활성화에는 보조 인자, 즉 고분자 kininogen (High molecular weight kininogen, HMWK)이 필요하다. 제XIIa 인자에 의해서 prekallikrein이 활성화되어 만들어진 kallikrein은 제XII인자의 활성화를 더더욱 촉진시킨다(positive feedback). 제XII인자는 활성화 물질에 접촉되지 않은 상태나 23℃ 혹은 동결 혈장 중에서 안정하며, 일단 활성화하면 제XII인자의 분자는 분해되고, 또, 혈장 저지물질(C1−esterase inhibitor, antithrombin III 등)에 의해 저지를 받는다.

제XII인자의 생합성 부위는 불명확하나, 생물학적 반감기는 55~60시간으로 추정하고 있다. 6번 염색체의 지배를 받는다.

표 6-4. 표면접촉 활성화 인자들

체내에 존재하는 활성 인자들	체외의 다른 활성 인자들	
Collagen	Glass	Carboxymethyl cellulose
Fatty acid	Celite	Cellulose sulphate
Skin	Kaolin	Carrageenin
Uric acid	Ellagic acid	lcium pyrophosphate
Homocystine	Barium carbonate	Spider webs
	Asbestos	

(12) Factor XIII(섬유소 안정화 인자, FSF: fibrinase)

Laki-Lorand 인자라고 하는 이 인자는 α_2-globulin의 2개의 polypeptide 사슬로 된 분자량 320,000 Dalton의 당단백이다. 이 인자는 전구효소로 thrombin에 의해 활성화될 때, transglutaminase 활성을 가지며, Ca^{2+} 존재 하에서 아미노기 전이반응에 의해 중합한 섬유소의 사슬 및 일부 α사슬이 교차 결합을 일으킨다. 23℃ 혈장 중에서는 제XIII인자는 비교적 불안정하여 혈청에는 현저히 감소되어 있다.

생합성 부위는 명확하지는 않으나 주로 간에서 합성된다고 보며, 생물학적 반감기는 약 4.5일로부터 7일이다.

(13) Prekallikrein 인자(Fletcher factor)

분자량 85,000~108,000 Dalton인 γ-globulin성 당단백으로 1965년에 처음 소개되었다. 활성화 제XII인자에 의해 활성형(kallikrein)으로 전환되는데, 이것은 다시금 새롭게 직접 제XII인자를 활성화시킨다. 혈중 농도는 대략 5 mg/dL 정도이다.

(14) High molecular weight kininogen (HMWK: Williams 인자)

Flaujeac 인자, Fitzgerald 인자, Washington 인자라고도 불리는 인자로 간에서 합성되는 것으로 보이는 분자량 110,000~200,000 Dalton인 단일 사슬(α-globulin)의 당단백으로 혈장 중에 존재한다. 이 인자는 1975년에 유전성 응고 장애가 있는 환자로부터 처음 발견되었으며 혈중 농도는 대략 7~9 mg/dL 이다. 생물학적 반감기는 140시간으로 추정된다. 이 인자는 제XII인자가 완전히 접촉 활성을 발휘하는데, 또 제XII인자에 대한 prekallikrein의 활성화에서 필요한 보조인자로 보인다.

(15) von Willebrand 인자(vWF)

이 인자는 제VIII인자 복합체(VIIIAGN)의 고분자 subunit와 연관되어 활성되며, VIIIAGN subunit의 특수한 다중 구조가 필요하다. 노출한 내피하 혈관 구조물이나 그 밖의 다른 물질 표면에 혈소판이 정상적으로 부착할 때 필요한 인자이며, 혈액 응고 기구 자체에 포함되는 것은 아니다.

vWF는 von Willebrand 병이나 그 유사 질환 환자의 혈장 중에 결여되어 있다.

2) 응고인자의 생화학 특징에 따른 분류

응고인자들은 그들의 생화학적 기능에 따라서 fibrinogen group, prothrombin group, contact group의 세 군으로 나눌 수가 있다(표 6-5).

표 6-5. 혈액응고인자의 특성상 분류

Factors	Characteristics of Group
FIBRINOGEN GROUP	
Factor I	Found in absorbed plasma
Factor V	absent in serum
Factor VIII	produced in the liver
Factor XIII	
PROTHROMBIN GROUP	
Factor II	Absent in absorbed serum
Factor VII	present in serum except II
Factor IX	produced in the liver
Factor X	serine proteases except protein S
Protein C	vitamin K dependent
Protein S	
CONTACT GROUP	
Factor XII	Found in absorbed plasma
Factor XI	found in serum
Fletcher factor	contact factors
Fitzgerald factor	produced in liver

(1) Fibrinogen groups

제I, V, VIII, XIII인자를 포함하고, 이들은 혈장에 있으며, 이들의 합성에는 비타민 K가 필요 없다.

염증성 질환이나 임신 중에는 이들 factor가 증가되며 섬유소가 형성되는 동안 소모되기 때문에 소모성 group으로도 불린다. $BaSO_4$에는 흡착되지 않고, 보존 혈장 내에서 제V, VIII인자는 그 양이 감소된다.

(2) Prothrombin groups

제II, VII, IX, X인자가 포함되며, 이 인자들은 간에서 합성되고 비타민 K가 요구된다. 비타민 K를 저하시키는 warfarin (coumarin) 같은 약제는 인자를 감소시킨다.

이 인자들을 비타민 K 의존성 응고인자군이라 부르며, 항응고단백인 protein C, S도 이 군에 속한다.

각각의 단백은 아미노산 말단에 여러 개의 glutamic acid 잔기(GLU)를 갖고 있고, 이들은 비타민 K 의존성 기전에 의해 γ-carboxylation된다. 이로 인해 새로운 아미노산인 γ-carboxyglutamic acid (GLA)가 생성되고, 이것이 응고인자를 인지질에 결합시키는 데에 중요하다.

이 결합은 여러 인자의 조정에 결정적이어서 비타민 K 결핍 시 생성된 γ-carboxylation이 안된 단백질(PIVKAs)들은 작용을 못한다. 전효소 또는 효소원인 비타민 K 의존성 응고인자들이 작용하기 위해선 활성화 펩티드가 절단되어야 하며, 이런 활성화 펩티드의 측정은 응고반응의 활성도 평가를 위한 유용한 검사이다(그림 6-9 참조).

제VII, IX, X인자는 혈장, 혈청 모두에 존재하며, 보존 혈장 중에서도 함량의 변화가 없다. 이들 인자는 $BaSO_4$에 흡착된다.

(3) Contact groups

제XI, XII인자, prekallikrein, high molecular weight kininogen(HMWK)들이 포함되며, 이들 인자들은 응고계의 최초 활성화에 관여하고 있고, 활성화를 위해 음전하 표면에 접촉되는 것이 필요하다.

합성 과정에서 비타민 K를 필요로 하지 않으며, 비교적 안정성이 있다.

3) 응고 과정(Mechanism of coagulation)

(1) 내인계 경로(Intrinsic pathway)

① 접촉상(Contact phase)

내인계 경로를 가지는 혈액 응고의 시초가 되는 최초의 과정은 제XII인자가 활성화를 일으키는 물질 또는 이물 표면(contact surface)에 결합하는 것이다. 이물 표면의 예로는 collagen, 혈관 손상의 결과 순환 혈액에 노출된 혈관벽의 구성 성분, endotoxin과 같은 다른 순환성의 활성화 물질, 또는 지방산 등이 있다. 이 같은 이물표면에 결합하면 제XII인자는 분자구조의 변화를 가져와 효소로서의 활성 부위가 노출된다(반응 1)고 생각된다. 즉, 이물 표면에 접촉하면서 제XIIa가 되어 Prekallikrein (fletcher 인자)을 Kallikrein으로 전환시킨다(반응 2). 이때는 보조인자인 William인자(HMWK)가 필요하다. 또 Kallikrein, HMWK은 positive feedback으로서 직접 제XII인자를 활성화시킨다.

제XIIa인자는 제XI인자를 활성화시킨다. 제XIIa인자는 제XI인자를 활성형 효소 XIa로 전환시킨다(접촉산물, 반응 3). 이때도 보조인자로서 HMWK가 필요하다. 이상과 같이 제XII인자의 활성화는 내인계 혈액 응고를 시작하는 최초의 반응일 뿐만 아니라 적어도 다른 세 가지의 중요한 생물학적 효소계를 활성화시키는 중요한 역할을 담당하고 있는 것으로 생각된다(그림 6-15). 즉,

i) Plasminogen-plasmin계의 활성화에서 이것은 단백 분해 작용을 가지며 혈관 내 침착된 섬유소를 제거하여 그 결과 지혈 제어 기구로서 중요한 역할을 한다.

ii) Kallikrein-bradykinin계의 활성화는 염증과정에서 중대한 역할을 한다.

iii) 보체계의 활성화는 체액성 및 세포성의 면역학적 방어 역할에 필요하다.

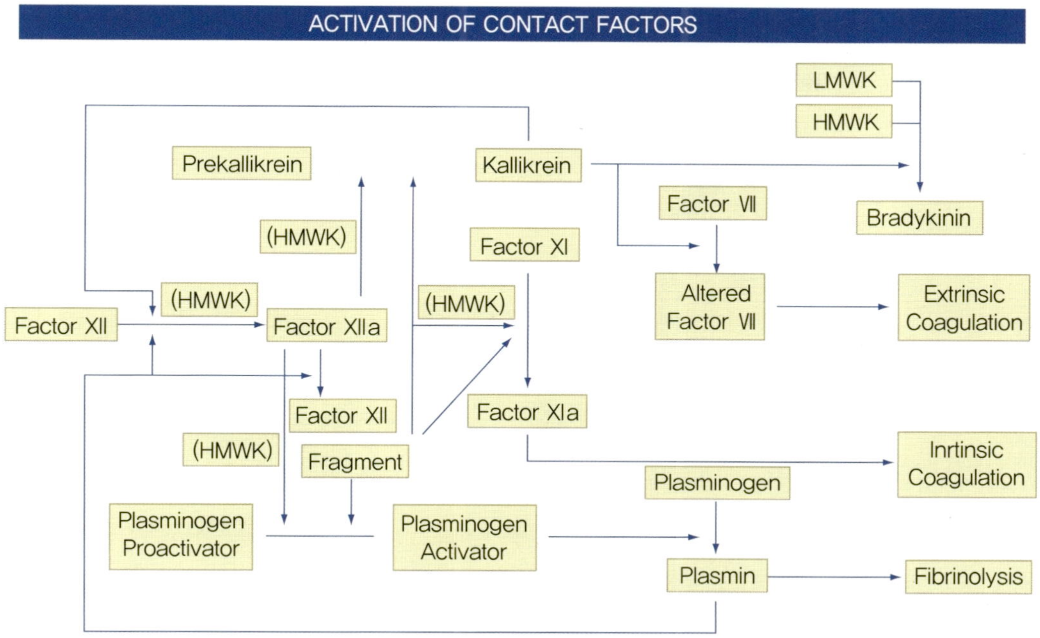

그림 6-15. 내인계 경로(접촉상)

② 제X인자 활성화 복합체(활성화 IX인자 복합체)의 형성

접촉상에서의 생성물인 제XIa인자는 그 천연 기질인 제IX인자에 작용하여 제IXa인자를 만들어낸다(반응 4). 이때는 Ca^{2+}이 필요하다. 내인계의 최후의 반응 5로서는 비효소학적으로 제IXa, Platelet Factor 3(활성화된 혈소판 중의 인지질, PF3), 제VIIIa인자, Ca^{2+}이 서로 반응하여 합해져 강력한 활성화 복합체(활성화 IX인자 복합체: blood convertin: plasma thromboplastin)를 형성하여 제X인자를 활성화시킨다.

인지질의 존재 하에서 제IX인자 단독으로도 제X인자를 활성화시킬 수가 있는데, 이때 제VIII인자가 첨가되면 그 반응은 1,000배 정도 촉진된다(그림 6-16).

(2) 외인계 경로(Extrinsic Pathway)

혈액 응고의 외인계 경로는 단일 반응(반응 6)으로 되며, 전구효소인 제VII인자가 전신의 어느 조직에라도 포함되어 있는 지단백인 조직 인자에 의해 활성화되는 것으로, 혈관 혹은 조직 손상 부위에서 순환 혈액이 접촉되는 것으로 이 반응은 촉진된다. 이 활성화 과정에서 조직 인자는 제VII인자와 강하게 결합되어 복합체(활성화 VII인자 복합체: tissue thromboplastin)를 만들든가, 또는 제VIIa인자는 조직 인자와 떨어져 제X인자를 활성화시킨다고 생각된다.

최근 제VIIa인자에 의해 Prekallikrein이 활성화되어 생긴 Kallikrein은 다시 제VII인자를 제VIIa인자로 전환시킨다고 생각할 수 있는 결과를 얻을 수 있는데, 이는 내인계와 외인계를 연결하는 반응으로 보인다(그림 6-17).

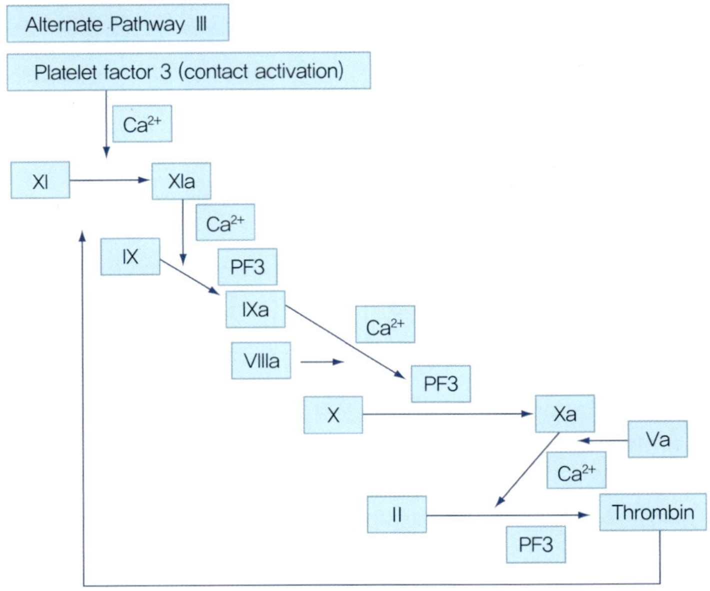

그림 6-16. 내인계 경로(X인자 활성화)

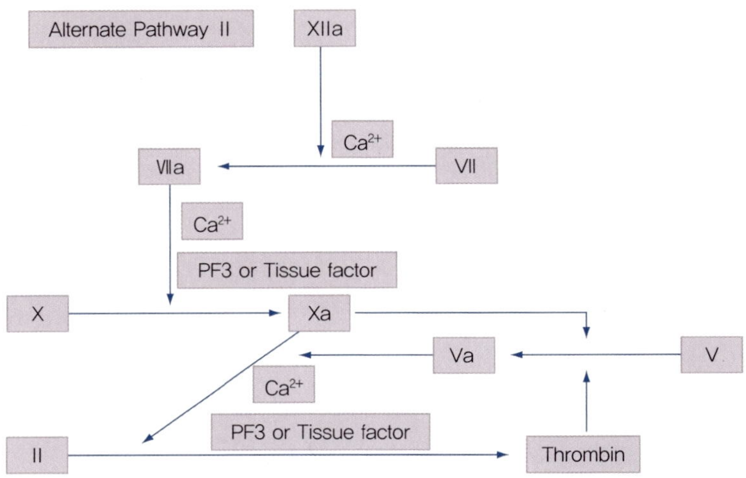

그림 6-17. 외인계 경로

(3) 공통 경로

① Prothrombin 전환 복합체(활성화 X인자 복합체)의 형성

공통 경로의 최초의 반응은 Ca^{2+}의 존재 하에서 제X인자를 제Xa인자로 전환하는 반응인데, 이때 내인계의 반응 5에서 형성된 제X인자 활성화 복합체 또는 외인계의 반응 6에서 형성된 제VIIa인자가 관여한다.

제Xa인자는 강력한 serine protease로서 제V인자, 혈소판 유래의 응고 전구물질인 인지질, Ca^{2+}과 가역적인 복합체(prothrombin 전환 복합체: prothrombinase)를 형성하여 prothrombin을 강하게 활성화 시킨다(그림 6-18).

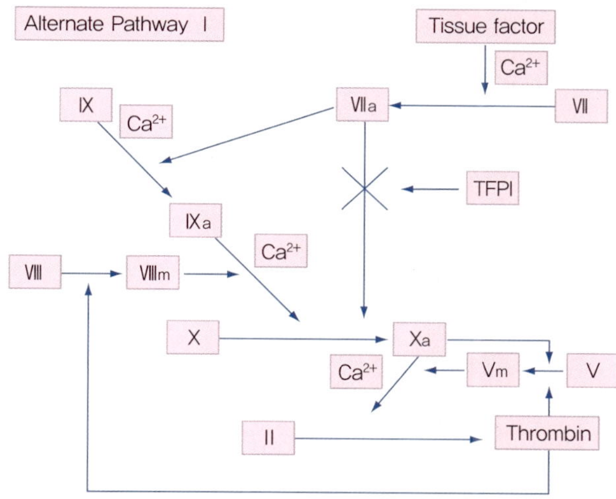

그림 6-18. 공통경로(X인자 활성화 복합체 형성과정)

② Prothrombin의 활성화

반응 8에서 형성된 prothrombin 전환 복합체는 기질로서의 prothrombin에 작용한다. 이 반응에는 prothrombin이 지단백 복합체와 결합하든가, 제Xa인자 복합체와 결합함으로써 효소로서 작용(제V인자가 존재하면 현저한 촉진이 보인다)하여 활성화 복합체로부터 반응 중에 thrombin이 유리된다.

Prothrombin으로부터 thombin으로의 활성화 과정에서는 적어도 3개의 단백 분해 중간 대사산물의 산생을 동반하는 여러 가지 반응 단계가 보인다(그림 6-19).

Thrombin은 활성 serine 잔기 부위를 가진 분자량 32,000 Dalton의 1개의 heavy chain과 분자량 572의 1개의 light chain으로 된 serine protease이다. 미량의 thrombin이 prothrombin 전화 복합체의 생성을 현저하게 항진시킨다는 것은 전부터 알려진 사실이다. 더하여 제V인자, 제VIII인자와 함께 미량의 thrombin에 참가하면 그 활성이 현저하게 항진하는 것도 알고 있다. 더더욱 thrombin은 혈소판 제3인자 이용을 동반한 혈소판 방출 작용에 대단히 강력한 유발 작용을 가지고 있다.

③ 섬유소 형성과 중화 작용

Prothrombin의 활성화에 뒤따라 활성화 효소인 thrombin은 섬유소원을 섬유소 단량체로 전환한다.

섬유소원은 Aα사슬, Bß사슬, γγ사슬의 3쌍이 펩티드 결합으로 연결된 구조로 가운데 부분이 E domain, 양옆에 각각 2개의 D domain으로 이루어져 있다(그림 6-8 참조).

Thrombin에 의해 섬유소원 분자의 Aα와 Bß사슬 2쌍의 N-말단으로부터 2개의 저분자 peptide(섬유소원 peptide A 및 B)가 분리된다. 일단 섬유소 단량체(fibrin monomer)가 만들어지면 단-단 및 측-측 결합에서 자연히 중합체가 형성된다. 섬유소 단량체는 이 반응에서 비교적 약한 비공유 결합으로 서로 결합되어 5 Mol Urea에서 이 다량체는 용이하게 해리되어 가용성 섬유소 다량체(fibrin polymer)라고 불리는 것이 된다. 혈관 내 혈액 응고 시 섬유소는 순환 혈액 중에 출현하게 된다. 또 이것은 섬유소원과도 결합하여 가용성 섬유소 복합체(Soluble Fibrin Complex)를 형성하기도 한다.

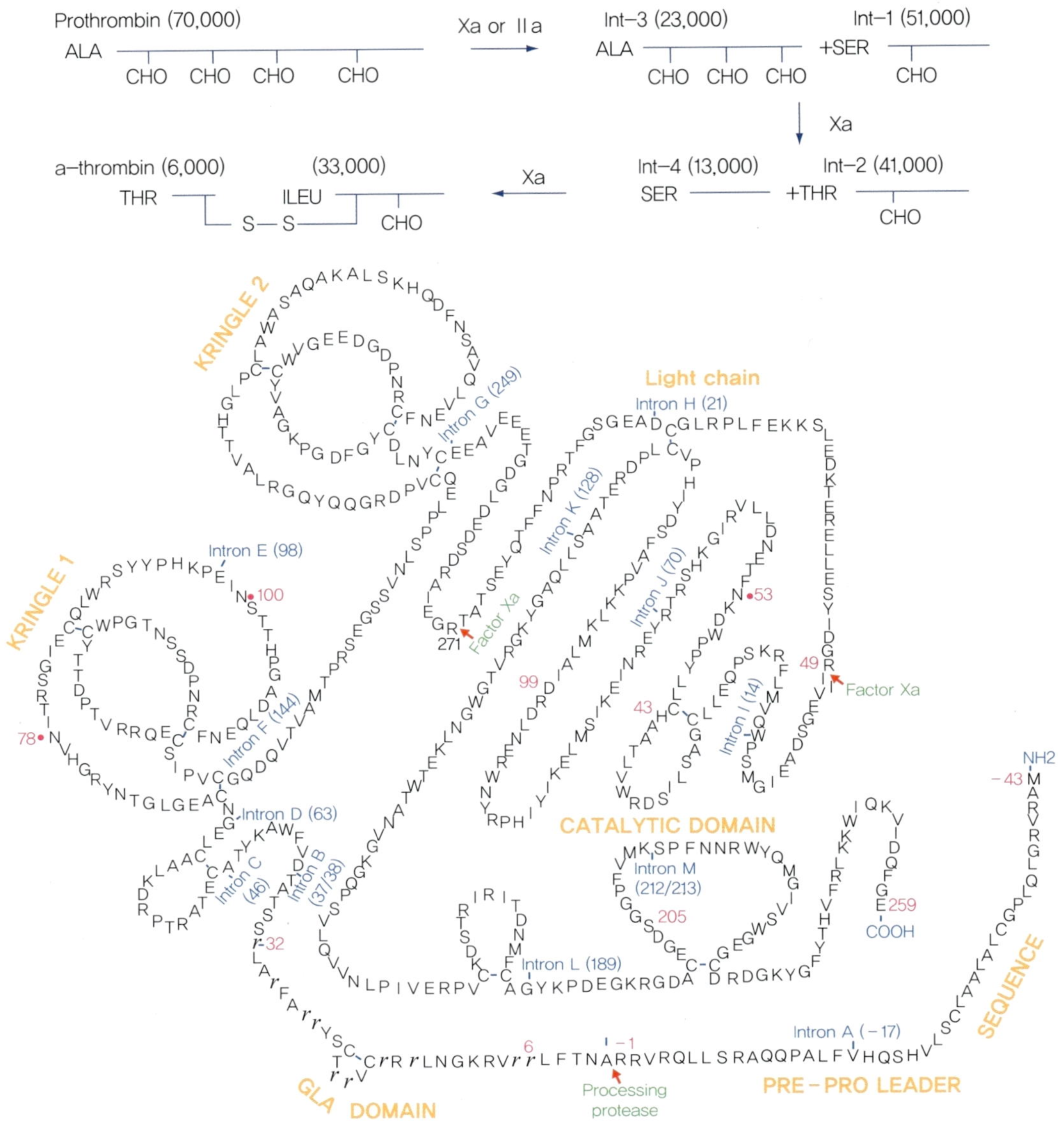

그림 6-19. Prothrombin 활성화 도식

④ 섬유소의 안정화

정상 혈액 중에서 형성된 섬유소 다량체는 곧 불용성 섬유소 다량체로 된다. 이때 서로 이웃하는 섬유소 단량체의 γ사슬(극히 일부는 α사슬에서도)끼리의 사이에서 공유 결합(transglutamination)이 일어난다. 이때 Ca^{2+}의 존재가 필요하고 thrombin의 작용으로 불활성형 전구물질이 활성형으로 된 효소로서의 제XIIIa인자가 반응을 촉매한다.

불용성 섬유소 다량체는 가용성 섬유소 다량체에 비해 섬유소 용해 효소인 plasmin의 단백 분해 작용에 대한 저항성이 매우 높다. 이상이 혈액 응고 Cascade의 공통 경로의 최종 산물이다(그림 6-20).

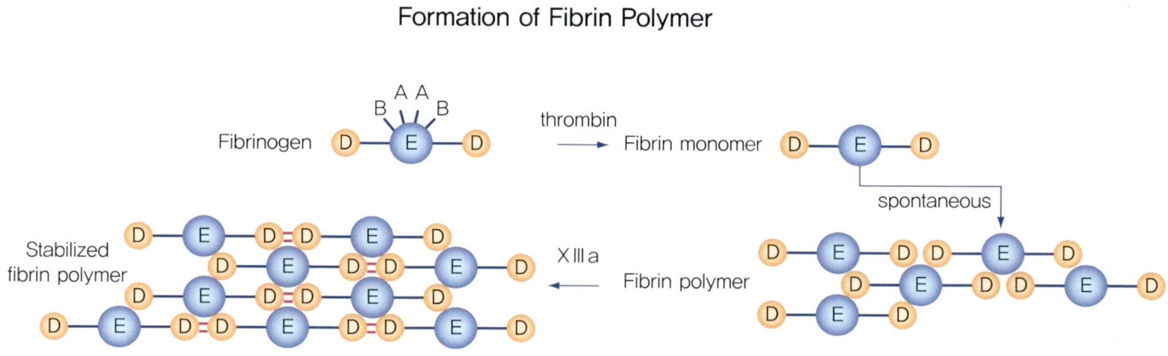

그림 6-20. 섬유소원의 섬유소로의 전화 과정

3) 혈액 응고에서의 지혈 억제 기구

혈액 응고는 기본적으로 제각기의 반응 과정에서 생긴 소량의 효소가 계속 뒤를 이어 다량의 효소를 생산해 내는 자기 촉매 과정이다. 그러므로 과잉의 활성화나 불안정한 응고인자의 소비가 일어나지 않도록 하는 억제 기구가 필요하다.

정상적인 혈관 내에서는 혈액이 응고되지 않고 자유롭게 유동하는데, 그 이유는 혈액응고 인자가 불활성형의 효소 전구물질 상태이고, 동시에 응고인자의 활성을 억제하는 항응혈 소도 혈관 내에 존재하기 때문에 이들이 서로 상호 동적 평형을 유지해 혈액을 응고되지 않도록 하기 때문이다(그림 6-21).

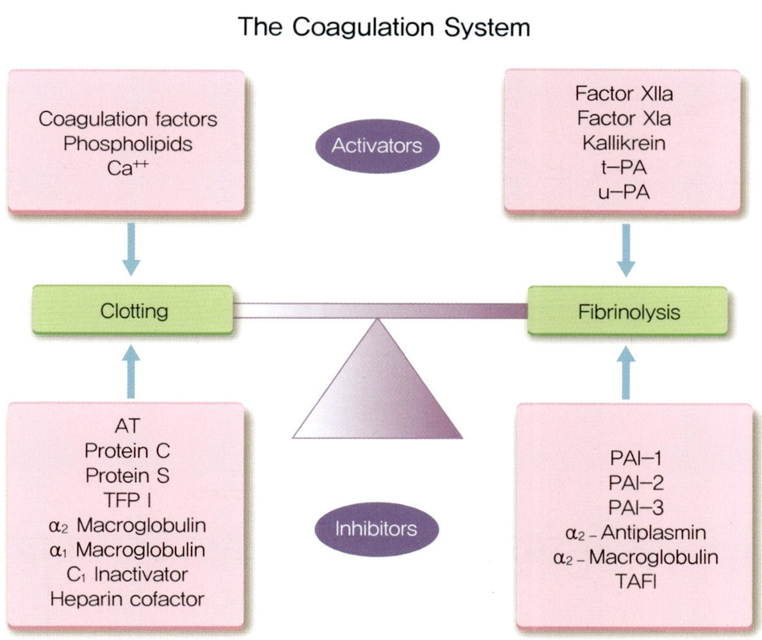

그림 6-21. 정상혈관 내에서 혈액의 동적평형

t-PA: tissue plasminogen activator, u-PA: urokinase plasminogen activator
TFPI: Tissue factor pathway inhibitor, PAI: Plasminogen Activator Inhibitors
TAFI: Thrombin-activatable fibrinolysis inhibitor

응고 억제물질이 선천적으로 양적, 질적 이상이 생기면 반복성 혈전증이나 색전증이 생긴다. 응고 항진의 원인이 되는 것들로는 혈관 내피세포의 상해, 혈소판 부착과 응집능의 항진, 응고인자의 활성화, 혈전 형성 억제 기구의 기능 저하, 간 질환 등으로 인해 혈액 내 응고억제 저지 물질의 농도가 낮아질 경우이다.

중요한 생리적 자연 항응고물질(Natural anticoagulant)들에는 혈장 내의 응고인자를 직접 억제시키는 물질인 세린 단백분해효소 억제제(Serine protease inhibitor, serpin), 간접적으로 억제시키는 물질과 외인계 응고인자를 억제시키는 물질 등이 있다.

(1) 항트롬빈 III(Antithrombin III, AT-III)

432개의 아미노산으로 이루어져 있으며 α_2-globulin 영역에 속하는 단쇄의 당단백 성분으로 활성화되면 응고인자의 주된 억제제로 작용한다. 단백 분해효소와 1:1로 공유결합하여 복합체를 형성하면서 활성화되어 특히 serine계 응고인자의 활성을 억제한다. 간에서 합성되고, 혈장 중에는 약 20~40 mg/dL 정도 함유되며, 반감기는 68시간 정도이다.

AT-III는 serine protease 억제인자군에 속해서, thrombin뿐만 아니라 응고 과정 중에서 생긴 XII, XI, IX, X 및 kallikrein 등의 활성형 응고인자를 서서히 불활성화시켜 응고를 저해한다(그림 6-22).

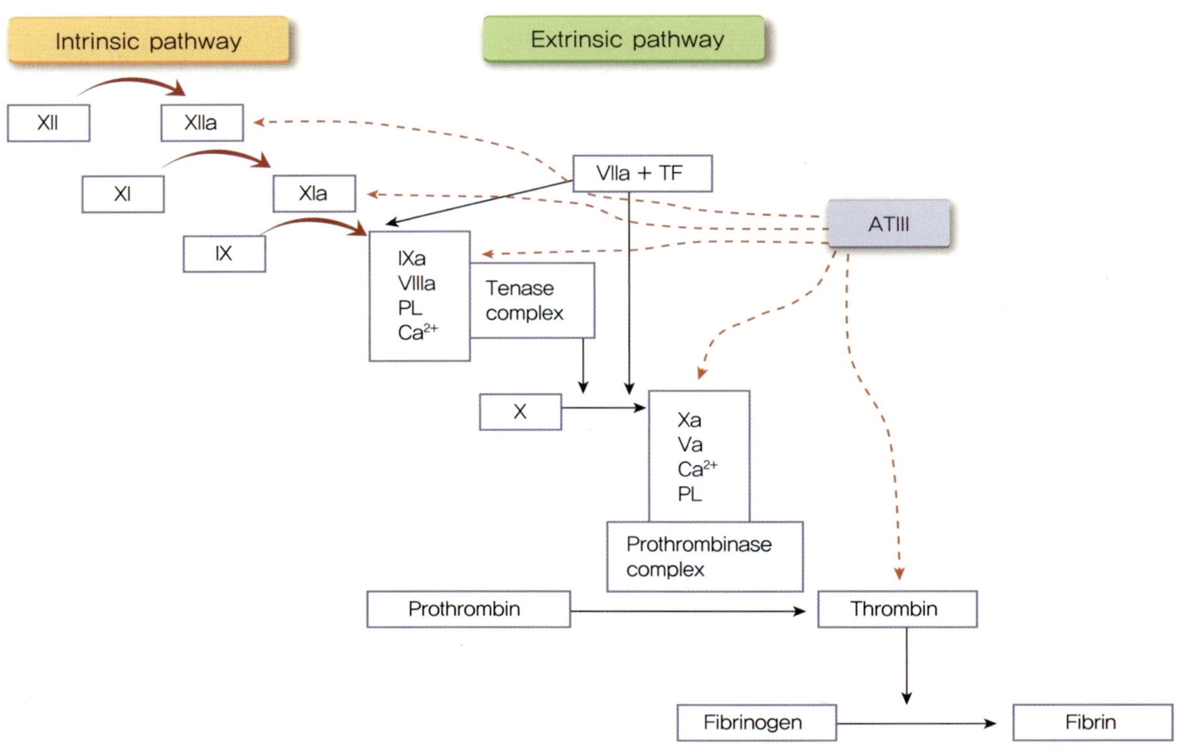

그림 6-22. AT-III의 작용

AT-III는 5,000 dalton 이상 되는 헤파린(heparin)과 같은 산성 mucopolysaccharide와 같은 물질이 가해지면 1,000~10,000배 정도로 활성이 급속히 촉진된다. heparin은 단독으로 항응고 작용을 하지 않고 AT-III와 결합하여 thrombin 저해작용을 통해 항응고 작용을 한다. 결합한 heparin-AT-III 복합체는 활성화된 X인자의 작용을 억제한다(그림 6-23). heparin을 화학적, 물리적으로 분해한 것이 저분자량 헤파린(Low-molecular-weight heparin)인데 이것은 적은 AT-III의 결합 비율로 활성화된 X인자의 작용을 더 효과적으로 차단하여 미분획 헤파린(Unfractioned heparin)보다 우수한 항응고 작용을 한다(그림 6-24).

AT-III의 선천적 결핍이나 분자 이상증에서는 혈관 내 응고가 발생하기 쉬워 정맥 내 혈전이나 폐색전을 일으켜 출혈 경향이 나타나며, 경구 피임약이나 estrogen 투여, 간경변 환자의 경우 AT-III의 혈중 농도가 낮아져 후천적인 혈전증 발생의 원인이 된다.

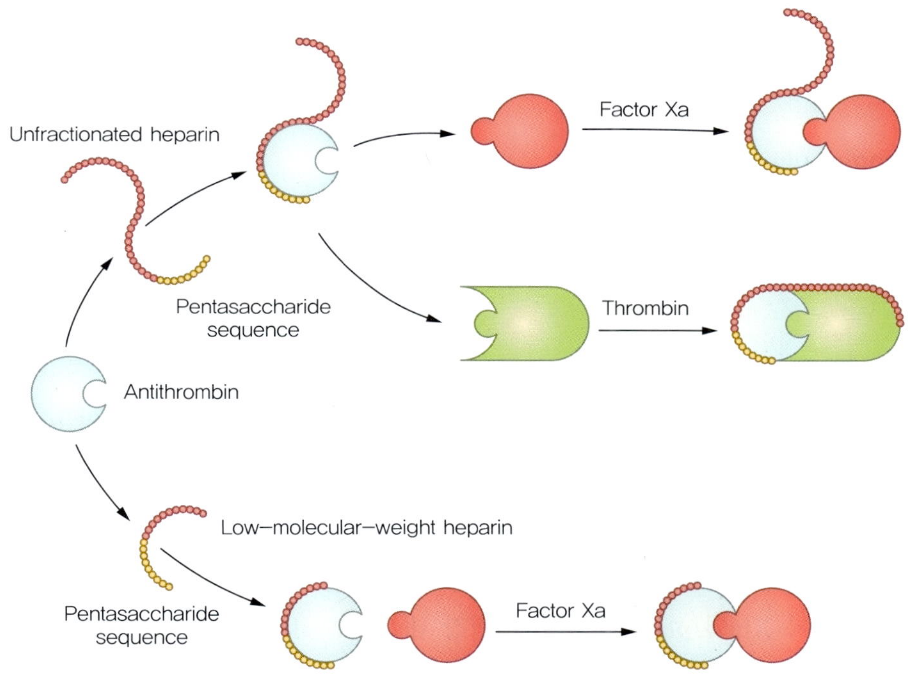

그림 6-23. Heparin의 작용 모식도

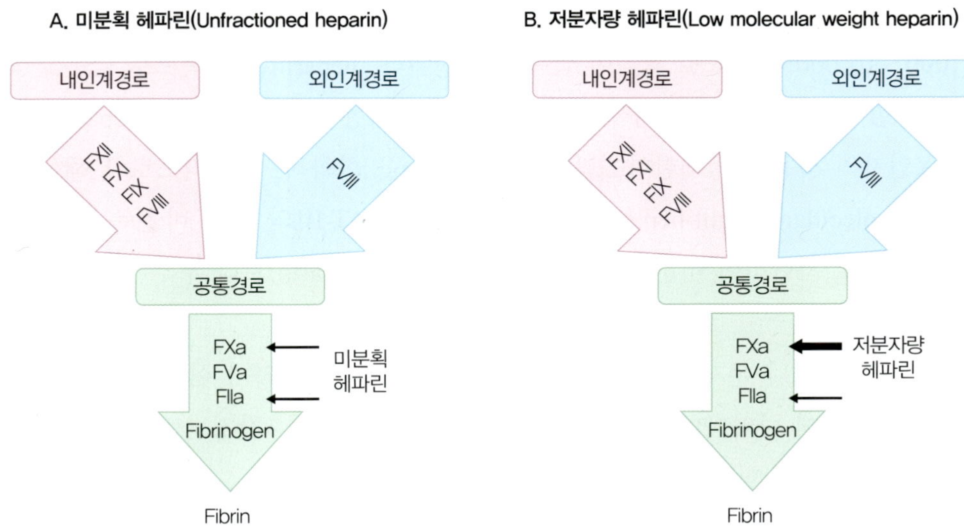

그림 6-24. (A) 미분획 헤파린(Unfractioned heparin)과 (B)저분자량 헤파린(Low-molecular-weight heparin)의 작용의 차이

(2) α_2-macroglobulin

4개의 subunit로 구성된 당단백질로 protease와 1:1로 복합물을 만들어 불활성화시킨다. 그러나 다른 억제제보다 느리며 α_2-antiplasmin이 존재하지 않을 때 중요한 보조 억제제로 작용한다.

(3) α_2-antiplasmin

Plasmin의 촉매 영역인 light chain에 있는 활성 serine을 불활성화시킨다. 이 α_2-antiplasmin은 urokinase를 불활성화시키며 XIIa, XIa와 kallikrein과 같은 응고인자도 불활성화시킨다.

(4) C_1 inhibitor

당단백질로 응고인자 XIa와 plasmin 그리고 혈장 내 XIIa와 kallikrein의 활성을 억제한다. 간에서 합성되며 혈장 중 농도는 18~22 mg/dL이며, 반감기는 20시간 정도이다.

(5) α_1-antitrypsin

α-proteolytic inhibitor라고 알려져 있으며 응고인자 XIa와 plasmin, urokinase, thrombin을 불활성화 시킨다.

(6) Protein C

간에서 합성되며 vitamin K를 필요로 하는 serine protease이다. 응고인자가 활성화되어 생성되는 과량의 트롬빈은 내피세포의 트롬보모듈린(thrombomodulin)과 결합하여 복합체를 형성하고, 이 복합체는 protein C를 활성화시키고 활성화된 protein C는 protein S와 1:1로 복합물을 형성한 후 응고인자인 Va, VIIIa를 불활성화 시킨다(그림 6-25). 내피세포 C단백 수용체(endothelial cell protein C receptor, EPCR)에 protein C가 결합하면 친화력이 증가되어 활성화는 더욱 촉진된다.

또한 Protein C는 plasminogen activator inhibitor(PAI)−1, PAI−3과 결합해 이들을 중화시킴으로써 섬유소 용해능을 증진시킨다. 2번 염색체의 지배를 받으며 유전적으로 결핍된 경우 폐 색전증, 표재 정맥 혈전증, 심부 정맥 혈전증 등의 질환이 발생하며, 후천적으로 결핍된 경우 파종혈관내응고(disseminated intravascular coagulation, DIC) 등을 일으킨다.

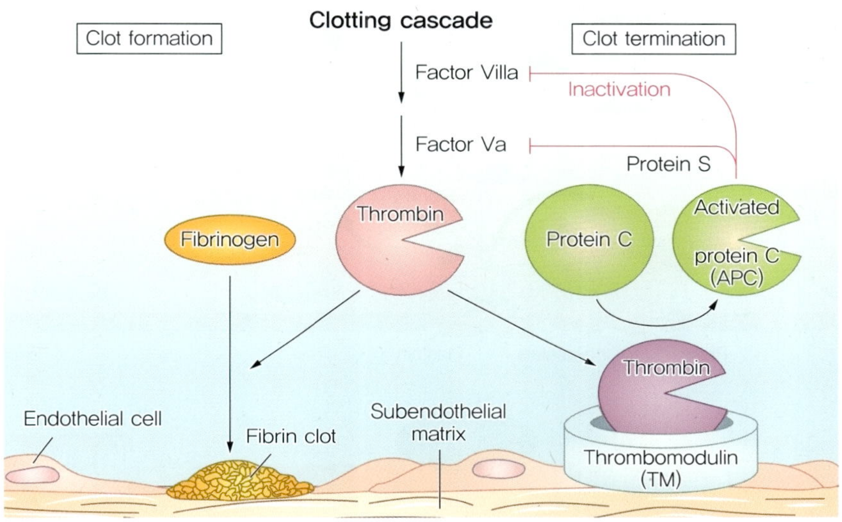

그림 6-25. 혈전형성에 protein C의 작용기전

(7) Protein S

Vitamin K 요구성 단백질로서 칼슘과 인지질의 존재 하에 활성화된 protein C와 1:1로 복합물을 형성한 후 Va와 VIIIa를 불활성화시킨다.

(8) 조직 인자 경로 억제제(Tissue factor pathway inhibitor, TFPI)

TFPI는 외인성 경로의 억제제로 잘 알려져 있다. 제Xa인자와 복합체를 형성하여 제Xa인자를 억제하고 생성된 Xa/TFPI 복합체는 세포막에 붙어 있는 VIIa인자/조직 인자 복합체와 결합하여 이를 다시 억제하는 역할을 한다. 그 밖에 혈액의 응고를 억제하는 것으로는 활성화된 응고인자나 복합체가 국소에 집적되지 못하도록 하는 혈류의 역할, 간세포에 의한 가용성 응고 중간 대사산물의 제거나 세망내피계들의 활성화 응고 전구물질 제거 등이 있다.

외인성의 저지 물질로는 antithrombin III의 강력한 촉진 물질인 heparin과 hirudin(거머리의 협선에서 분리된 항응고 물질로서 강력한 항thrombin 작용을 하여, 제VIII인자와 제IX인자의 상호작용을 저지) 등이 있다.

3. 섬유소 용해계(Fibrinolytic System)

1) 섬유소 용해

응고 과정에서 어떤 활성화 응고인자들이 순환혈 중으로 흘러들어 가면 혈장 내에 존재하는 억제 인자들에 의하여 불활성화 되거나 간에서 제거된다. 응고가 시작됨과 거의 동시에 형성된 fibrin 덩어리를 파괴시키는 섬유소 용해(fibrinolysis)가 일어난다(그림 6-26, 표 6-6). 즉, 섬유소 용해란 단백 분해 효소인 plasmin에 의해 섬유소가 분해(fibrinolysis)되는 것을 말한다.

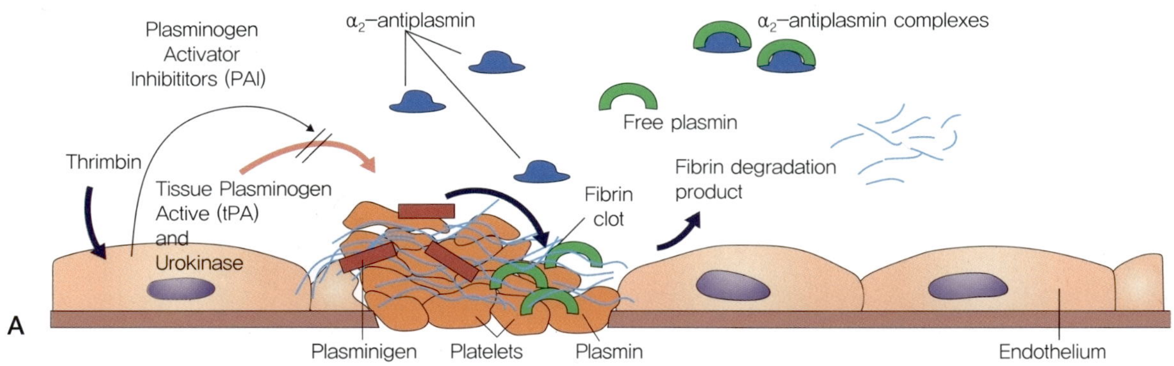

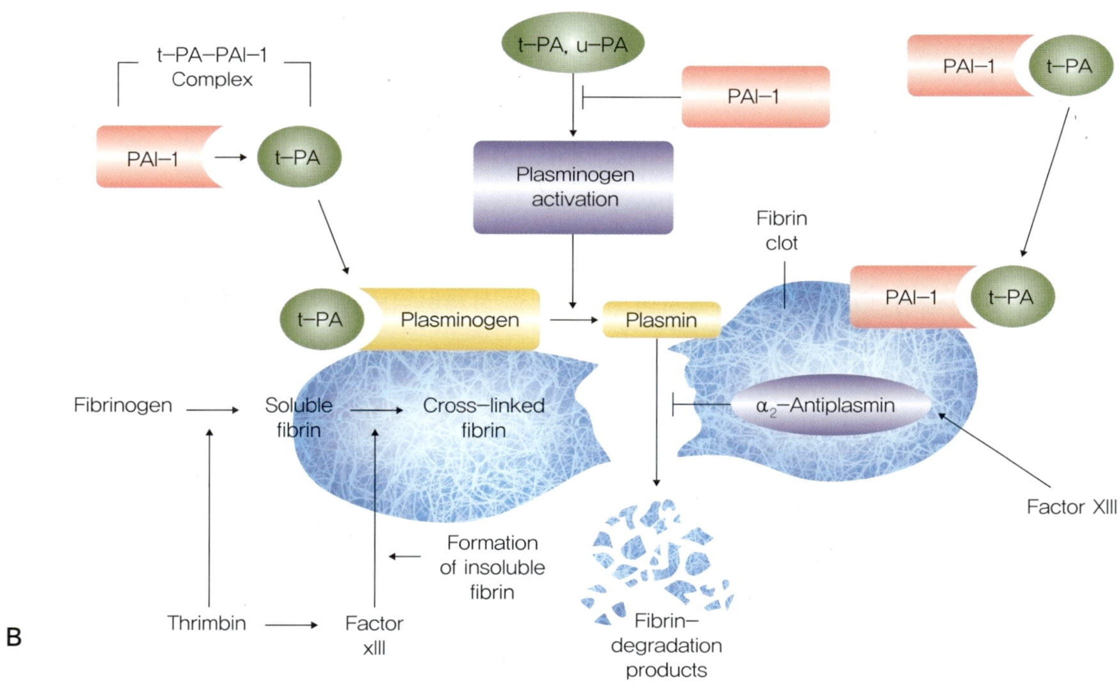

그림 6-26. 섬유소 용해계(A, B)

혈액 내에는 섬유소나 섬유소원을 분해시키는 serine protease의 일종인 plasmin이라는 단백 분해효소가 있는데, 이는 정상적인 상태에서는 나타나지 않는다.

정상적인 경우에는 분자량 90,000~100,000 Dalton 정도에 2% 가량의 당을 함유하고 있는 790~791개의 아미노산으로 구성되어 있는 불활성화 형태의 단백질인 plasminogen으로 존재하며, 혈중 농도는 10~20 mg/dL 정도로 간에서 합성되고 있다(그림 6-27).

표 6-6. 혈장섬유소 용해계와 관련된 물질의 특성

Name	Molecular weight, daltons	Baseline plasma concentration	Plasma half-life	Functional properties
Plasminogen	Single chain Mγ 88,000 (Glu1, form) Mγ 80,000 (Lys77, form)	2.4 μM (21 mg/dL)	2.2 days 0.8 days	Zymogen; lysine binding sites to fibrin on ' kringle' portions; activator sensitive site at Arg 560−Val
Plasmin	Two chains: Mγ 85,000 (Glu1, form) Mγ 77,000 (Lys77, form) Mγ 38,000 (Val442, form)	0	0.1 s	Serine protease; active site on light chain (Mγ 26,000); variable size of heavy chain containing 'kringle' structures
α2− Plasmin inhibitor	Single chain Mγ 67,000	1.0 μM (7 mg/dL)	2.6 days	Inhibits fibrinogen lysis by 1:1 complex with plasmin light chain; prevents binding of plasmin to fibrin; is itself bound to fibrin by factor XIIIa
Plasminogen activators: Extrinsic (tissue, vascular)	One or two chains: Mγ 60,000~70,000	Trace	15 min	Vascular type derived from endothelial cells and secreted into blood; high affinity for fibrin; cleaves Arg560−Val site on plasminogen
Exogenous				Nonenzymatic, indirect action via 1:1 activator complex with plasminogen
Streptokinase	Single chain: Mγ 48,000			
Urokinase	Two chains: Mγ 55,000 Mγ 32,000		10 min	Serine protease; dired action on Arg560−Val bond of plasminogen

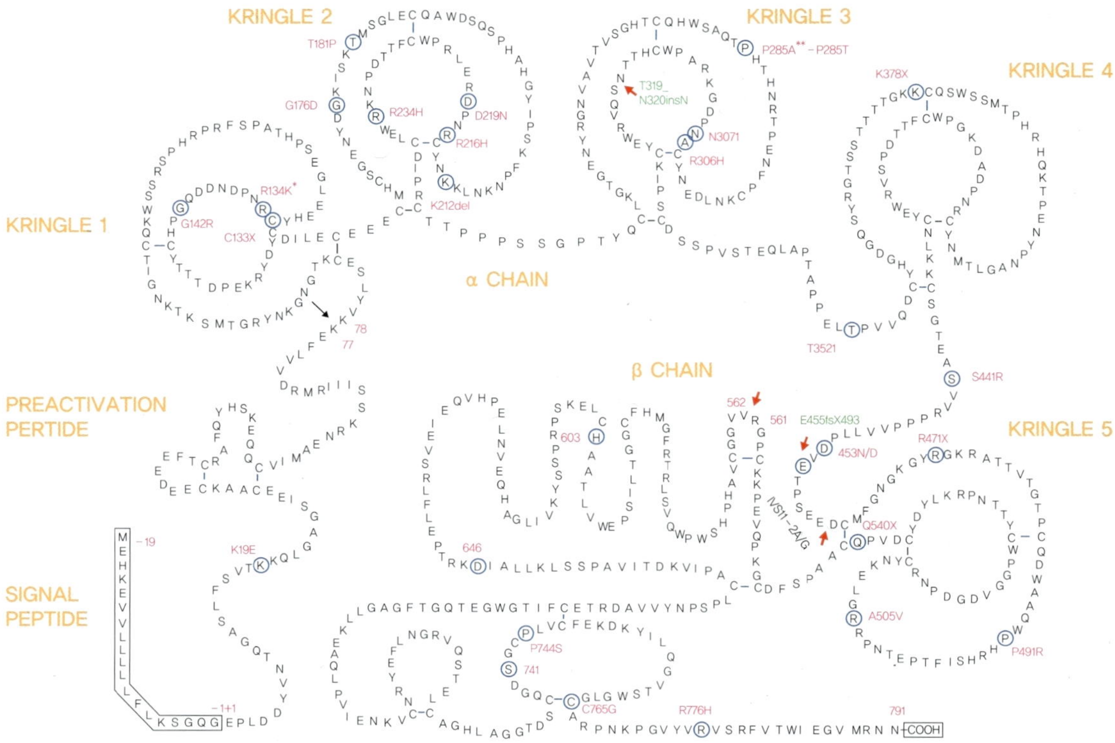

그림 6-27. plasminogen의 모식도

Plasminogen은 조직 중에 있는 조직 활성화 물질인 fibrinokinase와 소변 중에 존재하는 urokinase, 연쇄상 구균 중에서 발견되는 streptokinase 및 혈액 응고인자 XII에 의해 간접적으로 활성화되는 인자들에 의해서 560번의 arginine과 561번째 valine 사이의 결합이 절단됨으로써 N-말단 쪽에서 생긴 heavy chain(α-사슬)과 C-말단에서 생긴 light chain (β-사슬) 2개의 peptide로 나뉜다. 이 중에서 효소의 활성부위는 β-사슬로 plasmin이라고 부른다.

활성화된 plasmin은 fibrin이나 fibrinogen에 작용하여 fibrin/fibrinogen 분해 산물(Fibrin/fibrinogen degradation products, FDP)을 만든다.

Fibrinogen 유래의 것을 일차 섬유소원 용해(Fibrinogen degradation products, FgDP), fibrin 유래의 것을 이차 섬유소 용해(Fibrin degradation products, FDP)라고 하는데, 이 두 가지 모두를 fibrin체 분해 산물(FDP)이라고도 한다.

Fibrinogen이나 fibrin monomer들은 plasmin에 의해 분자량 250,000 Dalton 정도의 fragment X, fragments A, B, C로 분해되고 fragment X는 다시 분자량 150,000 Dalton과 분자량 85,000 Dalton이 되는 fragment Y와 fragment D로 분해된다. 또 fragment Y는 분자량 85,000 Dalton과 분자량 54,000 Dalton이 되는 fragment D와 fragment E로 분해된다. 이 과정 모두 plasmin이 관여하고 있으며, X와 Y fragments을 초기 FDP라고 하고 D와 E fragments(한정 분해 산물)를 후기 fragments라고 한다. 이들 FDP들은 망상 내피세포계에서 제거된다(그림 6-28).

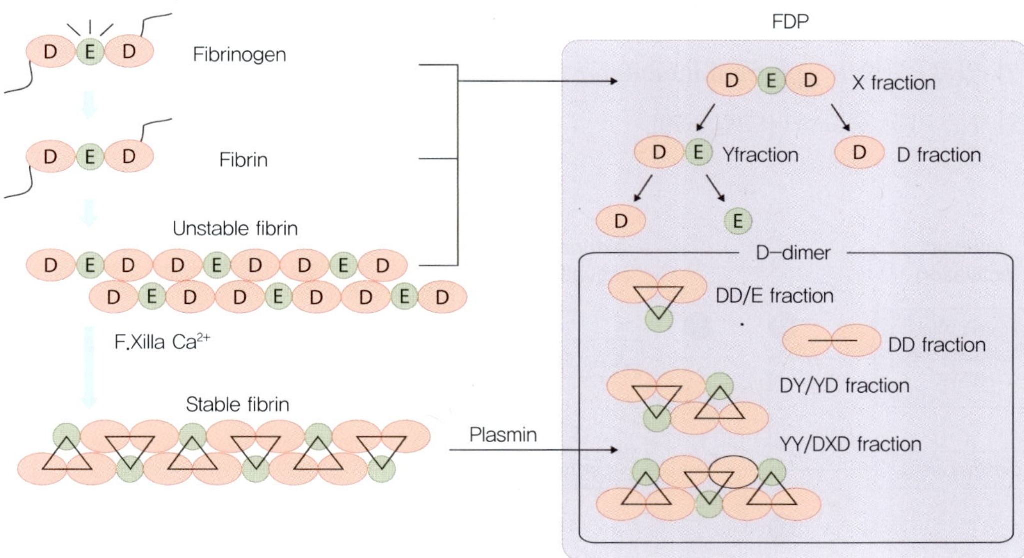

그림 6-28. 섬유소원에 작용하는 plasmin의 단백 분해 활성의 모식도

Fragment X는 불완전하나마 응고성이 있다. 서서히 응고 가능 상태로 되면 thrombin을 중화하여 fibrinogen의 fibrin으로의 전환을 억제하고, 작은 FDP fragments들은 응고 가능 상태가 되지 못하고 fibrin monomer의 중합을 저지한다. FgDP 분획은 monomer가, FDP-D 분획은 thrombin과 XIII인자의 작용에 의해 fibrin의 γ 사슬 사이가 cross link를 형성한 구조를 하고 있다. FgDP 분획은 내열성이지만, FDP 분획은 그렇지 않은 점이 다르다.

일반적으로 생체 내에서 plasmin은 섬유소원보다 섬유소에 친화성이 높다. 그 이유는 섬유소원 용해는 혈장 중의 항plasmin이 plasmin과 쉽게 결합해 plasmin이 불활성화되므로 섬유소원을 용해시키지 못하나, 다량의 plasmin이 생성되면 섬유소원이 용해되기도 한다. 반면에 섬유소 용해에서는 혈전으로 인해 혈장 내 항plasmin이 혈전 부위에 쉽게 도달되기 어렵기 때문에 혈전부위에서 생성된 plasmin은 섬유소를 보다 쉽게 용해시킨다.

FDP의 생리 작용으로는 지혈 억제의 기능으로 혈소판 응집 반응의 억제, thrombin 작용 억제, fibrin polymerization의 억제 기능이 있기 때문에 과응고나 과응집에 의해 생성된 FDP 상승은 feedback 기전에 의해 생체 방어적인 작용을 하는가 하면 DIC와 같은 질병에서는 출혈을 일으키게 할 가능성도 있다.

2) 섬유소 용해 저지

혈관 내에서 fibrin이 형성되면 그것을 녹이도록 섬유소 용해 작용이 시작된다. 그러나 너무 지나치지 않도록 조절하는 것이 혈액 중 생리적으로 존재하는 항-plasmin이다. 이것이 증가하면 혈전이 생기기 쉽고, 감소하면 출혈이 되기 쉽다.

항−plasmin으로는 antithrombin III, α_2−macroglobulin, α_1−antitrypsin, α_2−plasmin inhibitor, C_1 inhibitor가 있고, 그중 α_2−plasmin inhibitor는 plasmin에 대해 강한 억제 작용을 갖고 있어 섬유소 용해 저지 인자로 가장 중요하다(그림 6−29).

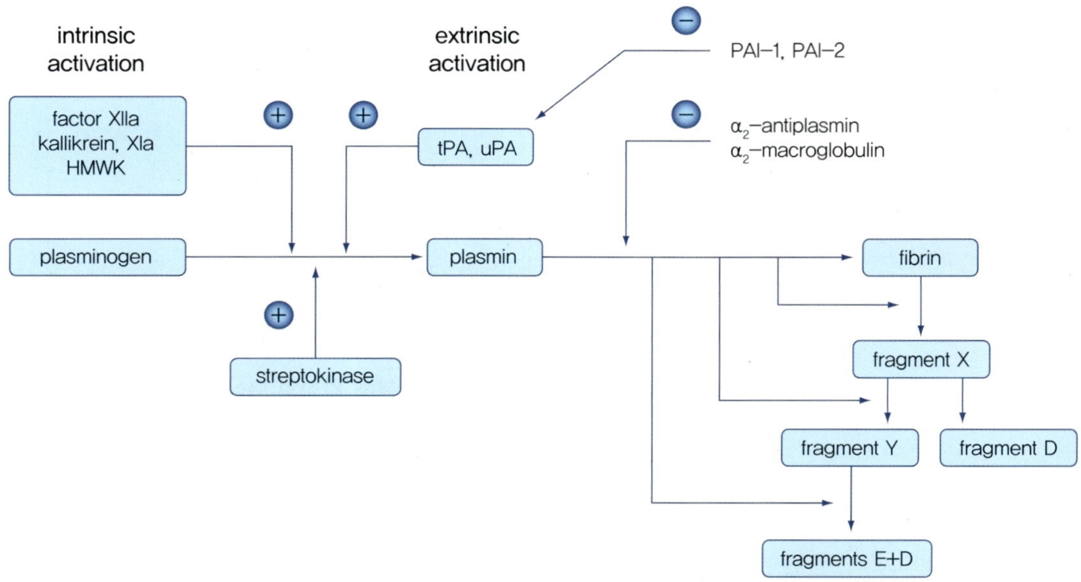

그림 6−29. 섬유소원에 작용하는 plasmin의 단백 분해 활성의 모식도

Chapter 07

골수의 구조와 검사 (Bone Marrow Examination)

학습목표

1. 골수구조에 대해 설명할 수 있다.
2. 골수 세포 충실도(cellularity)를 정의하고 연령에 따른 변화를 설명할 수 있다.
3. 골수 검사 시행대상을 설명할 수 있어야 한다.
4. M:E ratio의 정의 및 정상비를 설명할 수 있다.

1. 개요

조혈 장기는 혈구의 생성이 이루어지는 장기로서 골수, 림프절, 지라(비장) 및 흉선이 조혈 장기에 해당된다. 특히 골수(bone marrow)는 딱딱한 골질로 둘러싸여 내공(cavity)에는 연한 조직인 기질(stroma) 가득 차 있으며 조혈 간세포의 증식 환경(supporting tissue)을 만들어 주고 있다. 또한 골수는 전신의 골수강(medullary marrow cavity)내에 존재하며, 중량은 성인체중의 3.4~4.6% 정도이고, 평균적으로 2,600 gm (1,600~3,700 gm)정도이다. 이와 같은 골수의 약 절반이 활동성(cellular marrow: 적골수)으로 조혈에 참여하고 있다. 이처럼 골수는 육안적으로도 조혈이 행하여지고 있는 적색 골수(red marrow 또는 cellular marrow)와 지방화 되어 있는 황색 골수(yellow marrow 또는 fatty marrow)로 구분할 수 있다. 성인의 적골수는 갈비뼈(ribs), 복장뼈(sternum), 머리뼈(skull), 어깨뼈(scapule), 빗장뼈(clavicle), 골반(pelvis) 및 척추뼈(vertebrae) 등 주로 납작뼈에 존재한다(그림 7-1).

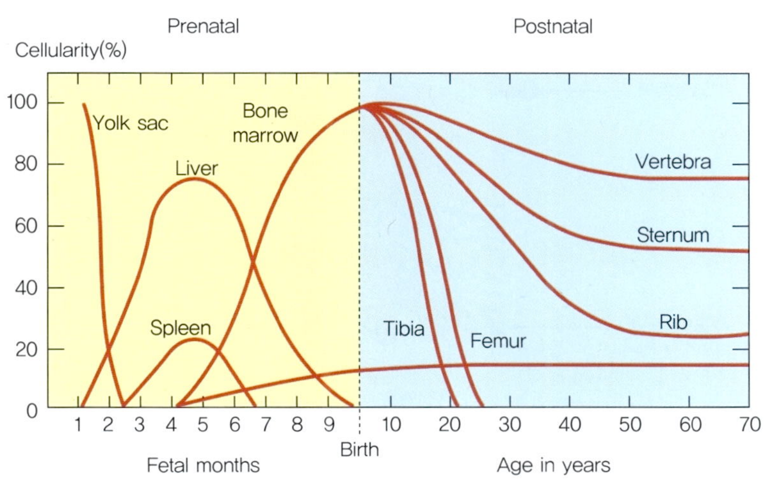

그림 7-1. 태생기의 출생 후의 적골수 비율

2. 골수의 구조

1) 일반 구조

골수는 겉질뼈(cortical bone)가 둘러싼 잔기둥뼈(trabecular bone) 사이의 조혈공간으로 조혈 세포들이 자랄 수 있는 장소를 제공하고, 조혈 세포가 일정한 방향으로 분화(differentiation)되어 가도록 조정하는 역할을 하는 환경을 제공한다. 골수의 주요 구조는 잔기둥뼈와 혈관, 조혈세포, 조혈세포를 둘러싸고 있는 기질세포(stroma cell) 등이다. 골수의 혈관은 영양동맥, 소동맥, 모세혈관이 뼈를 뚫고 들어와 소동맥으로 나뉘며 림프관은 없다(그림 7-2, 3).

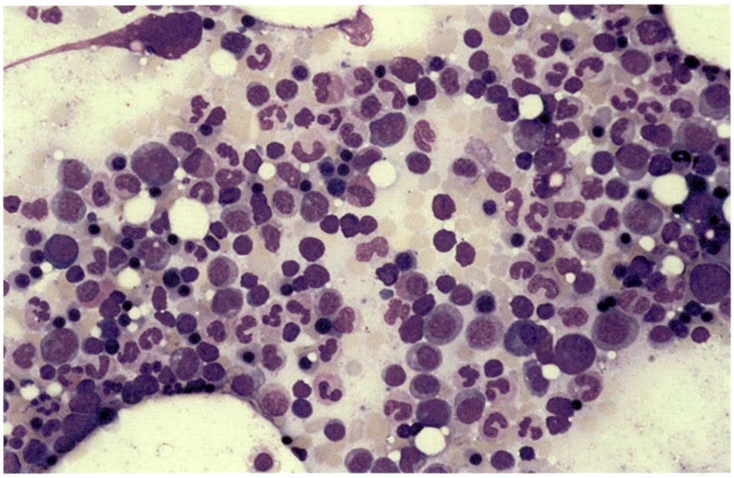

그림 7-2. 정상 골수

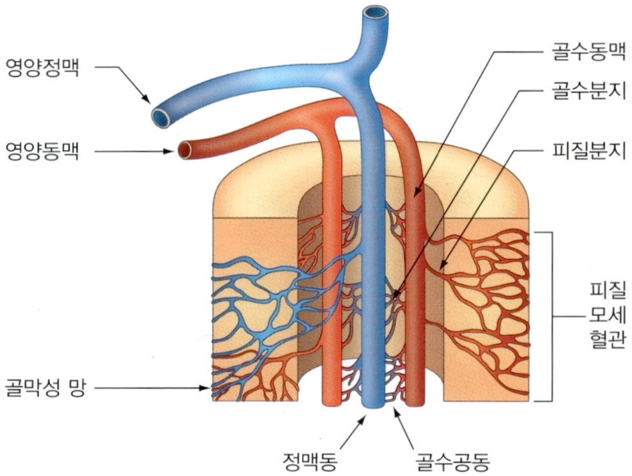

그림 7-3. 골수의 혈관 조성분

2) 골수 구조와 조혈 세포와의 관계

(1) 뼈 주위에는 과립구의 어린 미성숙한 세포들이 모여 있다.

(2) 소동맥 주위에는 과립구가 생성되고 때로는 형질 세포가 모여 있다.

(3) Sinus주위에는 거대핵세포와 적혈구들이 만들어지며, 골수에서 만들어진 모든 혈구들이 이 sinus를 통하여 말초혈액으로 나간다(그림 7-4).

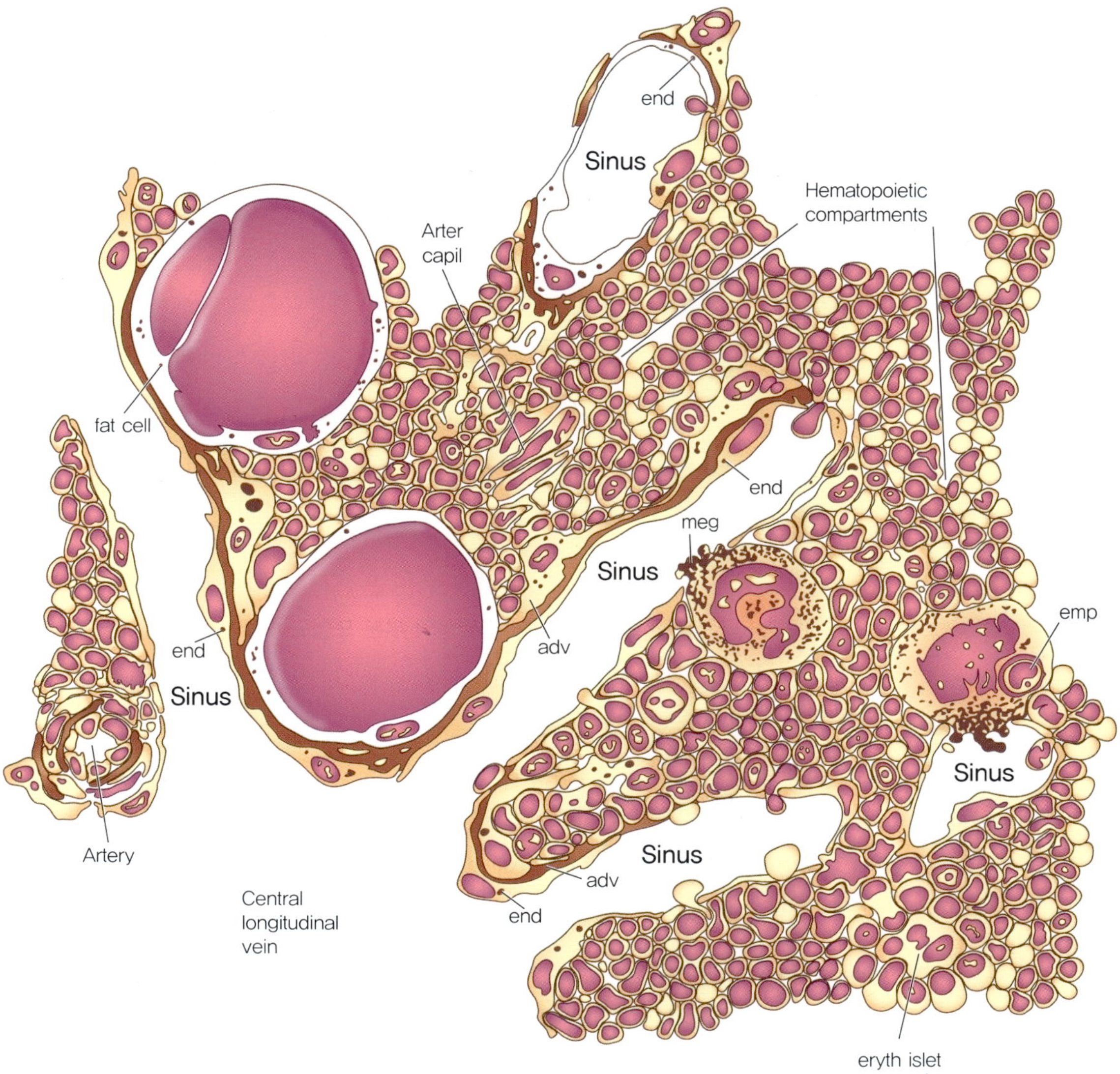

그림 7-4. 골수 구조와 조혈세포와의 관계

end=내피세포, sinus=굴, adv=외막세포, meg = 거핵대세포, emp = emperipolesis, eryth islet = 혈도, arter capil = 동맥성 모세관, fat cell = 지방세포, artery = 동맥

3) 골수의 각 구조물의 정상 분포

조혈조직: 45±5%, 지방조직: 28%, 뼈: 26%, 뼈모양(osteoid): 0.3%, 정맥동: 4.5%, 형질세포: 21개/mm^3, 비만세포: 2개/mm^3, 거핵세포: 8개/mm^3, 대식세포: 16개 /mm^3 등으로 되어 있다(그림 7-5).

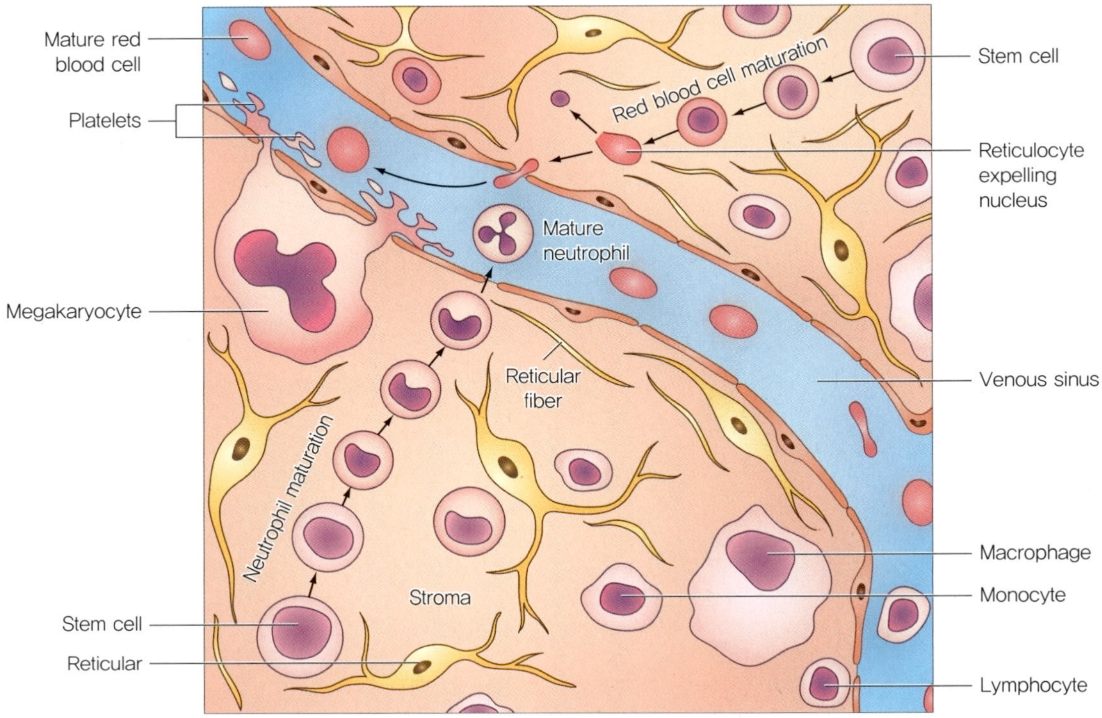

그림 7-5. 정상 골수와 지지 망상 섬유망의 부분 모형도

3. 골수 검사

골수 천자(bone marrow aspiration)는 보통 의사가 행하는 것으로 되어 있으나 골수 생검이나 골수액으로 하는 검사는 임상병리사가 취급하는 것이므로 이에 대한 일반적인 상식정도는 알고 있어야만 하겠다.

골수의 생검 검사(biopsy)는 1876년 Mosler가 regular wood drill을 사용하여 생체 내 골수 생검을 실시한 것을 시초로 하여, 1928년 Arinkin에 의해 골수 천자침(needle aspiration of the marrow)이 사용되었다고 보고되고 있고, 최근에는 더욱 많은 발전을 가져오고 있다(그림 7-6).

1) 골수 검사 시행 대상

(1) 임상적으로 혈액 질환이 의심되는 림프절, 지라, 간의 증대가 있는 경우

(2) 말초혈액의 소견이 백혈병을 의심하게 하는 경우

(3) 원인을 알 수 없는 심한 빈혈, 혈소판 감소, 백혈구 감소가 있는 경우
(4) 골수형성이상증후군(MDS), 골수증식종양(MPN)의 진단을 할 경우
(5) 뼈의 방사선 소견에서 혈액 질환이 의심되는 경우
(6) 암의 전이 여부를 확인하고자 할 경우
(7) 육아종의 세균학적 또는 병리조직학적 검사를 목적으로 할 경우
(8) 지라 적출을 위하여 골수의 기능을 평가할 경우
(9) 다발골수종의 진단을 할 경우
(10) 빈혈, 백혈병 등의 치료 효과의 예후의 판정을 할 경우
(11) 결핵, 히스토플라즈마증, 리슈만편모충증, 광범위한 곰팡이 감염증, 니만-피크병 및 고세병과 같은 저장병(storage disease)을 진단할 경우
(12) 면역글로불린의 이상이 있는 경우
(13) 다른 영상검사나 진단검사로 원인이 밝혀지지 않는 전이성 비혈액암종을 진단할 경우

반면에, 골수 검사를 시행해서는 안 되는 경우
(1) 혈우병 환자
(2) 혈소판 수 감소에 의한 출혈성 소인이 있는 경우
(3) 유혈우병군
(4) 중증 호흡기질환
(5) 중증 순환기질환이 있는 경우

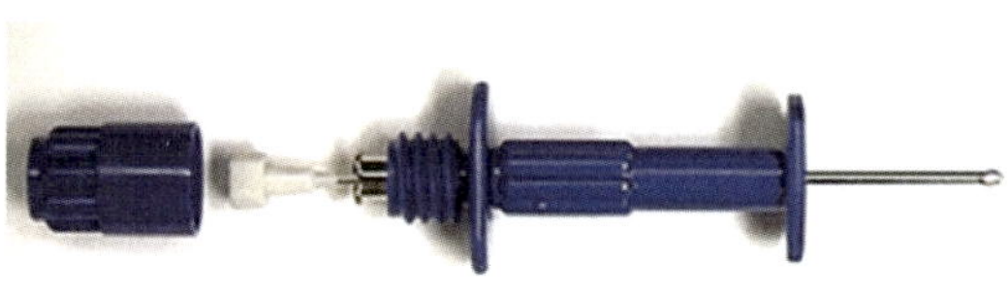

Illinois Bone Marrow Aspirate Needle (size 15)

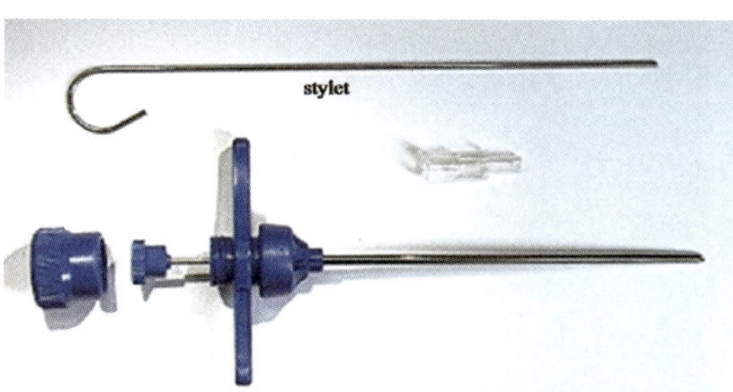

Jamshidi Bone Marrow Biopsy Needle (size 11)

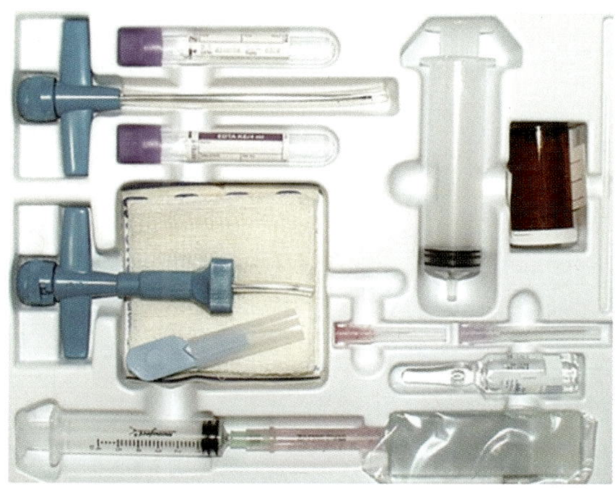

Commercially available bone marrow procedure kit containing supplies and eauipment for a bone marrow aspirate and biopsy

그림 7-6. **천자침 종류와 부속물**

2) 골수 천자 부위

골수는 연령이 많아질수록 지방화되기 때문에 지방화가 빠른 긴뼈(장관골)의 천자는 피하고 cellular marrows로 되어 있는 부위를 선정하여야만 한다. 천자하기 쉬운 부위는 뼈가 피부에 가깝고, 골 피질이 얇고 골 수질은 두꺼운 부분이 좋으며, 천자부위 바로 아래에 중요한 장기가 있는 곳은 적당치 않다.

성인의 경우 골수 채취는 두 번째 늑간이나 앞 · 뒤 엉덩뼈능선(iliac crest), 복장뼈(sternum), 척추 극돌기(spinous process of vertebra), 갈비뼈(rib) 등이 선택된다.

그러나 유아, 소아는 정강뼈(tibia), 뒤엉덩뼈능선(posterior iliac crest)이 주로 선택된다.(그림 7-7).

뒤엉덩뼈능선은 특히 모든 연령층에서 생검이나 천자를 할 수 있는 부위이다(그림 7-8). 복장뼈(흉공) 15세 이상의 어른에게만 천자를 할 수 있는 부위로 제2 내지 제3늑간 이나 흉골병 부분이 주로 이용된다(그림 7-9).

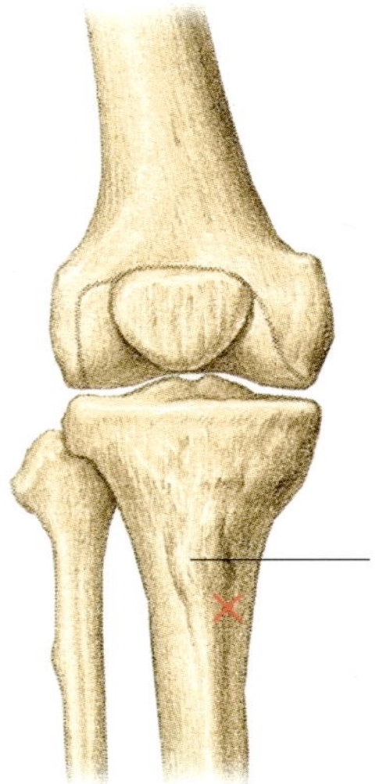

그림 7-7. **정강뼈 결절 천자**

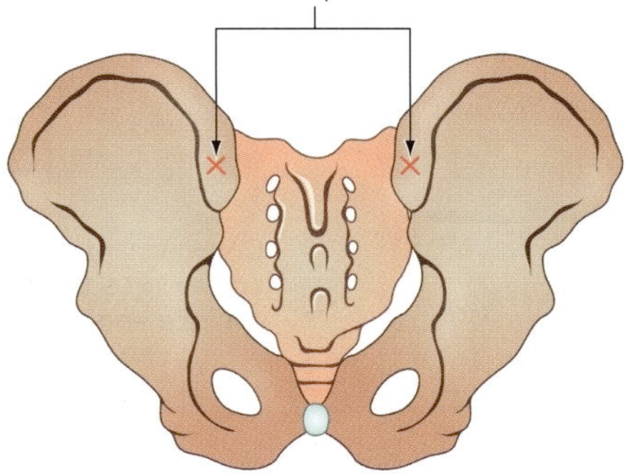

그림 7-8. **뒤엉덩뼈능선 천자**

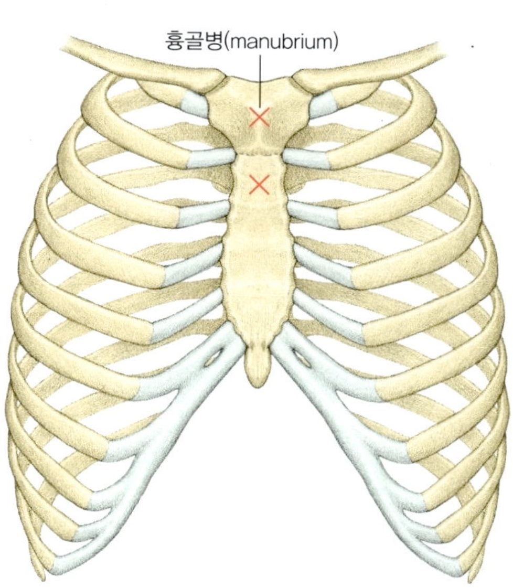

그림 7-9. 복장뼈 천자

복장뼈에서는 골수생검절편을 채취해서는 안 된다. 왜냐하면 두 번째 늑간 공간이 아닌 곳에 골수침이 관통되어 출혈이나 심막 눌림증(cardiac tamponade) 같은 심각한 합병증을 유발할 수 있기 때문이다. 성인의 복장뼈 골수 공간은 두 번째 늑간에서 1 cm이기 때문에 흉강을 뚫지 않도록 주의를 요한다. 반대로 앞뒤 긴 뼈에서 골수 흡인 (bone marrow aspiration)과 골수 생검(bone marrow biopsy)은 위험하지 않고 특히 뒤엉덩뼈능선은 골수검사에서 가장 흔히 이용되는 부위이다(그림 7-10).

전신 방사선조사, 외과적 수술, 또는 후면 접근이 어려운 환자에게는 앞엉덩뼈능선이 이용된다.

골수검사 시 필요한 기구 및 방법에 대해서는 실습에서 자세히 하기로 하겠다.

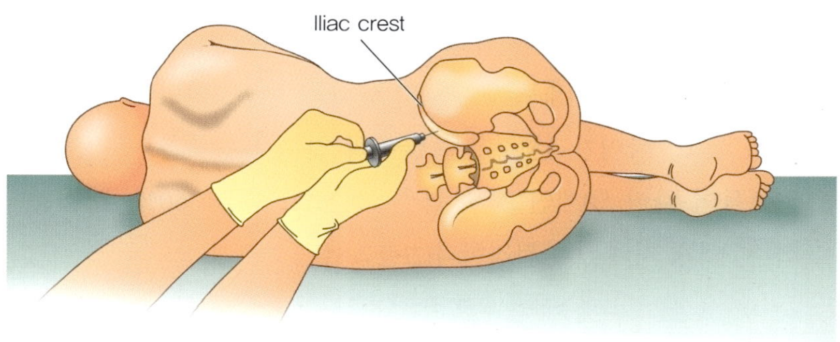

그림 7-10. 뒤엉덩뼈능선 천자

3) 골수 검사에서 예견될 수 있는 합병증

골수 검사의 합병증에는 감염과 출혈을 들 수 있다. 적절한 소독이 이루어진 상태에서 상처 없이 시행된 경우에는 이러한 합병증을 최대한 줄일 수 있다. 그러나 혈우병 또는 혈액 응고장애가 있는 경우에는 혈액 응고 이상을 교정한 후에 실시해야 하고, 생검할 부위에 감염이 있을 경우 생검을 절대 시행해서는 안 된다. 한편 환자가 혈소판 감소증이 있는 경우 압박붕대를 가하고 계속적으로 출혈이 있는지를 체크해 봐야 한다.

4. 골수세포 감별계산

채혈된 골수검체는 말초혈액보다 점조성이 강하여 곧바로 응고되기 쉬우므로 채혈 즉시 각 검사 종목을 위한 조치를 취하여야 한다. 이 작업이 정확하게 되어야 골수 검사의 목적이 달성될 수 있다. 골수의 경검은 반드시 말초혈액 도말표본을 먼저 경검하고 그 예비지식을 가지고 보도록 하는 것이 좋다. 박층 직접 도말 4장 이상, 농축 도말 2장 이상, 그리고 입자 도말 2장 이상을 만든다. 염색은 일반적으로는 Wright stain이나 Giemsa stain을 하고, 필요에 따라서는 특수염색인 peroxidase stain, Sudan black B stain, PAS stain, leukocyte alkaline phosphatase stain, prussian blue stain 및 esterase stain 등을 실시한다. 이때는 말초혈액 도말표본도 같이 실시하는 것이 중요하다.

골수의 도말표본이 얻어지면 광학 현미경을 사용하여 저배율로 전체적인 세포의 분포 상태를 관찰한 후, 세포의 충실도, M : E 비, 거핵구 및 암 세포의 관찰을 포함한 균등한 분포가 되어 있는 곳에서 유침렌즈로 이상 세포의 유 · 무와 500~1,000개의 유핵세포를 세어 골수세포 감별계산을 실시한다. 이때에 혈액 내 기생충의 관찰도 하면 좋다. 검경할 때 다음의 사항을 유의하면 참고가 될 것이다.

① 세포 충실도(cellularity): 전체 marrow space에서 hematopoetic stem cell(조혈줄기세포)이 차지하는 비율로 연령에 따른 골수의 세포 충실도의 변화를 보면, 어린이일 경우는 골수에서 조혈하여 골수의 충실도가 높고, 나이가 든 경우는 골수의 일부가 황색골수로 전환되어 골수의 충실도는 낮아진다. 예를 들어 나이 50세인 경우 척추골: 75%, 흉골: 60%, 장골능: 50%, 늑골: 30% 정도가 조혈을 한다. 대개 저배율로 검경한다(그림 7-11)

신생아의 골수 충실도	90~95%
어린이	80~85%
성인	40~60%
노인	25~40%

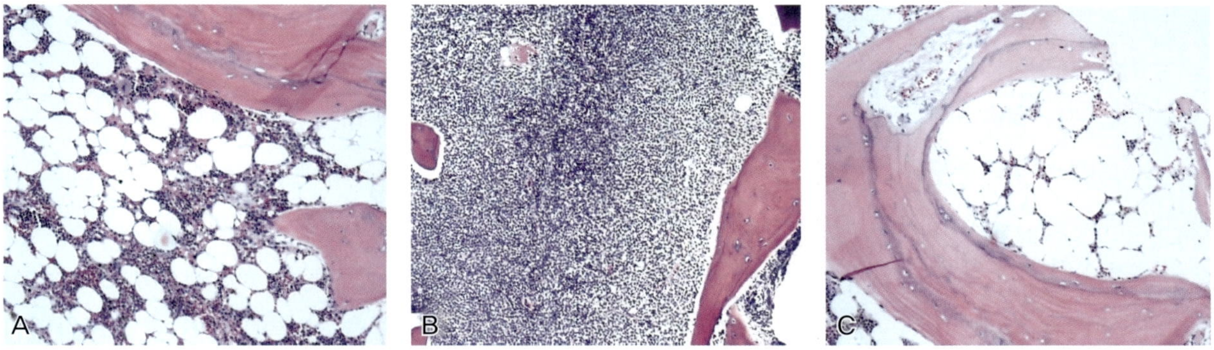

그림 7-11. 골수의 세포충실도
A: 정상(normal) B: 고세포충실도(hypercellularity) C: 저세포충실도(hypocellularity)

② M : E ratio(Myeloid: Erythroid ratio): 과립구계와 적혈구계 조혈 세포의 비로 항상 세포충실도를 참고하여야 한다. 유침렌즈로 검경하며, 정상범위는 2~5:1이다(표 7-1).

③ 골수 혈액계 세포 관찰: 과립구계 세포(중성구, 호산구, 호염기구 등)와 적혈구계 세포(정상 골수에서는 대개 다염적혈모구와 정염적혈모구 등), 거대핵세포 세포, 기타 골수세포들을 유침렌즈(× 1,000)로 관찰한다.

표 7-1. 골수세포 감별계산에서 정상 성인의 참고치

세포 종류	참고치 (%)
Myeloblast	0 ~ 3
Promyelocyte	1 ~ 8
Myelocyte	10 ~ 15
Metamyelocyte	10 ~ 15
Band/neutrophil	12 ~ 25
Eosinophil and precursors	1 ~ 5
Basophil and precursors	0 ~ 1
Monocyte	0 ~ 2
Erythroblast	0 ~ 2
Other erythroid cells	15 ~ 25
Lymphocyte	10 ~ 15
Plasma cells	0 ~ 1

* Myeloblast인 경우 소아에서 3~4%로 증가하고 노인의 경우 0~1%로 감소한다.

골수 감별계산에서 천자 부위, 말초혈액의 혼입 정도에 의해서도 다르기 때문에 결과 보고 시에는 골수 천자 부위, 유핵세포 수, 거핵구수를 우선 기재한다. 골수 내에 세포가 극히 많을 때와 섬유화가 진행되고 있을 때에는 천자하여도 골수 액을 얻을 수 없을 수가 있는데 이것을 dry tap이라 부른다.

골수 도말표본의 관찰은 상기의 상태를 고려하여 우선 ×100배로 세포의 분포, 거대핵세포, 세포 집락의 유무를 보고 존재하면 ×1,000배로 집락세포, 거대핵세포를 관찰한다.

골수검사 결과에는 말초혈액세포의 이상소견 유무와 종류를 먼저 기술하고, 골수세포충실도, 골수세포 감별계산, M/E ratio, 철 소견, 전이암의 존재여부, 골수섬유화 등을 기술한다. 이 때 세포화학염색, 면역화학염색, 흐름세포검사, 분자 및 세포유전검사 결과를 추가할 수 있다. 세포화학염색은 백혈병이나 그 외의 이상 백혈구가 보일 때, 그 세포가 어느 계통의 백혈구 인지를 분명하게 알고자 할 때 시행한다.

이 모든 것을 종합하여 진단을 내리며, 진단이 명확하지 않은 경우, 덧붙여 주석을 달거나, 계속된 검사를 하기도 한다.

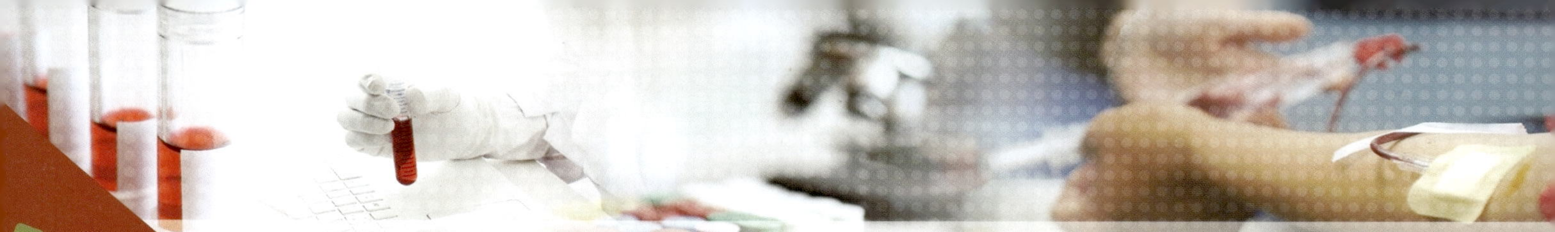

Chapter 08

적혈구계 질환 (Erythrocyte Diseases)

학습목표

1. 빈혈을 정의하고, 형태학적 및 발생 원인별로 분류 할 수 있다.
2. 철결핍빈혈의 원인과 검사 소견을 설명할 수 있다.
3. 철적혈모구빈혈의 원인과 검사 소견을 설명할 수 있다.
4. 거대적혈모구빈혈의 종류와 원인 및 검사 소견을 설명할 수 있다.
5. 재생불량빈혈의 원인 및 치료를 위한 골수 이식을 설명할 수 있다.
6. 용혈빈혈을 정의하고 종류에 대해 설명할 수 있다.
7. 지중해빈혈에 대해 설명할 수 있다.
8. 낫적혈구빈혈에 대해 설명할 수 있다.
9. 돌발야간혈색소뇨에 대해 설명할 수 있다.
10. 진성적혈구증가증에 대해 설명할 수 있다.

1. 빈혈(Anemia)

1) 정의

빈혈이란 혈액 중의 혈색소량이 감소된 것을 의미하며, 그 결과 신체의 조직과 장기에 도달하는 산소의 양이 감소된 상태를 의미한다(표 8-1). 일반적으로 빈혈진단에 혈색소 농도와 적혈구용적률을 많이 사용한다.

표 8-1. 건강검진 빈혈 기준

기준	남성	여성
6개월~6세	< 11 g/dL	
6개월~14세	< 12 g/dL	
성인	< 13 g/dL	< 12 g/dL
임산부		< 11 g/dL

출처: WHO빈혈 기준표

2) 분류

형태학적 분류 (그림 8-1, 표 8-2)

빈혈의 형태학적 분류에는 자동혈구분석기로부터 얻은 평균적혈구용적(MCV), 평균적혈구혈색소농도(MCHC) 결과가 중요하게 사용되고 있다. 또한 말초혈액도말과 적혈구크기분포폭(RDW) 등을 검토하는 것도 필요하다.

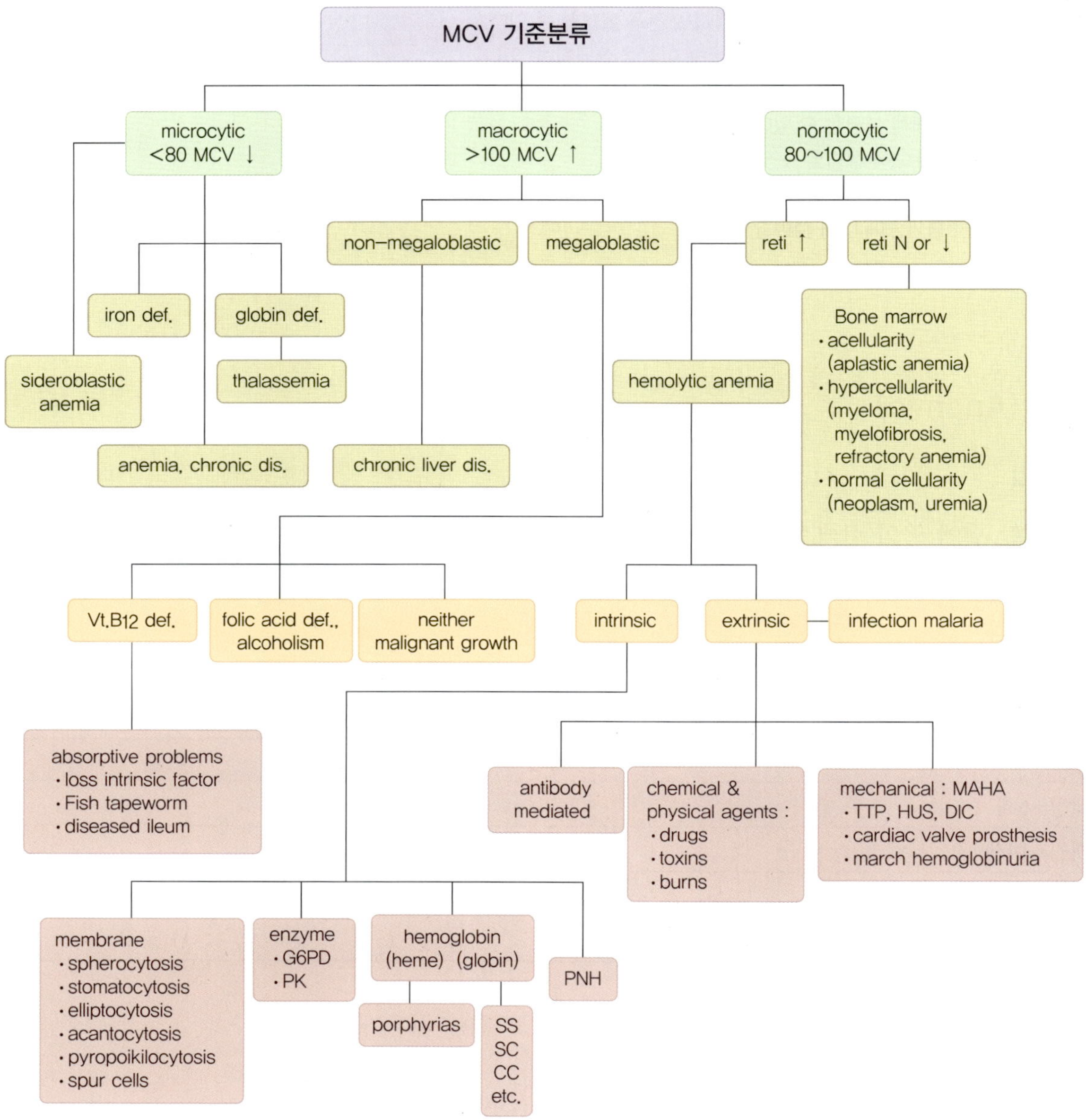

그림 8-1. 빈혈의 형태학적 분류

(1) 대적혈구성(macrocytic), 정상색소성(normochromic) 적혈구상(그림 8-4)

① 비타민 B_{12}, 엽산(folic acid)의 부족

가. 거대적혈모구빈혈(Megaloblastic anemia)

나. 악성빈혈(Pernicious anemia)

다. 위 절제술 후

② 간 질환

③ 항암제 치료, 항경련제 치료

표 8-2. MCV 수치에 의한 적혈구상 분류

적혈구상(fL)	MCV
Macrocytic, normochromic	MCV 100 fL 이상, MCHC 31 g/dL 이상
Normocytic, normochromic	MCV 80~100 fL
Microcytic, hypochromic	MCV 80 fL 이하, MCHC 31 g/dL 이하

(2) 정상적혈구성(normocytic), 정상색소성(normochromic) 적혈구상

① 혈구 형성의 결함이나 골수 내 종양 세포의 출현

가. 재생불량빈혈(Aplastic anemia)

나. 백혈병(Leukemia)

다. 다발골수종(Multiple myeloma)

라. 콩팥질환과 관련된 빈혈

마. 염증성 질환과 관련된 빈혈

② 비정상 혈색소와 적혈구 파괴의 증가

가. 후천용혈빈혈(Acquired hemolytic anemia)

나. 돌발야간혈색소뇨(Paroxysmal nocturnal hemoglobinuria)

다. 태아신생아 용혈빈혈(Hemolytic disease of fetus and newborn, HDFN)

(3) 소적혈구성(microcytic), 저색소성(hypochromic) 적혈구상(그림 8-3)

① 철결핍

가. 철결핍빈혈(Iron deficiency anemia)

② 글로빈 합성 장애

가. 지중해빈혈(Thalassemia)

나. 낫적혈구빈혈(Sickle cell anemia)

③ 헴합성 장애

가. 철적혈모구빈혈(Sideroblastic anemia)

④ 만성 질환에 의한 빈혈

빈혈의 원인에 따른 분류 (표 8-3)

(1) 적혈구 생산 능력 감소

① 골수의 손상, 침윤, 위축(Bone marrow damage, infiltration, atrophy)

가. 백혈병(Leukemia)

나. 재생불량빈혈(Aplastic anemia)

다. 다발골수종(Multiple myeloma)

라. 골수섬유증(Myelofibrosis)

② 조혈소 감소(Decreased erythropoietin)

가. 염증의 진행(Inflammatory process)

나. 콩팥질환(Renal disease)

③ 물질의 결핍(Deficiency of substances)

가. 철 결핍(Iron deficiency anemia)

나. 비타민 B_{12} 결핍, Folic acid 결핍

a. 악성빈혈(Pernicious anemia)

b. 난치성 대적혈구빈혈(Refractory macrocytic anemia)

다. 비타민 C 결핍

④ 헴합성 장애(Defect in heme synthesis)

가. 철적혈모구빈혈(Sideroblastic anemia)

⑤ 글로빈 합성 장애(Defect in globin synthesis)

가. 지중해빈혈(Thalassemia)

나. 낫적혈구빈혈(Sickle cell anemia)

⑥ 간 경화증(Cirrhosis of the liver)

표 8-3. MCV와 RDW 수치에 의한 예상 질환

MCV, RDW	관련 질환
MCV 감소, RDW 정상	만성 질환 빈혈, 지중해빈혈
MCV 감소, RDW 증가	철결핍빈혈, 철적혈모구빈혈
MCV 정상, RDW 정상	만성 질환 빈혈
MCV 정상, RDW 증가	초기 철결핍빈혈, 골수형성이상증후군
MCV 증가, RDW 정상	재생불량빈혈, 급성실혈, 만성콩팥부전증
MCV 증가, RDW 증가	거대적혈모구빈혈, 한랭응집소병

MCV (mean corpuscular volume: 평균적혈구용적)
RDW (red cell distribution width: 적혈구크기분포폭)

(2) 적혈구 파괴 혹은 실혈 증가(increased RBC destruction or loss)

① 급성 실혈(Acute blood loss)

② 적혈구 내(Intracorpuscular)의 원인

가. 유전성(Hereditary)

a. 구형적혈구증가증(Spherocytosis)

b. 타원적혈구증가증(Ovalocytosis)

c. 혈색소 병증(Hemoglobinopathies; Sickle cell anemia, Hemoglobin C disease 등)

d. 효소 결핍증(G-6-PD 결핍, pyruvate kinase 결핍 등)

나. 후천성(Acquired)

a. 돌발야간혈색소뇨(Paroxysmal nocturnal hemoglobinuria)

③ 적혈구 외(Extracorpuscular)의 원인

가. Drugs 또는 chemicals

나. 물리적 상해(열상: Thermal injury)

다. 기생충 감염

라. 항체

(3) 혈장(Plasma)양 증가

① 임신 말기

② 고단백혈증

3) 임상적 증상

빈혈의 정도와 발생 속도에 따라 다르게 나타난다.

(1) 급성 실혈

급격한 혈액량 감소로 인한 shock의 증상(실신, 호흡곤란, 빈맥, 혈압 강하, 말초혈관 수축)이 나타난다.

(2) 만성 실혈

① 피부 및 점막에 나타나는 증상

- 피부는 탄력을 상실하고 창백해지며, 자반과 반상출혈이 나타난다.
- 손톱은 7 g/dL 이하일 때 핑크빛이 없어지며, 특히 저색소성일 때는 광택이 소실되고 부서지기 쉬우며 오목하게 변형된다(그림 8-2).
- 용혈성일 때는 하지에 궤양이 나타난다.

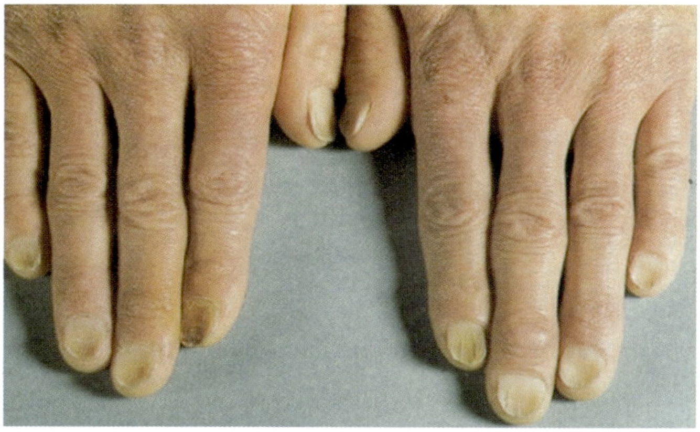

그림 8-2. 스푼형 손톱

② 호흡기 및 순환기계에 나타나는 증상

- 호흡 곤란과 빈맥, 부종, 수축성 잡음이 나타난다.

③ 신경 근육계의 증상

- 두통, 현기증, 실신, 추위에 대한 감수성 증가, 이명, 눈앞의 흑점, 근력의 저하, 자극 과민, 불안증 등이 나타난다.

④ 소화기계의 증상

- 식욕 부진, 구역질, 구토, 복부 불쾌감, 변비, 설사, 이상 식욕 등이 나타난다.
- 저색소성일 때는 연하 곤란이 나타난다.

⑤ 생식 비뇨기계의 증상

• 월경 장애 및 성욕 감퇴가 나타난다.
• 경도의 단백뇨와 콩팥 기능 장애가 나타난다.

4) 처치

일반적으로 Hct 24% 이하의 실혈이 있는 정상 성인 남자에게 농축 적혈구 1단위 수혈하면 혈색소가 약 1.0 g/dL가 증가한다.

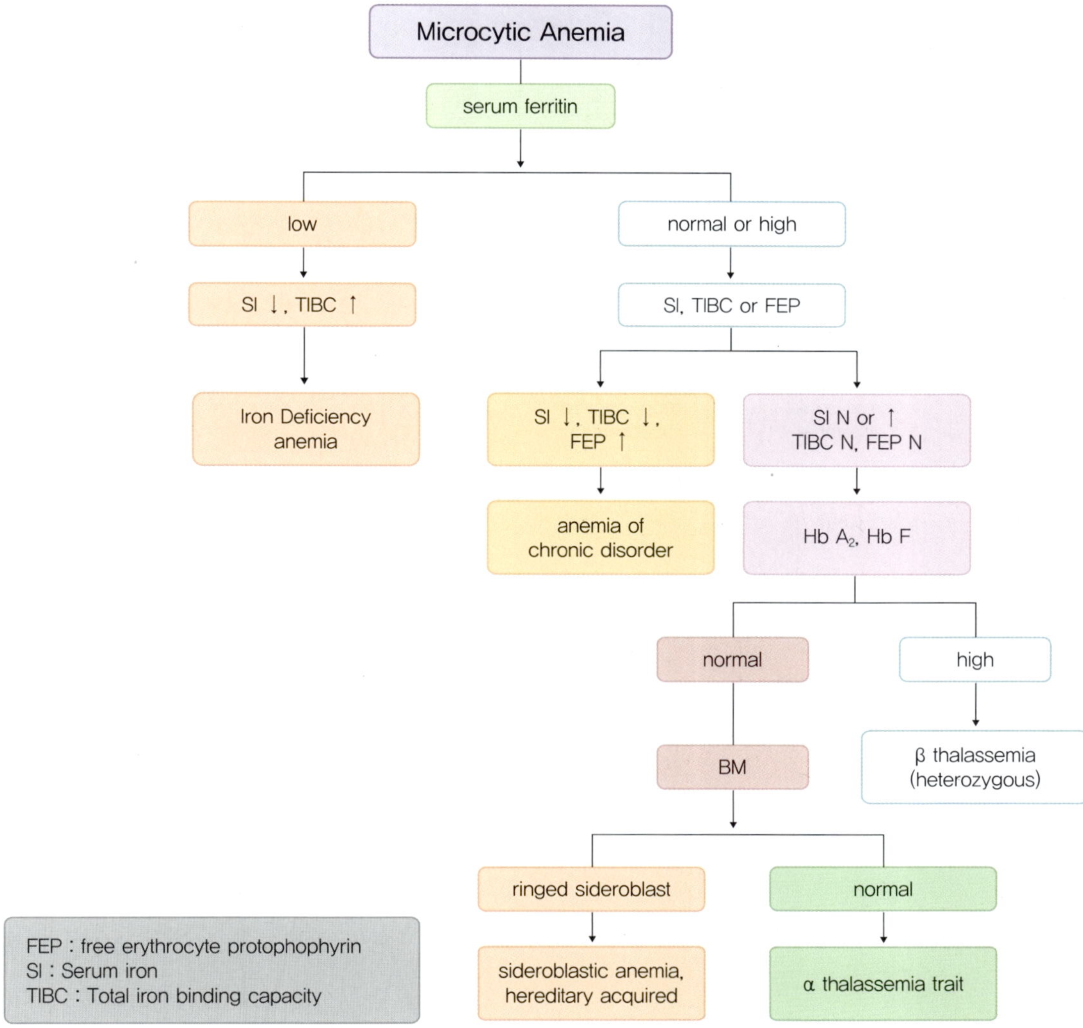

그림 8-3. 소구성 빈혈의 분류

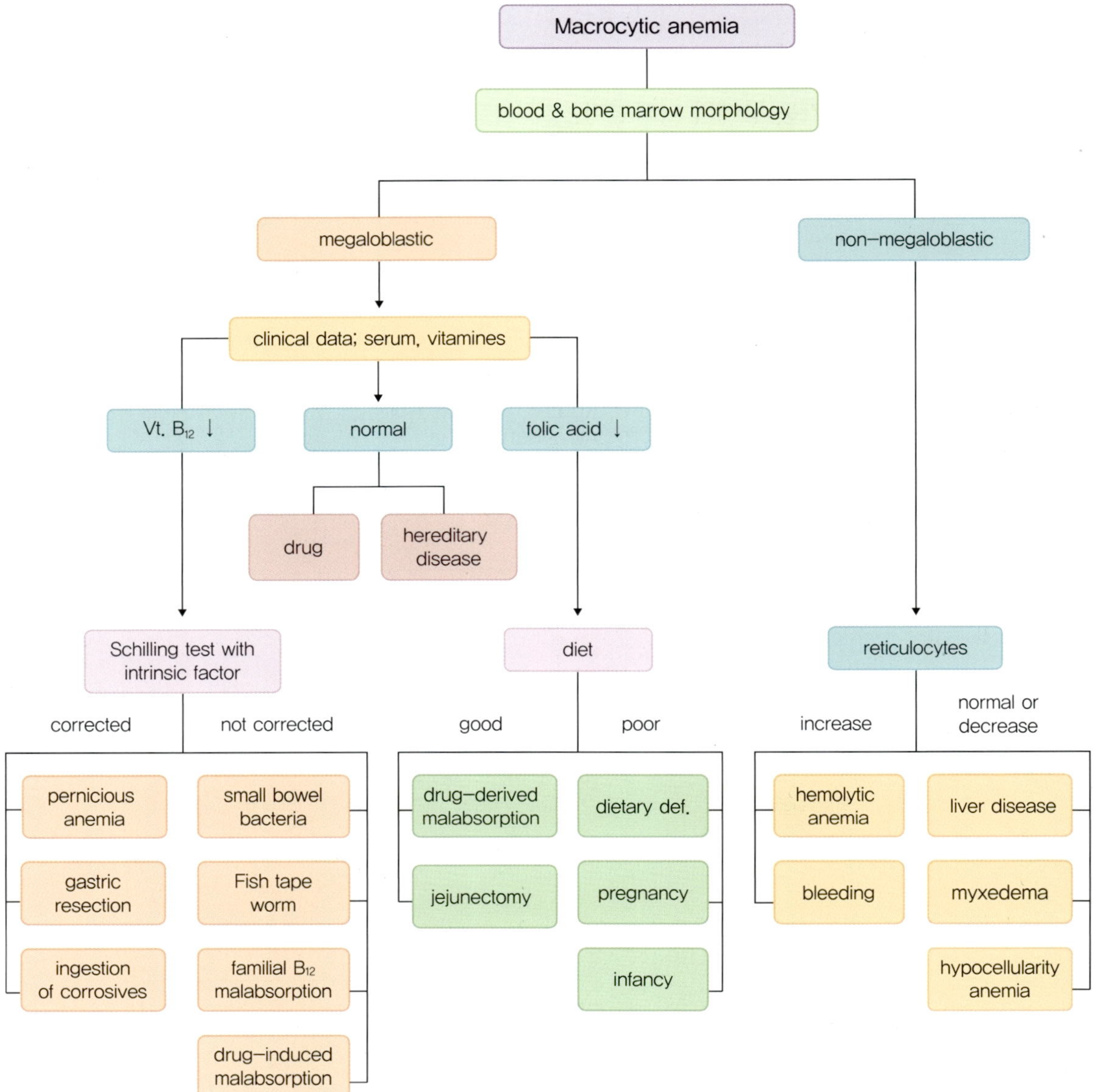

그림 8-4. 대구성 빈혈의 분류

2. 철결핍빈혈(Iron Deficiency Anemia, IDA)

1) 정의

철결핍빈혈은 체내 저장철이 정상 적혈구 생성에 필요한 양보다 감소하게 되거나, 정상 혈색소 합성에 이용되는 철이 충분하지 못할 경우에 발생한다. 장기간에 걸쳐 섭취되는 철의 양보다 손실되는 양이 많았을 때는 저장철의 고갈이 오게 된다.

2) 원인

(1) 섭취 및 흡수 감소

성인 남자의 경우 음식물 중 철분 요구량은 5~10 mg이며, 폐경 전 성인 여자의 경우는 7~20 mg이다. 또한 위절제술을 받은 경우 철 흡수를 촉진시키는 위산이 부족하고, 장내 음식물의 통과 속도가 빠르며, 가장 왕성하게 철분이 흡수되는 부분을 우회하므로 철결핍빈혈이 발생하게 된다.

(2) 요구량의 증가

성장기 어린이, 임신 또는 과다 출혈이 있을 때 철의 요구량이 증가한다. 영·유아기, 임신, 출혈로 적혈구내 혈색소를 합성하기 위해 철이 빠른 속도로 이용될 때, 음식물을 통한 철의 섭취가 필요량에 미치지 못하게 되면, 혈색소 합성에 필요한 철로써 차츰 저장철을 사용하게 되고, 결국 저장철의 고갈이 오면서 철결핍빈혈이 나타나게 된다.

(3) 철 소실의 증가

만성적인 장출혈은 가장 흔한 철결핍빈혈의 원인 중 하나로 위장관 내 출혈이 가장 높고, 다음으로 월경 과다이다.

3) 임상적 증상

빈혈증을 초래한 원인 질환에 따라 다르게 나타나지만, 대개는 두통, 피로, 심계 항진, 어지럼증(dizziness) 등 만성 빈혈에 공통적인 증상과 이식증(Chlorosis, Pica), 상피세포이상(설유두의 위축, 스푼형 손톱) 등의 특이 소견을 보인다. 기타 증상으로는 지라 종대, 비특이적 신경 증상 등을 초래하기도 한다.

4) 검사 소견

(1) 말초혈액검사 소견

- 초기엔 정적혈구성, 정상색소성(normocytic, normochromic) 빈혈이나 차츰 소적혈구성, 저색소성(microcytic, hypochromic) 빈혈로 진행(그림 8-5A)
- 적혈구부동증(anisocytosis), 변형적혈구증(poikilocytosis)
- 적혈구크기분포(RDW) 증가, 평균적혈구용적(MCV), 평균적혈구혈색소량(MCH) 및 평균적혈구혈색소농도(MCHC) 감소

(2) 골수검사 소견

- 과립구계: 적혈구계 비율(Myeloid: Erythroid, M/E ratio) 감소
- Prussian blue 염색에서 대식세포 및 적혈모구 내의 철과립 감소(그림 8-5B).

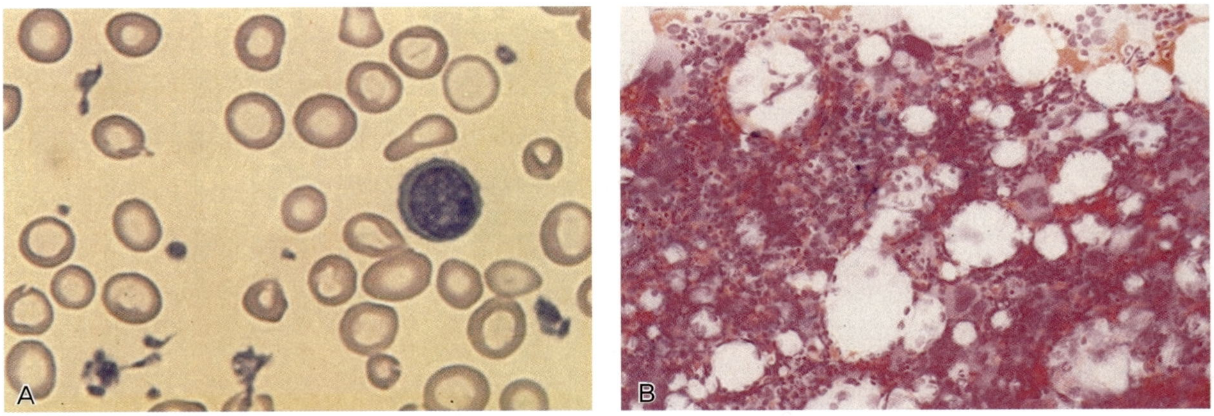

그림 8-5. **철결핍빈혈**
A: 말초혈액상 B: 골수상(철 염색)

(3) 생화학적 소견

- 혈청철(serum iron, SI): 50 μg/dL 이하로 감소
- 총철결합능(total iron binding capacity, TIBC): 350 μg/dL 이상으로 증가
- transferrin 포화율은 15% 이하로 감소
- 혈청 ferritin: 저장철을 반영하며, 초기에 12 ng/mL 이하로 감소
- 유리된 적혈구 protoporphyrin (FEP)의 증가

(4) 감별진단

철결핍빈혈의 정확한 진단을 위해 소적혈구 저색소성빈혈을 보이는 만성질환빈혈, 지중해빈혈, 철적혈모구빈혈과의 감별이 필요하다.

5) 치료

철결핍빈혈을 초래한 원인을 밝혀내고 이를 치료해야 하며, 빈혈을 교정하고 부족한 체내 저장철을 충족시켜야 한다. 식이 요법 및 철분 제제의 복용(금속철로 계산하여 약 200 mg/일)으로 혈색소가 정상화한 후 약 6개월간 더 복용하여 체내 저장철을 충족시켜야 한다.

3. 만성 질환에 의한 빈혈(Anemia of Chronic Disorders, ACD)

만성염증질환, 감염, 악성종양 등과 같은 전신염증질환을 동반하는 여러 질환과 연관되어 빈혈이 발생하며 입원환자의 절반에서 나타나는 빈혈이다. 특히 만성콩팥부전증 환자에서는 일반적으로 콩팥에서 erythropoietin을 생성하지 못하기 때문에 빈혈이 나타나게 된다. 혈중 요소의 질소화합물의 양과 빈혈의 정도는 직접적인 상관관계가 있다고 밝힌 바 있다.

혈중 요소의 질소화합물(urea nitrogen)의 양이 증가할수록, 빈혈의 정도가 더욱 심하게 나타난다. 만약 콩팥질환이 감염에 의한 것이라면, 대체로 만성 빈혈이 나타나게 된다.

초기에는 정적혈구성 정상색소성빈혈로 나타나지만, 심한 경우 소적혈구 저색소성빈혈을 보이므로 철결핍빈혈과 감별하는 것이 중요하다(그림 8-6, 표 8-4).

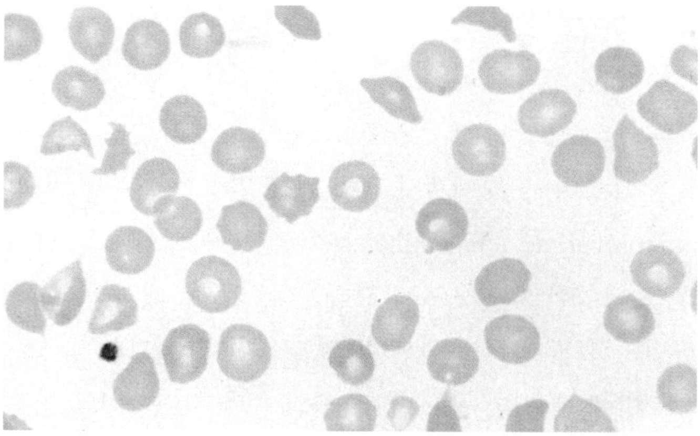

그림 8-6. **만성 질환에 의한 빈혈상**

표 8-4. **철결핍빈혈과 만성 질환 빈혈의 비교 기준**

	IDA	ACD
Serum ferritin (acute phase reactant)	↓	N or ↑
% transferrin saturation	↓	N or ↓
Serum iron	↓	↓
TIBC	↑	N or ↓
Soluble transferrin receptor (sTfR)	↑	N
C-Reactive protein (indicator for inflammation)	N	↑
Anemia	Mild to severe	Mild to Moderate
MCV	↓	No or ↓
Treated with iron therapy	Yes	No

ACD (anemia of chronic disease: 만성 질환에 동반되는 빈혈)
IDA (Iron deficiency anemia: 철결핍빈혈)
TIBC (total iron binding capacity: 총철결합능)

4. 철적혈모구빈혈(Sideroblastic Anemia, SA)

1) 정의

Heme (protoporphyrin ring) 합성의 생화학적 결함 때문에 적혈모구의 mitochondria 내에 철이 과다하게 축적되는 선천적, 후천적 혈액 질환이다. 철염색에서 과립 수 다섯 개 이상이 핵의 1/3 이상을 감싸고 있는 고리(환상)철적혈모구의 관찰은 이 질환의 진단에 중요한 소견이 된다.

2) 원인

유전성 철적혈모구빈혈은 드물며, 남자에게서 흔히 반성 열성 형질로 유전되며, heme 생합성의 초기 및 속도 조절효소인 δ-aminolevulinic acid synthetase (*ALAS*) 돌연변이로 ALA 효소농도가 낮아진다.

후천성 철적혈모구빈혈은 다양한 요인으로 발생하는데, heme 대사를 파괴하는 알코올과 항결핵제(isoniazid), 납중독, 비타민B_6 결핍 등이 포함된다. 알코올 남용 환자의 약 30%에서 고리(환상)철적혈모구를 관찰할 수 있다. 그 밖에 백혈병, 용혈빈혈, 신생 종양성 질환이나 염증성 질환, 요독증과 같은 다른 질환의 2차적 질환으로 나타나기도 한다.

3) 검사소견

(1) 말초혈액검사 소견

- 적혈구용적(Hematocrit)이 20% 이하로 감소
- 약간의 적혈구부동증과 변형적혈구증
- 소적혈구성 저색소성 적혈구상
- 표적적혈구(target cell), 호염기반점(basophilic stippling)
- 백혈구와 혈소판 수는 정상

(2) 골수검사 소견

- Prussian blue 염색에서 저장철 증가
- 적혈구 계통의 과잉 증식
- M/E ratio 감소
- Prussain blue 염색에서 고리(환상)철적혈모구(ringed sideroblast) 출현(그림 8-7).

(3) 생화학적 소견

- 혈청철 증가
- transferrin 포화도 증가
- TIBC 감소

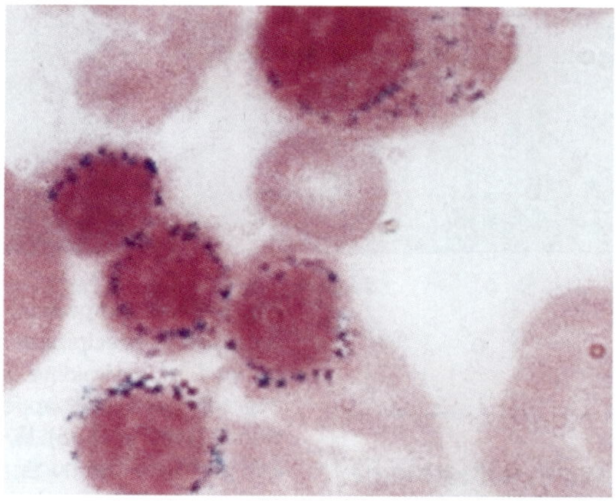

그림 8-7. 철적혈모구빈혈에서 관찰되는 고리철적혈모구(ringed sideroblast)

4) 치료

치료는 주로 유발 원인적 약제를 중단하는 것이며, 특발성의 경우 현재까지 특별한 치료법은 없다. pyridoxine은 독성이 없고 저렴하므로 모든 환자에게 200 mg/day을 2~3개월간 시험 사용하도록 한다. 간혹 androgen 요법으로 빈혈이 호전되기는 하나, 이는 간 질환, 당뇨 또는 양성 전립선 비대 환자에서는 주의를 요한다.

5. 거대적혈모구빈혈(Megaloblastic Anemia)

1) 정의

골수와 말초혈액에 DNA 합성 장애로 인한 세포의 거대화와 세포분열 장애 현상을 나타내는 빈혈 질환이다. Thymidylate (dTMP) 생성 억제에 의한 DNA 합성 장애에 따라서 핵 성숙이 지연되고 세포핵과 세포질의 성숙정도가 일치되지 않아 세포의 크기가 큰 거대적혈모구가 관찰된다.

2) 원인별 분류

비타민 B_{12} 결핍과 엽산 결핍 그 밖의 원인으로 분류할 수 있다(그림 8-8).

(1) 비타민 B_{12} 결핍에 의한 거대적혈모구빈혈

비타민 B_{12}는 인체에서 합성되지 않고 특정 미생물에 의해서만 합성되며, 동물성 음식물에만 함유되어 있다(쇠고기, 간, 생선, 계란, 우유 등). 비타민 B_{12}는 위저부 점막의 벽세포에서 분비되는 내인자(intrinsic factor)에 결합된 후 회장의 미세융모에 있는 내인자 수용체를 통해서 흡수된다. 비타민 B_{12}는 구조는 중심부에 cobalt 원자를 갖고 있는 코발라민(cobalamin)류의 일종이다.

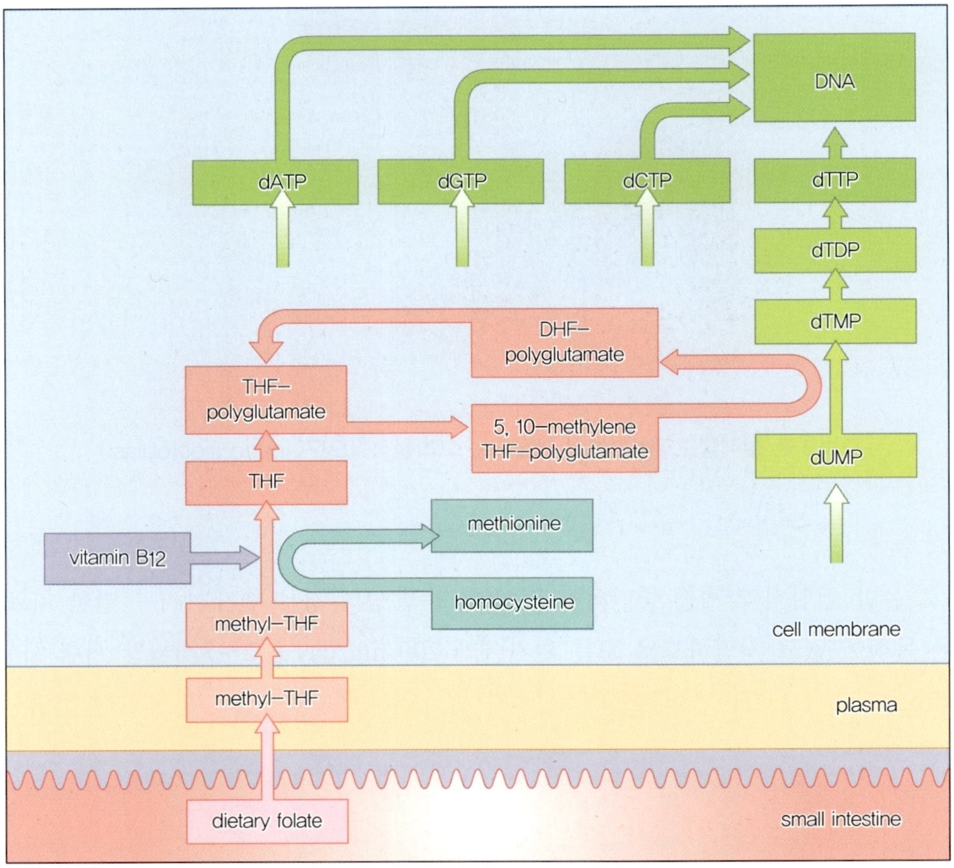

그림 8-8. DNA 합성에서 비타민 B_{12}와 엽산의 역할 기전

인체에서 비타민 B_{12}를 필요로 하는 주 대사 과정은 5-methyl THF(엽산)의 메틸기(CH_3)를 homocystine에 전달하여 methionine 생성 합성과 methylmalonic acid 분해이다. 비타민 B_{12} 결핍되면 methylmalonyl Co-A 뮤타아제(MCM) 활성 저하로 혈청 내 메틸말론산(MMA)이 축적(증가)되고, 이는 Vit. B_{12} 결핍진단에 이용된다.

가장 흔한 원인으로는 흡수에 필요한 내인자의 결핍이다. 섭취부족에 의한 경우는 드물지만 주로 채식주의자에게 발생할 수 있으며, 광절열두조충감염, 회장질환, 열대스프루(tropical sprue), 만성소화장애증(celiac disease) 등의 장질환에서 흡수 부전증으로 생길 수 있다. 대표적인 빈혈 질환으로는 악성빈혈이 있다.

(2) 악성빈혈(Pernicious anemia)

악성빈혈은 자가 면역에 의한 위 점막의 공격으로 인한 위 위축성 병변에 의해서 나타난다. 위벽은 얇아지고 고유판(lamina propria)의 형질세포와 림프구의 침습이 나타나며, 장관이형성증이 발생할 수도 있다. 남성보다 여성에게서 더 많이 나타나고(1.6 : 1), 60세 이후에 가장 많이 나타난다. 그리고 자가면역질환(그레이브병, 하시모토갑상선염, 부갑상선기능저하증 등)과 관계가 있고 위암의 발생 빈도를 증가시킨다(모든 악성빈혈의 약 2∼3%). 모든 인종에게서 나타나지만, 특히 북유럽인에게서 가장 보편적으로 나타나며, 친인척에게서 빈번히 발생한다. Shilling(실링)검사는 내인자 장애로 인한 악성빈혈을 진단하는데 중요한 검사이나 동위원소를 이용한 검사로 과거보다 많이 시행되고 있지 않다.

(3) 엽산 결핍에 의한 거대적혈모구빈혈

엽산은 녹색 식물, 과일, 간, 버섯 등에 함유되어 있으며, 상부 공장에서 흡수된다.

엽산은 pteroylmonoglutamic acid의 통상명이며, pteridine derivative, p-aminobenzoid acid residue 및 L-glutamic acid로 구성되어있다. 엽산은 DNA 생성에 필수적인 thymidylate 합성과 histidine, 그리고 그 분해 산물인 formiminoglutamic acid 분해에 필요하다. 엽산결핍에 의한 거대적혈모구빈혈은 주로 영양장애환자에서 발견되며 엽산 요구량이 증가되는 임산부, 유아, 갑상선기능항진증 환자, 글루텐민감창자병증 등의 장질환으로 인한 흡수장애, 알코올과 관련된 간질환 환자에서도 관찰된다.

3) 임상적 증상

수 개월에 거쳐 서서히 진행된다.

- 피부는 lemon-yellow로 혈색이 없어진다.
- 설염 및 혀 유두의 위축이 나타난다.
- 허약해지며 숨이 가쁘다.
- 위장관의 증상으로는 복통, 설사, 구토, 메스꺼움 등이 나타난다.
- 척추 신경계 증상으로는 척수의 백질부가 변질됨으로써, 수족의 마비나 떨림, 위치 감각의 상실증, 근육의 약화, 건반사 능력의 감소 등이 나타난다.

4) 검사 소견

(1) 말초혈액검사 소견(그림 8-9)

- 온혈구감소증(Pancytopenia)
- 거대타원적혈구증(Macroovalocytosis)
- 거대적혈모구(Megaloblast) 증가
- MCV 증가(> 100 fL)
- 적혈구부동증, 변형적혈구증
- 그물적혈구(Reticulocyte) 감소
- 과다분엽 중성구(Hypersegmented neutrophil) 출현
- 하월–졸리소체(Howell-Jolly body)

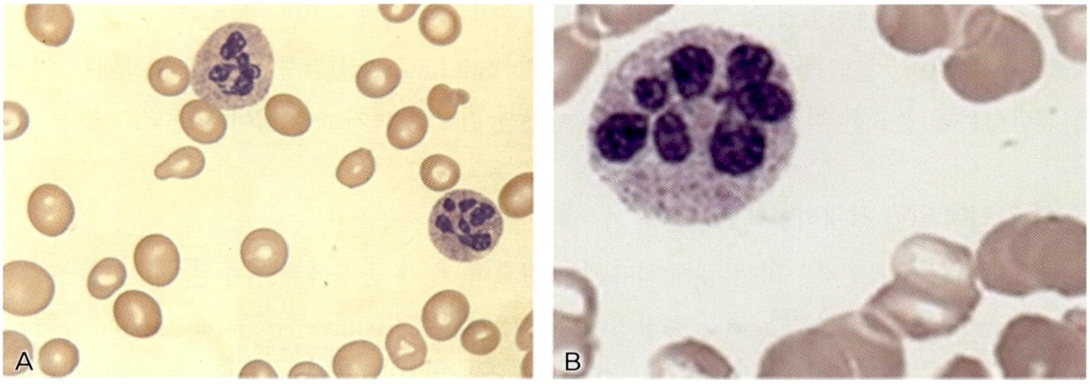

그림 8-9. **거대적혈모구빈혈(PB)**

A: 타원 거대적혈구(Oval macrocytes)
B: 과다분엽 중성구(Hypersegmented neutrophil)

(2) 골수검사 소견(그림 8-10)

- 과다세포충실(Hypercellularity)
- 거대적혈구모구증(Megaloblastosis)
- M/E ratio 감소
- 거대후골수구, 거대띠중성구(giant band neutrophil) 관찰
- 유사핵 분열 세포 발견

(3) 생화학적 소견

- 위분비액 중 유리 염산 감소
- 혈청 Bilirubin 증가
- 혈청철 증가
- LDH 증가(isoenzyme 1 > 2)
- 호모시스테인(Homocysteine) 증가

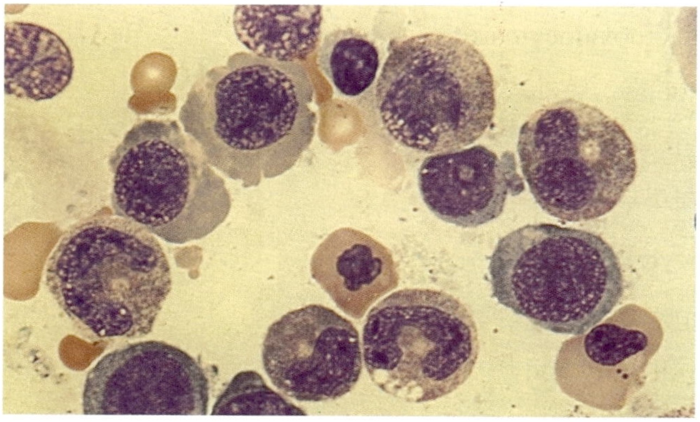

그림 8-10. **거대적혈모구빈혈의 골수도말(BM)**

(4) 비타민 B_{12} 결핍 시 특이 소견

- 혈청 내 비타민 B_{12} 농도 감소
- 메틸말론산(Methylmalonic acid)의 요 중 배설 증가

(5) 악성빈혈 시 특이 소견

- Histamine 자극 후 무산증
- Schilling 검사 양성

(6) 엽산 결핍 시 특이 소견

- 혈청 내 엽산 농도 감소
- 적혈구 엽산 감소
- 포름이미노글루탐산(Formiminoglutamic acid) 요 중 배설 증가

5) 치료

비타민 B_{12} 결핍에 의한 빈혈인 경우 비타민 B_{12}를 1,000 μg씩 매일 2주간이나, 빈혈이 소실될 때까지 계속 해서 비경구 투여한다. 신경 증상이 있는 경우는 보다 많은 양을 투여한다.

엽산 결핍에 의한 빈혈인 경우는 엽산을 1∼2 mg씩 4∼5주간 경구 투여하는데, 중증 환자나 흡수 부전증, 경구 복용 불가능 환자 등에서는 비경구 요법을 시행한다.

6. 재생불량빈혈(Aplastic Anemia, AA)

재생불량빈혈은 말초혈액상에 온혈구감소증(pancytopenia)과 골수의 저형성(hypoplasia)을 보이는 조혈기능 장애질환으로 골수에 섬유화 또는 종양 세포의 침윤 등이 없는 경우이다.

조혈줄기세포의 손상, 비정상적인 골수 미세환경에 의한 조혈기능장애 기전들이 복합적으로 작용하여 발생한다. 약 50%에서는 그 원인을 찾을 수 없어서 특발성(idiopathic)으로 분류되나 나머지에서는 다음과 같은 원인들이 있다(표 8-5).

표 8-5. 재생불량빈혈의 발생 원인 분류

선천성 (hereditary)	판코니빈혈(Fanconi anemia, FA) 선천이상각화증(Dyskeratosis congenita, DC) Shwachman-Diamond syndrome (SDS) Reticular dysgenesis Pearson syndrome Familial aplastic anemia (autosomal and X-linked) Myelodysplasia (MDS)
후천성 (acquried)	약물(e.g. chloramphenicol, gold, sulfonamides) Drug-cytotoxics (busulfa, cyclophosphamide) 방사선 바이러스감염: EBV, 간염바이러스, HIV-1 화학물질: 벤젠, 유기용매, 살충제 돌발(발작)야간혈색소뇨증(PNH) 자가면역질환 GVHD 임신

1) 임상적 증상

① 적혈구 감소로 인한 허약감, 피로감, 운동 시 호흡 곤란의 빈혈 증상

② 과립구의 감소로 인한 세균 감염으로 발열, 구강, 인후 또는 상기도 감염 증상

③ 혈소판의 감소로 인한 자반(purpura), 치은, 질 출혈, 위장관 출혈, 망막 출혈, 중추신경계통의 출혈 등이 있다.

2) 검사 소견

(1) 말초혈액검사 소견(그림 8-11)

- 온혈구감소증(Pancytopenia)
- 정상적혈구성 정상색소성(Normochromic normocytic)
- 그물적혈구 감소
- 중성구의 감소로 주로 상대적 림프구 증가증
- 혈소판 감소로 응고시간은 정상이나 출혈시간은 연장
- 혈청철 증가, 총 철결합능 정상
- 응고시간 정상, 출혈시간 연장

(2) 골수검사 소견

- 지방이 증가된 저세포충실도(hypocellularity)를 보임
- 거대핵세포와 모든 골수계 세포의 감소로 주로 적혈구와 림프구 및 지방세포로 구성

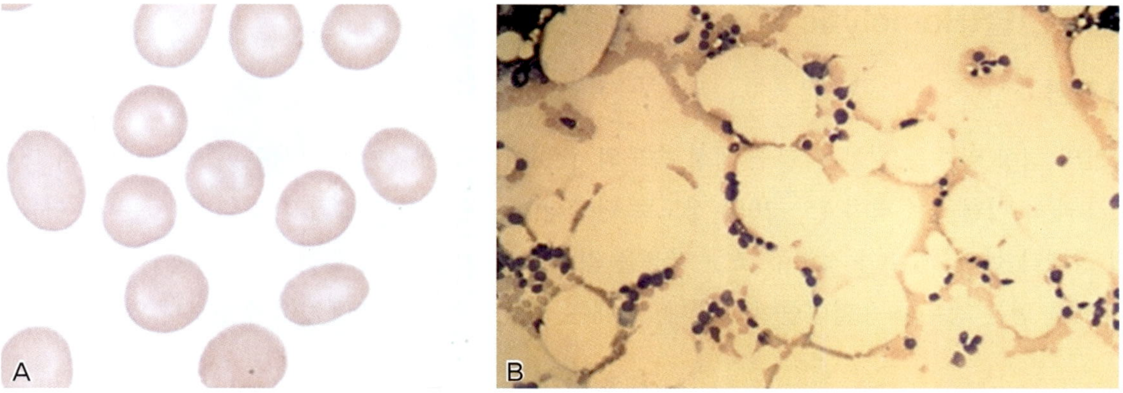

그림 8-11. **재생불량빈혈** A: 말초혈액 B: 골수

3) 치료

(1) 지지 요법(supportive care)

① 수혈: 가능한 수혈은 억제해야 한다. 만약 수혈이 꼭 필요한 경우는 골수 이식에 관한 결정이 이루어질 때까지 공혈자(가족은 될수록 피한다)의 수를 줄이고, 전혈 수혈보다는 백혈구가 제거된 적혈구만을 수혈하는 것이 좋다. 면역 억제요법을 받는 환자에서는 혈소판 수혈 시 이식편대 숙주반응을 예방하기 위해 방사선을 조사한 혈소판을 수혈하며, 그 외 aspirin을 포함한 항혈소판 제제의 투여는 피해야 한다.

② 감염을 예방하기 위한 각별한 고려가 필요하며, 일단 감염이 발생하면 적극적으로 대처해야 한다.

(2) 골수 저형성 회복을 위한 치료

① 조혈줄기세포 이식

골수 이식은 골수를 침범한 질환의 경우나 공격적인 치료 시 정상 골수에 대한 위험성으로 인해 치료에 제한을 받게 될 경우의 합리적인 치료 방법으로 골수계, 적혈구계, 거핵세포계 이식뿐 아니라 림프계와 대식세포-단(핵)구계 이식도 포함된다.

이식의 종류로는 다음과 같다.

- 동종 이식(allogenic graft): 공여자와 수혜자가 서로 다른 유전적 기원을 가질 때를 말한다.
- 자가 골수 이식(autologous marrow graft): 화학 요법이나 방사선 치료로 환자의 골수를 제거한 후 관해(remission) 시 보관되었던 환자 자신의 골수를 재주입하는 것을 말한다.

② 면역 억제 요법

③ 단백 합성 호르몬제

7. 용혈빈혈(Hemolytic Anemia, HA)

1) 정의

성인의 정상 골수는 기본 적혈구 생성 속도의 6~8배까지 생성을 증가시킬 수 있다(골수의 대상 능력). 그래서 적혈구 수명이 15~20일 정도로 단축되어도 빈혈이 유발되지 않을 수 있는데, 이를 대상 용혈 상태라 한다. 골수가 적혈구 조혈 작용을 최대한으로 대상하지 못하거나, 적혈구 파괴 속도가 대상 능력을 넘는 경우를 용혈빈혈이라 한다. 이때는 적혈구 연령에 관계없이 수명보다 일찍 파괴된다.

2) 원인별 분류

(1) 환경적 요인

① 항체: 면역용혈빈혈

② 적혈구막의 기계적 손상: 미세혈관병성 용혈빈혈

③ 적혈구막의 화학적 손상: 독소, 약물, 납중독

④ 지라 비대

(2) 적혈구 막의 이상

① 돌발야간혈색소뇨(Paroxysmal nocturnal hemoglobinuria, PNH)

② 유전구형적혈구증(Hereditary spherocytosis)

(3) 적혈구의 효소 장애

① Embden-Meyerhof (E-M) pathway: Pyruvate kinase (PK), Hexokinase

② Hexose monophosphate pathway: Glucose−6−phosphate dehydrogenase (G−6−PD)

(4) 혈색소 병증

① 혈색소 병증(S, C, D, M 등)

② 지중해빈혈(Thalassemia)

3) 검사 소견

(1) 말초혈액검사 소견

- 말초혈액 도말표본에서 다염적혈구(Polychromasia) 관찰
- 그물적혈구증가증(Reticulocytosis)
- 구형적혈구증(Spherocytosis)

(2) 골수검사 소견

- 골수의 적혈구계 세포증식(Erythroid hyperplasia)

(3) 생화학적 소견

- 혈청 내 비결합형 빌리루빈(Unconjugated bilirubin) 증가
- LDH, plasma Hb 증가
- 혈청 내 haptoglobin, hemopexin 감소
- Methemalbumin 양성
- Hemosideriuria, hemoglobiuria
- 대변과 요에서 urobilinogen 증가
- 적혈구 수명 감소(51Cr 표지): 감소

7-1. 선천용혈빈혈(Congenital Hemolytic Anemia)

1. 유전구형적혈구증(Hereditary spherocytosis)

1) 정의

적혈구막 단백질인 spectrin, ankyrin, protein4.2, band3의 결핍으로 세포막 내 Na^+ 침투가 증가되고 sodium과 물의 축적을 초래하여 적혈구의 형태가 구형으로 변형되어 지라를 통과할 때 파괴되어 용혈이 일어난다. 또한 세포 내 sodium의 축적에 의해 양이온 펌프의 작동을 위해 ATP 소비가 증가되어 조숙, 조로 현상을 초래하는 질환이다. 상염색체성 우성 유전한다.

2) 임상적 증상

빈혈이나 황달이 신생아 또는 영아기에 시작되나 경미하고, 허약, 식욕 감퇴, 현기, 오심, 구토, 색소성 담석, 지라 비대가 나타난다.

3) 검사소견

(1) 말초혈액검사 소견

- 구형적혈구 증가(그림 8-12)
- 그물적혈구 5~20% 증가
- MCHC 증가
- 혈색소 감소(6~10 g/dL)
- 간접빌리루빈 증가

- Haptoglobin 감소
- 삼투압 취약성(osmotic fragility) 증가(그림 8-13)
- 직접항글로불린검사 정상

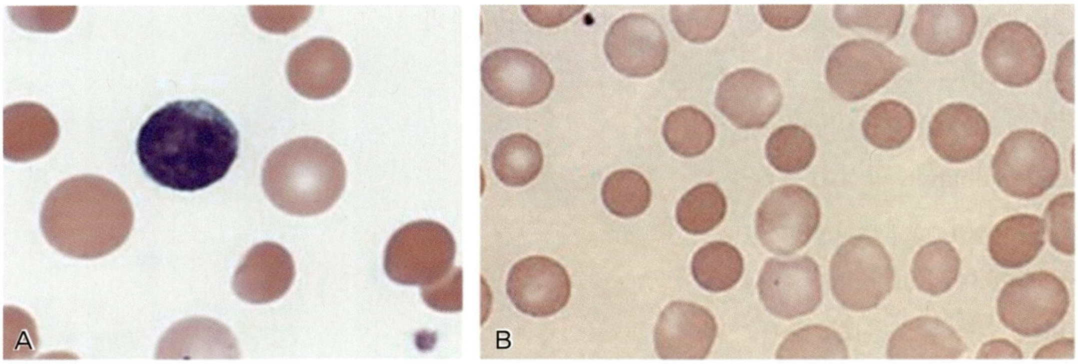

그림 8-12. 유전구형적혈구증에서 구형적혈구

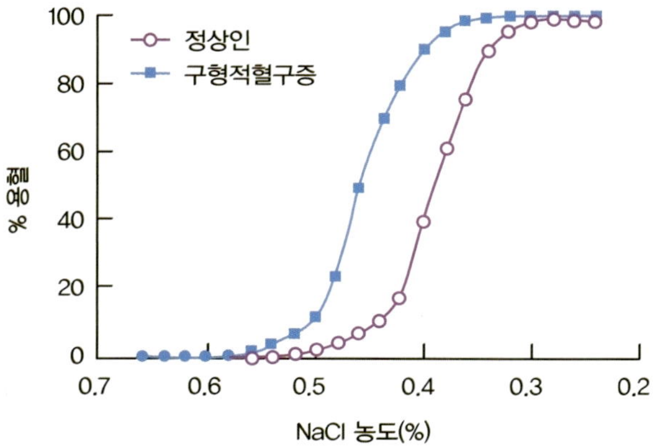

그림 8-13. 삼투압취약성 검사

(2) 골수검사 소견

- 적혈모구의 증식(그림 8-14)

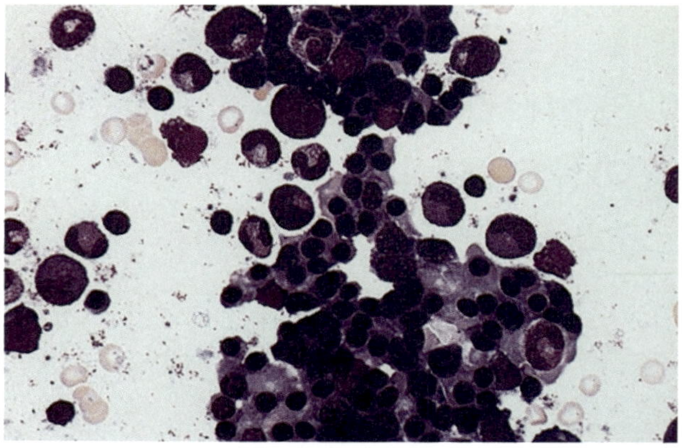

그림 8-14. 유전구형적혈구증(BM)

(3) 기타 소견

- 흐름세포분석검사: eosin-5′-maleimide (EMA) 결합검사(적혈구막의 band3 단백에 공유결합하는 EMA를 이용하여 적혈구막의 형광정도를 측정하는 검사로 민감도와 특이도가 높음)

4) 치료

적혈구가 파괴되는 장소인 지라를 적출하는 것이 용혈을 막는 가장 좋은 치료 방법이며, 지라 적출 후에는 polyvalent pneumococcal vaccine이나 prophylatic penicillin과 같은 감염에 대한 예방이 필요하다.

2. 유전타원적혈구증(Hereditary elliptocytosis)

상염색체의 우성 유전으로 대개 50~90%의 환자에서 적혈구의 15% 이상이 타원적혈구를 보이는 것이 특징이며, 유핵적혈구와 그물적혈구의 모양은 정상으로 나타난다(그림 8-15).

대부분이 무증상으로 경과하나 환자의 10~12% 정도에서 용혈빈혈 증상을 보인다. 이때도 지라를 절제하면 용혈 현상을 완화시킬 수 있다.

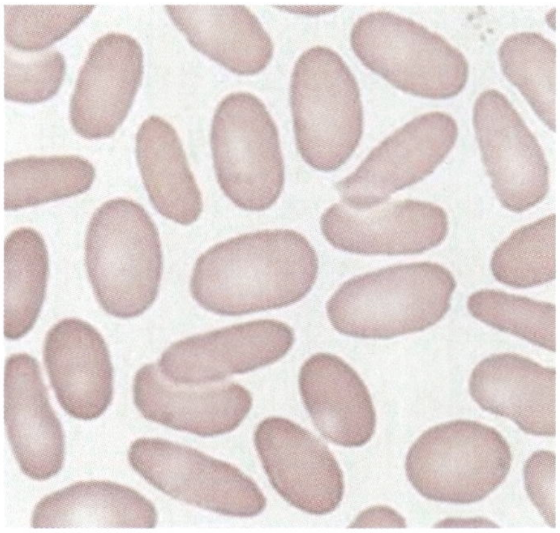

그림 8-15. 유전타원적혈구증

3. 적혈구효소결핍증(Red cell enzymopathy)

1) Glucose-6-phosphate dehydrogenase (G-6-PD) 결핍증

적혈구효소결핍증 중 가장 발생빈도가 높은 질환이다. G-6-PD 효소는 적혈구에 존재하는 효소로서 적혈구 내 산화성 물질이 축적되면 혈색소의 변성(heinz 소체)을 일으키고, 이 적혈구는 생존이 불가능해져 용혈을 일으키게 된다(그림 8-16). 산화성 물질의 환원을 위해서는 NADPH가 필요한데, 이는 hexose monophosphate 경로에 의해 공급된다. G-6-PD 효소의 유전자는 X염색체에 존재한다.

산화성 용혈을 일으키는 약제는 해열제, 설파제, 항말라리아제 등이고, 약물 복용 후 48~96시간 후 용혈이 나타난다. 헤모글로빈혈증, 헤모글로빈뇨증, heinz body의 관찰 등을 특징적으로 볼 수 있다.

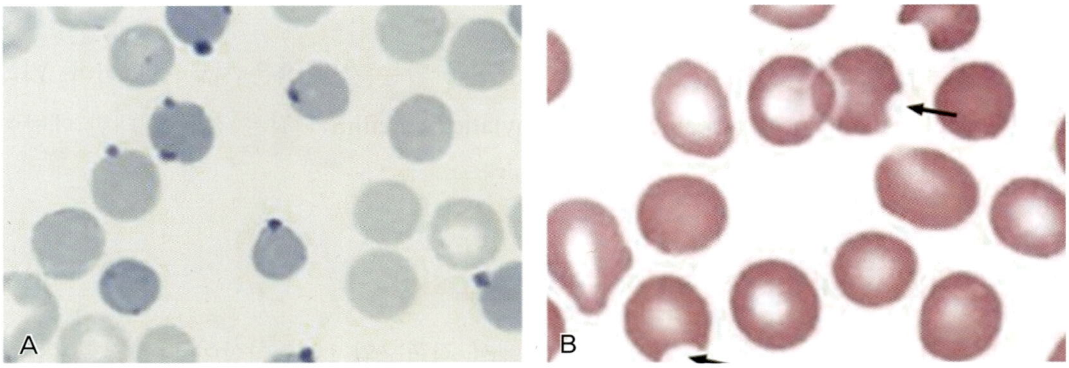

그림 8-16. G-6-PD 결핍증
A: Heinz 소체(초생체 염색: Supra vital stain), B: Bite cell

2) Pyruvate kinase (PK) 결핍증

Pyruvate kinase 결핍증은 해당 과정의 Embden-Meyerhof 경로에서 유전적 결함에 의한 용혈빈혈로 가장 흔히 발생한다. 이 결핍증은 상염색체 열성으로 유전된다.

빈혈의 심각성은 혈색소 농도 4~10 g/dL로 다양하게 나타나며, 세포 내의 2,3-DPG가 증가하여 산소 해리곡선이 우방 이행을 보이므로 증상은 상대적으로 약하다. 일반적으로 황달과 담석이 흔하다.

특히 지라 절제술 후의 환자 대다수에서는 적혈구에서 비록 '가시(prickle)' 세포가 발견되기는 하지만 특별한 진단적 양상은 보이지 않는다. 지라 절제술 후 그물세포 수는 가끔 아주 많이 증가한다. 비정상 자가용혈검사는 glucose 첨가에 의해 교정되지 않고, 진단은 특별 효소 분석에 의해 이루어진다.

4. 혈색소이상질환(Hemoglobin abnormalities)

혈색소이상질환은 대부분 글로빈 유전자의 돌연변이 또는 결손에 의한 유전질환이다. 크게 이상혈색소를 합성하는 혈색소병증과 지중해빈혈로 나눈다. 지중해빈혈은 혈색소를 구성하는 정상 글로빈사슬의 합성감소에 따른 양적 불균형에 의해 발생한다. 혈새소병증은 글로빈사슬의 구조이상에 의해 주로 발생한다.

1) 지중해빈혈(Thalassemia)

지중해빈혈은 지중해 연안, 아시아, 아프리카에 조상을 둔 사람들 중에서 발견되는 혈색소이상에 의해 빈혈이 생기는 선천적인 질환이다. 글로빈사슬의 결핍에 의해 두 종류의 글로빈사슬의 양적 불균형에 의해 발생한다. 돌연변이에 의한 혈색소 글로빈(globin)의 polypeptide chain 중 하나 이상의 합성감소로 인해 α- 또는 β-chain 감소에 의한 α/β chain ratio 불균형을 보인다. ß-thalassemia 환자는 Hb A의 ß-chain의 생성 감소 또는 생성 불가에 의해 유발된다(표 8-6).

(1) α-thalassemia

α-thalassemia 환자들은 부모로부터 각각 물려받은 α-chain 생성의 4개 유전자가 결실(gene deletion) 또는 돌연변이로 인해 생성이 감소되어 나타나며, α-thalassemia는 α^0thalassemia와 α^+thalassemia로 나눌 수 있다. 임상증상은 태아 때 자궁내에서 사망하는 태아수종(hydrops fetalis)부터 증상을 보이지 않는 보인자까지 다양하다.

α^0thalassemia는 2개의 유전자가 결실되었음을 의미하고, α^+thalassemia는 두 유전자 중 한 개만 결실되었음을 의미한다. α-globin의 생산량 감소정도는 특정 돌연변이, 영향 받은 α 유전자의 수, 영향 받은 유전자가 α_1인지 α_2인지에 따라 달라진다(그림 8-17).

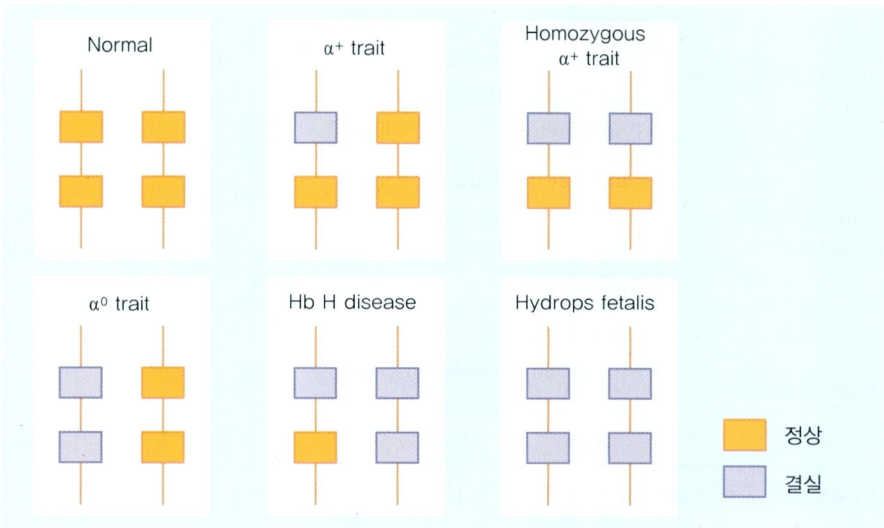

그림 8-17. α 지중해빈혈에 따른 α 유전자 형태

① Hb Bart's

α 유전자 4개 모두 결실을 보이는 경우 γ_4 tetramer (Hb Bart's) 형성하고 출생 후에 거의 사망하는 경우가 많다. 태아수종 증후군을 유발하는 Hb Bart's는 산소와의 친화력이 높다.

② Hb H disease

α 유전자 3개 모두 결실되어 α globin과 결합하지 못한 β globin은 β_4 tetramer (Hb H)를 형성한다. Hb H는 Hb A보다 산소친화력이 강해서 조직으로 산소 해리가 잘되지 않는다.

표 8-6. α ß −thalassemias

Characteristics of α−thalassemia				
Genotype	Phenotype	Hematologic Findings	Severity	Hemoglobins Present
(αα/αα)	None	Normal	Normal	Normal
(−α/αα)	Silent carrier	Normocytic or slightly microcytic RBCs	Normal	Normal
(−α/−α)	α-thalassemia-minor	Slight anemia Microcytic/hypochromic RBCs Target cells, Basophilic stippling Poikilocytosis	Mild	Birth = Hb Bart's Adult = normal
(−α/−α)	α-thalassemia-minor	Slight anemia Microcytic/hypochromic RBCs Target cells, Basophilic stippling Poikilocytosis	Mild to moderate	Birth = Hb Bart's Adult = normal
(−−/−α)	Hemoglobin H disease	Moderate to marked anemia Microcytic/hypochromic RBCs Target cells, Basophilic stippling Poikilocytosis	Chronic, moderately severe	Birth = Hb Bart's Adult = Hb H
(−−/−−)	Hydrops fetalis	Marked anemia Microcytic/hypochromic RBCs ↑↑↑ anisopoikilocytosis ↑ NRBC	Fatal	Hb Bart's (80~90%) Hb Portland (10~20%)

↑↑↑ = marked increase, ↑ = slight increase

Characteristics of ß−thalassemia					
Genotype	Phenotype	RBC Count	RBC Morphology	Hb Electrophoresis	Severity
β^0/β^0	Major	Relative ↑	↑↑↑ Target cell	No A, ↑A2, ↑↑F	Severe
β^0/β^+	Major Intermedia	Relative ↑	↑↑↑ Target cell ↑↑ Target cell	↓ A, ↑A2, ↑↑F ↓ A, ↑A2, ↑↑F	Severe Moderate
β^+/β^+	Major Intermedia	Relative ↑	↑↑↑ Target cell ↑↑ Target cell	↓ A, ↑A2, ↑↑F ↓ A, ↑A2, ↑↑F	Severe Moderate
β^0/β	Intermedia Minor	Relative ↑	↑↑ Target cell ↑ Target cell	↓ A, ↑A2, ↑F ↓ A, ↑A2, ↑F	Moderate Mild
β^+/β	Minor	Relative ↑	↑ Target cell	↓ A, ↑A2, ↑F	Mild
β/β	Normal	Normal	Normal	Normal	Normal

↑↑↑ = marked increase, ↑ = slight increase

(2) β-thalassemia

β-thalassemia는 경미한 소적혈구성 저색소성 빈혈을 나타내는 지중해빈혈형질(이형접합), 심각한 증상을 나타내는 중증 β-thalassemia(동형접합)로 나눌 수 있다.

유전자 변이의 임상증상은 하나 또는 양쪽 모두의 β-유전자가 영향을 받았는지와 유전자의 발현 정도에 따라 달라진다. β globin의 생산이 없는 경우는 β^0, β 글로빈의 생산을 심각하게 감소시키는 변이는 β^+ 유전자로 표시한다. 임상 증상은 일반적으로 γ-chain이 정상적인 β-chain으로 바뀌는 생후 첫 4~6개월 후에 나타난다.

① β-thalassemia major (β^0/β^0, β^0/β^+, β^+/β^+)

Cooley's 빈혈이라고도 불리는 이 질환은 동형 접합형 β-thalassemia로 유아기 때 발병되는 가장 심한 형태의 선천성 용혈빈혈이다. 가장 흔한 신체적 소견으로는 심한 창백증 및 지라가 커지게 된다. 환자의 대부분에서 성장이 느리고, 얼굴은 몽고인의 형상을 갖게 된다.

가. 말초혈액검사 소견(그림 8-18)

- Microcytic, hypochromic 적혈구상
- MCV, MCH 감소
- 현저한 적혈구부동증, 변형적혈구증
- 호염기반점, polychromatophilia
- 표적적혈구 증가, 하월-졸리소체, 철적혈구 출현
- 유핵적혈구 증가, 그물적혈구 수 증가
- 적혈구 삼투압 취약성 감소
- 혈장 내 haptoglobin 감소

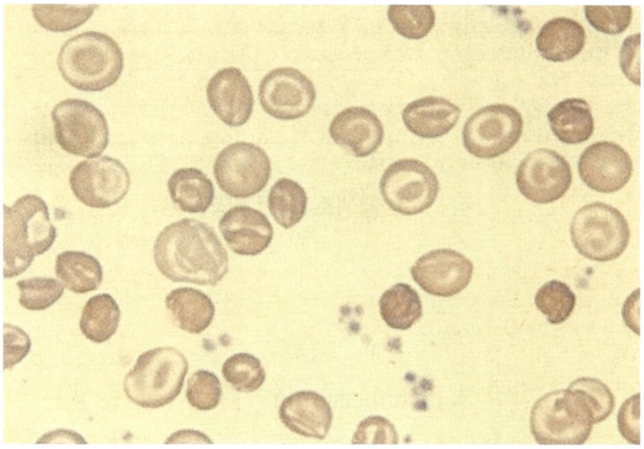

그림 8-18. β-thalassemia major (anisocytosis, poikilocytosis, target cell)

나. 골수검사 소견
- 적혈구계 과잉 증식
- 저장철 증가

다. 전기영동(그림 8-19)
- Hb F가 40∼60% 정도로 나타나며, 어떤 때에는 Hb A2도 증가할 수 있다.

라. 치료

지지 요법과 가능한 경우에는 골수 이식이 있으며, 증식성 골수의 증가된 요구량의 관점에서 보면 이러한 환자들에게 매일 엽산을 보충 투여하여 유지해 주는 것이 바람직하다. 지라에서의 적혈구 제거 기능이 적혈구 수명을 단축시키기 때문에 많은 환자들은 비절제술을 통해서 약간의 이득을 얻을 수 있다.

지속적인 피하 desferoxamine 투여는 상당한 양의 철을 동원시키고 배출시키며, 오랫동안 투여 시 만성적인 철 독성의 예방 및 발생의 지연이 가능하다.

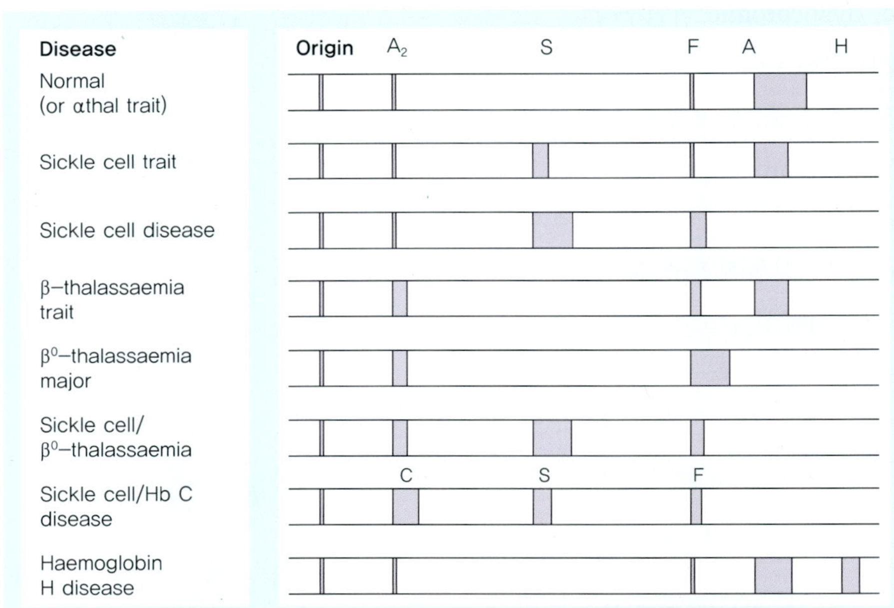

그림 8-19. **혈색소의 전기영동상**

② β-thalassemia minor (β^0/β, β^+/β)

Cooley's 형질로도 알려진 이형 접합형 β-thalassemia이다. 임상 증상은 약간의 지라 비대증과 가벼운 빈혈이 나타나고, 이러한 소질을 갖고 있는 환자는 대체로 정상 수명대로 살게 된다.

가. 말초혈액검사 소견(그림 8-20)

- 말초혈액 혈색소는 10～11 g/dL정도
- Microcytic, hypochromic 적혈구상
- 표적적혈구, 다염적혈구, 호염기반점 증가, 간혹 유핵적혈구 출현

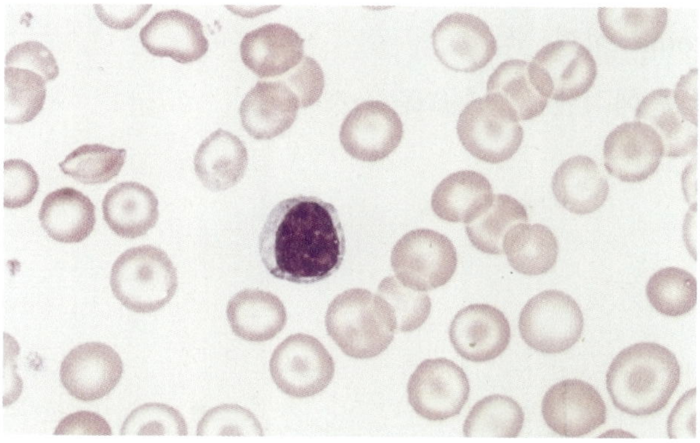

그림 8-20. β-thalassemia minor

나. 전기영동

- Hb F는 2～6%, Hb A2는 3～7% 그리고 그 나머지가 Hb A1로 나타난다.

2) 혈색소병증

혈색소병증은 글로빈유전자의 돌연변이에 의해 혈색소 변이가 보고되며, 성인 혈색소의 α 또는 ß쇄의 구성 아미노산들 중 어느 하나의 아미노산이라도 다른 것으로 치환되는 경우 혈색소병증을 일으킬 수 있다. 이상혈색소 중에서 질병으로 나타나는 것들로는 S혈색소($\alpha_2\beta_2^{6Val}$), C혈색소($\alpha_2\beta^{26Lys}$), D혈색소($\alpha_2\beta_2^{121Gln}$) 및 E혈색소($\alpha_2\beta_2^{26Lys}$)등이 있다.

(1) 낫적혈구빈혈(Sickle cell anemia)

혈색소병증의 가장 대표적인 질환이며, SS 혈색소 동형 접합형으로 발현되는 빈혈로 낫모양의 낫적혈구(Hb S) 형성을 특징으로 한다. Hb S는 Hb A의 β 사슬 6번째 코돈의 위치인 GAG가 GTG, 즉 아데닌(A)이 티민(T)으로 치환되어 정상에서의 글루탐산이 발린으로 아미노산이 치환($\alpha_2\beta_2^{6Val}$) 되어 발생한다. 주로 흑인에게 나타나며, 미국 흑인에서의 이환율 및 사망률의 원인 중 하나로 약 0.15%의 흑인 어린이에게서 발견된다. 이 질환의 적혈구에는 Hb S가 90～100% 차지하며, 나머지는 Hb F이다(그림 8-19).

빈혈의 증상은 생후 6개월까지는 잘 나타나지 않는데, 이는 출생 시와 그 후 잠깐 동안은 F혈색소가 지배적으로 존재하기 때문이다. 그러나 대개 30세 이내에 죽기 때문에 어른의 유병률은 낮다.

임상 증상은 적혈구 형태적 특성과 관련이 많다. 산소가 적은 상태에서 Hb S는 Hb A에 비해 용해도가 낮으며, 막이 견고한 겸상상태가 된다. 이러한 적혈구들이 작은 혈관을 막기 쉽기 때문에 각 신체에서 경색증이 유발된다. 유아기 때 비대 되었던 지라는 결국 작아지게 되며 어른이 되면 많은 경색 때문에 섬유화 된다. 뼈에도 변화를 가져온다.

① 말초혈액검사 소견

- Normocytic normochromic 적혈구상
- 낫적혈구, 표적적혈구, 유핵적혈구 출현(그림 8-21)
- 그물적혈구 증가(10~25%)
- 혈소판 증가
- 중성구 증가
- 삼투압 취약성 감소
- 적혈구 침강 속도 지연
- Sickle cell 검사 시 강양성

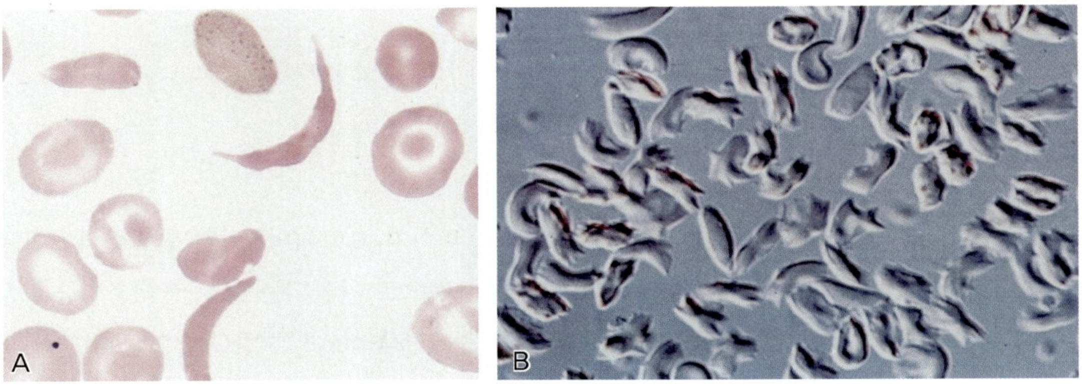

그림 8-21. **낫적혈구빈혈**
A: 낫적혈구, B: 겸상화 반응 결과

② 골수검사 소견

- 골수에서는 적혈구계의 과잉 증식으로 인한 hypercellularity
- 세포 성숙과 형태는 정상

(2) 낫적혈구형질(Sickle cell trait)

낫적혈구형질은 미국 흑인 중 10% 정도에서 발견되고, 이 경우의 환자는 Hb S 인자가 부모 중 한 쪽에서만 전해지는 이형 접합형으로 Hb S를 20~40% 정도, Hb A를 60~80% 정도 갖고 있다(그림 8-20). 정상상태 하에서는 낫적혈구는 임상 증상은 거의 없으며 제 수명을 다 산다. 특수 상황(호흡기 감염, 마취제 투여 또는 감압된 조종실 내)하에서는 임상 증상이 나타나면서 낫적혈구를 형성할

수도 있다.

말초혈액검사 소견으로 간혹 표적적혈구은 보이나 낫적혈구는 발견되지 않고, 그물적혈구 수 정상, Sickle cell 검사 시 양성을 보인다.

(3) C 혈색소 질환(Hemoglobin C disease)

서부아프리카 지역에서 17~28%, 미국 흑인의 2~3% 유병상태를 보이며 경미한 용혈빈혈을 보인다. 동형 접합형에서는 적혈구 내에 Hb C가 거의 100% 나타나며, 이형 접합형에는 AC(보인자), SC, CF(질병)형으로 나타난다. 임상 증상은 지라 비대가 나타나지만, 수명은 정상적이다.

말초혈액검사 소견으로는

- Normocytic, normochromic 적혈구상
- 표적적혈구(40~90%), 구형적혈구, 그물적혈구는 약간 증가
- Wright 염색 시 적혈구 내에서 긴 결정이 나타나기도 하며, 37℃로 3% NaCl 용액으로 배양시 확실한 결정상 관찰(그림 8-22).
- 전기영동 시 Hb C (거의 100%)와 Hb F (7% 미만)를 볼 수 있다(그림 8-19).

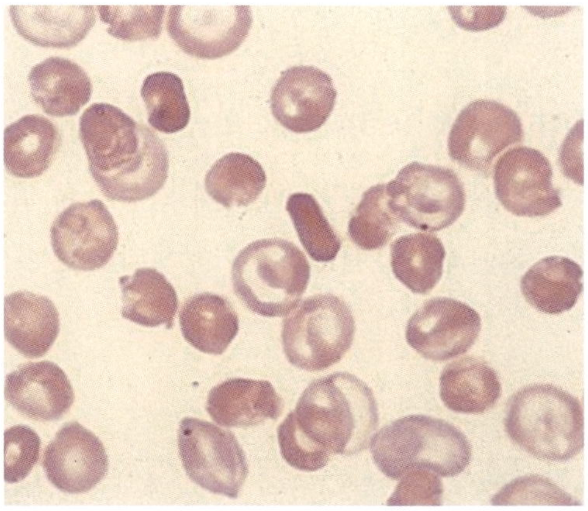

그림 8-22. C 혈색소 질환

(4) M 혈색소 질환(Hemoglobin M disease)

Met Hb은 다음과 같은 세 가지가 원인인 것으로 알려져 있다. NADH-methemoglobin 환원 효소의 결핍으로 상염색체 열성 형질로 유전되며 후천적으로 다양한 화합물에 폭로된 결과로 오는 경우가 있다. 이 중 M 혈색소 질환은 혈색소의 α 또는 ß쇄 내의 아미노산 치환에 의하여 일어난다. 임상 증상은 청색증(cyanosis)으로 피부와 점막이 푸른색을 나타낸다. 그러나 소아기의 3~6개월까지는 일반적으로 이 증세가 나타나지 않는다. 대개는 정상적인 수명을 산다. Methylene blue, ascorbic acid로는 치료되지 않는다.

7-2. 후천용혈빈혈(Acquired Hemolytic Anemia)

1. 면역학적 변화에 의한 용혈빈혈

자가항체, 동종항체 또는 어떤 약제에 노출된 후 생성된 항체나 보체가 적혈구막에 결합하여 용혈이 일어나는 것을 말하며, 보통 항체의 종류에 따라 37℃에서 가장 활발히 적혈구 항원과 반응하는 온항체에 의한 용혈과 자가면역 항체에 의한 용혈, 한랭 항체에 의한 용혈, 동종면역에 의한 용혈, 약제에 의한 용혈로 분류할 수 있다(표 8-7). 보통 항글로불린검사를 시행한다.

표 8-7. 면역용혈빈혈의 분류

자가면역용혈빈혈	온난항체관련 한랭항체관련
동종면역용혈빈혈	수혈관련용혈빈혈 태아신생아용혈빈혈
약물용혈빈혈	약물흡착 자가항체유도 신생항원형성

1) 자가면역용혈빈혈(Autoimmune hemolytic anemia)

면역반응 이상으로 항체라고 생각되는 혈장 인자 때문에 적혈구의 파괴가 일어나는 것을 말한다. 항체는 IgM 한랭자가응집소와 IgG 온난자가항체에 의해 매개된다(표 8-8). 임상 증상으로 황달과 지라종대가 흔히 관찰된다.

표 8-8. 온난/한랭 자가면역용혈빈혈의 비교

온난(Warm type)	한랭(Cold type)
특발성(idiopathic)	특발성(idiopathic)
이차성(secondary)	이차성(secondary)
전신홍반루푸스	Mycoplasma성 폐렴
기타 결합조직 장애	감염단핵구증
만성림프구 백혈병 약물(예, methyldopa, fludarabine)	궤양성 대장염 돌발한랭혈색소뇨

(1) 검사 소견

- MCV, MCHC의 증가
- 연전(rouleaux) 형성
- 적혈구부동증, 변형적혈구증, 구형적혈구 및 유핵적혈구의 출현(그림 8-23)
- 백혈구와 혈소판은 보통 정상이나 드물게 혈소판감소증이 동반
- 고빌리루빈혈증(hyperbilirubinemia)과 haptoglobin의 감소
- 항글로불린검사 양성

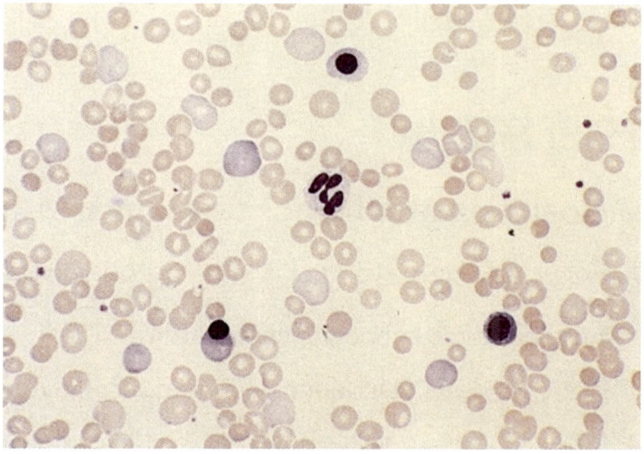

그림 8-23. **자가면역용혈빈혈**

(1) 돌발한랭혈색소뇨증(Paroxysmal cold hemoglobinuria, PCH)

돌발한랭혈색소뇨증은 극히 드문 IgG 한랭항체질환으로 처음 매독 환자에서 보고되었으나 바이러스 감염 및 특발성으로도 발생된다.

이상성(biphasic) Donath-Landsteiner 항체는 IgG이면서 저온(4℃)에서 보체와 함께 적혈구에 결합하여 온도가 상승하면 IgG는 해리되고 보체는 활성화되어 적혈구를 파괴시킨다. 항체 특성은 P 항원에 반응한다. 병적 한랭 항체는 흔히 면역학적 결합능이 30℃ 또는 32℃까지도 유지된다. 그러나 정상 체온에서는 항체 자체에 의해 용혈되지 않고, 이들 항체가 결합한 보체에 의해 용혈이 일어난다.

가. 검사소견

- 한랭 외기에 노출된 후 심한 혈관 내 용혈 및 혈색소 뇨를 동반
- Donath-Landsteiner 검사에서 양성
- 항글로불린검사에서 IgG 및 보체에 대해 약양성

(2) 저온(한랭)응집병(Cold agglutinin disease)

50세 이후 여성에게 주로 발병하며 *M. pneumoniae* 또는 감염단핵구증 감염, 림프세포증식질환과 동반된다. 검사소견은 빈혈, 구형적혈구, 다염성, 뚜렷한 적혈구응집이 관찰된다. 자동혈구분석기에서 적혈구 위감소, 적혈구용적률 위감소로 인해 MCV, MCHC 비정상적 증가가 관찰되면 한랭응집소의 존재를 의심할 수 있으며, 이 때 37℃에서 가온 후 재검사를 실시한다.

(3) 약제에 의한 용혈(Hemolysis by drug)

많은 약제들(약제 예: cephalosporin antibiotics, dapsone, levofloxacin, methyldopa 등)이 면역 기전에 의한 용혈빈혈을 초래하는 것으로 알려져 있다.

2. 적혈구막의 외상에 의한 용혈빈혈

1) 미세맥관 용혈빈혈(Microangiopathic hemolytic anemia, MAHA)

미세혈관 내 섬유소 응괴에 의해 지나가는 적혈구가 물리적 자극을 받아 용혈되어 생기는 빈혈로 혈전성 혈소판감소성 자반증(Thrombotic thrombocytopenia purpura, TTP), 용혈요독증후군(Hemolytic uremic syndrome, HUS), 파종혈관내응고증(Disseminated intravascular coagulation, DIC) 시에 볼 수 있다. 즉, 미세 혈전 등으로 인해 부분적으로 폐쇄된 세동맥 쪽에는 섬유소망이 있고 여기에 적혈구가 걸리면 분절된다. 원인 질환에 따라 임상 증상은 다르나, 혈액 응고 이상 중 FDP의 증가는 주로 DIC에서 심하며 혈소판이 감소하고 분열적혈구가 출현하는 것이 특징이다(그림 8-24).

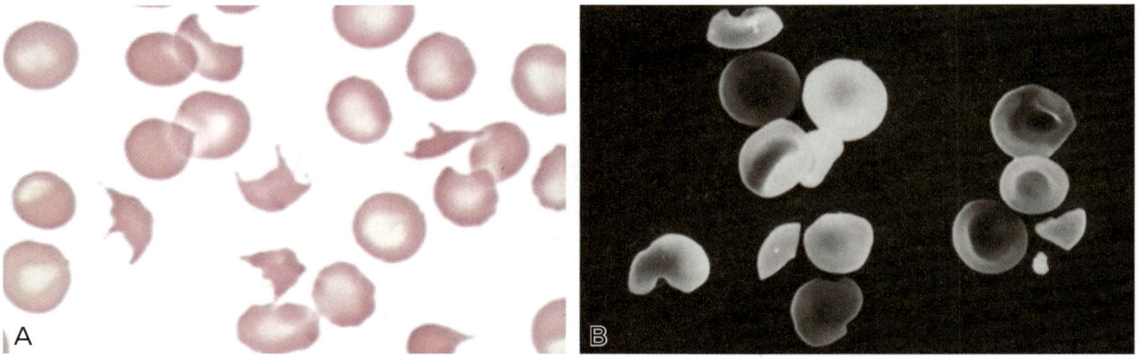

그림 8-24. 분열 적혈구

2) 행군혈색소뇨(March hemoglobinuria)

손, 발 등 체표에 반복적인 외상이 있은 후에 혈색소뇨증이 초래되는 경우로 1881년 프랑스 · 러시아보병에서 장기 행군 후 기술되었다. 그 후 마라톤 경기, 태권도 단련 후 등에서도 발생되었다. 혈색소혈증 및 혈색소뇨증은 있으나, 적혈구 변형은 말초혈액 도말에서 관찰되지 않는다.

3) 돌발야간혈색소뇨(Paroxysmal nocturnal hemoglobinuria, PNH)

후천클론질환으로 PNH 환자는 조혈줄기세포의 *PIG-A* (phosphatidylinositol glycan-class A) 유전자의 돌연변이에 의해 세포막의 GPI 부착단백(Glycosylphosphatidylinositol anchored protein)과 관련된 주요 보체를 조절하는 단백질인 CD55 (decay accelerating factor, DAF)와 CD59 (membrane inhibitor of reactive lysis, MIRL)에 결함이 초래된다(그림 8-25). 이 막단백은 보체로부터 적혈구와 백혈구 및 혈소판을 보호하는 데, 이 막단백질의 결손으로 혈구세포가 보체의 공격을 받아 파괴되어 용혈빈혈 혹은 온혈구감소증이 유발된다.

임상 증상은 특징적으로 혈관 내에서의 용혈 현상과 혈색소뇨증이 잠든 사이나 후에 나타나며 정맥혈전, 조혈결핍의 임상양상이 나타난다. 치료는 적혈구 조혈인자 요법이나 스테로이드 요법, 항응고요법, 골수 이식 등이 있다.

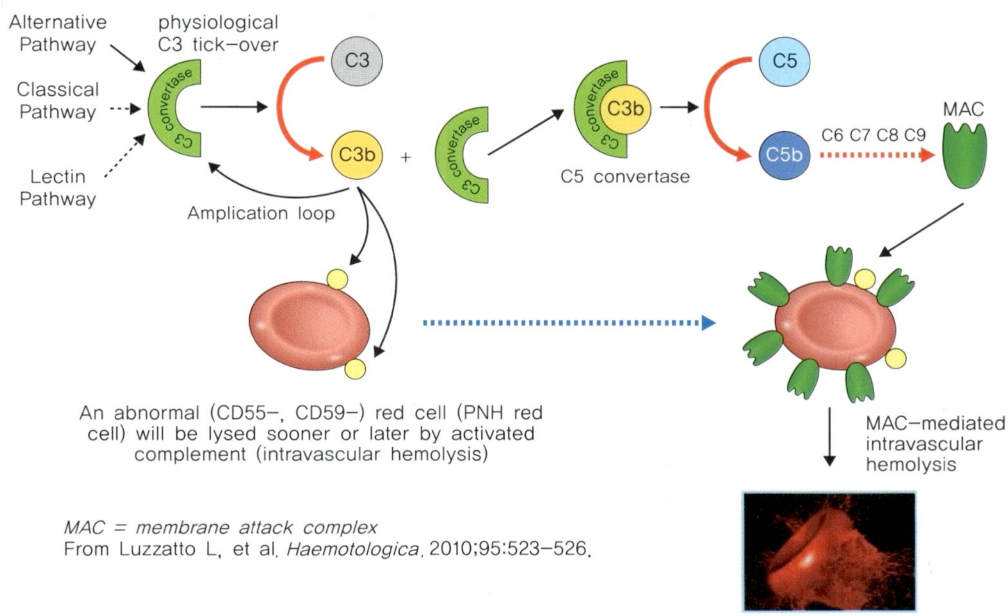

그림 8-25. PNH와 보체 간의 발병기전

(1) 검사 소견

- 빈혈
- 그물적혈구증가
- 혈소판 감소증, 과립구 감소증
- LAP 감소
- 소변검사: 혈색소뇨, 혈철소뇨, 혈색소원주(cast) 관찰

(2) 진단방법

- Sugar water test
- HAM's test
- 흐름세포분석: 적혈구 분석으로 CD 55나 CD 59에 대한 항체 이용
  과립구 분석으로 GPI부착단백에 직접 결합하는 FLAER 이용

8. 포르피린증(Porphyrias)

포르피린증은 heme 합성에 필요한 특수한 효소 결함에 기인하는 장애 군이다. Porphyria cutanea tarda의 한 형만이 유전적 또는 후천적 독성 장애로 발생한다. 이 장애 군들은 포르피린 및 그 전구물질의 생산성과 배설성이 증가하는 것이 특징이다.

포르피린증은 (1) 특수한 효소 결핍, (2) 과잉의 대사물질 생성기관 또는 (3) 임상적 발현에 근거를 두고 분류할 수 있는데, 대개는 특수한 효소 결핍에 근거하여 분류하는 방법을 많이 쓰고 있다(표 8-9).

9. 말라리아(Malaria)

1) 정의

인체나 다른 동물에서 말라리아를 일으키는 것은 Plasmodium ssp.에 속하는 포자충류의 기생충이다. 인체에서 가장 많이 발견되는 4종은 Plasmodium vivax, malariae, falciparum, ovale이다(그림 8-26). 말라리아는 주로 암놈의 Anopheles 모기에 의하여 사람에서 사람으로 전염되는 것이다. 다른 전염 경로로서는 오염된 바늘을 통하거나, 선천적이거나, 수혈 등을 통해 전염될 수 있다. 말초혈액도말 검사로 후층 도말이나 박층 도말한 것을 Giemsa 염색해서 현미경으로 확인한다(그림 8-27, 8-28, 표 8-10).

2) 임상적 증상

(1) 삼일열 말라리아(P. vivax)

- 잠복기: 7～20일(단기 잠복기), 9～13개월(장기 잠복기), 국내는 장기 잠복기를 보이는 경우가 더 많다.
- 증상: P. vivax 감염에 의해 발생하며 발열, 빈혈, 지라 종대를 보이고 심한 두통, 근육통을 수반하는 독감과 같은 증세로 시작하나 그 이후 48시간마다 주기적인 발열, 오한 증상을 보인다. 열 발작하는 날 이외에는 정상 체온은 보인다.

표 8-9. 효소결핍에 근거를 둔 포르피린증의 분류

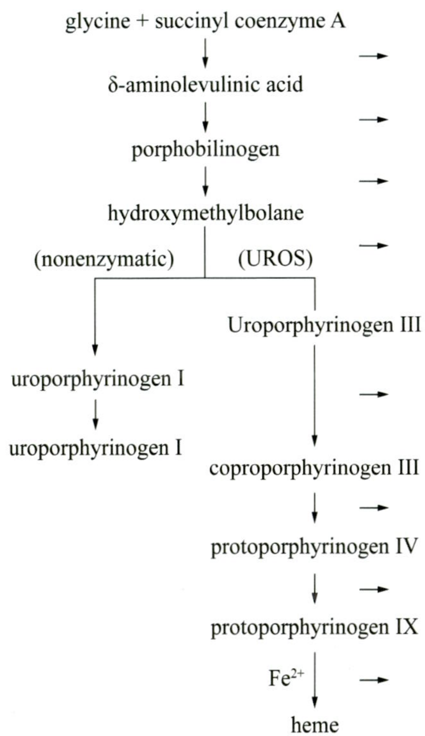

Enzyme	Disease	Type	Symptoms	Products
ALAS2	X-linked sideroblastic anemia	Erythroid	Microcytic anemia	Sideroblasts
ALAD	ALA dehyratase porphyria	Hepatic	Neurovisceral	Urinary ALA
HMBS	Acute intermittent porphyria	Hepatic	Neurovisceral	Urinary ALA, PBG
UROS	Congenital erythropoietic porphyria	Erythropoietic	Photosensitivity Hemolytic anemia	Urinary and red blood cell Uroporphyrinogen I, coproporphyrinogen I
UROD	Porphyria cutanea tarda Hepatoerythropoietic porphyria	Hepatic/ erythropoietic	Photosensitivity Hemolytic anemia	7−C porphyrin, fecal isocoproporphyrin
CPOX	Hereditary coproporphyria	Hepatic Photosensitivity	Neurovisceral, coproporphyrin	Urinary ALA, porphobilinogen
PPOX	Variegate porphyra	Hepatic	Neurovisceral, photosensitivity	Urinary ALA, porphobilinogen, fecal protoporphyrin
FECH	Erythropoietic protoporphyria	Erythropoietic	Photosensitivity	Red blood cell protoporphyrin, fecal protoporphyrin

- 검사소견: 빈혈, 혈소판감소증, 그물적혈구 증가, LDH 상승, 간 효소 상승, 빌리루빈 상승 등을 보인다.
- 치료: 클로르킨(Chlorquine), 프리마킨(Primaquine)을 투여한다. 임산부는 클로 르킨은 투여할 수 있으나 프리마킨은 금기한다.

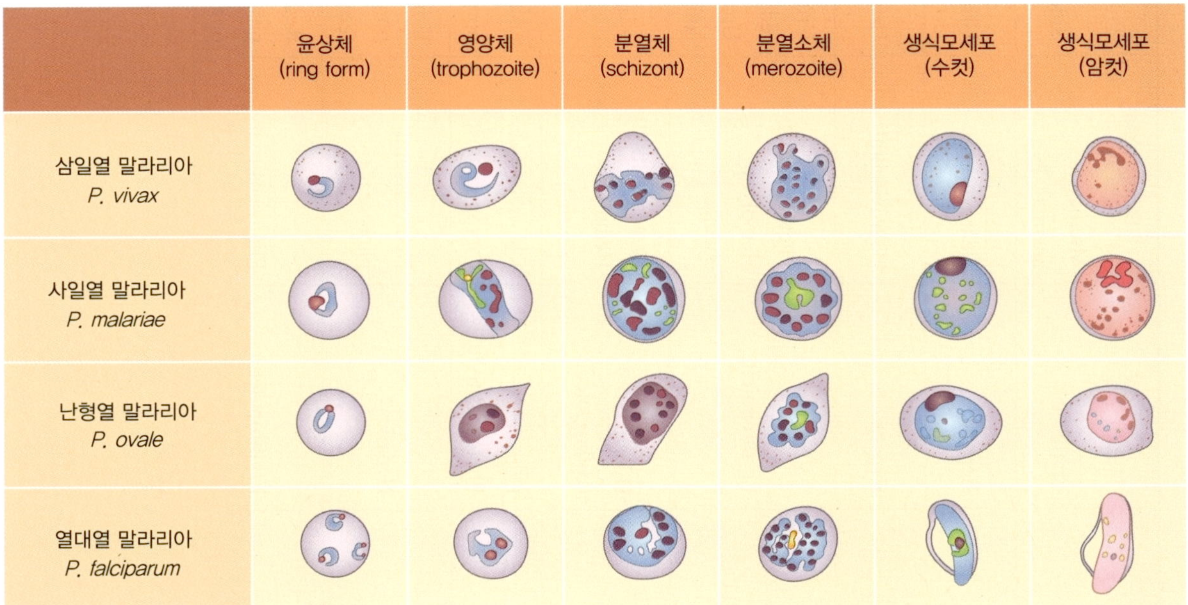

그림 8-26. 말라리아 원충의 특징

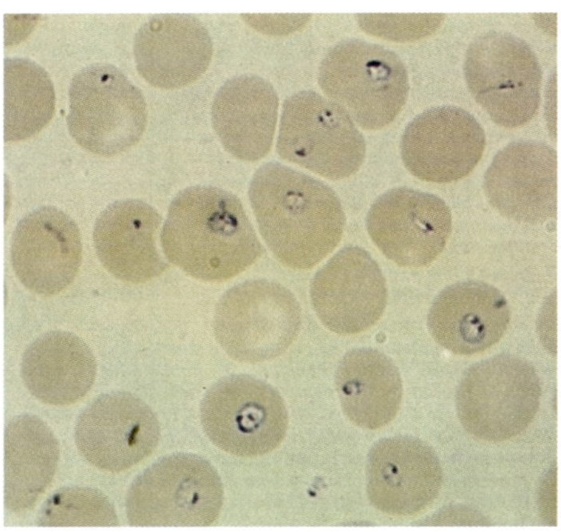

그림 8-27. Ring form

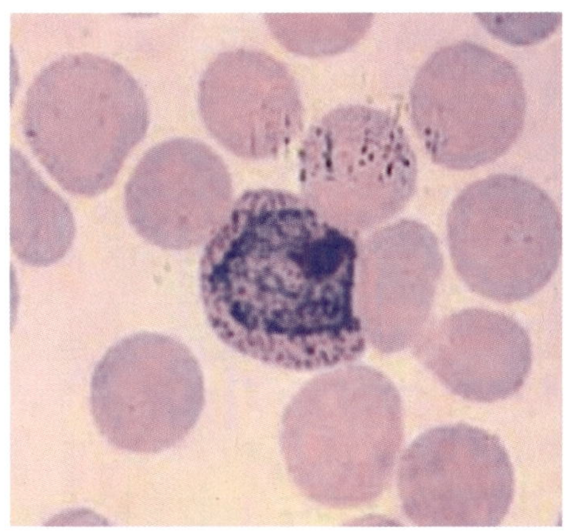

그림 8-28. Schüffner's dots

(2) 열대열 말라리아(P. falciparum)

- 잠복기: 7일~14일
- 증상: P. falciparum 감염에 의한 말라리아 치료가 늦어지면 치명적이며 불규칙적인 발열, 오한, 빈혈, 기침, 설사, 호흡 부전, 두통, 황달 등을 보이고 혈액 응고 장애, 쇼크, 콩팥부전, 간부전, 저혈당, 급성 뇌병증, 폐부종, 혼수, 사망에 이를 수 있다.
- 검사소견: 용혈빈혈, 급성콩팥부전에 의한 혈청 크레아티닌 상승, 단백뇨, 혈색소뇨 등을 보인다.
- 치료: 추정 감염지와 환자 임상 소견의 위중도에 따라 처방이 다르므로 전문적인 치료를 의뢰한다.

표 8-10. 말라리아의 검사 소견

	P. vivax 삼일열 말라리아	P. malaria 사일열 말라리아	P. ovale 난형열 말라리아	P. falciparum 열대열 말라리아
감염 적혈구가 커짐	+	−	+/−	−
	1.5~2배로 원형 또는 난원형	정상이거나 약간 적다	60% large cell 20% irregular, frayed edges	정상
감염적혈구가 둥근 모양	−	−	+	−
감염적혈구의 색 변화	+	−	+	−
	탈색되어 엷다.		탈색되어 엷다.	
Schuffner's dot (stippling)	+	−	+	−
	초기 ring form을 제외하고 감염된 RBC에 존재		모든 단계에 있고 Dot가 P. vivax 것보다 크고 진하다.	
Mauser's dot	−	−	−	−
한 적혈구에 여러 개가 감염	Rare	−	−	+
Large coarse ring	+	+	+	−
Double chroma-tin dot	Rare		−	+
모든 단계가 관찰	+	+	+	−

10. 적혈구증가증(Polycythemia)

Polycythemia는 혈색소, hematocrit, 적혈구 수의 수준이 정상보다 높은 상태를 나타내는 적혈구증가증을 의미한다. 이것은 절대적 적혈구증가증과 상대적 적혈구증가증으로 나뉘고 절대적 적혈구증가증은 다시 이차적 적혈구증가증(secondary polycythemia)과 진성적혈구증가증(polycythemia vera)으로 나눌 수 있다(표 8-11).

표 8-11. **적혈구증가증의 분류**

PRIMARY
- Polycythemia vera
- Secondary
  - *Due to compensatory erythropoietin increase in*:
    - high altitudes
    - cardiovascular disease, especially congenital with cyanosis
    - pulmonary disease and alveolar hypoventilation
    - increased affinity hemoglobin (familial polycythemia)
    - heavy cigarette smoking
    - methemoglobinemia (rarely)
  - *Due to inappropriate erythropoietin increase in*:
    - renal diseases, e.g. hydronephrosis, vascular impairment, cysts, carcinoma
    - hepatocellular carcinoma
    - cerebellar hemangioblastoma

RELATIVE
- stress or pseudopolycythemia
- cigarette smoking
- dehydration: water deprivation, vomiting
- plasma loss: burns, enteropathy

1) 상대적 적혈구증가증

상대적 적혈구증가증은 혈액 내 액성분(혈장)이 감소함으로써 나타난 것이므로, 혈액 내 적혈구가 실질적으로 증가하는 것은 아니지만, 채혈된 일정한 용적의 혈액 내의 적혈구 수는 증가하게 되는 것이다. 탈수 현상에서 나타나기도 하고 신경 자극을 받은 경우에 나타나기도 한다. 특히 이 경우는 stress polycythemia라고 부르며 힘든 일을 하거나 과잉 활동을 하는 중년 남자들에게서 흔히 나타난다.

(1) 말초혈액검사 소견

- Normocytic, normochromic한 적혈구상
- 백혈구와 혈소판도 정상 형태
- 혈색소, hematocrit, 적혈구 수는 증가

- 백혈구 수는 대체로 정상
- 총 적혈구 용적은 정상, 총 혈액량은 감소

(2) 골수검사 소견

- 정상으로 나타나고 LAP 정상

2) 절대적 적혈구증가증

(1) 이차적 적혈구증가증(Secondary polycythemia)

이차적 적혈구증가증에는 다음과 같은 두 가지 원인으로 하여 혈액 내 erythropoietin 수준이 증가하기 때문에 나타나는 것이다. 첫째는, 동맥 혈액 내 산소 포화도가 떨어지거나 혈색소 분자의 산소 운반능력이 감소하는 경우로서, 특이한 원인들을 보면, 고도가 높은 지대에서 생활하는 경우에 만성 폐질환, 만성 울혈성 심장 쇠약증, Chesapeake 혈색소와 같은 비정상 혈색소가 출현하는 것 등이다. 두 번째는 간, 뇌하수체 등의 종양이나 콩팥암 또는 Cushing's disease의 경우로서, 이러한 종류의 이차적 적혈구증 가증에서는 erythropoietin이 증가한다. 그러나 동맥 혈액 내 산소 포화도는 정상이며 저산소증은 나타나지 않는다.

① 말초혈액검사 소견

- Normocytic, Normochromic한 적혈구상
- 백혈구, 혈소판 정상
- 혈색소, hematocrit, 적혈구 수는 증가, 백혈구 수는 정상
- 총 적혈구 수가 증가, 총 혈액량도 증가

② 골수검사 소견

- 적혈구 계통의 과잉 증식이 나타나며 LAP은 정상

(2) 진성적혈구증가증(Polycythemia vera)

진성적혈구증가증은 60대 이후의 환자에서 흔히 나타나는 원인을 알 수 없는 만성적인 질환으로 정상적인 적혈구 생성 조절기전과는 상관없이 적혈구 생성이 증가되는 특징을 가지는 골수증식성종양(MPN)이다. 대부분 환자에서 *JAK2* 유전자 돌연변이를 동반하고 적혈구계 뿐만 아니라 과립구계, 거대핵세포계 세포가 모두 증가한다.

임상 증상으로 초기 증상은 두통, 호흡 곤란, 시력 장애, 감각 이상, 코피, 체중 감소, 야간 발한, 전신가려움증(특히 더운물 목욕 시), 결막 충혈 등이고, 발병 시 증상은 피부색 붉어짐, 혈압 상승, 혈전 형성, 지라 종대, 간 종대, 위궤양을 보인다.

① 말초혈액검사 소견(그림 8-29A)

- Normocytic, normochromic한 적혈구상
- 혈색소증가, 적혈구용적률 증가
- 온혈구증가증(과립구 증가, 혈소판 수 증가)
- Anisocytosis
- 그물적혈구 수 증가(4% 이하)
- 미성숙 과립구, 유핵적혈구, 비정상 혈소판, 거대핵세포의 파편 출현
- 적혈구 침강 속도 감소
- LAP 상승(100점 이상)
- 비타민 B_{12} 결합능 증가
- Erythropoietin 감소 혹은 정상
- *JAK2 V617F* 또는 *JAK2* 엑손12 돌연변이 존재

② 골수검사 소견(그림 8-29B)

- 과립 백혈구, 적혈구, 거대핵세포 계통 세포 증가로 hypercellularity
- 범골수증(panmyelosis)
- 골수 세포의 분포, 형태, 성숙은 정상

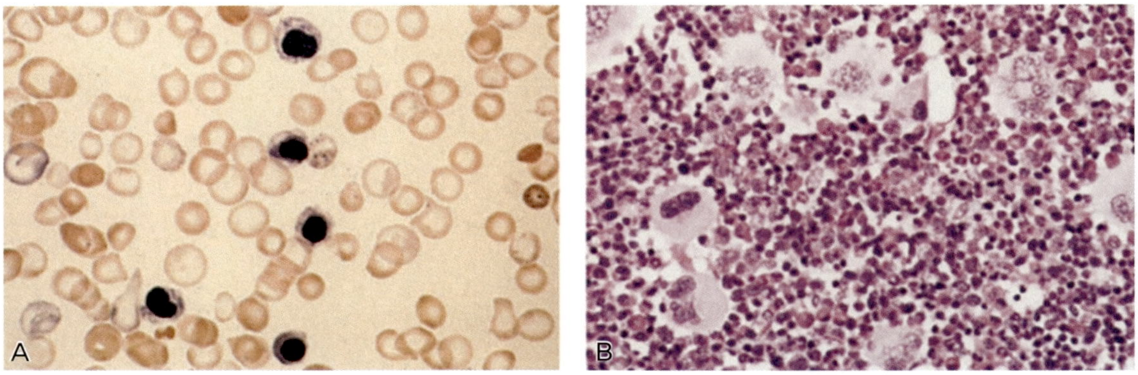

그림 8-29. **진성적혈구증가증** A: PB, B: BM

③ 치료

- 정기적인 혈관 절제술
- 방사능 인
- 화학 요법제(Busulphan, chlorambucil, cyclophophamide)를 사용한다.

④ 예후

환자가 이 질환의 합병증으로 사망하지 않더라도 골수는 점차 섬유화되어 나중에는 aplastic하게 나타나기도 한다. 빈혈증도 점차 심해지면서 출혈 문제도 나타나게 되며, 간과 지라에서의 조혈도 생긴다. 어떤 경우는 급성 또는 만성골수세포백혈병이나 골수형성이상증후군(MDS), 골수섬유증으로 이환되기도 한다. 간혹, 어떤 환자는 치료하지 않아도 적혈구용적률이 정상으로 돌아와 수개월 또는 수년간 지속되기도 하는데, 이를 spent phase라 한다. 이 기간 동안은 골수 내 다른 계통의 세포가 증식되는 것으로 생각된다.

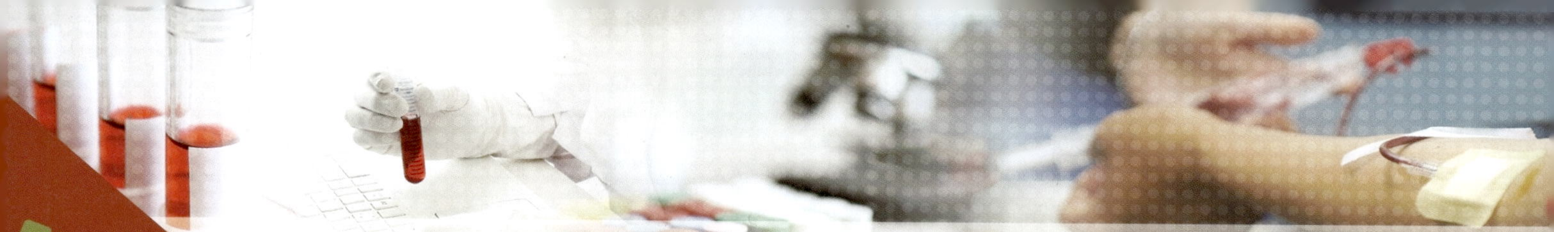

Chapter 09

백혈구 질환 (Leukocyte Disorders)

학습목표

1. 백혈구 이상질환을 분류할 수 있다.
2. 골수형성이상증후군을 설명할 수 있다.
3. 급성백혈병 및 만성백혈병에 대한 정의, 분류할 수 있다.
4. 각종 백혈병의 진단 검사 소견을 설명할 수 있다.
5. 골수증식성종양을 설명할 수 있다.
6. 악성 림프종과 형질세포 질환을 설명할 수 있다.

1. 백혈구 증가증과 감소증(Leukocytosis and Leukopenia)

백혈구별로 기능과 역할이 달라서 백혈구 수의 증가와 감소만으로도 각종 질환의 진단에서 차지하는 의미는 크다. 백혈구는 감염에 대한 방어 기능을 수행하는 탐식 세포인 중성구, 단(핵)구, 호산구, 호염기구가 있다. 면역 기능을 수행하는 림프구는 기능적 또는 세포 표면 항원에 의한 면역학적으로 분류하여 T 세포, B 세포, 자연살해세포(natural killer cell, NK cell)로 구분한다.

1) 중성구증가증(Neutrophilia)

급성 염증, 감염, 약물, 조직 괴사, 종양 등의 질환으로 인해 참고 범위 이상으로 절대 중성구 수(absolute neutrophil count, ANC)가 7,500/μL 이상인 경우 중성구증가증이라고 한다. 중성구의 주요 기능은 살균 작용이며, 심한 세균감염 시 형태 변화를 일으켜 독성 과립(toxic granulation), 공포형성(vacuolization), Döhle 소체 등을 형성하기도 한다. 기능적인 장애로는 만성 육아종병(chronicgranulomatous disease, CGD)이 대표적이다(표 9-1, 그림 9-1).

표 9-1. 중성구증가증과 감소증의 원인

증가	감소
세균성 급성 염증(포도상구균, 연쇄상구균) 및 감염증(초기 단계) 각종 약물(글루코코르티코이드, 리튬), 독소, 대사 이상증 화상, 외상, 심근 경색 등의 조직 괴사 암(CML), 골수 증식 종양(MPN) 운동, 임신말기, 흡연 이상 등의 생리적 스트레스	심한 바이러스 감염증(인플루엔자, EBV, HIV) 항암 화학요법, 항생제 등의 약물 투입(페니실린, 설폰아미드, 항갑상선제, 클로자핀) 방사능, 독소, 면역 질환 골수 형성 이상 질환, 골수 부전, 골수 이식 등의 혈액학적 질환

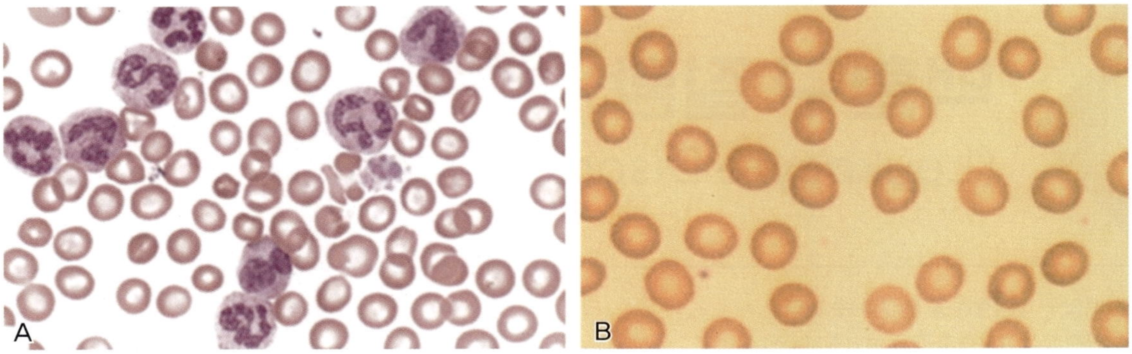

그림 9-1. 중성구증가증과 감소증

2) 중성구감소증(Neutropenia)

절대 중성구 수가 성인에서 1,500~2,000/μL이하로 감소한 경우를 말하며, 500/μL 미만은 무과립구증(agranulocytosis)으로 감염 위험이 높으며 호산구, 호염기구의 감소도 같이 동반될 수 있다. 중증의 감소인 경우에는 발열, 홍조, 빈맥, 무기력 등을 동반한 급성 감염증에서 심각한 패혈증으로 이환되었을 경우나 약물, 방사능, 독소, 면역 질환, 골수 등의 혈액학적 이상으로 중성구 수는 감소한다(그림 9-1, 9-2).

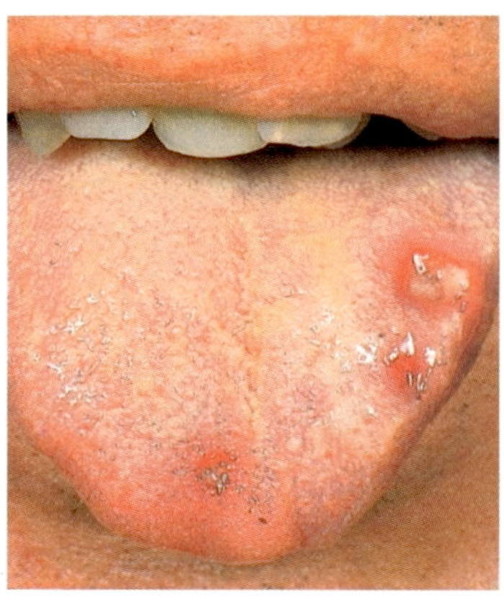

그림 9-2. 중성구감소증에 의한 구강 내 감염

3) 림프구 증가증(Lymphocytosis)

성인에서 절대림프구수가 4,000/μL 이상을 림프구 증가증이라 하며, 유아기는 생리적으로 증가한다.

감염단핵구증을 비롯한 바이러스 감염, 매독 등의 만성 감염, 림프모구 백혈병, 림프구 증식질환 종양에서 림프구 절대수 증가를 관찰할 수 있으며, 감염단핵구증(infectious mononucleosis, IM), 거대세포 바이러스(cytomegalovirus, CMV), 톡소포자충증(toxoplasmosis)에서 반응성 림프구(reactive lymphocyte)가 증가하고, 형질세포증가증(plasmocytosis)은 주로 다발골수종(multiple myeloma), 만성 육아종병(chronic granulomatous infection) 등에서 관찰된다(표 9-2).

4) 림프구감소증

성인의 림프구 절대 수치가 1,000/μL 미만일 때 감소증이라하며 소아에서는 기준이 달라질 수 있다. 바이러스 감염의 경우 HIV (AIDS), 홍역(심한 경우 림프구 감소 유발)감소되며 세균성 패혈증으로도 림프구 소비 증가된다. 면역결핍증으로 선천성 면역결핍인 SCID(중증 복합 면역결핍), 디조지 증후군(Thymic hypoplasia)과 후천성 면역결핍으로 HIV 감염에 의한 T세포 감소를 보인다.

표 9-2. 림프구 증가증의 원인

증가	감소
유아기의 생리적 증가	HIV(AIDS), 재생불량성 빈혈
감염단핵구증, 거대세포 바이러스 감염증	방사선 요법
감염성 간염, 매독 등의 감염증	항암제에 의한 골수 억제(스테로이드, 글루코코르티코이드)
림프모구 백혈병, 림프구 증식질환 등의 혈액 종양	전신홍반루푸스(SLE)

5) 호산구 증가증(Eosinophilia)

절대 호산구수가 350~500/μL를 초과하는 경우로 백혈구감별계산에서 3~5% 초과에 해당한다. 호산구는 과립 내용물(histamine, catalase 등)을 분비하여 과민성 반응과 비면역성 염증성 반응을 완화시켜 조직 손상을 방지하며, 기관지 천식이나 알레르기성 비염, 아토피 피부염, 두드러기와 같은 알레르기 질환에서 증가한다.

그 외에 다세포 기생충 감염에서 유충 증가시기에 호산구가 증가하고, 만성골수세포백혈병을 포함한 골수 증식 종양, 급성골수세포백혈병 중에서 M4Eo에서도 증가된다(그림 9-3).

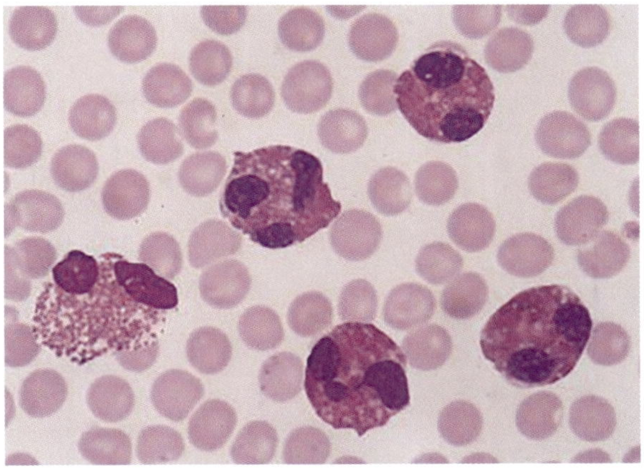

그림 9-3. 호산구 증가증

6) 호염기구 증가증(Basophilia)

절대 호염기구수가 200/μL를 초과하는 경우로, 호염기구는 과립 내에 저장되어 있는 histamine 등이 염증 매개체 유리 시 즉각적 과민 반응을 유발한다. 알레르기 반응, 만성골수세포백혈병, 진성 적구 증가증, 점액부종(Myxedema) 등에서 호염기구 증가가 관찰된다(그림 9-4).

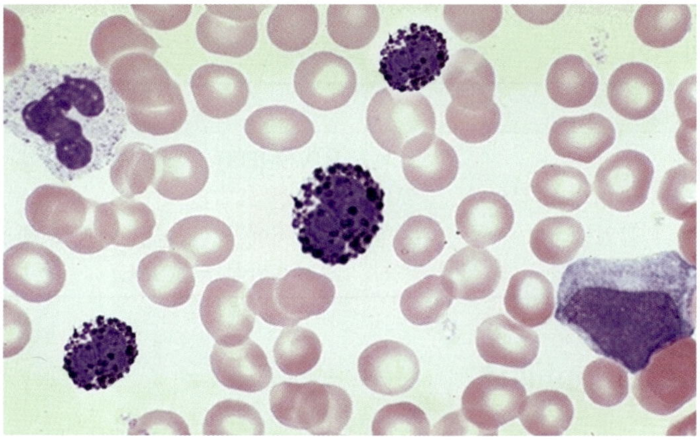

그림 9-4. 호염기구 증가증

7) 단(핵)구 증가증(Monocytosis)

단(핵)구수가 1,000/μL 를 초과하는 경우로, 단(핵)구는 왕성한 탐식능으로 주로 박테리아와 진균침입 방어 기능을 수행한다. 활동성 폐결핵, 아급성 심내막염, 매독, 류마티스 관절염, 전신홍반루푸스, 급성 단(핵)모구 백혈병(M5)에서 증가하며, 급성 감염의 회복기, 중성구감소증에서 단(핵)구의 증가는 예후가 양호함을 의미하고, 결핵 감염에서 단(핵)구 증가는 감염증 악화, 림프구 증가는 감염의 호전을 의미한다(그림 9-5).

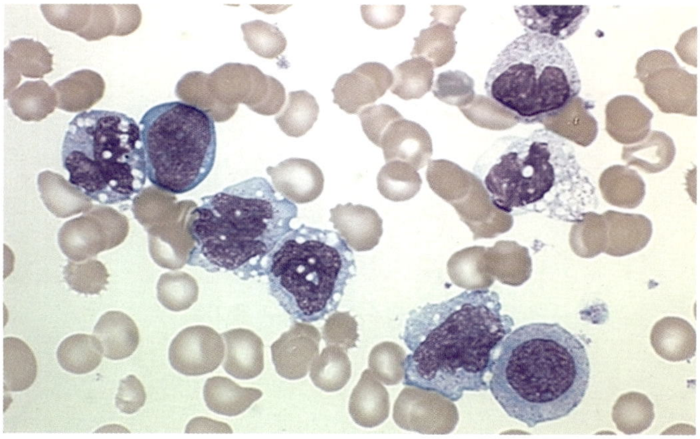

그림 9-5. 단(핵)구 증가증

8) 백혈병모양 반응(유백혈병 반응, Leukemoid reaction)

명칭 그대로 백혈병일 때의 말초혈액과 같은 모습을 나타내며, 백혈병 진단 시 반드시 감별이 필요하다. 원인이 되는 기저질환이 있으며, 백혈구 수가 50,000/μL으로 증가하거나 말초혈액에 미성숙 백혈구가 출현(좌방이행)하는 특징과 독성변화가 관찰된다. 그럼에도 조혈계 악성종양이 아니고 기저질환에 의한 2차적인 반응인 것이다. 만성골수세포백혈병(CML)과의 감별점은 필라델피아염색체와 LAP score이다. 유백혈병 반응의 경우 필라델피아염색체가 관찰되지 않으며, LAP score가 증가한다.

참고

Leukocyte alkaline phosphatase (LAP)

(1) 검사목적: CML과 leukemoid reaction의 질환을 감별하는 보조검사
(2) 원리: 반응액 중의 기질인 naphthtol AS-BI phosphate가 ALP 효소작용에 의해 나프톨과 인산으로 분해되어 디아조니움염이 결합하여 발색되어지고, 효소활성 부위에 불활성의 붉은 색 침전물을 형성함. 100개의 성숙 중성구(간상중성구와 분엽중성구)를 계수함
(3) LAP score 참고치: 100~120(방법에 따라 상이할 수 있음)
(4) 결과 해석
  ① LAP 증가 - Leukemoid reaction, 진성적혈구증, Down 증후군, 세균감염증
  ② LAP 감소 - CML(13 이하), PNH, 급성간염, 감염단핵구증

9) 감염단핵구증(Infectious Mononucleosis)

감염단핵구증을 일으키는 병원체는 아마도 바이러스로 생각되며, Epstein-Barr virus, EBV) 감염과 밀접한 관계가 있다. 이 질환은 세계 어느 곳에서나 발병되며, 15~25세 사이의 어린이와 젊은 성인층에게 지배적으로 많이 나타난다.

대체적으로 피로, 두통, 근육통, 미열, 림프절의 비대 등이 증상으로 나타나며, 지라 비대, 간 비대, 황달, 인후통 또는 기침 등이 나타나기도 한다. 감염단핵구증을 가지는 환자에서 적혈구 수는 정상이며 혈소판 수는 감소하기도 한다. 백혈구 수에는 좀 차이가 있지만 대체로 정상이거나 약간 증가하기도 한다. 일반적으로 질환 초기에 백혈구 수는 가장 적지만, 발병 후 2~5일 동안 서서히 증가한다. 그러나 보통 15,000/mm^3을 넘지는 않는다.

상대적, 절대적인 림프구 증가증이 나타나는데, 그중 20~90%는 반응성 림프구(reactive lymphocyte)로, 보통 반응성 림프구가 며칠 동안 계속하여 증가하여 5~10일 정도가 되면 최고도에 달한다. Reactive lymphocyte는 정상 림프구에 비하여 거의 비슷하거나 좀 크고, 모양은 일정하지 않으며, 세포질은 크기에 비하여 증가되어 있고, 섬세한 염색질과 핵소체, basophilic한 cytoplasm을 갖는 망상구조의 림프구도 흔히 나타난다. 세포질에 거품 모양이나 공포가 있는 림프구가 관찰되는 등 reactive lymphocyte는 형태가 다양하여 Downey가 3가지 형으로 분류하였다(그림 9-6).

혈청학적 검사인 이종친화항체(heterophilic antibody) 검사에서는 감염단핵구증 환자의 90% 이상에서 양성으로 나타난다. 일반적으로 고역가로 나타나면서 발병 2주 또는 3주째에 최고도에 달하며, 혈청 반응에서 2~8주까지 지속되기도 한다.

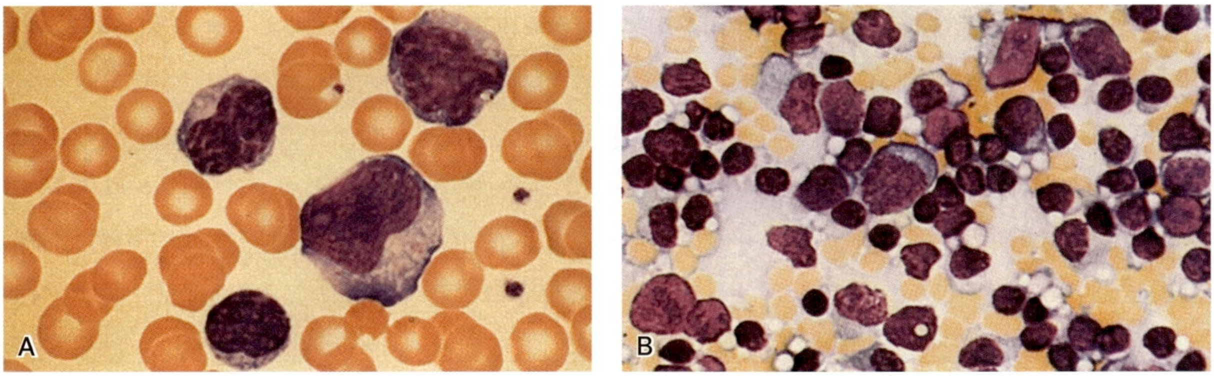

그림 9-6. **감염단핵구증** A: PB, B: 림프절

2. 골수형성이상 증후군(Myelodysplastic Syndrome, MDS)

1) 정의

골수형성이상 증후군은 골수 조혈줄기세포(백혈구계, 적혈구계, 혈소판계 등)의 기능 장애로 인해 한 종류 이상의 골수계 세포들의 형성 이상과 무효 조혈(ineffective hematopoiesis)이 특징을 보인다. 골수에 세포 성분이 증가하면서 각종 조혈 세포의 질적 및 양적 이상 소견을 보이는 반면, 말초혈액에서는 빈혈, 백혈구 감소, 혈소판 감소를 보인다. 급성골수세포백혈병으로 전환되거나 골수형성이상증후군 상태에서 골수기능부전으로 사망한다.

1940년대에 처음 급성 백혈병에 선행하는 초기 현상으로 기술된 이래 preleukemia, subacute leukemia, atypical leukemia 등으로 다양하게 불려 왔으나 1982년 FAB에서 골수형성이상증후군(myelodysplastic syndrome, MDS)으로 명명하고 다섯 가지로 분류하였다(표 9-3).

표 9-3. **골수형성이상 증후군의 FAB 분류**

Disease	Bone marrow	Peripheral blood	Peripheral blood
1. Refractory anaemia*	Blasts < 5%	Blasts < 1%	Monocytes(×10^9/L)
	Blasts < 5%		< 1
2. with ring sideroblasts	Ring sideroblasts > 15% of total erythroblasts	Blasts < 1%	< 1
3. RAEB	Blasts 5~20%	Blasts < 5%	< 1
4. RAEB-t	Blasts 20~30% or Auer rods present	Blasts > 5%	< 1
5. CMML	As any of the above with promonocytes	As any of the above with > 1.0×10^9/L monocytes	≥ 1

MDS의 형태학적 분류는 골수와 말초혈액의 모세포 비율, 조혈형성이상의 정도, 환상철적혈모구의 비율에 따라 결정한다. 한 종류 이상의 골수계 세포들의 형성이상을 특징으로 한다. 이후 WHO

(World Health Organization) 분류로 개정되면서 더 세분화되고 임상적, 유전적 특징을 반영하게 되었다. FAB 분류의 refractory anemia with excess blasts in transformation은 분류에서 삭제되었다(표 9-4, 5).

2) 분류

FAB에서는 5가지로 분류하고 있고 각 특징을 표 9-3에 나타내었다.

- 불응빈혈(refractory anemia, RA)
- 고리철적혈모구불응빈혈(refractory anemia with ringed sideroblasts, RARS)
- 모세포증가불응빈혈(refractory anemia with excess blasts, RAEB)
- 변이형모세포증가불응빈혈(refractory anemia with excess blasts in transformation, RAEB-t)
- 만성골수단(핵)구백혈병(chronic myelomonocytic leukemia, CMML)

WHO 분류는 다음과 같다(표 9-4).

표 9-4. 골수형성이상 증후군(myelodysplastic syndromes)

단계열 형성 이상 불응성 혈구 감소증(refractory cytopenis with unilineage dysplasia, RCUD)
불응성 빈혈(refractory anemia, RA)
불응성 중성구감소증(refractory neutropenia, RN)
불응성 혈소판 감소증(refractory thrombocytopenia, RT)
환상 철적혈모구 불응성 빈혈(refractory anemia with ring sideroblasts, RARS)
다계열 형성 이상 불응성 혈구 감소증(refractory cytopenia with multilineage dysplaisa, RCMD)
모세포 과다 불응성 빈혈-1,2(refractory anemia with excess blasts, RAEB)
미분류 골수형성이상 증후군(myelodysplastic syndrome, unclassifiable, MDS-U)
5q 단독 결손 골수형성이상 증후군(myelodysplastic syndrome with isolated del(5q)

표 9-5. FAB vs. WHO 분류의 비교

항목	FAB 분류	WHO 분류
분류기준	형태학적 특징 중심	형태학, 세포유전학, 분자유전학 통합
조혈모세포 기준	RAEB-t 20~30%	AML로 재분류(20% 이상)
아형의 수	5개 아형	세분화된 아형(2022년 기준 6개 주요 아형)
고리철적혈구 기준	≥15%	≥5% 또는 SF3B1 돌연변이 여부 반영
임상적 유용성	상대적으로 단순, 예후 정보 제한적	임상적 예후 반영, 치료 전략에 유용

3) 검사실 소견

(1) 적혈구 조혈 이상(dyserythropoiesis)

주로 나타나는 증상으로 말초혈액에는 대적혈구나 저색소성, 소적혈구가 나타나며 골수에는 비정상 핵(1개 이상, 형태 이상)과 세포질과 핵의 성숙 불일치 등이 있는 적혈모구를 볼 수 있다(그림 9-7). 핵간 다리, 핵파괴, 다핵세포, 공포 등이 관찰된다.

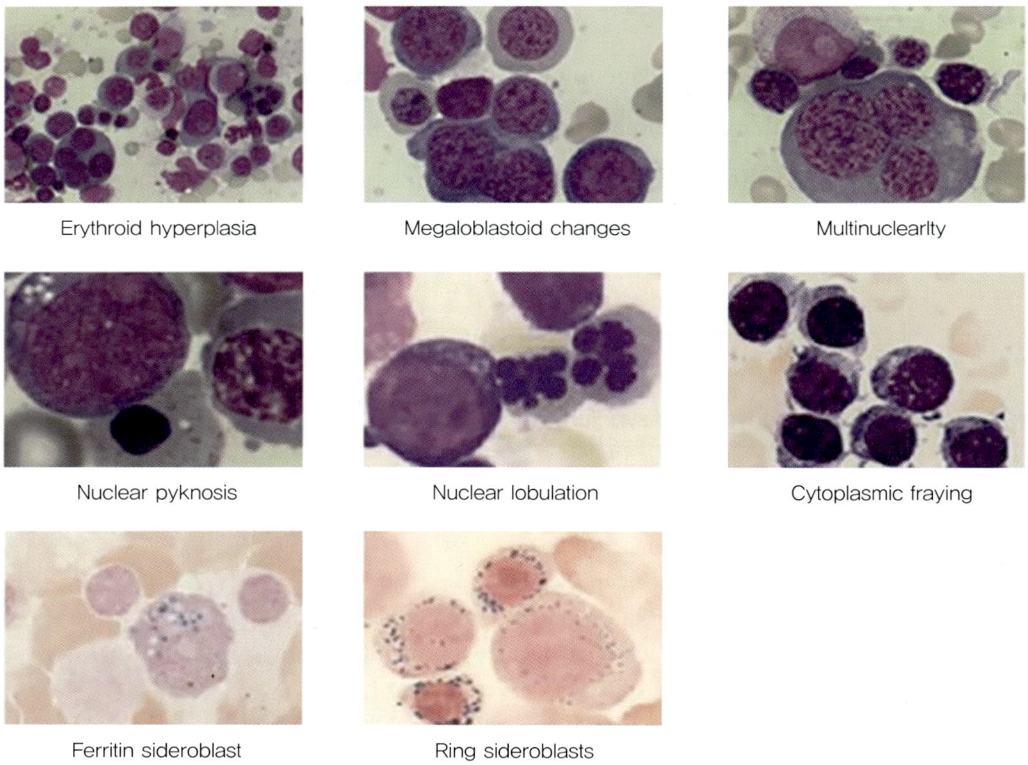

그림 9-7. **비정상 적혈모구들**

(2) 백혈구 조혈 이상(dysmyelopoiesis)

말초혈액이나 골수에서 염기성 세포질, 비정상 과립(무과립, 과다과립, 과소과립 등), 비정상 핵(과분엽, 동그란 핵, 저분엽 등)을 가진 백혈구나 거대 백혈구 등을 볼 수 있다(그림 9-8).

(3) 혈소판 조혈 이상(dysmegakaryopoiesis)

말초혈액에 거대 혈소판, 비정상 과립을 가진 혈소판, 소형 거대핵세포, 다핵 거대핵세포 등이 출현하며 골수에는 단핵을 가진 거대핵세포, 비정상 핵을 가진 거대핵세포 등을 볼 수 있다(그림 9-9). 30개 이상의 거대핵세포를 관찰한 후 10% 이상이 있으면 형성이상을 의심할 수 있다.

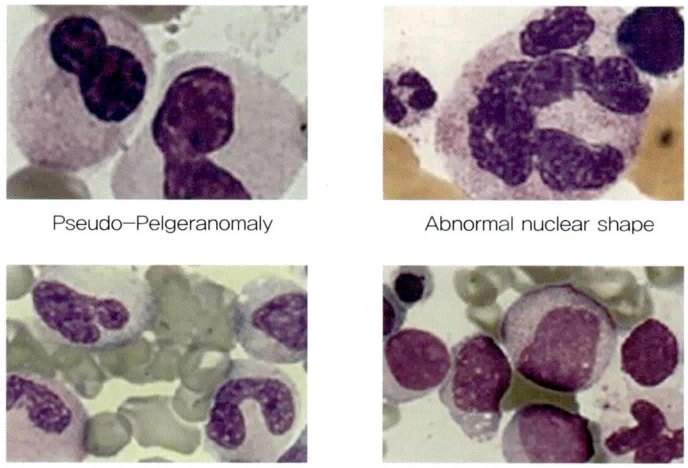

그림 9-8. **비정상 백혈구들**

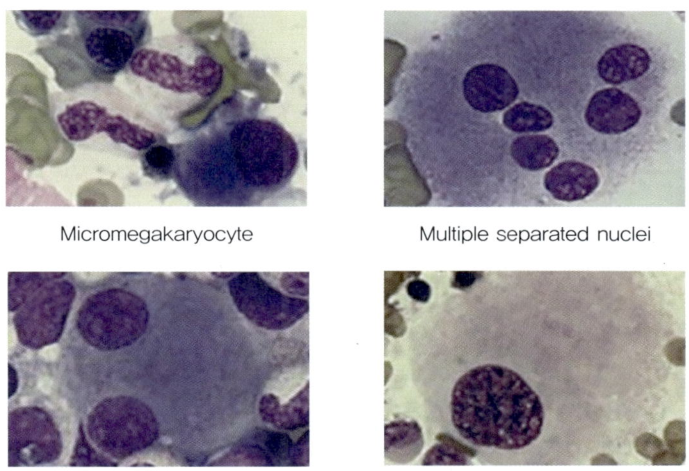

그림 9-9. **비정상 거대핵세포들**

(4) 비정상 세포 기능

적혈구는 수명이 감소하고 백혈구는 부착능, 탐식능 등이 감소하며 혈소판 기능도 감소한다.

3. 백혈병(Leukemia)

1) 정의

한두 종류 이상의 백혈구 계통 세포들의 비정상적인 증식이 일어나 조혈 기능 장애를 일으키며, 백혈병 세포들이 여러 조직으로 침윤되는 특징을 가지는 조혈 조직의 악성 종양이다.

정상적으로 골수와 림프 조직은 규칙적으로 백혈구를 생성하여 그 기능을 유지하고 있다. 백혈병에서는 본래의 생성조절 기능을 잃은 비정상적인 백혈구가 과다하게 증식하여 정상적인 백혈구는 점점 감소되어 소멸되고, 뒤이어 적혈구와 혈소판까지도 침범하여 혈액 내 존재하는 모든 정상 혈구가 점차 감소하는 질병이다. 백혈병의 원인은 확실하게 알려져 있지 않으나 약물(alkylating agent), 방사선 조사, 다른 질환의 합병증, 유전 등으로 알려져 있다.

2) 분류

백혈병은 질환의 지속기간에 따라 분류하며, 급성은 수일 또는 수개월의 지속기간으로 신속하게 진행한다. 만성은 환자의 연령이나 관련 세포에 따라 다르나 대부분은 최소 1~2년 이상은 생존 가능하나, 정도 차이가 심하여 만성림프구 백혈병 같은 경우는 10~15년까지도 연장할 수 있다.

각 종류의 백혈구 세포들의 성숙정도와 형태에 따라 분류한 FAB (French-America-British) 분류법과 면역 표현형과 유전학적 이상 등을 기준으로 분류한 WHO (World Health Organization) 분류법이 있다(표 9-6).

표 9-6. FAB 분류와 WHO 분류의 비교

특징	FAB 분류	WHO 분류
기준	형태학, 세포화학 염색	형태학 + 면역표현형 + 유전학
분류 항목	AMK M0~M7	유전적 이상, 임상적 특징 반영
분자진단 포함 여부	포함하지 않음	포함(유전자 돌연변이, 염색체 이상)
재현성	중간	높음

(1) 급성 백혈병(acute leukemia)

- 급성골수세포백혈병(acute myelocytic leukemia, AML)
- 급성림프구백혈병(acute lymphocytic leukemia, ALL)

(2) 만성 백혈병(chronic leukemia)

- 만성골수세포백혈병(chronic myelocytic leukemia, CML)
- 만성림프구백혈병(chronic lymphocytic leukemia, CLL)

혈액 종양은 1976년 FAB (French-American-British)의 병리학자들이 형태학적, 세포학적 소견에 의거하여 급성골수세포백혈병은 M1에서 M6로 분류하였고, 급성림프구백혈병은 L1, L2, L3로 구분하였다. 1985년 M7을 추가하였고, 1991년 형태학적, 세포학적 소견이 아닌 면역학적 검사로 분류되는 M0를 추가하였다. 그러나, FAB 분류는 형태학적 구별은 용이할 수 있으나 급성골수세포백혈병에서는 M3 외에는 치료약의 선택, 예후 판단, 세포 유전학적 검사와의 관련성이 적어서 유용성에 한계가 있다.

급성림프구백혈병은 L3 외에는 임상적 의의가 적으므로, 진단 당시 면역 표현형의 분류가 더 중요하다. 이러한 유용성의 한계로 1997년 새로운 분류법으로 WHO 분류가 제안되었다. 혈액 종양 분류로 세계적으로 인정받고 있는 WHO 분류는 혈액 종양을 계통에 따라 크게 골수세포계, 림프구계, 조직구계, 수지상세포 종양으로 나누어 분류하였다.

세부 분류를 위하여 형태학적 관찰을 위주로 한 기존의 FAB 분류법에 면역 표현형 검사, 유전학적 이상 및 다계열 형성 이상, 과거 종양의 치료 병력의 임상적 특징 등 모든 정보를 분류에 활용하고 있다. 이 중에서 말초혈액 도말 검사 및 골수 검사는 형태학적 이상을 평가하는 가장 중요한 진단 검사이며, 세포 화학 염색(cytochemical stain)은 AML과 ALL의 분류에 사용되고, 특이도가 높은 면역 세포 화학 염색(immunocytochemical stain)은 진단의 정확도를 높여준다.

그 외에도 면역 표현형 검사(immunophenotyping)로 CD 항원을 분석하고, 예후에 영향을 미치는 특정 염색체의 변이를 알아보기 위한 염색체 검사, 중합 효소 연쇄 반응(PCR), 그리고 염색체 이상을 신속하고 예민하게 검사하는 FISH 등이 이용되었으며, 악성 세포가 발현하는 항원 분석법으로 유세포분석기(FCM) 등 광범위한 진단법이 활용되었다.

1) 골수계 종양

WHO는 골수세포계 종양을 형태학적 특징, 면역학적 표현형, 유전학적 이상과 임상적 특징을 고려하여 크게, 급성골수세포백혈병 및 관련 전구세포 세포 종양(AML and related precursor neoplasms), 계열 모호성 급성 백혈병(acute leukemia of ambiguous lineage), 골수형성이상 증후군(myelodysplastic syndromes), 골수증식 종양(myeloproliferative neoplasms), 골수형성이상/골수증식 종양(myelodysplastic/myeloproliferative neoplasms), 호산구 증가증과 PDGFRA, PDGFRB, 또는 FGFR1 유전자 이상을 동반한 골수세포계 및 림프구계 종양(myeloid and lymphoid neoplasms with eosinophilia and abnormalities of PDGFRA, PDGFRB, 또는 FGFR1)으로 분류하였다(표 9-7).

골수 증식 종양은 골수에서 한 종류 이상의 골수세포, 즉 과립구계, 적혈구계, 거대핵계, 비만세포가 증식하는 조혈줄기세포 질환으로, 초기에는 골수와 말초의 세포 증가로 세포 충실도가 증가하나, 점차 골수 섬유화, 골수 부전을 야기한다.

FAB분류에 임상적 특징을 설명할 수 있는 유전학적 변화와 예후를 반영하여 반복 염색체 이상 급성골수세포백혈병, 골수형성이상 관련 급성골수세포백혈병, 치료 관련 골수성종양, 미범주, 즉 달리 분류되지 않는 급성골수세포백혈병, 골수성 육종, 다운증후군 관련 골수 증식증, 모세포성 형질세포양 수지상세포 종양으로 분류하였다.

만성골수세포백혈병, 만성 중성구 백혈병, 진성적혈구증가증, 일차 골수 섬유증, 특발 혈소판 증가

표 9-7. 골수계 종양의 WHO 분류

급성골수세포백혈병 및 관련 전구세포 종양(AML and related precursor neoplasms)

- 반복 염색체 이상 급성골수세포백혈병(AML with recurrent cytogenetic translocations)
  - AML with t (8;21)(q21;q22), AML1 (*CBF-alpha*)/*ETO*
  - Acute promyelocytic leukemia (AML with t (15;17) & variants)
  - AML with abnormal bone marrow ecosinophils (inv(16)(p13q22) or t(16;16)(p13;q11), *CBFb*/*MYH11X*
  - AML with t (9;11)
  - AML with t (6;9)
  - AML with inv (3)
  - AML (megakaryoblastic) with t (1;22)
  - AML with mutated *NPM1*
  - AML with mutated *CEBPA*
- 골수형성이상 관련 급성골수세포백혈병(AML with recurrent cytogenetic translocations)
  - 치료 관련 골수 종양(therapy realted myeloid neoplasms)

미범주 급성골수세포백혈병(AML, not otherwise specified)

- Acute myeloid leukemia with minimal differentiation (M0)
- Acute myeloid leukemia without maturation (M1)
- Acute myeloid leukemia with maturation (M2)
- Acute myelomonocytic leukemia (M4)
- Acute Monocytic and monoblastic leukemia (M5a & M5b)
- Acute erythroid leukemia (M6)
- Acute megakaryoblastic leukemia (M7)
- Acute basophilic leukemia (M8)
- Acute panmyelosis with myelofibrosis

골수성 육종(myeloid sarcoma)

다운증후군 관련 골수 증식증(myeloid proliferation related to Down syndrome)

모세포성 형질세포양 수지상세포 종양(blastic plasmacytoid dendritic cell neoplasm)

계열 모호 급성 백혈병(acute leukemia of ambiguous lineage)

골수형성이상 증후군(myelodysplastic syndromes)

- 단계열 형성 이상 불응성 혈구 감소증(refractory cytopenis with unilineage dysplasia, RCUD)
  - 불응성 빈혈(refractory anemia, RA)
  - 불응성 중성구감소증(refractory neutropenia, RN)
  - 불응성 혈소판 감소증(refractory thrombocytopenia, RT)
- 환상 철적혈모구 불응성 빈혈(refractory anemia with ring sideroblasts, RARS)
- 다계열 형성 이상 불응성 혈구 감소증(refractory cytopenia with multilineage dysplaisa, RCMD)
- 모세포 과다 불응성 빈혈-1,2(refractory anemia with excess blasts, RAEB)
- 미분류 골수형성이상 증후군(myelodysplastic syndrome, unclassifiable, MDS-U)
- 5q 단독 결손 골수형성이상 증후군(myelodysplastic syndrome with isolated del(5q)

골수 증식 종양(myeloproliferative neoplasms)
만성골수세포백혈병(chronic myelocytic leukemia): *BCR-ABL1* 양성
만성 중성구 백혈병(chronic neutrophilic leukemia)
진성 적혈구 증가증(polycythemia vera, PV)
일차 골수 섬유증(primary myelofibrosis, PMF)
특발성 혈소판 증가증(essential thrombocythemia, ET)
미범주 만성 호산구성 백혈병(chronic eosinophilic leukemia, CEL, NOS)
비만세포 증가증(mastocytosis)
미분류 골수 증식 종양(myeloproliferative neoplasm, unclassifiable, MPN, U)

골수 형성 이상/골수 증식 종양(myelodysplastic/myeloproliferative neoplasms)
만성 골수 단(핵)구 백혈병
음성 비전형 만성골수세포백혈병
연소기 골수 단(핵)구 백혈병
미분류 MDS/MPN

호산구 증가증과, 또는 유전자 이상을 동반한 골수세포계 및 림프구계 종양(myeloidand lymphoid neoplasms with eosinophilia and abnormalities of 또는)

증 등이 여기에 속한다. 만성골수세포백혈병은 골수의 세포 충실도가 증가하고, 필라델피아 염색체 이상(*BCR-ABL1* 양성)을 동반하며, 골수 모세포가 2% 이하는 만성기로 분류하고, 10% 이상을 넘으면 가속기나 모세포기로 분류한다. 진성 적혈구 증가증은 적혈구 생성 조절 기전과 상관없이 적혈구 생성이 항진되며, 적혈구뿐만 아니라 과립구계, 거대핵세포계도 동시에 증가되는 범혈구 증가증을 유발하게 된다.

FAB에 비해 WHO 분류는 골수세포계 세포의 중복 증식을 인정하여 FAB 기준보다 덜 엄격한 기준을 적용하여 골수 형성 이상/골수 증식 종양을 분류에 포함시켰다. 한 계열 이상의 골수세포계 세포가 증식하고 다른 계열 세포의 증식은 억제된다. 만성 골수단(핵)구 백혈병, *BCR/ABL1* 음성 비전형 만성 골수세포백혈병, 소아기 골수단(핵)구 백혈병, 미분류 MDS/MPN이 여기에 속한다.

2) 림프구계 종양

WHO의 림프구계 종양의 분류는 면역 표현형의 기준에 의해 전구림프계 종양, 성숙 B 세포 종양, 성숙 T세포 및 NK 세포 종양, 호지킨 림프종으로 나뉜다.

전구림프계 종양(precursor lymphoid neoplasms)은 미범주 B 림프성 백혈병/림프종, 반복 염색체 이상 B 림프모구 백혈병/림프종, T 림프모구 백혈병/림프종으로 분류되었고, 성숙 B 세포 종양(mature B cell neoplasm)에는 털세포 백혈병(hairy cell leukemia), 형질세포 종양(plasma cell neoplasms), 만성림프구백혈병(chronic lymphocytic leukemia), 소림프성 림프종(small lymphocytic lymphoma)이 속한다. Burkitt's 림프종인 L3형은 WHO에서는 성숙 B 세포 종양으로 분류되었다(표 9-8). 혈액암 관련 검사 필수유전자는 표 9-21과 같다.

표 9-8. 림프구계 종양의 WHO 분류

전구림프계 종양(precursor lymphoid neoplasms)
미범주 B 림프모구 백혈병/림프종(B-lymphoblastic leukemia/lymphoma, not otherwise specified)
반복 염색체 이상 B 림프모구성 백혈병/림프종(B-lymphoblastic leukemia/lymphoma with recurrent geneticabnormalities)
T 림프모구 백혈병/림프종(T-lymphoblastic leukemia/lymphoma)
성숙 B 세포 종양(mature B-cell neoplasms)
성숙 T 세포 및 NK 세포 종양(mature T-and NK-cell neoplasms)
호지킨 림프종(Hodgkin lymphoma)

3) 임상적 증상

골수 기능 부전에 의한 증상은

- 적혈구 감소로 인한 창백, 무기력, 피곤, 호흡 곤란, 심계 항진 등의 증상
- 백혈구 감소로 인한 감염과 발열 증상
- 혈소판 감소로 인한 출혈 증상(피부 자반증, 비출혈, 위출혈, 혈뇨, 두개 내 출혈 등)
- 과대사증(Hypermetabolism)에 의한 증상은 발열, 체중 감소, 쇠약, 피곤 등
- 타 기관에 백혈병 세포 침투로 인한 증상으로 림프절 종대(경부, 편도선, 흉선 등), 비 종대, 간 종대, 골, 관절 통증
- 중추신경계 침범으로 인한 오심, 두통, 구토, 경련, 뇌신경 마비 등 다양한 증상을 보인다.

4) 치료

최근 화학 요법과 보조 요법의 발달로 치료성적이 좋아지고 있다. 강력한 항암 화학 요법이 주 치료제이며 감염과 출혈에 대한 보조 요법을 겸하게 된다. 이 밖에 면역 요법과 골수 이식을 하기도 하는데, 골수 이식은 다량의 방사선과 화학 요법으로 백혈병 세포를 완전히 없앤다. 그 후 거의 파괴된 환자의 골수 대신 건강한 공여자의 골수 세포를 정맥을 통해 공급하는 것으로 최근 백혈병 치료의 중요한 역할을 하고 있다.

3-1. 급성 백혈병(Acute Leukemia)

1) 정의

급성골수세포백혈병은 백혈구 전구세포(미성숙 세포)의 암성 증식에 의한 것으로 정상 혈구가 감소되고 백혈병 세포가 장기에 침윤함으로 인해 치료 받지 않으면 수 주 내지 수개월 내에 사망하는 질환이다.

정상 혈구의 감소로 인한 빈혈, 출혈, 감염 등이 흔히 나타나고 장기 침범으로 인한 뼈의 통증, 잇몸이 붓거나 간 비대, 지라 비대가 나타난다. 과대사증으로 발열, 쇠약, 피곤, 체중 감소 등이 나타나고 중추신경계를 침범한 경우 오심, 구토, 경련 및 뇌신경 마비 등이 나타나기도 한다.

2) 분류

FAB의 M0~M7 분류법에 따른 급성 백혈병은 크게 급성골수세포백혈병(Acute myelocytic leukemia, AML)과 급성림프구백혈병(Acute lymphocytic leukemia, ALL)으로 분류된다(표 9-9). 또한, 급성골수세포백혈병 WHO 분류의 가장 큰 특징은 FAB 분류가 말초혈액과 골수의 모세포 비율을 30%로 규정한 데 비해 WHO는 20%를 급성골수세포백혈병으로 정의하였다.

모세포 비율에 상관없이 급성골수세포백혈병에서 흔한 반복적 염색체 이상이 나타나면 급성골수세포백혈병으로 정의하였다는 것이다.

계열 모호 급성 백혈병은 모세포의 면역 표현형을 분류하여 한 계열 이상, 즉 양쪽 표현형 급성 백혈병(biphenotyping acute leukemia)과 유전자 변화를 고려한 혼합 분류이다. 그러나, 면역 표현형보다는 유전자변화를 우선으로 분류하였다(표 9-10).

표 9-9. 급성 백혈병의 FAB 분류

Myeloid	
M0	Minimal differentiation, by morphology + cytochemistry, myeloid immunophenotype
M1	Myeloblast without maturation, Little differentiation, > 90% blasts
M2	Myeloblast with maturation, Differentiated, 30~90% blasts
M3	Promyelocytic: intensely granular, variant form is microgranular
M4	Myelomonocytic
M5a	Monoblastic and Monocytic without differentiation
M5b	Monoblastic and Monocytic with differentiation
M6	Erythroid leukemic, Erythroid differentiation, > 50% of mononuclear cells are erythroid
M7	Megakaryoblastic
Lymphoid	
L1	Small cells, high nuclear/cytoplasmic ratio
L2	Larger cells, lower nuclear/cytoplasmic ratio
L3	Vacuolated, Burkitt's Lymphoma, basophilic blast cells
All subtypes have > 30% blast cells in the bone marrow.	

표 9-10. 급성백혈병의 WHO 분류

급성골수세포백혈병 및 관련 전구세포 종양(AML and related precursor neoplasms)
반복 염색체 이상 급성골수세포백혈병(AML with recurrent cytogenetic translocations)
AML with t (8;21)(q21;q22), AML1 (*CBF-alpha*)/*ETO*
Acute promyelocytic leukemia (AML with t (15;17) & variants)
AML with abnormal bone marrow ecosinophils (inv(16)(p13q22) or t(16;16)(p13;q11), *CBFb*/*MYH11X*
AML with t (9;11)
AML with t (6;9)
AML with inv (3)
AML (megakaryoblastic) with t (1;22)
AML with mutated *NPM1*
AML with mutated *CEBPA*
골수형성이상 관련 급성골수세포백혈병(AML with recurrent cytogenetic translocations)
치료 관련 골수 종양(therapy realted myeloid neoplasms)
미범주 급성골수세포백혈병(AML, not otherwise specified)
Acute myeloid leukemia with minimal differentiation (M0)
Acute myeloid leukemia without maturation (M1)
Acute myeloid leukemia with maturation (M2)
Acute myelomonocytic leukemia (M4)
Acute Monocytic and monoblastic leukemia (M5a & M5b)
Acute erythroid leukemia (M6)
Acute megakaryoblastic leukemia (M7)
Acute basophilic leukemia (M8)
Acute panmyelosis with myelofibrosis

표 9-11. 급성골수세포백혈병의 WHO 주요 유전자 분류

AML with recurrent genetic abnormalities
AML with t(8;21)(q22;q22.1); *RUNX1-RUNX1T1*
AML with inv(16)(p13.1q22) or t(16;16)(p13.1;q22); *CBFB-MYH11*
APL with *PML-RARA*
AML with t(9;11)(p21.3;q23.3) *MLLT3-KMT2A*
AML with t(6;9)(p23;q34.1); *DEK-NUP214*
AML with inv(3)(q21.3q26.2) or t(3;3)(q21.3;q26.2); *GATA2, MECOM*
AML (megakaryoblastic) with t(1;22)(p13.3;q133.3); *RBM15-MKL1*
Provisional entity: AML with *BCR-ABL1*
AML with mutated *NPM1*
AML with biallelic mutations of *CEBPA*
Provisional entity: *AML* with mutated *RUNX1*

3) 진단 방법

현재 급성 백혈병을 진단하기 위한 방법으로는 형태학적 검사, 세포 화학적 검사, 세포 유전학적 검사, 분자생물학적 검사, 유세포분석을 이용한 세포 표면 항원(CD Marker) 검사, 전자현미경적 검사 등 많은 검사를 통해 진단되고 있다(표 9-12, 13).

급성백혈병의 기준으로 FAB분류에서는 골수나 말초혈액에서 출현하는 모세포(blast)의 비율이 30%였으나 WHO분류에서는 20% 이상으로 조정하였으며, 20% 미만이라도 유전자의 비정상이 확인될 경우 급성백혈병으로 진단할 수 있다.

표 9-12. 급성 백혈병의 세포 화학적 특성

	ALL	AML
Cytochemistry		
Myeloperoxidase(MPO)	−	+ (including Auer rods)
Sudan Black B	−	+ (including Auer rods)
Non-specific esterase	−	+ in M4, M5
Periodic acid Schiff (PAS)	+ (coarse in c-ALL)	+ M6 (fine blocks)
Acid phosphatase	+ in T-All (Golgi staining)	+ M6 (diffuse)
Electron microscopy		+ (early granule formation)
Immunoglobulin (IG) and TCR genes	Precursor B-All: clonal rearrangement of Ig genes T-All: clonal rearrangement of TCR genes	Germ-line configuration of Ig and TCR genes

표 9-13. 급성 백혈병의 면역학적 특성

	AML	ALL (Precursor B*)
Myeloid		
CD13	+	−
CD33	+	−
glycophorin	+ (M6)	−
B lineage		
CD19	−	+
CD22	−	+
CD10	−	+ (common) or −(null)
clg	−	+ (pre-B)
T lineage		
CD7	−	+
CD3	−	+
TdT	−	+

1. 급성골수세포백혈병(Acute myelocytic leukemia, AML)

1) 정의

비림프구 계통의 백혈구 전구세포의 암성 증식에 의해 정상 혈구가 감소되고 백혈병 세포가 장기에 침윤하는 질환이다. 성인에서 나타나는 일반적인 백혈병이다.

2) 분류

AML은 1976년 FAB (French America British)에서 골수 내 모세포(blast)의 형태, 세포의 성숙도, 특수 화학적 염색 결과를 기초로 분류가 시작되었다. 현재는 M0에서 M7까지 8가지로 분류되며 이 중 M3를 제외하고는 대체로 치료 원칙이나 예후가 비슷한 것으로 알려져 있다(표 9-14, 15).

표 9-14. FAB 분류에 따른 급성수세포백혈병의 특성

FAB type	Granulocyto-poiesis(%)	Monocy-topoiesis	Erythro-poiesis(%)	Immune markers	Cytogenetics	Molecular genetics	Freguency (%)
M0	< 10 POX < 3 <10	< 20	< 50	Lymphoid neg. Myeloid pos	? t(8:21)	? AML/ETO	~10
M1	POX > 3	< 20	< 50		t(8:21) (q22;q22)	AML/ETO	~10
M2	>10	< 20	< 50				
M3	Hypergranular, Auer rods	< 20	< 50	HLA-DR neg.	t(15:17) (q22;q12)	PML/ RARα	
M3v	Microgranular	>20	< 50		t(11:17)	PLZF/ RARα	~5
M4	>20	>20	< 50		t(9:11) (p22;q23	AF9/MLL	> 5: more freg-uentin children freguentin
M4Eo	Abnormal Eo >20	>20	< 50		inv(16) (p13;q22)	MYH11/ CBFP	
M5a	< 20	>80, immature	< 50		t(16:16) t(11v) (q23;v)	PLAT	
M5b	< 20	>80, immature	< 50		t(8:16)	PLAT	< 0.1
M6	>30% of NEC are blasts;vari-able	Variable	< 50		del(20) (q11)		
M7	>30 mega-karyoblasts	Variable	< 50	CD 41/ CD 61 pos.	t(1:22)		~1 (small children)

□ Characteristic results

표 9-15. AML에서 자주 관찰되는 염색체 이상

관련 질환	염색체 이상	연관 유전자
M7	t(1;22)(p13;q13)	*RBM15/MLKL1*
M4, M6, CML, MDS	inv(3)(q21q26.2) t(3;3)(q21;q26.2)	*RPN1/MECOM*
AML, MDS, MPD	del(5)(q13q33)	*EGR1*
M2, M4	t(6;9)(p23;q34)	*DEK/NUP14*
M4, M5	t(6;11)(q27;q23)	*KMT2A/AFDN(MLL/AF6)*
M2	t(7;11)(p15;p15)	NUP98/HOXA9
M2	t(8;21)(q21.3;q22)	*RUNX1/ RUNX1T1(AML1/ETO)*
M5	t(9;11)(p21;q23)	*KMT2A/MLLT3*
M1, M2, CML, ALL, MPD	(9;22)(q34;q11.2)	*BCR/ABL1*
M3	t(15;17)(q22;q24)	*PML/RARA*
AML M3를 제외한 AML (특히 AML M4E)	inv(16)(q13.1q22) t(16;16)(p13.1;q22)	*CBFB/MYH11*
AML, MDS, MPD, PV	(17)(q10)	
AML, MDS, MPD, PV	del(20) (q11.2q13.1~q13.3)	

3) 말초혈액 검사소견

백혈구 수는 10만 개까지 증가하기도 하지만, 정상이거나 오히려 감소하는 경우도 있다. myeloblast가 20%이상 출현하고, Auer body가 관찰되기도 하며, normocytic, normochromic 빈혈과 혈소판 감소증이 나타난다(그림 9-10~18).

M0 (Acute myeloid leukemia with minimal differentiation) : 최소분화 급성골수세포백혈병

- 모세포 20% 이상 관찰(그림 9-10)
- Myeloperoxidase, Sudan Black B 염색에서 blast(모세포) 양성율 3% 미만
- CD33, CD34, CD117 양성

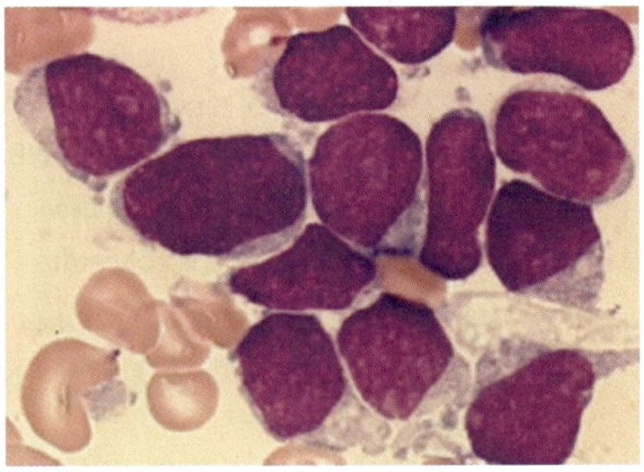

그림 9-10. AML-M0

참고

세포화학 염색법

1) Peroxidase 염색

(1) 검사목적
AML(SBB와 함께 양성세포 3% 이상)과 ALL의 감별진단

(2) 원리
① 기질(benzidine) + H_2O_2 + MPO → 기질의 산화물(청색) + $2H_2O$
② 기질종류에는 benzidine(현재는 발암물질로 사용금지), Diaminobenzidine (DAB), aminocarbazol, Diaminofluoren 등
③ 발색반응은 기질에 따라 다양한 색깔로 나타남

(3) 결과
① 양성반응 - 중성구, 호산구, 단(핵)구(약양성)
② 음성반응 - 림프구, 거대핵세포, 혈소판, 형질세포, 호염구, 적혈모구
③ AML 3% 이상, ALL 3% 미만

2) Sudan black B (SBB)

(1) 지질(중성지방, 인지질)을 함유하고 있는 과립구계에 흑색이나 흑갈색의 양성과립을 보임
(2) Peroxidase와 유사
(3) 결과
① 양성반응 - 전골수세포, 단(핵)구, Auer body
② 음성반응 - 림프구
③ AML에서 Blast의 3% 이상이 SBB 양성

3) Periodic acid Schiff (PAS)

(1) 다당류의 거의 대부분은 glycogen으로서 급성백혈병 중에서 AML(거의 모든 blast는 PAS 음성)과 ALL(PAS 양성)의 감별에 이용됨
(2) 적백혈병(Erythroleukemia, M6)의 적혈모구(강한 PAS 양성)와 거대적혈모구빈혈의 적혈모구(PAS 음성)의 감별에도 이용됨
(3) 결과
① PAS 반응의 양성은 적색 또는 적자색으로 세포질 내 또는 주변에서 관찰됨
② AML에서 골수모세포, 전골수세포: 대부분 음성, 일부는 산만성 약양성
③ ALL의 림프모구, 적백혈병의 적혈모구: 강한 양성(과립이 농축된 환형모양)
④ 지중해 빈혈, 재생불량 빈혈, 골수섬유증, 철결핍 빈혈의 경우: PAS 양성
⑤ 악성빈혈 시 거적혈모구는 음성
⑥ 혈소판: 산만성의 강한 양성
⑦ 성숙 림프구는 음성, 소수의 양성 과립

4) Esterase

(1) 비특이적 에스터라아제(NSE): 단(핵)구계에 많이 존재
기질: ANA (α-naphthyl acetate), ANB (α-naphthyl butyrate)
(2) 특이적 에스터라아제(SE): 과립구계에 많이 존재
기질: Naphthol AS-D chloroacetate
(3) 단(핵)모세포를 동정하거나 AML-M4 백혈병 구분 시 반드시 실시
(4) 비특이적 에스터라아제 염색법에서 NaF 저해시험을 실시 - 단(핵)구계 세포는 NaF에 의해 활성이 저해됨
(5) 결과 해석
① M2, M3 AML - 특이적 에스터라아제 양성: 청색
② M5 AML - 비특이적 에스터라아제 양성: 적갈색
③ M4 AML - 이중염색법(Dual esterase) 양성: 청색 + 적갈색

M1 (Acute myelocytic leukemia without maturation): 미성숙 급성골수세포백혈병

- 골수모세포가 대부분을 차지(모구 90% 이상), Auer 소체 동반 가능(그림 9-11)
- 전골수세포가 3% 이하, 골수세포나 후골수세포는 거의 보이지 않음
- 성숙능이 결여
- Myeloperoxidase 염색, Sudan black B 양성인 모구가 3% 이상
- 골수는 hypercellularity를 보임
- CD33, CD34, CD117 양성

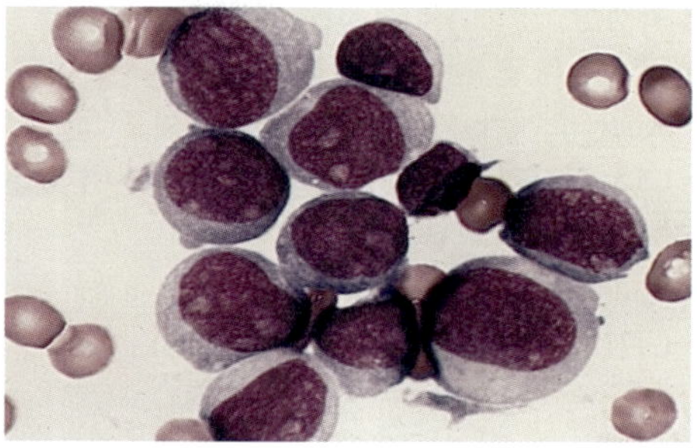

그림 9-11. AML-M1

M2 (Acute myelocytic leukemia with maturation): 성숙 급성골수세포백혈병

- 골수모세포 30~90% 차지
- 골수세포의 10% 이상이 전골수세포와 성숙한 중성구 계열 세포 관찰(그림 9-12)
- Myeloperoxidase (MPO), SBB 양성 모구 3% 이상
- t(8;21) 염색체 변이 관찰
- 특이적 esterase 염색에서 양성, 비특이적 esterase 염색에서는 음성

A

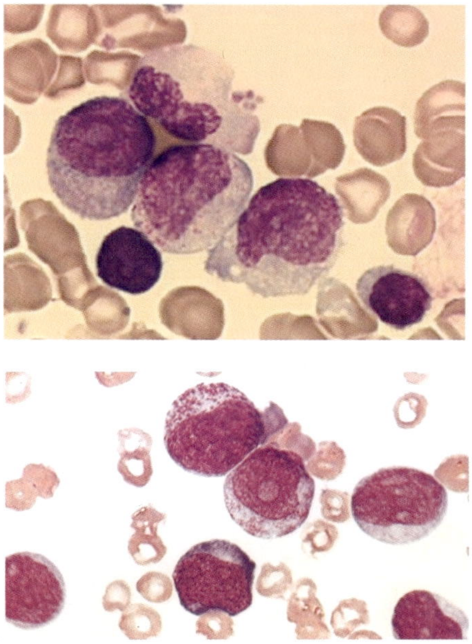

B

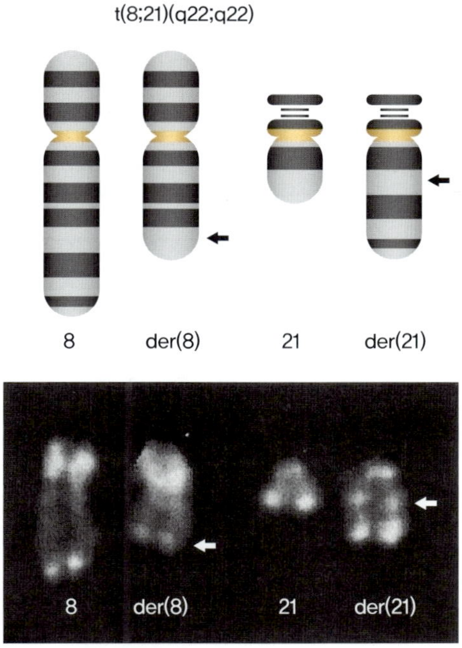

그림 9-12. AML-M2. A: 말초혈액도말 B: 염색체 t(8;21) 전좌

M3 (Acute promyelocytic leukemia, APL): 급성전골수세포백혈병

- 비정상 전골수세포 30% 정도 차지
- 전골수세포 단계에서 분화의 정지
- Auer 소체가 다발로 발견되는 세포(faggot cell) 관찰, 파종혈관내응고(DIC) 동반
- t(15;17) 전좌, PML-RARA 돌연변이 관찰(그림 9-13)
- Myeloperoxidase 양성
- Sudan black B 염색에서 강양성
- CD13, CD33 양성

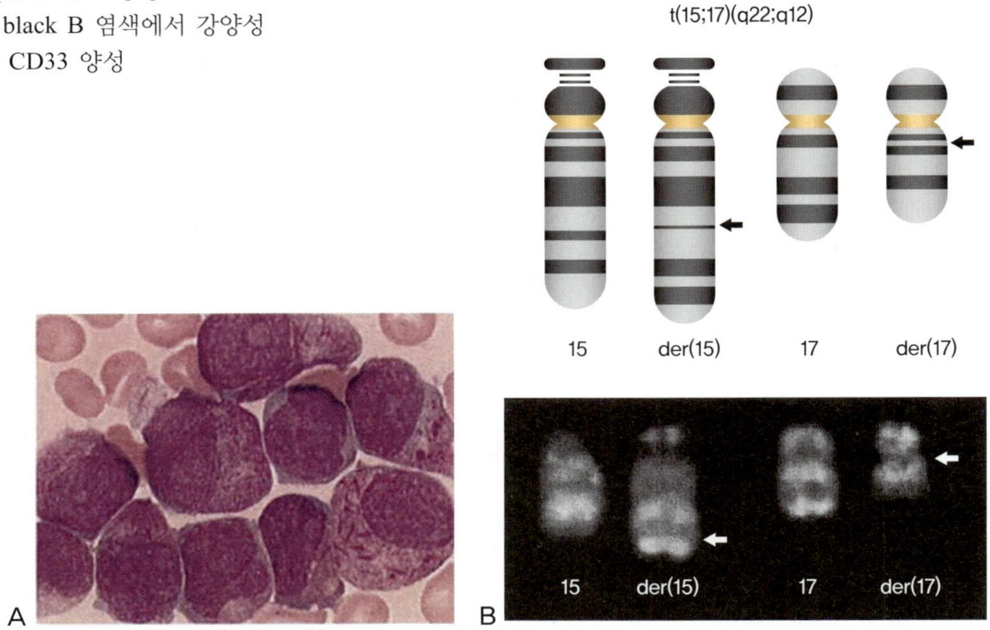

그림 9-13. AML-M3. A: 말초혈액도말, B: 염색체t(15;17)

M4 (Acute myelomonocytic leukemia): 급성 골수단(핵)구백혈병

- 골수모세포, 단(핵)모세포, 전단(핵)구 20% 이상
- CD13, CD33, CD14, CD11 양성
- 특이적 esterase 염색, 비특이적 esterase 염색에 양성, 이중 esterase 염색에서 모두 양성: 중성구-청색, 단(핵)구-적갈색(그림 9-14)
- 잇몸의 종창

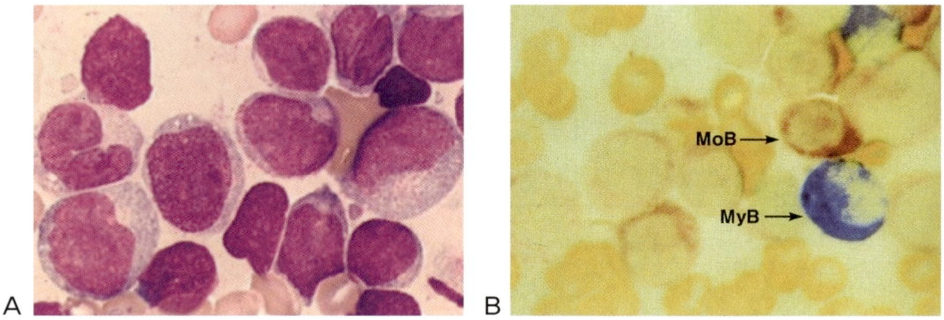

그림 9-14. AML-M4
A: 말초혈액도말 B: 이중 Esterase 염색상 MoB: monoblast, MyB: myeloblast

M5 (Acute monoblast and monocytic leukemia) : 급성 단(핵)모세포 및 단(핵)구 백혈병

- M5a (poorly differentiated monoblast, 미분화단(핵)모세포)
- M5b (differentiated monoblast, 분화단(핵)모세포)
- 단(핵)구계 세포가 80% 이상(그림 9-15)
- 용해소체(lysozyme) 증가
- 비특이에스터라제염색에 강양성(NaF에 억제)

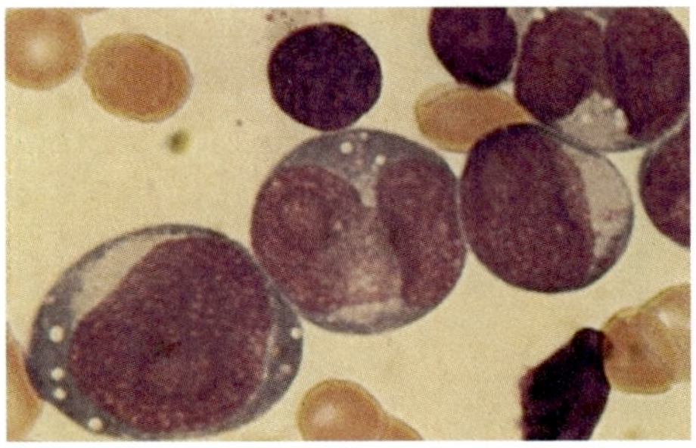

그림 9-15. AML-M5

M6 (Acute erythroid leukemia) : 급성 적혈구계 백혈병

- 골수 세포 중 적혈모구가 50% 이상 차지
- 환형철적혈모구 출현, 다핵의 유핵적혈구 관찰
- PAS (periodic acid schiff) 염색 양성(그림 9-16)

A 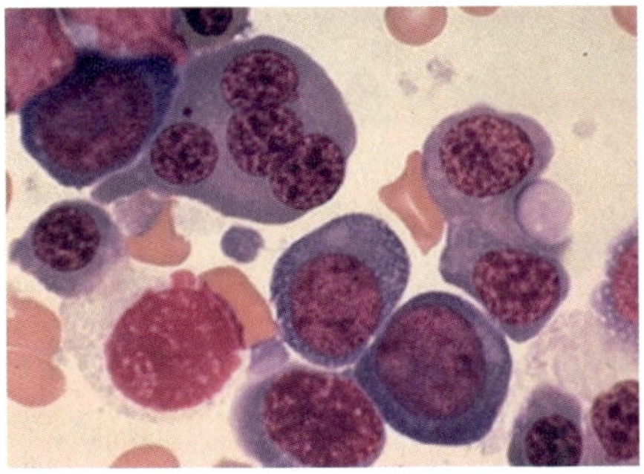 B 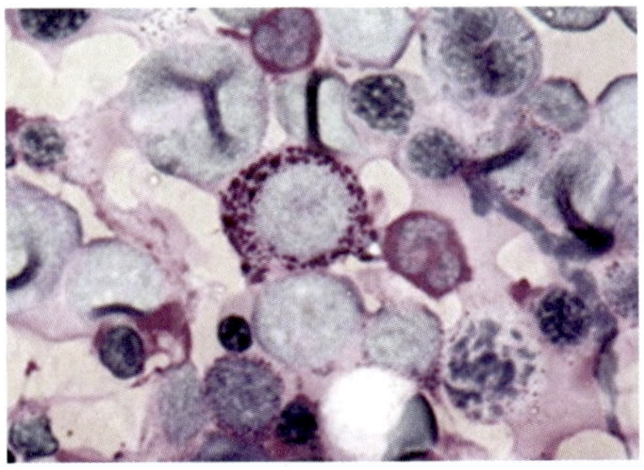

그림 9-16. AML-M6. A: Wright 염색 B: PAS 염색

M7 (Acute megakaryoblastic leukemia) : 급성거대핵모세포백혈병

- 골수에 거대핵모세포가 50% 이상 출현(그림 9-17)
- 골수섬유증 동반하는 경우도 있음
- 거대핵세포계는 CD41, CD61 양성
- MPO, Sudan Black B 염색에서 음성

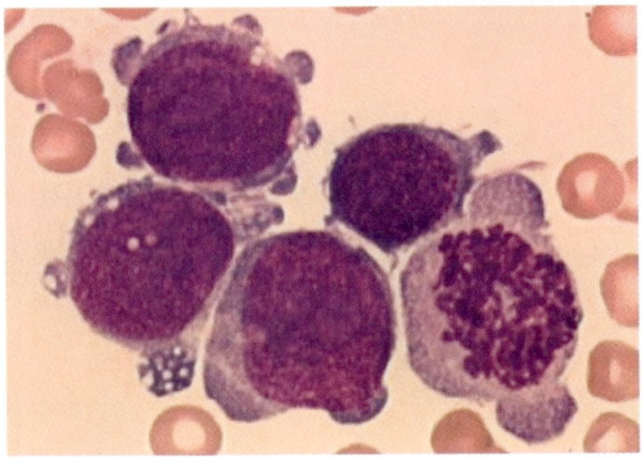

그림 9-17. AML-M7

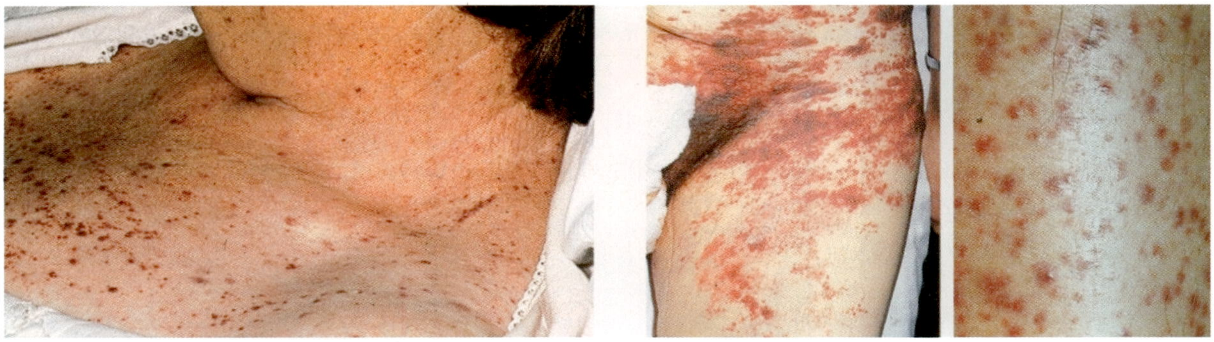

그림 9-18. AML에 동반되는 혈소판 감소증으로 인한 자반

참고

AML의 관해 판정

- 중성구 1,000/μL 이상(모세포 5% 미만)
- 혈소판 10만/μL 이상- Auer 소체 안보임
- 세포유전학 검사에서 정상 핵형 관찰
- 분자유전학적 검사 음성(BCR-ABL1, PML-RARA)

4) 치료

(1) 관해 요법

Cytosine arabinoside와 Daunomycin이나 Adriamycin, Idarubicin 등을 주로 사용하여 골수 내의 모든 세포를 파괴하는 골수 파괴 요법으로 골수 검사상 백혈병 세포가 5% 미만이고, 혈액 검사가 정상화되며 증상이 완전 소실되는 경우를 완전 관해라고 한다. 관해가 오면 중추신경계 침범 예방을 시행한다. 관해 유지를 위해서는 6-Mercaptopurine과 methotrexate를 사용하여 4주에 한 번씩 Prednisone과 Vincristine으로 강화 요법을 시행한다. 단, 예후 불량군에서는 관해 도입 시부터 강력한 화학 요법을 시행하고 consolidation과 유지요법을 강화시킨다.

(2) 보조 요법

수혈(농축적혈구, 혈소판 농축액)이나 항생제(광범위 항생제, Bactrim, Septrin)를 사용하여 감염을 예방하고 요산에 의한 콩팥 장애를 예방하기 위해 수액을 공급하기도 한다.

(3) 동종 골수 이식과 조혈줄기세포 이식

2. 급성림프구백혈병(Acute lymphocytic leukemia, ALL)

1) 정의

림프구 전구세포의 암성 증식에 의해 정상 혈구가 감소되고 장기에 침윤함으로써 장기 손상을 가져와 치료받지 않을 경우 수 주 내지 수개월 내에 사망하는 질환이다. 특히 소아의 ALL은 예후가 좋은데 예후에 관여하는 요인은 연령, 진단 시 백혈구 수, 세포 종류, 세포 marker, 염색체 등이다.

2) 분류

ALL도 1976년 FAB에서 형태학적으로 L1, L2, L3의 세 가지로 분류하였다. 이후 침범된 림프구의 종류에 따라 B cell leukemia, pre B cell leukemia, T cell leukemia, common cell leukemia, null cell leukemia 등의 기능적인 분류법도 사용되고 있다(표 9-16, 17).

ALL-L1은 세포크기가 비교적 작고 핵염색질이 균질하며, 세포질의 양은 많지 않다. L2는 세포크기가 L1보다 크고 세포 모양이 불규칙적이다. L3는 버킷림프종과 발현양상이 비슷하며, 짙은 푸른색의 세포질에 공포가 많이 관찰된다.

표 9-16. 급성림프구백혈병(ALL)의 면역학적 분류

Classification	
B lineage B1 (pro-B) (no other differentiation antigens) B2 (common) B3 (pre-B) B4 (mature B)	CD19 and/or CD79a and/or CD22 CD10 Cytoplasmic IGM Cytoplasmic surface kappa or lambda
T lineage T1 (pre-T) T2 (pre-T) T3 (cortical T) T4 (mature T)	cytoplasmic/membrane CD3 CD7 CD2 and/or CDS and/or CD8 CDla Membrane CD3, CDla
T-α/β and T-γ/δ	anti-TCR α/β, anti-TCR γ/δ

3) 검사 소견

말초 혈액 백혈구 수는 10만 개 정도이지만, 정상이거나 감소하기도 하고, lymphoblast가 20% 이상을 차지한다. 적혈구 형태는 normocytic normochromic 하고 그물적혈구 수와 혈소판 감소가 관찰된다(그림 9-19~26). 골수검사에서는 림프구계 과잉증식(hypercellularity)이 관찰되며, M/E ratio는 대부분 정상이다. MPO와 SBB염색 양성률이 3% 미만으로 나타나고, TdT (terminal deoxynucleotidyl transferase) 양성이다.

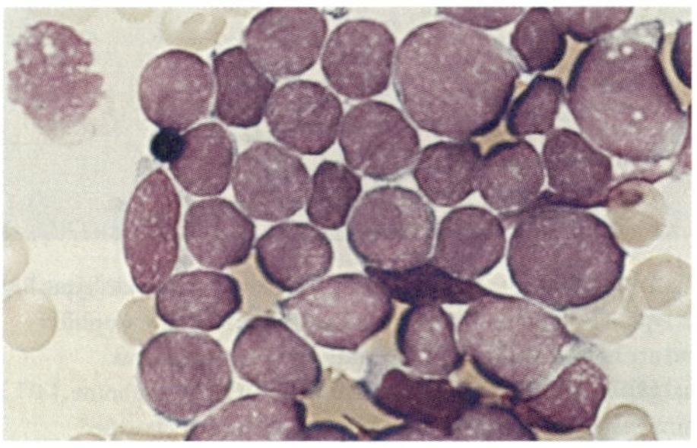

그림 9-19. ALL-L1

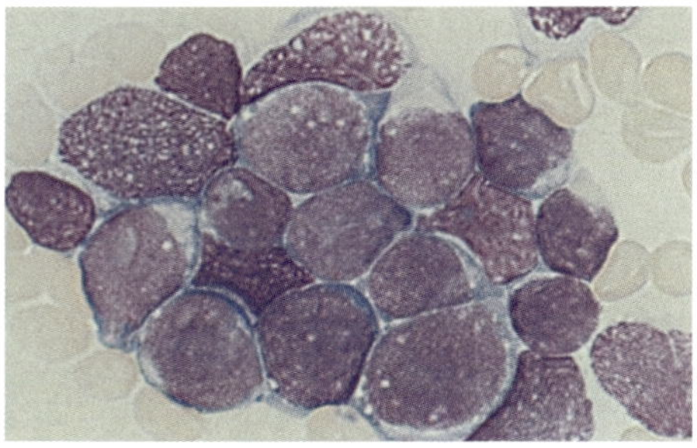

그림 9-20. ALL-L2

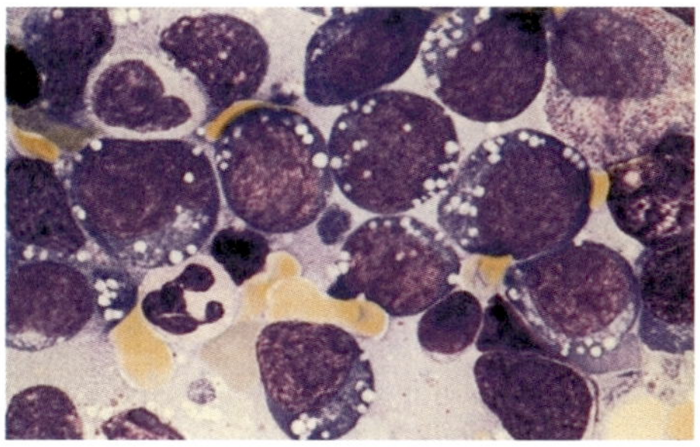

그림 9-21. ALL-L3

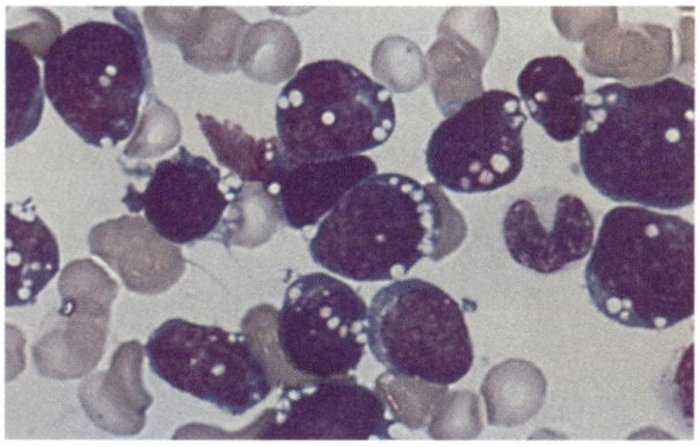

그림 9-22. Burkitt's lymphoma

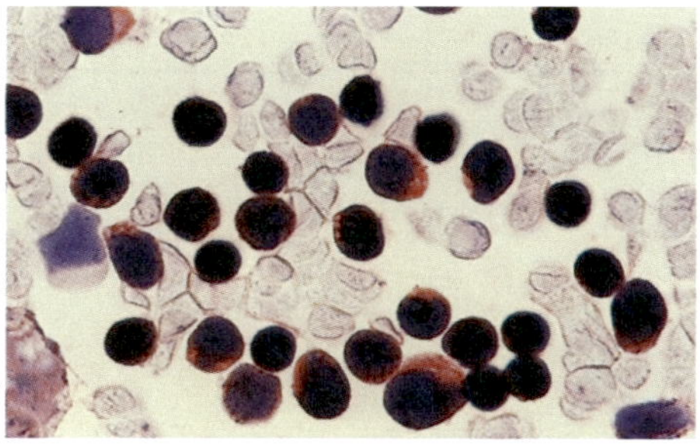

그림 9-23. T-ALL의 CD3

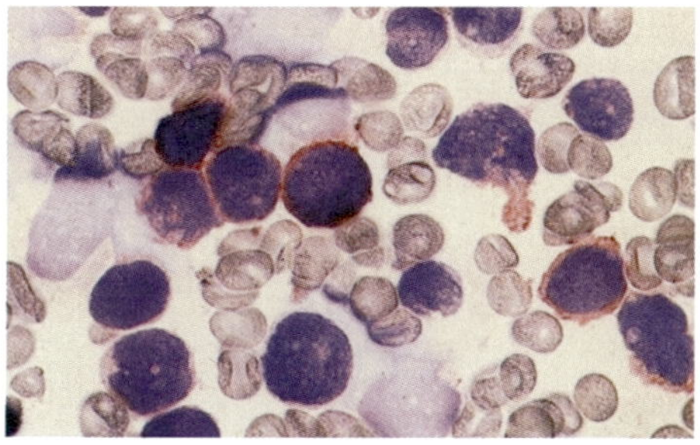

그림 9-24. B-ALL의 CD19

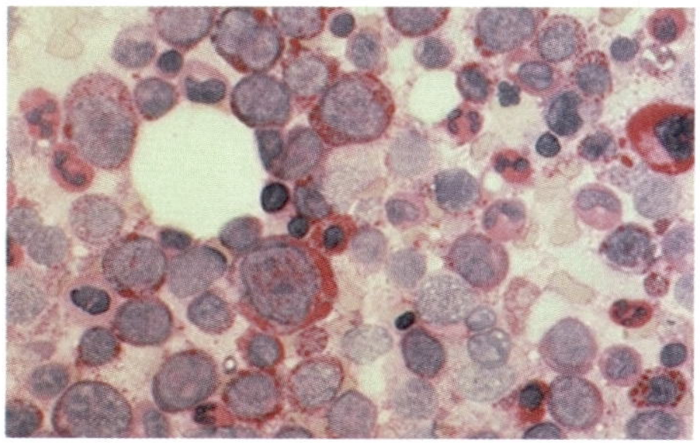

그림 9-25. ALL (PAS 염색)

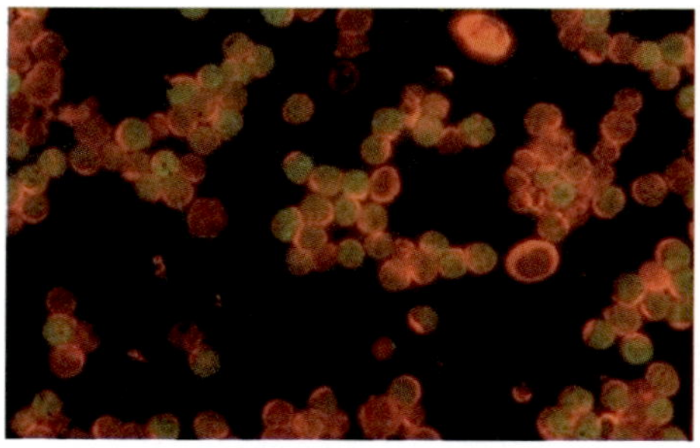

그림 9-26. ALL (TdT 양성형광염색)

표 9-17. ALL에서 잘 관찰되는 염색체 이상

Early and Pre-B ALL	Mature B-cell ALL	T-lineage ALL
t(1;19)(q23;p13)	t(8;14)(q24;q32)	t(1;7)p(32;q35)
del(6)(q13~q23)	t(8;22)(q24;q11)	t(1;14)(p32;q11)
del(9p)	t(2;8)(p12;q24)	del(6)(q13~23)
t(9;22)(q34;q11.2)	del(6q)	t(7;9)(q34;q34)
t(4;11)(q21;q23)		t(7;11)(q35;p13)
t(11;19)(q23;p13)		del(9)(p11~13)
t(11;V)q23;v)		t(8;14)(q24;q11)
t(12;21)(p12~13;q22), del(12)(p11~13)		t(10;14)(q24;q11)
+8		t(11;14)(p15;q11)
+21		
Near-haploidy (23+)		
Severe hypodiplody		
〉50 high hyperdiploidy		

3-2. 만성 백혈병(Chronic Leukemia)

원시 골수 줄기세포(primitive myeloid stem cell)에서 기원하는 백혈병으로 백혈구의 과도한 이상 증식을 특징으로 하는 골수증식종양이다. 백혈구는 정상 분화, 정상 기능을 하지만 질병 말기에 분화 능력을 상실하여 급성 백혈병으로 전환하는 질환이다. 지라비대로 인한 복부 팽만이 특징이며 그 외 과대사증 등 일반 백혈병과 비슷한 증상을 보인다(그림 9-27).

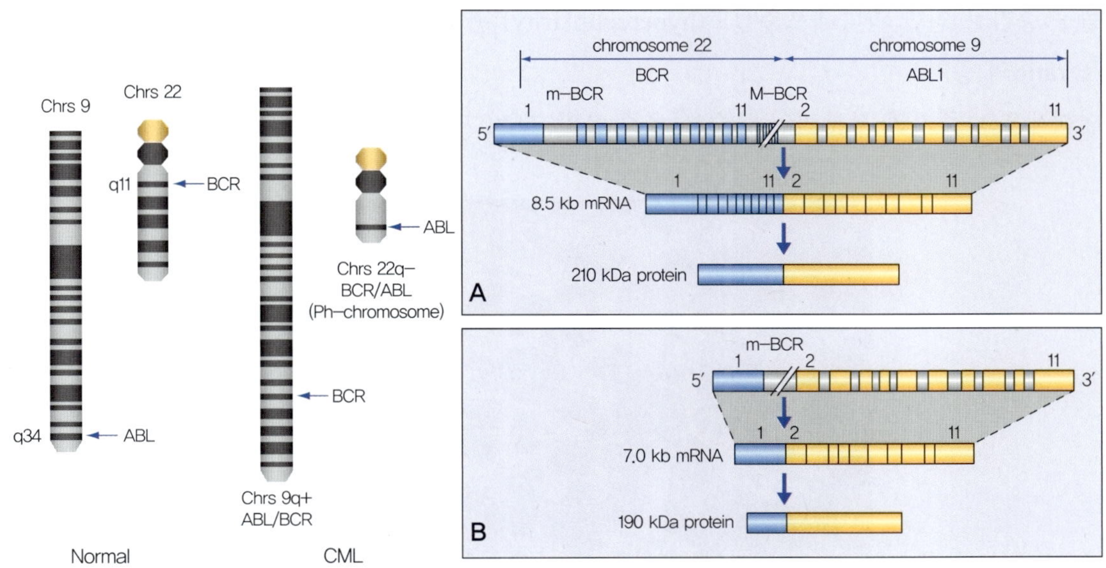

그림 9-27. 필라델피아 염색체

1. 만성골수세포백혈병(Chronic myelocytic leukemia, CML)

1) 검사 소견

(1) 말초혈액검사 소견

- Myeloblast가 만성기에는 2% 미만, 가속기에는 10~19%, 모세포기에는 20% 이상
- 세포 성숙 과정 중의 모든 단계의 세포가 출현
- 백혈구 수는 10만 개에서 90만 개 정도로 증가
- 호산구와 호염기구의 증가
- 혈소판 증가증이 나타나고 비정상 혈소판과 거대핵세포가 나타나기도 한다(그림 9-28).

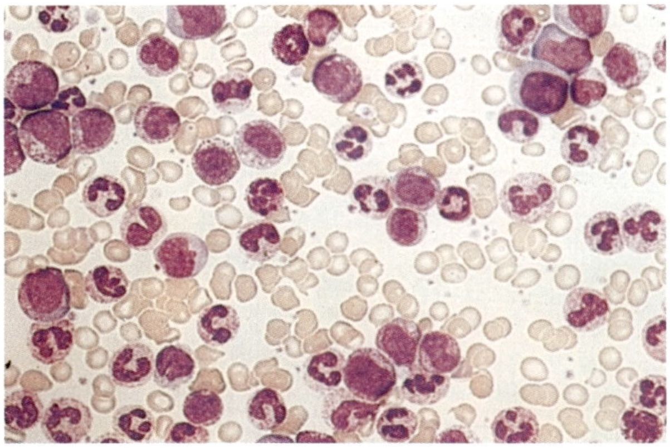

그림 9-28. CML의 말초혈액 염색상

(2) 골수검사 소견

- 백혈구 증가로 인한 과다세포충실도(hypercellularity) 관찰
- M/E ratio의 증가
- 거대핵세포의 증가와 부분적인 골수 섬유증 유발 가능(그림 9-29)

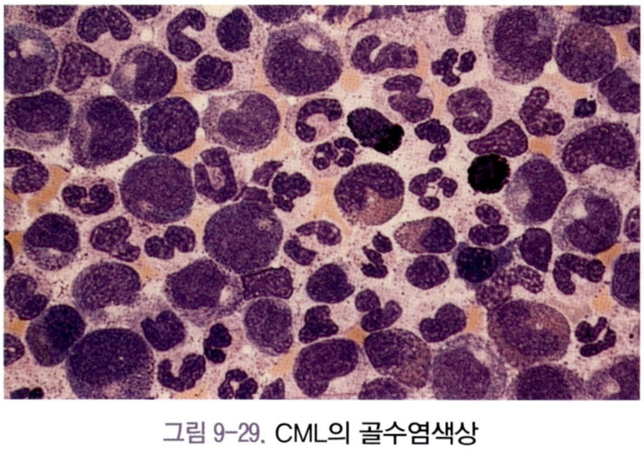

그림 9-29. CML의 골수염색상

(3) 세포 유전학

필라델피아 염색체가 95% 이상의 환자에서 양성으로 나타나는데, 이 필라델피아 염색체는 22번 염색체의 장완과 9번 염색체의 장완이 상호 전좌 t(9;22)(q34;q11)되는 것으로 9번 염색체의 protooncogene인 c-abl (Abelson murine leukemia)이 22번 염색체의 bcr (breakpoint cluster region)에 결합하여 bcr/abl 재배열을 형성하고 여기서 생성되는 새로운 융합단백 p210으로 티로신 인산화효소 활성이 증가한다. Bcr 유전자의 절단부위에 따라 다양한 융합단백(p230, p190)이 생산된다. 필라델피아 염색체 음성인 경우는 치료에 반응을 잘 안하고 예후도 불량한 것으로 알려져 있다(그림 9-30).

FISH(형광제자리부합법) 유전자 분석에서도 *BCR/ABL1* 융합유전자를 확인할 수 있다.

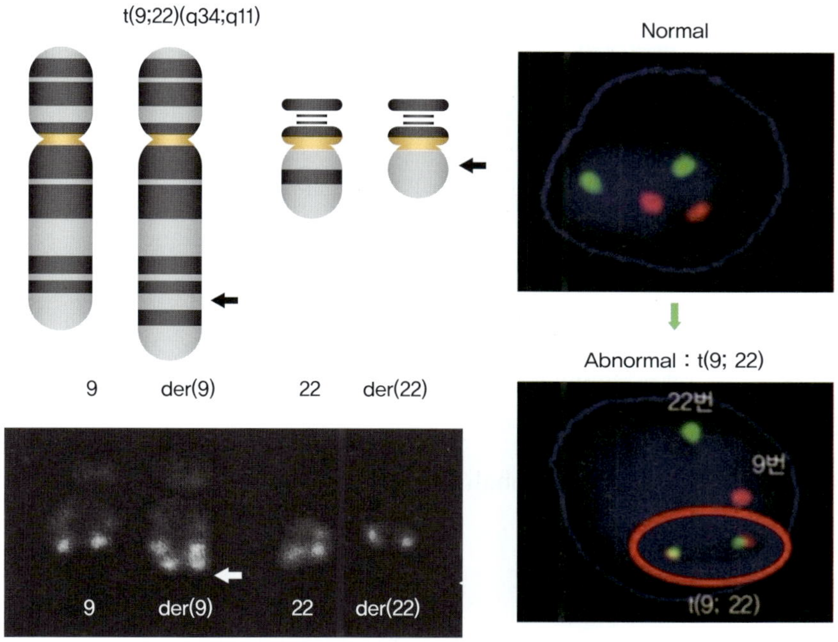

그림 9-30. CML의 필라델피아 염색체 [t(9;22)(q34;q11)]

(4) 세포 화학 염색

LAP score가 감소하는 특징이 있어 이것으로 유백혈병 반응(Leukemoid reaction)과 감별할 수 있다.

2) 임상 경과

질병의 진행상태에 따라 만성기(chronic phase), 가속기(accelerated phase), 모세포기(급성기, blascrisis)로 나눌 수 있다. 30~36개월의 만성기를 지난 후 급성 전환기가 되는데, 모세포기의 진단 기준은 myeloblast가 말초 혈액이나 골수에서 20% 이상 증가하며 호염기구가 증가하고 blast가 골수와 지라 및 간 이외의 장기를 침범하여 비정상 증식을 나타내며, 원인 모를 열이 나는 것이 특징이다.

3) 치료

동종 골수 이식은 만성골수세포백혈병을 완치시킬 수 있는 유일한 치료 방법으로 55세까지 시행된다. 진단 1년 안에 시행하는 것이 예후에 좋은 것으로 알려져 있다. 그 외 화학 요법, 방사선 치료, 지라 적출술 등이 있다.

2. 만성림프구백혈병(Chronic lymphocytic leukemia, CLL)

성숙형 림프구의 증식을 특징으로 B 림프구의 monoclonal 증식을 보이는 성숙 B세포 악성질환으로 형질세포로 분화되지 않는 특징을 갖는다. 서양에서와는 달리 우리나라에서는 매우 드문 질환에 속하고 고령에 잘 생긴다. 형태학적으로 성숙한 림프구의 증식을 특징으로 하며 림프절과 지라 비대의 증상이 보이고 백혈구의 증가, 범혈구감소증, 용혈빈혈 등 면역 이상이 나타나기도 한다.

1) 검사 소견

(1) 말초혈액검사 소견

- 림프구의 절대적인 증가
- 과립구는 감소, 빈혈, 혈소판 감소증
- 정상적인 백혈구로 압좌세포(smudge cell)나 basket cell이 출현(그림 9-31)
- 유세포 분석 결과 CD5, CD19, CD23 양성
- 항체 형성 감소로 인한 hypogammaglobulinemia를 볼 수 있다.

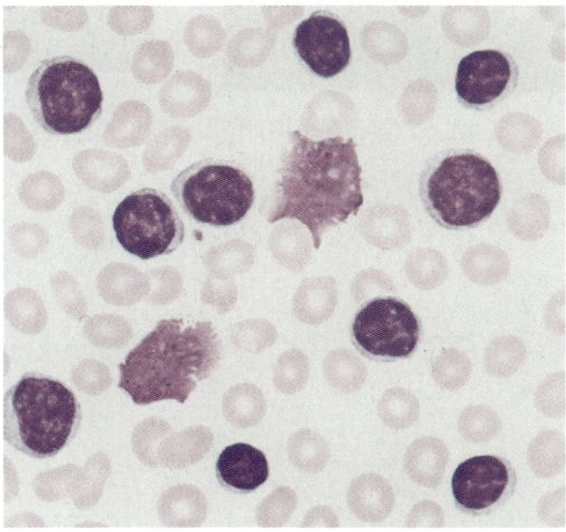

그림 9-31. CLL의 말초혈액 염색상

(2) 골수검사 소견

- 림프구의 증가로 인한 hypercellularity(그림 9-32).

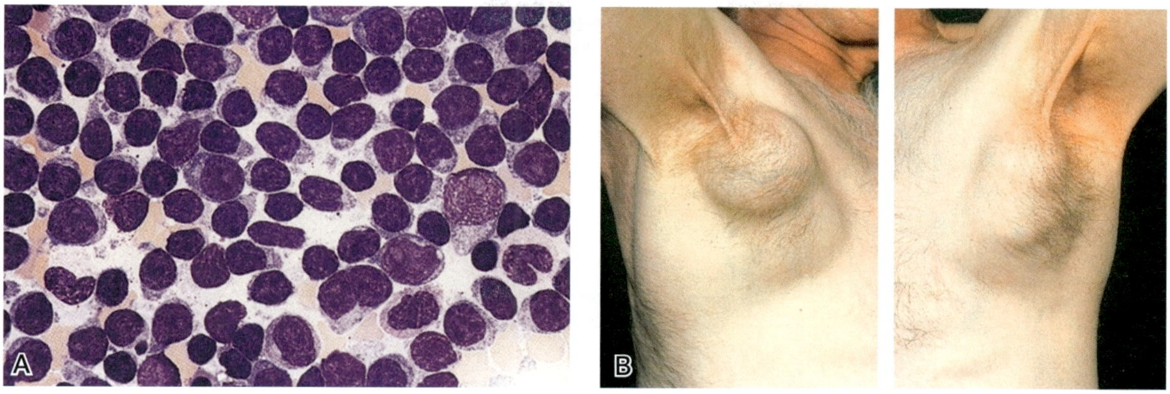

그림 9-32. 만성림프구백혈병
A: CLL의 골수염색상, B: CLL의 림프절 병증

2) 치료

이 질환은 현재의 치료로는 완치되지 않는다. 평균 생존 기간은 4~5년이고, 중요 사인은 감염증, 백혈병세포의 침윤, 출혈 등이다. 따라서 병의 경과를 판단하여 감염이나 출혈 등 합병증의 치료와 같은 보조적인 치료만 받는 경우가 많다. 질병 초기에는 특별한 치료 없이 경과 관찰을 하고 병이 진행됨에따라 방사선 요법이나 화학 요법(chlorambucil, prednisone, pentostain 등) 또는 골수 이식을 하기도 한다.

다음 표는 혈액종양에서 빈번하게 나타나는 염색체 이상과 염색체 이상에 따른 예후에 대해 정리하였고(표 9-18, 19) 혈액암 관련 검사 필수유전자는 표 9-20과 같다.

표 9-18. 혈액종양에서 빈번하게 나타나는 염색체 이상

관련 질환	염색체 이상	연관 유전자
CML, AML, ALL	t(9;22)q34;q11.2)	*BCR/ABL1*
AML M3를 제외한 AML (특히, AML M2)	t(8;21)(q21.3;q22)	*RUNX1/RUNX1T1* *(AML1/ETO)*
AML M3	t(15;17)(q22;q24)	*PML/RARA*
AML M3를 제외한 AML (특히, AML M4E0)	inv(16)(q13.1q22) t(16;16)(p13.1;q22)	*CBFB/MYH11*
Pre-B ALL	t(1;19)(q23;p13.3)	*E2A/BX1*
Early B precusor ALL	t(4;11)(q21;q23)	*KMT2A/AFF1* *(MLL/AF4)*
Burkitt's lymphoma, ALL L3 (mature B ALL)	t(8;14)(q24.2;q32) t(8;22)(q24.2;q11.2) t(2;8)(p12;q24)	*IGH/MYC* *IGL/MYC* *IGK/MYC*

표 9-19. 염색체 이상에 따른 예후

질환	예후 Good	예후 Poor
AML	t(8;21)(q22;q22) t(15;17)(q22;q24) Inv(16)(p13.1q22)	t(9;22)(q34;q11.2) −5, del(5q) −7, del(7q) 11q23이상 t(6;9)(p23;q34) comlex karyotype
ALL	hyperdiploidy(51∼65) t(12;21)(p13;q22)	t(1;19)(q23;p13.3) t(4;11)(q21;q23) t(8;14), t(2;8), t(8;22) 9p이상 t(9;22)(q34;q11.2) 11q23이상 hypodiploidy pseudodiploidy
MDS	normal del(5q) del(20q)	comlex karytype −7/del(7q)
MM	hyperdiploidy t(11;14)(q13;q32)	1q gain del(13q) t(4;14)(p16.3;q32) t(14;16)(q32;q23) hypodiploidy
CLL	del(13q)	del(17)(p13) del(11)(q23.3)

표 9-20. 급성 림프성 백혈병의 WHO 주요 CD Marker 분류

과립구계통 (Myeloid lineages)	MPO (flow cytometry, IHC or cytochemistry) Monocytic differentiation (at least 2 of the following: NSE, CD11c, CD14, CD64, lysozyme)
T 세포계통 (T lineage)	Cytoplasmic CD3 (FC with antibody to CD3 epsilon chain; IHC using polyclonal antiCD3 may detect CD3 zeta chain, which is not T cell specific) Surface CD3 (rare in MPAL)
B 세포계통 (B lineage)	Strong CD19 with at least 2 of the following strongly expressed (CD10, CD79a, cCD22) Weak CD19 with at least 2 of the following strongly expressed (CD10, CD79a, cCD22)

표 9-21. **혈액암 관련 검사 필수유전자**

패널	필수 유전자	필수 유전자로 정하는 기준(사유)
형질세포종	NRAS, KRAS, TPS3	형질 세포 중에서 높은 빈도로 관찰되어 예후 판정, 추적관찰 등에 유용하게 사용될 수 있음
급성골수세포 백혈병	CEPOA, FLT3, JAK2, KIT, NPM1, RUNX1, TPS3, IDH1, IDH2	• 기존 고시 항목으로 임상적 유효성이 충분히 검증된항목 혹은 • WHO 국제 표준 진단기준에 포함되어 있는 항목 중 임상적 중요성이 높은 항목
골수형성이상/골수증식종양	ASXL1, CALR, CSF3R, DNMT3A, JAK2, MPL, RUNX1, SETBP1, SF381, SRSF2, TET2	• 기존 고시 항목으로 임상적 유효성이 충분히 검증된항목 혹은 • WHO 국제 표준 진단기준에 포함되어 있는 항목 중 임상적 중요성이 높은 항목
림프성 종양 (B/T 세포 클론성 재배열)	IGH, TCR	• 기존 고시 항목으로 임상적 유효성이 충분히 검증된 항목 혹은 • NCCN 국제 표준 진단기준에 포함되어 있는 항목중 임상적 중요성이 높은 항목
악성 림프종	MYD88, BRAF, TPS3	• 기존 고시 항목으로 임상적 유효성이 충분히 검증된 항목 혹은 • WHO 국제 표준 진단기준에 포함되어 있는 항목 중 임상적 중요성이 높은 항목 혹은 • 돌연변이 빈도가 높아 임상적 유용성이 높은 항목
급성림프구백혈병	TPS3, RB1, JAK2, NRAS, IKZF1	• 기존 고시 항목으로 임상적 유효성이 충분히 검증된 항목 혹은 • WHO 국제 표준 진단기준에 포함되어 있는 항목 중 임상적 중요성이 높은 항목 혹은 • 돌연변이 빈도가 높아 임상적 유용성이 높은 항목
급성 백혈병, 유전자 재배열 (RNA)	ABL1, BCR, CBFB, ETV6, KMT2A, PML-RARA, RUNX1, RUNX1T1	기존 고시 항목으로 임상적 유효성이 충분히 검증된 항목임

4. 털세포 백혈병(Hairy cell leukemia, HCL)

털세포(hairy cell)의 증식을 특징으로 하는 만성형 백혈병으로 대부분 B 림프구의 monoclonal한 증식을 특징으로 한다. 혈구 감소증과 지라 종대를 동반한다. 털세포는 미세한 세포질 돌기(cytoplasmic projection)가 있는 세포로 tartrate-resistant acid phosphatase (TRAP) 염색에 강양성을 보인다(그림 9-33). 유세포분석 결과 CD20, CD22, CD11c, CD25 등에 양성이다.

임상 증세는 전신 쇠약감과 빈혈, 감염증을 동반하고 검사 소견에는 범혈구 감소증, 단(핵)구 감소증, 털세포 증식 등이 나타난다.

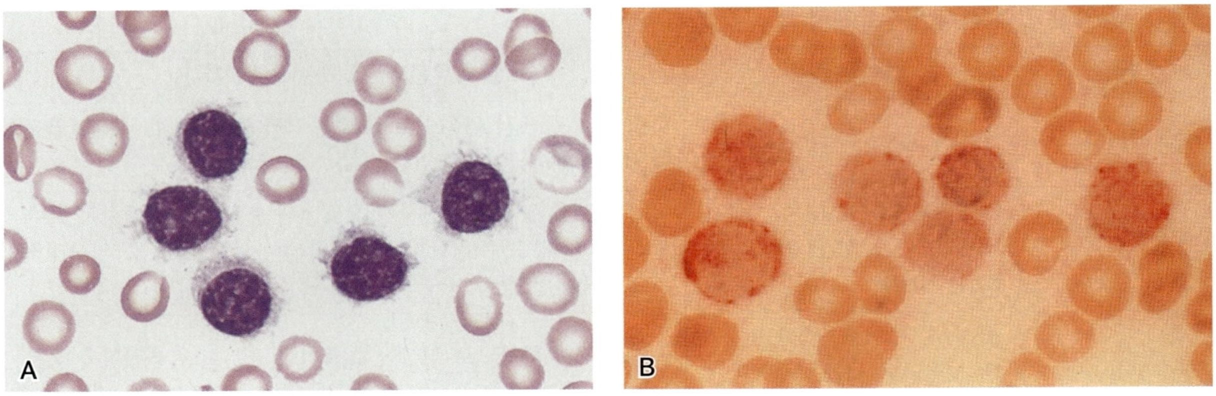

그림 9-33. **모발상세포 백혈병**
A: PB, B: Tartrate 저항 산 phosphatase 염색(TRAP)

5. 골수 증식 종양(Myeloproliferative Neoplasm, MPN)

1) 정의

조혈줄기세포(hemopoietic stem cell)의 비정상적인 증식으로 말초혈액과 골수에 적혈구, 백혈구, 혈소판 등의 과다 증식, 축적 등이 특징인 유전자 돌연변이를 수반하는 클론성 질환이다.

적혈구계 조혈모세포가 비정상적으로 증식되면 진성적혈구증가증(polycythemia vera)이 되며, 골수세포계 조혈모세포가 증식하면 만성골수세포백혈병(chronic myeloid leukemia)이 되고, 혈소판계 조혈모세포의 증식이 주로 있으면 본태 혈소판증가증(essential thrombocythemia)이 된다.

또한 특발성 골수섬유증(myelofibrosis) 또는 골수양 화생이 될 수 있는데, 이는 비정상적인 골수 증식으로 인한 이차적 현상으로 생각된다. 골수 증식 질환군에 속하는 질병들은 모두 조혈모세포의 비정상적인 증식 때문에 생기는 것이므로 이 질병들 간에는 서로 이행할 수 있다(그림 9-34).

2) 분류

질환
• 진성적혈구증가증[polycythemia vera, ph(−)] • 만성골수세포백혈병[chronic myelocytic leukemia, ph(+)] • 만성 중성구 백혈병(chronic neutrophilic leukemia) • 본태 혈소판 증가증[essential thrombocythemia, ph(−)] • 일차 골수섬유증(primary myelofibrosis) • 미범주 만성 호산구 백혈병(chronic eosinophilic leukemia, NOS) • 비만세포증가증[mastocytosis, ph(−)] • 미분류 골수증식종양(MPN, unclassifiable)

ph: philadephia chromosome

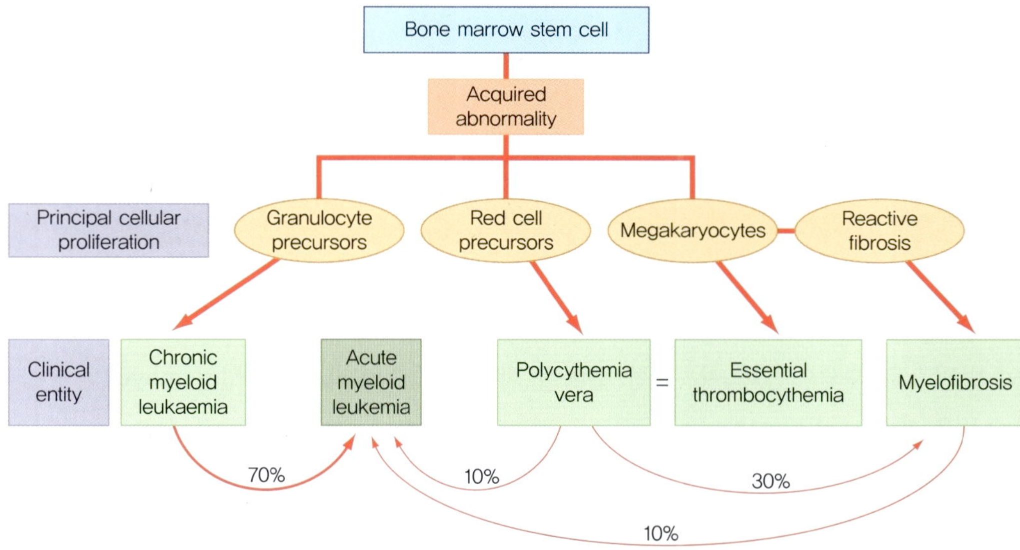

그림 9-34. 골수 증식성 종양 간의 상호 이행관계

5-1. 일차 골수섬유증(Primary myelofibrosis)

다능성줄기세포(multipotential stem cell)의 비정상적인 증식이 원인으로 섬유모세포(fibroblast)의 증식은 이차적 현상으로 설명된다. 50세 이후의 연령층에서 가장 많이 발견되는데, 만성골수세포백혈병에 비하면 그 빈도가 반 정도밖에 안 되는 비교적 드문 질환이다. 임상적 증상은 현저한 빈혈, 체중 감소, 간 비대, 지라 비대 등이 나타난다.

(1) 말초혈액검사 소견

- Normocytic, normochromic한 적혈구 관찰
- 그물적혈구 수 증가 및 유핵적혈구 출현
- Anisocytosis와 poikilocytosis
- 구형적혈구, tear-drop cell 출현
- 미성숙 과립구, 이상 형태 혈소판 출현
- 골수모세포와 적혈모구의 출현, 백적혈모구증(leukoerythroblastosis) 경향 관찰
- 백혈구 수 정상 또는 증가
- 혈소판 수 정상 또는 증가
- 환자의 50~60%에서 JAK2 V617F 돌연변이를 보임

(2) 골수검사 소견

- Hypocellularity
- 골수섬유화로 골수천자액이 흡인되지 않는 dry tap을 보인다.
- 초기에는 거대핵세포 수 증가로 인한 hypercellularity가 보인다.
- 나중에는 레티쿨린 또는 콜라겐 섬유증이 동반된다.

(3) 치료

일반적인 방법으로 수혈이 있으며, 엽산 투여나 화학 요법(busulphan, chlorambycil), 방사선 요법, 지라 절제술들을 행하고 있다(그림 9-35).

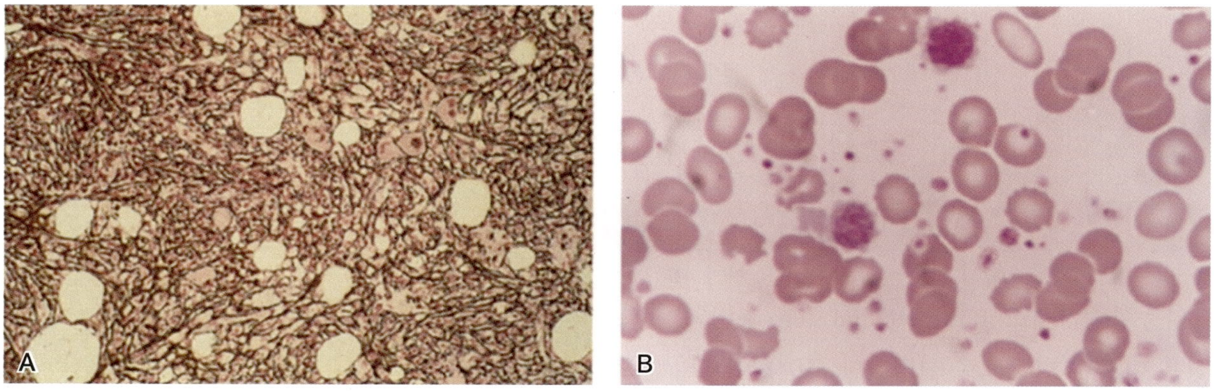

그림 9-35. **골수섬유증** A: BM, B: PB-거대혈소판

5-2. 본태 혈소판 증가증(Essential Thrombocythemia, ET)

말초혈액에 혈소판 수가 45만 개 이상으로 증가하고 골수 내 거대핵세포가 증가하는 클론성 골수증식종양으로 혈전증과 출혈 경향을 특징으로 한다. 원인으로 일반적으로 잘 알려져 있지 않으나 심한 혈소판 수 증가의 원인 질환(철결핍빈혈, 폐암, 교원병 등)이 없어야한다.

임상적 증상으로는 주로 50세 이후에 발견되며 위장관 출혈, 혈전증, 지라, 간의 종대를 특징으로 한다(그림 9-36).

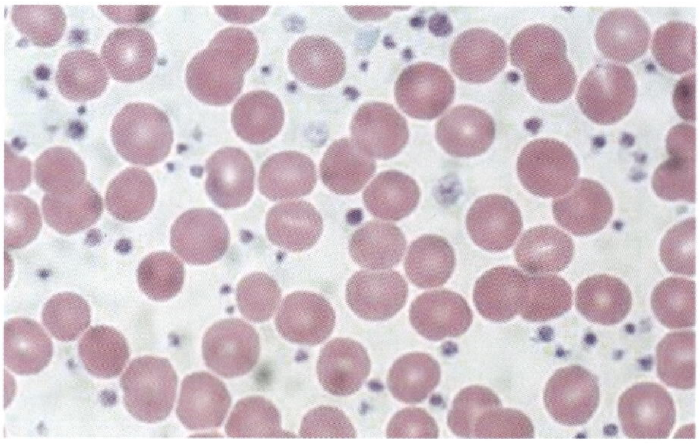

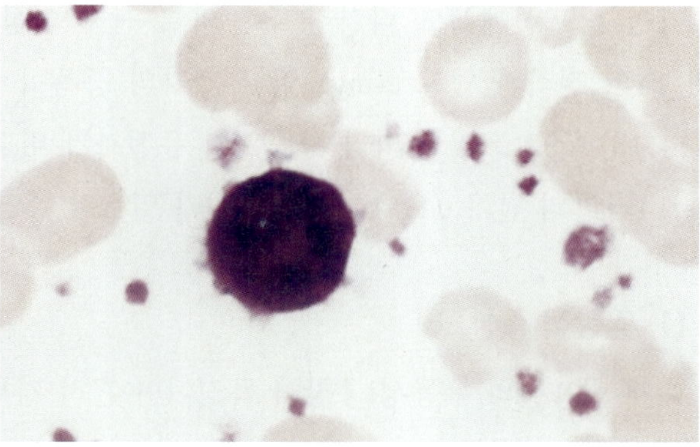

그림 9-36. **본태 혈소판 증가증**

(1) 말초혈액검사 소견

- 혈소판 수는 100만 개 이상
- 혈소판 응집, 거대 혈소판 등 비정상 혈소판이 출현
- 혈소판 기능 저하
- 환자의 50~60%에서 *JAK2 V617F* 돌연변이를 보임

(2) 골수검사 소견

- 거대핵세포증가
- 저색소성, 소구성 빈혈
- 백혈구 수는 약간 증가
- 혈소판 응집능 이상이 50%에서 보임

6. 악성 림프종(Malignant Lymphomas)

악성 림프종의 종양 세포는 정상 림프구의 분화 및 활성화 과정에서 특정 시기에 종양 세포로 변형된 것이기 때문에 유형에 따라 다소 차이는 있지만, 대개는 정상 림프구의 기능적 특성을 가지고 있다. 대개 크게 비호지킨씨림프종과 호지킨씨림프종으로 나눈다. 한국인에게는 주로 비호지킨씨 림프종이 많고 림프절 외 림프종의 상대적 빈도가 높다. 또 여포성 림프종은 빈도가 낮으며, 면역표지형 분류 시 T세포형의 상대적 빈도가 높다.

악성 림프종은 virus와 밀접한 연관이 있다는 것이 여러 in situ hybridization 기법에 의해 확인되고 있다. 그 예로 성인 T세포 림프종은 HTLV−1 (Human T-cell Leukemia virus)에 의해 발병되며, Burkitt's 림프종과 Reed-Sternberg 세포 및 T세포 림프종도 Epstein-Barr virus에 의해 발병된다는 것이 확인되었다.

악성 림프종에서도 다양한 유형의 유전자 이상이 발견되고 있는데, Burkitt's 림프종은 염색체 8과 14의 전좌가 있고 c-myc 암 유전자의 증폭이 나타난다. 여포성 림프종은 염색체 14와 18의 전좌 t(14;18) (q32;q21)에 따라 bcl-2 암 유전자가 비정상적으로 발현되며, mantle cell 림프종에서는 염색체 14와11의 전좌 t(11;14) (q13:32)가 일어나 종양의 증식에 기여한다는 것이 밝혀지고 있다.

(1) 임상적 증상

대개 림프절의 무통성 종창이 특징이며 흔히 경부 림프절부터 시작하여 흉격동, 복부 림프절 등으로 침범한다. 전신 증상으로 발열, 체중 감소 등이 온다. 침범된 장기 조직과 관련된 다양한 증상이 나타날 수 있다.

(2) 검사 소견

- 병리학적 소견: 림프절 종대가 가장 현저하고 미만성으로 몇 개가 유합하고 있다.
- 현미경적 소견: 절면으로 보면 균질한 회백색으로 보이며 괴사나 출혈은 보이지 않는다.
- 현미경적 소견: 대개 여포성 또는 결절성과 미만성인 것이 보이며 특수 세포나 조직구의 혼합 상태또는 세포형에 따라 분류하기도 한다.

6-1. 비호지킨씨 림프종(Non-Hodgkin's Lymphomas)

비호지킨씨 림프종은 소아에 흔한 종양 중 하나이며, 다음과 같이 결절성(여포성)이나 미만성(퍼진 모양)을 보이는 세포의 형태에 따라 형태학적으로 4개의 범주로 나눌 수 있다(그림 9-37).

- 잘 분화된 림프성 림프종에서의 특징적인 세포는 소림프구와 비슷하다.
- 미분화된 림프성 림프종은 림프성 세포들이 다양한 크기를 가진다. 핵 염색질은 성숙 림프구보다 덜 응집되어 있고 핵소체를 발견할 수 있으며 톱니모양이 갈라져 있다. 또한 세포질의 양은 적다.
- 조직구성 림프종에서의 세포는 비교적 크며, 미세한 핵염색질과 많은 양의 세포질을 가지고 있다. 핵은 편재되어 있고 핵소체는 보이기도 보이지 않기도 한다.
- 복합 조직구성 – 림프성 림프종은 불완전하게 분화된 림프구와 조직구가 같은 비율로 나타난다.

(1) 임상적 증상

대개 림프절의 비대, 무통증

- 종격동 침범(소아의 경우. T 세포 기원): 기침, 호흡 곤란, 부종, 충혈 증상
- 복강 내 침범(소아의 경우. B 세포 기원): 장폐쇄 증상, 복수

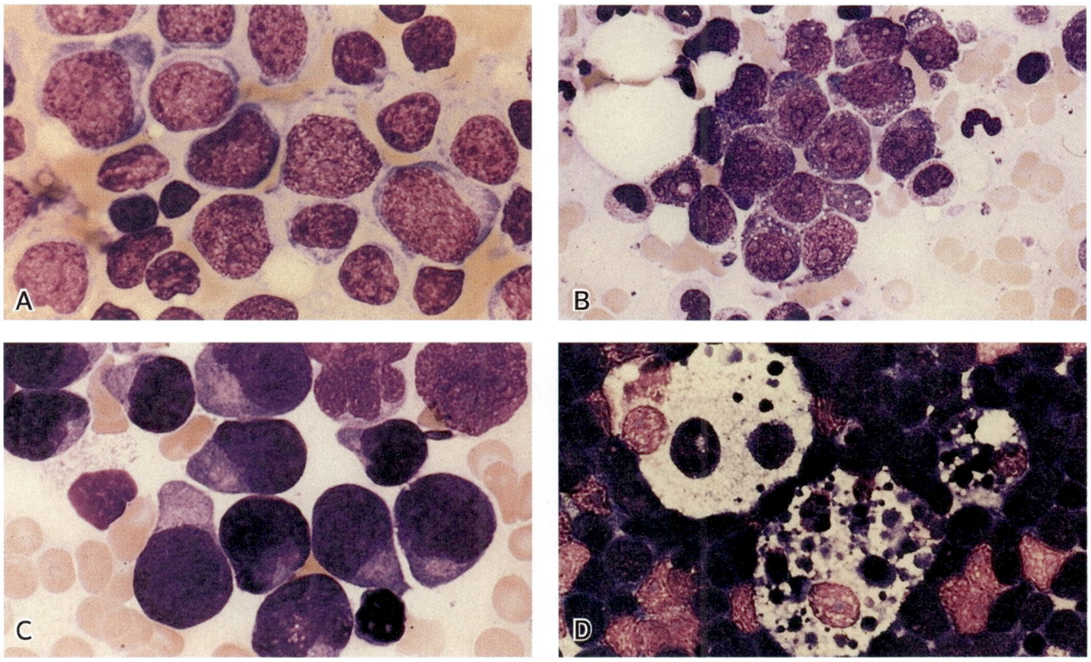

그림 9-37. 비호지킨씨 림프종

(2) 검사 소견

- 비정상 림프구(림프종 세포들) 발견
- 혈색소량은 정상(초기)
- 정확한 진단은 림프절 및 골수 생검 검사로 한다.

(3) 치료

- 수술: 소장, 척추에 생긴 림프종은 먼저 제거해야 한다.
- 항암 화학 요법을 사용한다.
- 중추신경계 예방이 절대적으로 필요하다.
- COMP (cyclophosphamide, vincristine, methotrexate, prednisone)를 사용한다.
- 방사선 요법을 사용한다.

① Sézary 증후군

악성 림프종의 하나로 피부에 침범하며, 주로 T-림프구와 관련이 있다. 세자리세포(Sézary cells)는 특징이 있는데, 마치 단(핵)구의 핵과 같이 회선상으로 둘둘 말린 핵을 가진 중간 크기의 림프구와 같아 보인다. 이 세포들은 균상식육종(mycosis fungoides)을 가진 환자들에게서도 발견된다. Sézary 증후군은 일종의 mycosis fungoides가 백혈병 상태로 전환된 것으로 생각할 수 있다(그림 9-38).

호산구 증가증과 단(핵)구 감소증이 나타난다. 골수에서는 cytopenia 증세가 나타난다.

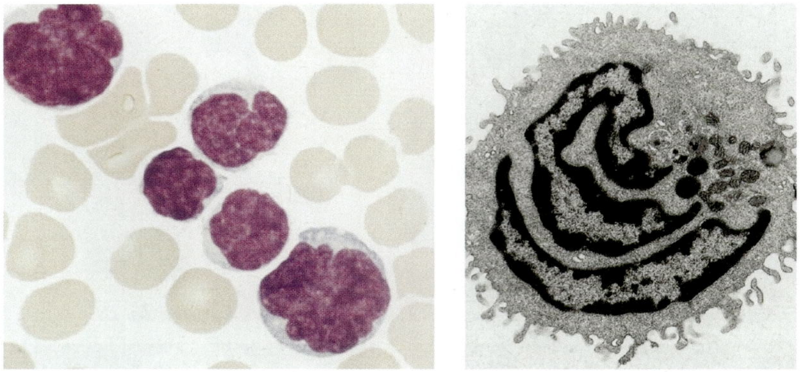

그림 9-38. Sézary 증후군

② Burkitt's 림프종

아프리카, 뉴기니아의 소아들에게 가장 자주 발병되며 미국의 소아들에게서도 아주 비슷한 종양이 복부와 골반 부위로 침입된 것을 발견하였다. 임상적으로 endemic 형과 sporadic 형으로 구분하는데, endemic 형은 턱의 일부 또는 양측에 가장 많이 발생하며 상악동이나 안와를 침범한다. Sporadic 형은 주로 림프계를 침범하여 회맹부가 가장 빈번하며 경부 림프절, 골수 및 중추신경계로 침범한다.

Epstein-Barr virus 감염에 의해 나타나거나, Burkitt's 림프종은 염색체 8과 14의 전좌를 보이고 c-myc 암 유전자의 증폭이 나타난다. B림프구와 관련이 많고 FAB 분류상 L3와 같은 것으로 본다. 또한, Burkitt's 림프종인 L3형은 WHO에서는 성숙 B 세포 종양으로 분류되었다.

핵조각을 탐식한 대식세포가 증가하며, 배경의 밀집한 종양세포 사이에 인란 대식세포들이 산재한 것이 마치 별이 많은 하늘같다하여 "Starry sky" 라고 표현한다(그림 9-39). CD10, BCL6, CD38 등이 양성이고, TdT 음성이다.

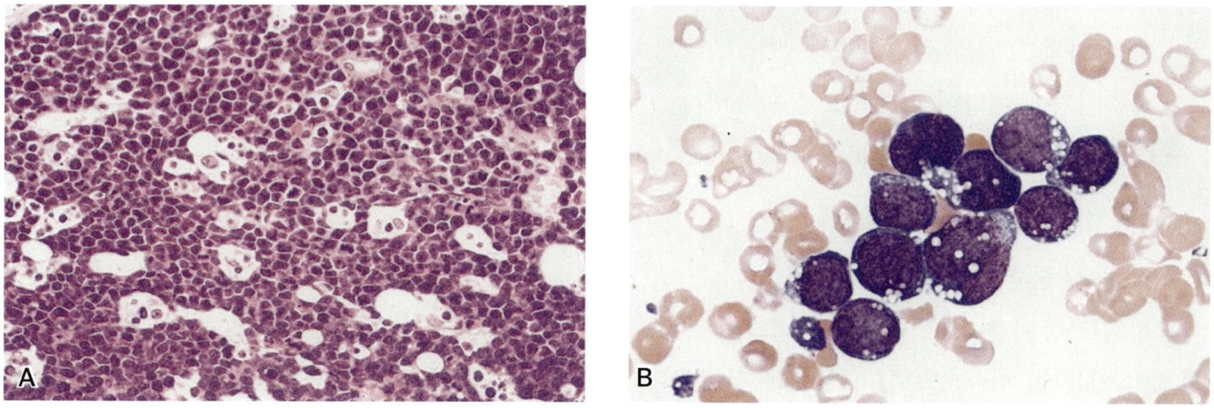

그림 9-39. Burkitt's 림프종 A: Starry sky pattern, B: Burkitt's cells

6-2. 호지킨병 림프종(Hodgkin's Lymphomas)

호지킨병 림프종은 국소적인 질환으로 Reed-sternberg 세포의 존재에 의해 다른 림프종과 구별된다. 이 세포는 아주 큰 세포로, 50~100 μm 이상의 크기가 다양하다. 세포질은 풍부하고, 세포는 대개 불규칙한 가장자리를 갖고 있다. 핵은 큰 핵인을 가지며 하나 또는 다분엽으로 되어 있다. 이 세포들은 침범되어 있는 조직에서 발견된다. 환자가 호지킨병이라고 진단을 받게 되면, 이 질병은 더욱더 침범된 조직의 조직학적 소견에 따라 분류된다(그림 9-40, 41).

이 질병의 예후는 조직학적 소견과 staging에 의해 정해진 침범된 조직의 정도에 따라 달라진다. 진단 시 가장 잘 알려져 있는 소견은 경부 림프절의 확대와 무통증성이다. 순환성 열 또한 특징이며, night sweats도 아주 일반적인 증상이다. 가벼운 정염색성 빈혈이 있거나 없을 수도 있다.

백혈구 수는 중성구증가증으로 인해 증가하며, 호산구와 단(핵)구도 존재한다. Reed-Sternberg 세포들도 혈액에서 때때로 발견된다. 혈소판 수는 대개 정상이며, 적혈구 침강속도는 보통 상승한다.

일반적으로, 질병은 덜 광범위하며 환자들은 더 오래 살 수 있다. 치료법으로는 화학 요법과 방사선 요법을 사용하고 있다.

(1) 림프성 우세형(Lymphocytic predominant form)은 성숙 림프구가 지배적으로 많이 나타난다.

(2) 림프구 결핍형(Lymphocyte depleted form)은 림프구가 거의 없고, 대신 많은 조직구와 호산성구 그리고 비전형 Reed-Sternberg 세포들이 나타난다.

(3) 혼합 세포 충실성 형(Mixed cellularity type)은 호산구, 림프구, 조직구, 중성구 그리고 형질세포 등이 나타난다.

(4) 결절성 경화증(Nodular sclerosis)에서는 collagen 굴절띠가 조직들을 섬으로 나눈다.

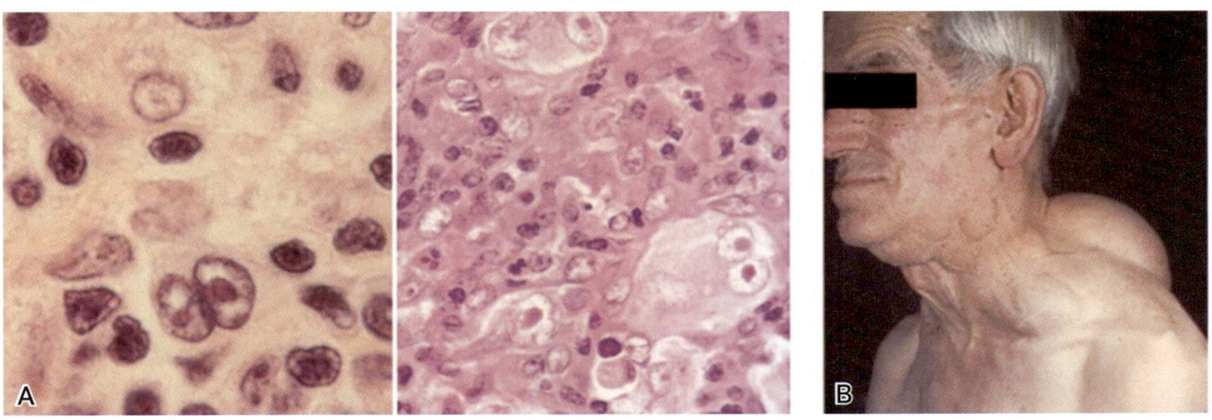

그림 9-40. **호지킨병 림프종** A: Reed-Sternberg 세포, B: 경부 거대 림프절병증

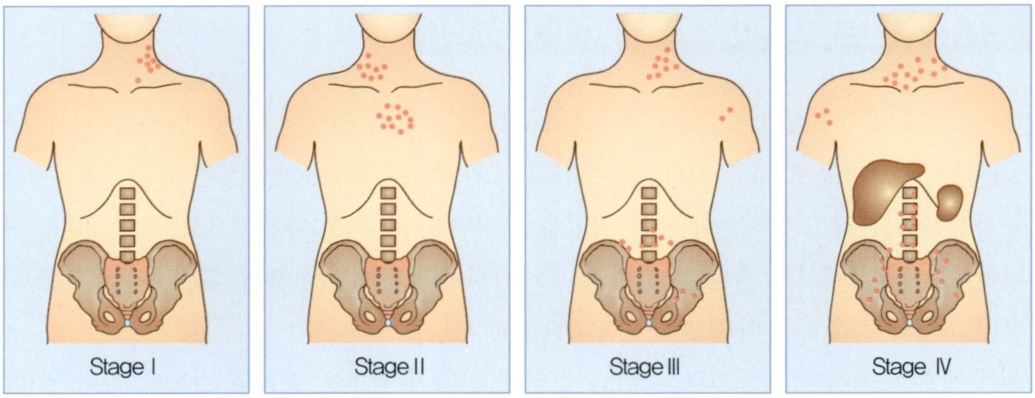

Stage I: involvement of single lymph node region or single extralymphatic site (IE)
Stage II: involvement of two or more lymph node regions on same side of diaphragm; may include localized extralymphatic involvement on same side of diaphragm (IIE)
Stage III: involvement of lymph node regions on both sides of the diaphragm; may include spleen (IIIS) or localized exranodal disease (IIIE)
Stage IV: diffuse extralymphatic disease (e.g. in liver, bone marrow, lung, skin)
NB: if unexplained weight loss of 〉 10% body weight in preceding 6 months and/or fevers of 〉 38°C and night sweats, classified as 'B'; if absent, A.

그림 9-41. 호지킨병의 staging 분류 방법

7. 다발골수종(Multiple Myeloma, MM)

백혈병, 림프종과 함께 대표적인 혈액 종양으로 이상형질세포가 다발성으로 종양을 만드는 것을 특징으로 하는 클론성 B세포 종양이다.

과거에는 골수 내에서 발병하는 것으로 생각하였으나, 최근에는 림프절이나 지라에서 발생하여 골수로 이동하는 것으로 이해되고 있다. 평균 65세 이상의 고령에서 발생하며 흑인에서는 가장 흔한 혈액암이지만, 동양인에서는 비교적 발병률이 낮다. 방사선 조사, 아플라톡신 등 여러 물질들과의 연관성이 알려져 있으며 유전적 요인도 관련된다고 하나 다른 암과 마찬가지로 정확한 발병기전은 알려져 있지 않다.

다발골수종은 독특한 임상 증상을 보이는데 혈액 질환이지만 뼈의 통증, 골절 및 고칼슘혈증이 가장 흔한 증상으로 척추, 골반, 늑골 등에서 주로 나타난다. 치료는 합병증에 대한 치료와 항암 치료를 병행한다.

(1) 말초혈액검사 소견

- Normocytic, normochromic한 빈혈
- 혈소판 감소로 인한 출혈
- 적혈구의 심한 연전 현상(그림 9-42A)
- 적혈구 침강 속도(ESR) 증가
- 비정상 형질세포 관찰

(2) 골수검사 소견

• 형질세포가 10~20% 이상 증가(그림 9-42B)

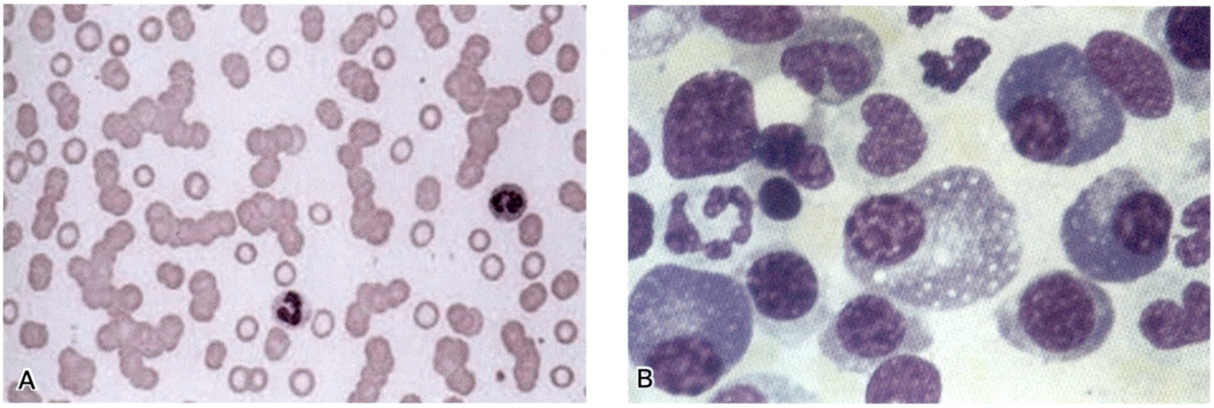

그림 9-42. **다발골수증** A: 연전 형성, B: 형질세포

(3) 기타

• 콩팥기능 장애로 인한 Bence-Jones protein
• 면역글로불린의 증가, 특히 M protein(골수종 세포가 분비하는 비정상 단백질)이 증가
• 혈청 칼슘 증가
• 면역전기영동(IEP) 시 M-spike를 관찰(그림 9-43)

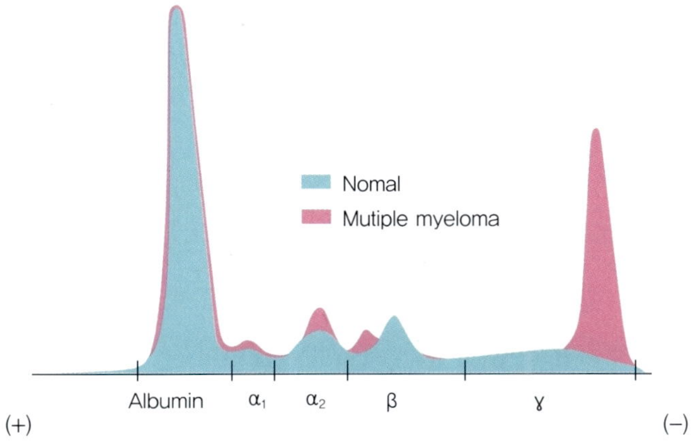

그림 9-43. **혈청단백전기영동**

8. 발덴스트롬 마크로 글로불린혈증(Waldenström's Macroglobulinemia)

이 질병은 60~70세 사이에서 빈발하며, 환자의 평균 생존 기간은 2~4년이다. 림프구와 형질세포 의증식으로 단일 고분자 글로불린(IgM, M component)이 존재하는 것이 특징이다.

고분자 글로불린의 증가 때문에 혈액은 과점조도를 보이며, 50%가량에서 혈소판의 기능을 감소로 출혈이 유발된다. 그 외, 신경성 증상, 시력 손상, 콩팥성 장애를 일으킬 수 있다.

혈액은 일반적으로 소구성 저색소성 빈혈을 보이는데 점점 심해질 수 있고 백혈구 수는 대개 정상이다. 이 질병의 말기에는, 말초혈액에 비정상 림프구가 아주 많이 포함된다. Wright 염색 도말표본에서 발견되고, 적혈구 연전 현상이 관찰되며, 적혈구 침강 속도는 증가한다. 골수는 대개 림프구, 형질세포성 림프구, 형질세포들의 수가 증가되어 있다.

PAS 염색은 양성으로, 가끔 림프성 세포의 세포질과 핵에 양성 봉입물이 보인다. Chlorambucil 같은 알킬화 물질이 치료제로 사용되고 있다.

9. 면역결핍증(Immunodeficiency)

X-연관 무감마글로불린혈증(X-linked agammaglobulinemia)은 B 세포가 발달하지 못하여 일어나며 화농성세균 감염이 두드러진 임상 경과로 나타난다. 드물게 흉선 무형성증, adenosine deaminase 결핍으로 인한 심한 복합 면역 결핍증, 선택적 IgA, IgM 결핍증 등이 있다.

후천면역결핍증은 세포 독성 화학 요법이나 방사선 치료 후 또는 조혈모세포 이식 후 면역계 이상이 1년 이상 지속된 경우에 나타나며 거대세포 바이러스, 대상포진 같은 심각한 바이러스 감염이 높은 빈도로 일어난다. 면역결핍은 만성 림프구 림프종, 호지킨 림프종, 골수종과 같은 림프계 종양과도 연관이 있기도 하며, 후천면역결핍의 가장 큰 원인은 HIV 감염이다.

1) 전신홍반루푸스(Systemic Lupus Erythematosus, SLE)

전신홍반루푸스(SLE)는 항핵 항체나 항세 포질 항체, 항 Ig G 항체 및 항적혈구 항체 등 여러 가지 항체나 림프구 독소 및 순환 항응혈소 등의 혈장 단백이 출현하는 것이 특징이다. 보체 의존성 자가 면역병의 성격을 갖춘 미만성 결합 조직병(교원병)의 일종이다(그림 9-44).

전신홍반루푸스는 흔히 젊은 여성에게 이환되는 비율이 높으나 아직 그 원인은 명확하지 않다. SLE의 일반적인 증상은 홍반성 낭창, 발진, 신염, 림프선증, 거대 지라증, 관절통 등이 동반하며, 양쪽 눈 밑, 얼굴부위에 홍반이 나비날개 모양으로 나타나는 것이 특징적이다. 해열제도 소용없을 정도의 고열이 발생하고, 심장 · 혈관계로도 침범하여 결국은 암으로 발전하게 된다.

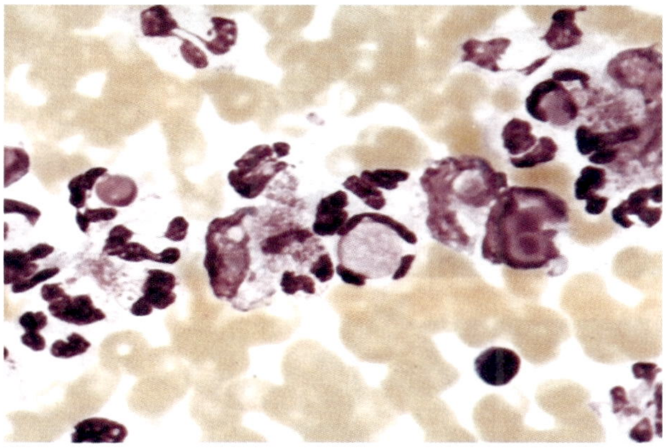

그림 9-44. 전신홍반루푸스의 LE 세포

(1) 말초혈액검사 소견

- 경도 내지는 중등도의 저색소성 소적혈구성 빈혈, 범혈구 감소증
- 혈청철 및 철결합능이 함께 저하하고 있으므로 만성 질환으로 인정되는 빈혈
- 빈혈은 철 흡수 장애, 경도의 용혈, 출혈에 의한 실혈 및 신병변의 합병에 의한 조혈 장애 등 원인
- ESR치는 주로 혈장 단백 이상의 결과로 항진
- 중등도의 백혈구 감소증(약 4,000/μL, 좌방 이행됨)이 나타남
- 약 50%의 증례에서 혈소판 감소증(100,000/μL 이하)이 나타나며, 75%의 증례에서 항혈소판 항체가 발견
- 말초혈액 중에서 거대한 유약 혈소판이 나타나기도 한다.
- 혈장 단백 이상은 항 thrombin 혹은 제 X인자 및 제 VIII, 제 IX인자의 활성화에 대한 순환 항응혈소의 생산 요인이 된다.

(2) 골수검사 소견

- 골수성 및 거대핵세포성의 세포증식
- 병의 진행과 함께 정상 골수세포 성분은 감소하는 반면, 비만세포, 형질세포 및 철 과립이나 적혈모구의 핵을 탐식한 세망세포들은 증가
- 유리된 또는 탐식된 hematoxylin체가 생체 내에서 LE 세포 현상으로 나타남

(3) 혈액학 이외의 소견

- 고 γ-globulin 혈증
- 매독 혈청 검사 시 위양성
- 단백뇨

- 면상 반응 검사가 양성
- 동종 또는 타종세포의 핵, 또는 핵의 구성분과 반응하는 항핵 항체(anti-nucleus antibody, ANA)가 있으므로 형광항체 간접법을 실시하면 양성

2) 후천면역결핍증후군(Acquired immunodeficiency syndrome, AIDS)

후천면역결핍증후군(AIDS)은 retrovirus에 속하는 인간 면역결핍 바이러스(human immunodeficiency virus, HIV)의 감염에 의해 발생한다. HIV의 우세한 효과는 T helper (CD4 양성) 세포들의 감염을 통해 생산되어 환자들은 CD4 세포가 정량적으로 감소된다. 혈액학적 비정상은 빈혈, 중성구감소증, 혈소판 감소증이 나타나며, 가끔은 골수 조직에서 조혈 간세포와 전구세포에 직접 감염된 결과로 자가면역 증세가 나타난다. 범혈구 감소증 또한 골수에 섬유화나 림프종, 저형성 변화에 의해 야기된다(그림 9-45).

바이러스는 대개 성 접촉, 특히 남성 간 동성애자들이나 혈액, 혈액 제제물, 모유를 통해서도 전파된다. AIDS는 또한 정맥 내 약물 남용, 혈우병 환자, 대량 수혈을 필요로 하는 환자들에서도 볼 수 있다. 림프절과 관련된 검사에서는 비정상적인 특성이 나타난다. CD4 세포들이 점진적으로 감소하고 말초혈액에서는 림프구 감소증과 T 림프구 부분 집합의 변질(CD4:CD8가 1:1 이하로 감소)이 나타난다.

혈청 면역글로불린의 다클론성 증가가 종종 보이며 이상 단백질(paraprotein)도 발견된다. HIV 표면 항원에 대한 하나 또는 다수의 항체의 존재를 검출하거나 항원 자체를 검출함으로써 확진할 수 있다.

AIDS에서는 CD4 양성 T 세포 수가 0.2×10^9/L 이하로 나타나고, 특이적 Mycobacteria, Pneumocystis carinii, Cytomegalovirus, Cryptococcus, Histoplasma 및 Leishmania 등의 기회감염이 널리 나타난다. 또한 Kaposi's sarcoma herpes virus (KSHV) 또는 human herpes virus 8 (HHV8)과 연

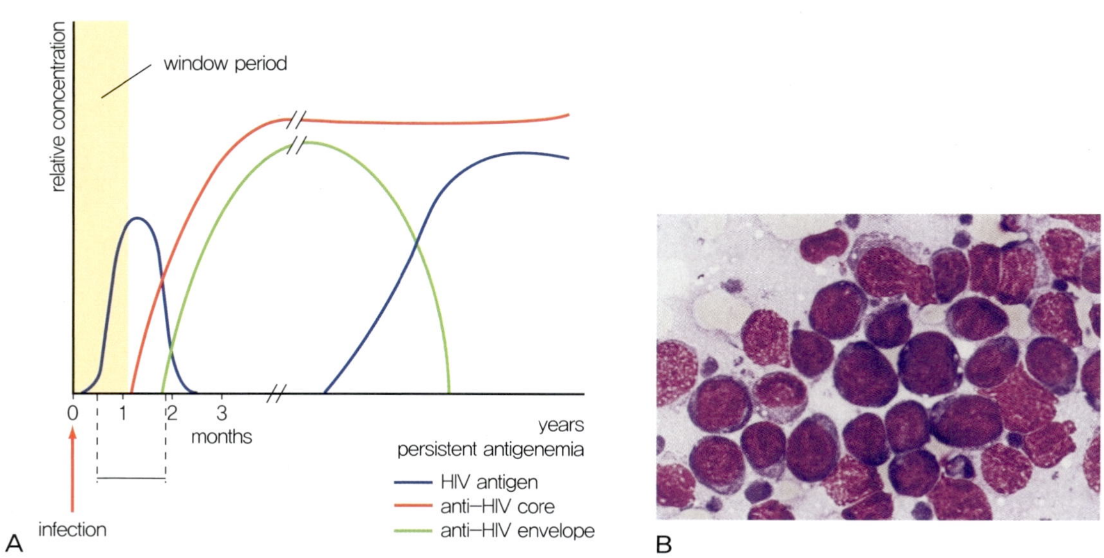

그림 9-45. HIV 감염. A: HIV 항원 항체 B: AIDS 환자의 골수상

관된 혈관 내피세포 유래의 피부암, 구강과 직장의 편평 상피세포 암, 침습 자궁경부암 등도 나타난다.

말기의 환자들은 높은 등급의 비호지킨림프종으로 발달할 수 있으며 그들의 중추신경계에서는 림프종이 약 20% 정도 발견된다.

치료는 보존적 치료와 바이러스를 목표로 하는 치료로 나눌 수 있다. 보존적 치료에는 감염을 예방하거나 치료하는 것으로 cotrimoxazole, INH, 항진균제가 예방적으로 사용된다. 바이러스의 복제를 억제하는 치료에는 혈액 내 바이러스 양을 효과적으로 감소시키는 약물로 AZT를 사용할 수 있다. 또한 최근에는 바이러스양을 줄이는 데 아주 강력한 효과를 갖고 있는 프로테아제 억제제인 indinavir, ritonavir, saquinavir 같은 약물을 사용하고 있다. 그리고 바이러스는 단일요법에 다한 내성이 높기 때문에 최소 세 가지 이상의 약물을 사용하는 복합치료가 추천된다.

10. 지질대사 이상질환(Lipoidal Disease)

지질대사이상증은 단핵 탐식계의 세포들 내에 지방(ceramide)이 너무 많거나 축적됨으로써 생기는 장애군이다. 이것은 지방의 이화작용에 반응하는 효소의 결핍에 의 해 지방대사가 이루어지지 못해 지방이 세포에 축적된다.

지질증에 포함되는 주요 질환과 효소 결핍을 보면 표 9-21과 같다.

표 9-21. 지질대사 이상질환

질병	결핍 효소	축적되는 지질
Gaucher's 병	Glucocerebrosidase	Cerebroside
Niemann-Pick 병	Sphingomyelinase	Sphingomyelin
Tay-Sachs 병	Hexosaminase	Gm 2 ganglioside
Gangliosidosis	Galactosidase	Gm 1 ganglioside

1) Gaucher's 병(고쉐병)

Gaucher's 병은 β-glucocerebrosidase라는 효소의 결핍에 의해 야기되는 만성 장애이다. 효소 결핍의 결과로 세포 내에 당지질이 축적되는 것이다. 이 장애를 가진 환자들은 일반적으로 지라 비대증, 간 비대증, 피부 색소 침착증, 저색소성 빈혈증을 갖는다. 백혈구 수와 혈소판 수는 일반적으로 감소한다.

유아에 게서 이 장애가 발견되면, 일반적인 특징으로 지연된 발육과 신경성 징후가 나타난다.

고쉐 세포(Gaucher cell)라는 감별 세포는 골수, 간, 지라, 림프절 등에 있는 망상 내피 세포 구조를 가진 원형 또는 다각형의 조직구인데, 크기는 매우 커서 20~80 μm이며, 핵은 작고 한쪽으로 편재되어 있다. 아주 많은 양을 가지는 세포질은 지방으로 가득 차 있어 미세한 섬유상 모양의 미세소관이 주름 잡힌 형태를 하고 있어 창백하게 보인다(그림 9-46).

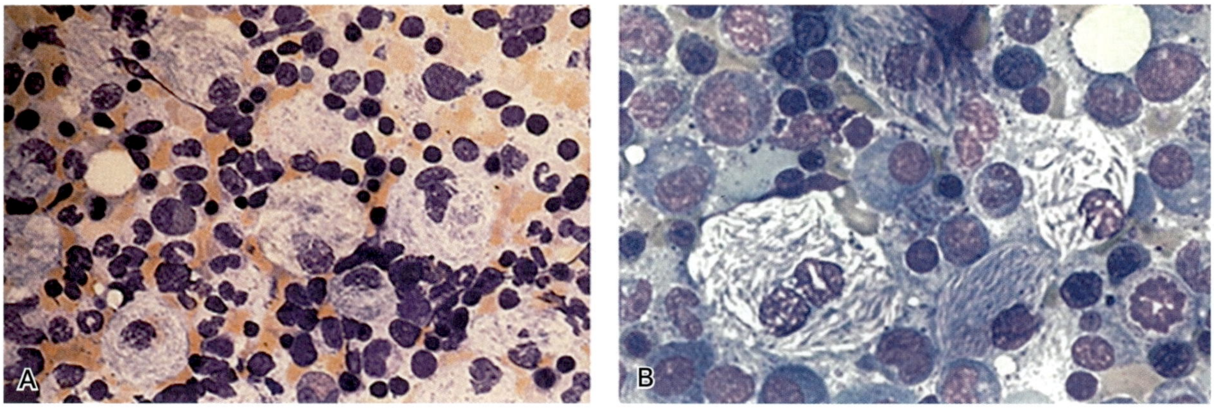

그림 9-46. Gaucher's 병. A: PB, B: Gaucher cell

2) 니만-픽병(Niemann-Pick disease)

Niemann-Pick 병은 주로 유아에게 침범하는 것으로서 sphingomyelinase라는 효소의 결핍에 의해 sphingomyelin의 축적이 일어나 생기는 병이다. 합성된 phospholipid의 분해 장애에 기인하며, 콜레스테롤과 monoaminophosphatides도 증가한다. 이 환자들은 간과 지라의 확대를 보이며, 심한 정신 발육의 손상을 갖는다. 대개는 진단을 받고 몇 달 이내에 죽음을 맞이하는데, 대부분의 환자들은 2~3세에 죽고 아주 드물게 20세 넘어서까지 살기도 한다. 염색된 도말표본에서, 림프구와 단(핵)구의 세포질에 공포가 있는 것을 볼 수 있다. Niemann-Pick 세포는 골수와 지라에서 발견된다. 고쉐 세포와 아주 비슷한 크기(20~45 μm)를 가지며, 핵은 하나로 한쪽으로 편재되어 있고, 세포질은 포말상(foamy)으로 관찰된다(honeycomb 그림 9-47. Niemann-Pick 세포모양)(그림 9-47).

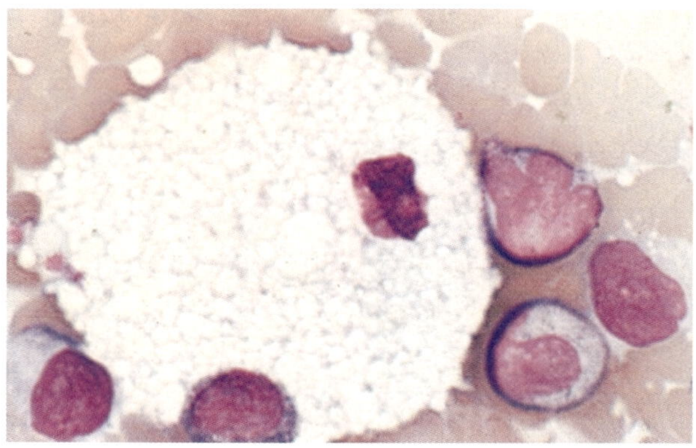

그림 9-47. Niemann-Pick 세포

3) Sea-blue 조직구 증가증(Sea-blue histiocytosis)

Sea-blue 조직구 증가증은 지방의 축적 때문에 저장병으로 분류된다. 그러나 정확한 원인은 모르지만 Niemam-Pick 병의 변종으로 보고 있다. 이 장애를 가진 환자들은 간과 지라의 확대와 혈소판 감소증을 갖는다.

Sea-blue 조직구는 골수에서 그리고 가끔은 간과 지라에서 발견된다. 이 세포는 직경 20~60 μm로 크며, 하나의 핵인을 가진 핵이 편재되어 있고 수많은 과립을 가지고 있는 세포질은 Wright's 염색을 하였을 때 청색 내지는 청록색으로 염색된다(그림 9-48).

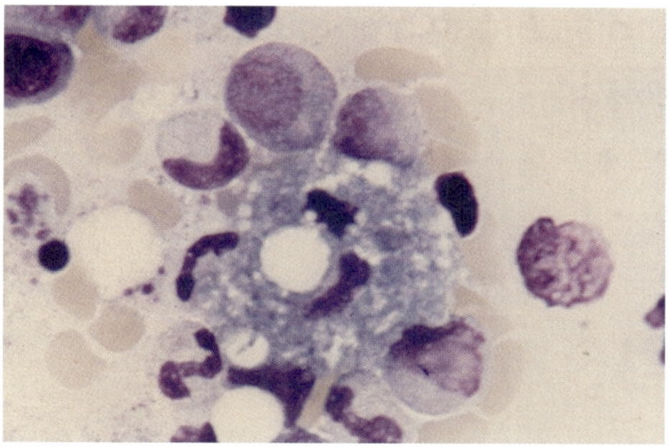

그림 9-48. Sea-blue 조직구 증가증

11. 조직구 증가증(Histiocytosis)

뼈의 호산구성 육아종(Eosinophilic granuloma of the bone), 무백혈병성 세망내피증(Letterer-Siwe병), 뇌하수체기능이상 증후군(Hand-Schüller-Christian병)들을 조직구 증가증이라는 범주에 넣었는데, 이는 모두 조직구가 비정상적인 증식을 보이고 있기 때문이었다. 이 비정상적 증식의 원인은 아직 잘 모르나 lysosomal 결함에 기인하는 것으로 여기고 있으며, Langerhans 세포 기원으로 보고 있다. 이 조직구들은 cholesterol을 포함하고 있는 것을 발견할 수 있다(그림 9-49).

조직구의 증식은 주로 림프절, 지라, 골수에서 발견되며, 더 적은 정도로 모든 조직과 말초혈액에서도 발견되며, 빈혈과 혈소판 감소증도 나타난다. 2008년 WHO에서는 조직구 증가증을 수지상세포와 조직세포의 암종으로 같이 분류하였다.

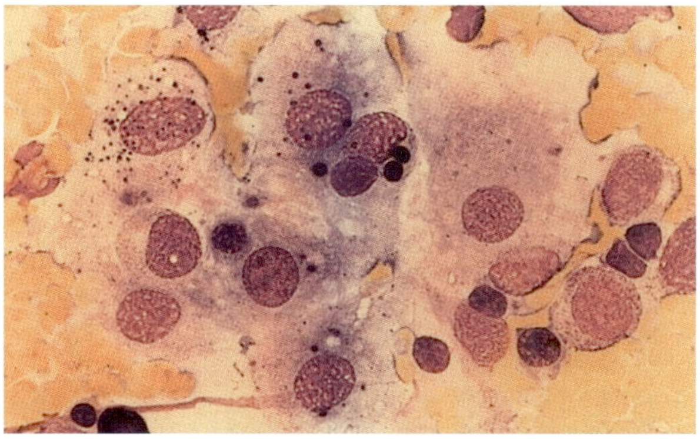

그림 9-49. 조직구증가증의 랑게르한스 세포(Langerhans cell)

12. 만성 육아종병(Chronic Granulomatous Disease, CGD)

만성 육아종병은 성 연관 열성 형질로 유전되며, 백혈구의 기능에 결함이 있어 살균능이 저하되어 야기된다. 과립백혈구나 대식세포 중의 NADPH 산화효소의 결핍으로 인해 H_2O_2가 생성되지 않아 세균을 제거하지 못해 나타난다. 주로 남성에게서 발병하며, 일반적으로 재발성 감염과 염증성 만성 육아종의 발달로 어린 소아기 동안에 사망하게 된다.

백혈구 수(주로 중성구)는 감염기간 동안에는 증가한다. NBT 검사는 이 질병의 진단에 사용된다(그림 9-50).

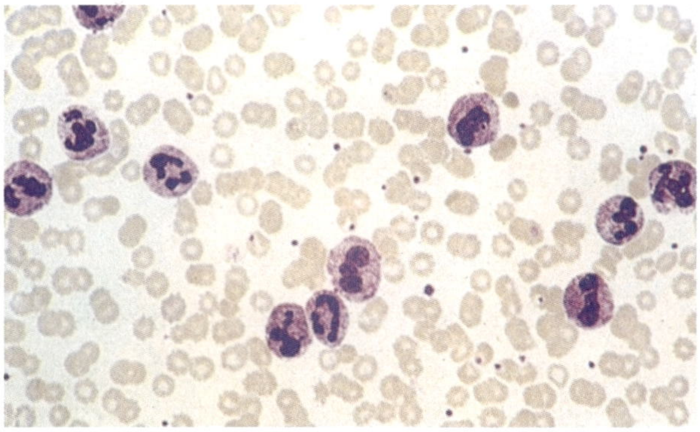

그림 9-50. 만성 육아종병의 중성구증가증

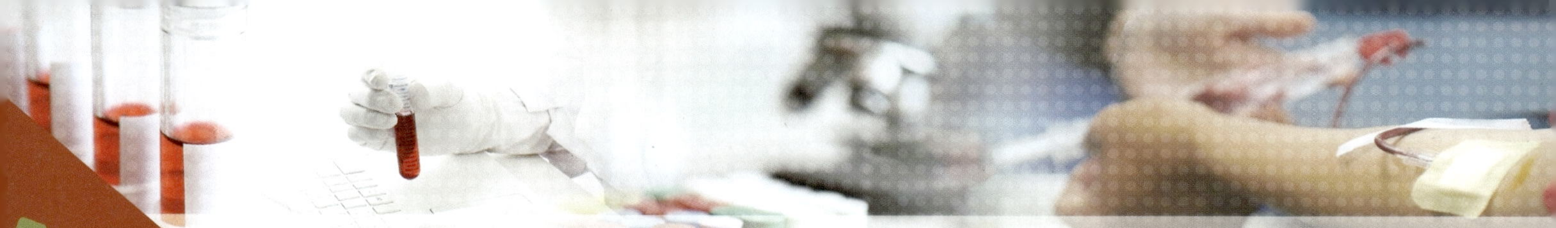

Chapter 10

출혈성 질환 (Bleeding Disorders)

학습목표

1. 출혈성 소인과 출혈성 질환을 정의할 수 있다.
2. 혈소판계 질환을 설명할 수 있다.
3. von Willebrand 병의 원인 및 검사 소견을 설명할 수 있다.
4. 혈액응고계 질환을 설명할 수 있다.
5. 혈우병의 원인 및 검사 소견을 설명할 수 있다.
6. DIC의 원인 및 검사 소견을 설명할 수 있다.
7. 혈전증의 정의 및 혈전 형성에 대해 설명할 수 있다.

출혈이란 자발적 또는 국소적 손상에 의해 혈액이 혈관에서 이탈되는 것으로, 이는 지혈과정에 관여하는 여러 인자들 중 한 부분의 양적 또는 기능적 이상으로 발생하거나 여러 인자들의 복합적 이상에 의해 발생되기도 한다.

혈액이 체외로 나오지 않는 것을 내출혈, 체외로 나오거나 소화관을 통해 나오는 것은 외출혈, 굵은 혈관이 파열되어 나오는 것을 파종 출혈이라 한다.

출혈성 소인(혹은 출혈성 경향)은 분명한 혈관의 파열 없이 미미한 원인에 의해 자연적으로 출혈이 되어 멍이 잘 들고, 자반이 잘 생기며 지혈이 잘 안 되는 상태를 말한다.

출혈 증상과 그 원인과의 관계가 분명한 경우도 있어 표 10-1과 같이 혈관 · 혈소판 이상에 의한 자반병과 응고 이상에 의한 출혈 증상과는 차이가 있다. 혈관 · 혈소판 이상인 경우는 점상 출혈이 특징이나 응고 이상의 경우는 근육 내 출혈이 특징이므로 육안 소견도 진단에 도움이 된다.

표 10-1. **혈소판이상 출혈과 응고이상 출혈 비교**

출혈 증상	혈관·혈소판 이상	응고 이상
점상 출혈	특징적	드물다
심부 혈종	드물다	특징적
체표면의 반상출혈	소 · 다발	대 · 다발
피부 찰과상 등에 의한 출혈	지속적 다량	약간
관절 내 출혈	드물다	특징적
후 출혈	드물다	일반적

1. 출혈질환의 분류

출혈성 질환의 종류는 매우 다양하고, 질병을 일으키는 원인, 빈도 등에 따라 진단에 차이가 있다. 예를 들어, 자주 발병하는 질환의 경우 진단에 대한 다양한 검사법이 마련되어 있으나 가끔 발병하는 흔하지 않은 경우는 확진을 위해서는 특별한 검사가 필요하며 진단을 내리기 쉽지 않다.

출혈성 소인과 질환의 원인별 분류는 혈관 장애, 혈소판 장애, 응고인자 장애, 섬유소원과 섬유소용해 장애로 나눌 수 있다(표 10-2).

표 10-2. **출혈성 질환의 분류**

혈관 장애	유전 출혈 모세혈관 확장증(Hereditary hemorrhagic telangiectasia) 결합조직 장애(Ehlers-Danlos 증후군) 괴혈병괴혈병(ScurvyScurvy) 간 질환(Liver disease) 파종혈관내응고파종혈관내응고(Disseminated intravascular coagulation, DICDisseminated intravascular coagulation, DIC) Henoch-Schönlein 자반증(Henoch-Shönlein purpura) 노인성 자반증
혈소판 장애	혈소판 감소질환 – 약물 유발 면역 저혈소판증(Drug-induced immune thrombocytopenia) – 면역/특발 혈소판 감소성 자반병(ITP) – 수혈 후 자반증 – 혈전혈소판감소자색반병(Thrombotic thrombocytopenic purpura, TTPT) 혈소판 증가질환 – 반응성 혈소판증가증 – 특발성 혈소판 증가증(Essential thrombocythemia) 유전적/기능적 혈소판 장애 – Glanzmann 혈소판 무력증(Glanzmann's thrmobasthenia) – Bernard-Soulier 증후군(Bernard-Soulier syndrome, BSS) – 저장풀병저장풀병(Storage pool disease) – Wiskott-Aldrich 증후군(Wiskott-Aldrich syndrome, WAS) – 지라 기능 항진증(Hypersplenism)
혈액 응고 장애	선천성 출혈장애 – 혈우병혈우병 – 폰빌레브란트병(vWD) – 간 질환 후천성 혈액응고장애 – 파종 혈관내 응고(DIC) – 비타민 K 대사 및 질환 – 응고인자 억제제 – 경구용 항응고제 – 헤파린에 의한 출혈
섬유소 용해계의 장애	선천성 질환 혈전 용해제에 의한 출혈

2. 출혈질환의 진단검사 의학적 접근

출혈의 원인은 매우 다양하다. 따라서 치료의 정확성을 위해서는 환자의 임상 증상을 포함한 과거력과 약물 복용에 대한 조사, 가족력을 포함한 다양한 검사를 통한 접근이 필요하다고 하겠다.

지혈 기전에 대한 검사는 두 가지가 선행된다.

첫째는 일반적인 선별 검사로 CBC, 말초혈액 도말 검사(peripheral blood smear, PBS), BT, PT, aPTT, TT 등이 있다.

두 번째는 혈소판 혹은 응고인자의 특이적 이상을 결정하기 위한 2차 검사이다. 특이적인 2차 검사로는 ADP, 에피네프린(epinephrine), 콜라겐(collgen), 리스토세틴(ristocetin)을 이용한 혈소판 응집능 검사(platelet aggregation test), 혈소판 유리능 검사(platelet release test), 혈액 응고인자 활성도 검사(coagulation factor assay), 혼합 검사(mixing test), 루푸스 항응고물질 검사(lupus anticoagulant), FDP 검사, D-dimer 검사 등이 있다. 그 외에도 간 기능 검사, 콩팥 기능 검사, 갑상선 기능 검사 등도 지혈 기전 검사에 도움을 주기도 한다(표 10-3).

표 10-3. 출혈성 질환이 의심되는 환자에게서 선별 검사의 해석

프로토롬빈 시간(PT)	활성화 부분 트롬보플라스틴 시간(aPTT)	혈소판 수 (Platelet)	감별 진단	
연장	정상	정상	흔한 질환	후천적 VII인자 결핍증: 초기 간 질환 초기 비타민 K 부족, 초기 와파린 치료
			드문 질환	VII인자 억제 인자, 이상 섬유소원 혈증 선천성 VII인자 결핍증, 몇몇 DIC
정상	연장	정상	흔한 질환	혈우병 A, B, XI인자, vWF 결핍 혹은 이들에 대한 억제 인자 존재 시, 헤파린 치료
			드문 질환	루푸스 항응고 물질
연장	연장	정상	흔한 질환	비타민 K 부족, 간 질환, 와파린/헤파린 치료
			드문 질환	X, V, II인자 결핍증, 섬유소원 부족, X, V, II인자에 대한 억제인자, 루푸스 항응고 물질, DIC, 이상 섬유소원 혈증
연장	연장	감소	흔한 질환	DIC, 간 질환
			드문 질환	헤파린 치료에 동반된 저혈소판증
정상	정상	감소	흔한 질환	혈소판 파괴 증가, 혈소판 생성 저하, 거비증, 대량 수혈
			드문 질환	선천적 혈소판 질환(Wiskott-Aldrich 증후군)
정상	정상	증가	드문 질환	골수 증식 종양(myeloproliferative neoplasm)
정상	정상	정상	흔한 질환	경한 vWD 획득된 질적 혈소판 질환(요독증)
			드문 질환	선천성 혈소판 기능 장애(Glanzmann 병, Bernard Soulier 증후군), 혈관 질환, 섬유소 용해 질환, XIII인자 결핍증, 이상 섬유소원 혈증

3. 혈관계 질환(Vascular Disorders)

혈관계 질환은 혈관벽의 구조나 기능에 결함으로 출혈이나 멍이 나타나는 것이 특징이다. 자연적 출혈이나 작은 외상의 결과로 점상 출혈이 나타나고, 경우에 따라서는 가벼운 외상에 대한 2차적인 것으로 커다란 표재성 출혈이 나타나기도 한다. 근육 내 출혈은 드물지만 코피가 터지는 것은 흔하게 볼 수 있다.

응고 기전은 대개 정상이며, 혈소판 수도 정상이다. 출혈 시간과 모세관 저항 시험의 결과는 혈관 질환이 있는 부위에서 비정상을 보인다.

혈관계 질환은 다음과 같이 나눌 수 있다.

1) 알레르기성 혈관염(Henoch-Schonlein purpura, HSP)

특징적 자반, 관절증상, 복부증상 등 3가지 주요 징후를 가진 질환으로 출혈경향이 있기 때문에 출혈질환에서 다루어지지만 혈액에 관한 검사소견은 거의 정상이다. 제XIII인자가 저하되는 증례가 있으며, 혈관염에 의해 혈관벽이 약해지기 때문에 모세혈관의 취약성이 증가한다.

2) 유전 출혈모세관 확장증(Hereditary hemorrhagic telangiectasis, HHT)

이 장애는 상염색체성 우성 형질로 유전되며, 동맥과 정맥 혈관벽의 탄력층과 근육층의 기형으로 인해 쉽게 출혈을 유발하며 내부 장기(폐, 간, 뇌, 소화기계)에 동맥정맥기형(arteriovenous malformation)을 형성하기도 한다. 혈관벽의 확장으로 심한 조직 분열 형이 되고, 침범을 당한 혈관벽은 아주 얇아진다.

3) 결합조직 장애(Connective tissue disorders)

Ehlers-Danlos 증후군으로도 불리며, 비정상적인 출혈을 일으킨다. 왜냐하면 collagen에 이상이 있어 혈소판과 잘 부착되지 않아 출혈증상을 나타난다. 또 혈관 취약성을 가지는 elastin의 이상, 그리고 다른 응고 이상이 있어 때때로 피하출혈을 끌어내기 때문이다.

4) 괴혈병(Scurvy)

Collagen 합성의 감소와 세포 간 결합 물질(내피세포 사이)의 감소에 원인이 되는 Vit. C의 결핍에 의해 생기며, 비타민 C는 collagen 가교에 필요하며, 결핍되면 collagen의 양적 및 질적 이상, 혈관벽의 취약화, 혈소판 부착기능 저하가 일어나 출혈증상이 나타난다. 이 장애는 ascorbic acid의 투여로 치료된다(그림 10-1).

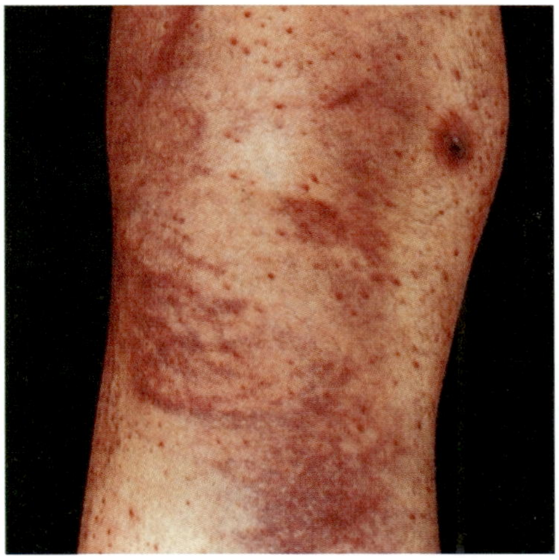

그림 10-1. 괴혈병에 의한 자반

4. 혈소판계 질환(Platelet Disorders)

혈소판계 질환은 다음과 같이 분류할 수 있다.

1) 혈소판 감소증(Thrombocytopenia)

(1) 혈소판 생성 감소(Decreased platelet production)

① 선천 거대핵세포 저형성증(Congenital hypoplasia of the megakaryocytes)

② 후천 거대핵세포 저형성증(Acquired hypoplasia of the megakaryocytes)

③ 무력성 혈소판 형성증(Ineffective thrombopoiesis)

(2) 혈소판 파괴의 증가(Increased platelet destruction)

① 특발 혈소판 감소성 자반증(Idiopathic thrombocytopenic purpura)

② 약제 기인성 면역학적 혈소판 감소증(Drug-induced immunologic thrombocytopenia)

③ 면역학적 혈소판 감소증(Immunologic thrombocytopenia)

④ 비면역학적 혈소판 감소증(Nonimmunologic thrombocytopenia)

(3) 혈소판의 비정상적 분포

① 대량 수혈(Massive blood transfusions)

② 지라 비대

2) 혈소판 증가증(Thrombocytosis)

(1) 반응성 혈소판증가증(Reactive thrombocytosis)

(2) 특발 혈소판혈증(Essential thrombocythemia)

3) 유전적 질적/기능적 혈소판 장애(Hereditary qualitative or functional platelet disorders)

(1) Glanzmann's 혈소판 무력증(Glanzmann's thrombasthenia)

(2) 저장풀병(Storage pool disease)

(3) Bernard-Soulier 증후군

(4) Wiskott-Aldrich 증후군

4) 후천적 질적 혈소판 장애들(Acquired qualitative platelet disorders)

(1) 항혈소판 약제

(2) 고글로불린혈증

(3) 골수 증식 질환과 골수 이형 질환

(4) 요독증

4-1. 혈소판 감소증(Thrombocytopenia)

혈소판 수의 참고치는 15~40만/μL이다. 이 수치 이하라고 해서 바로 출혈경향이 나타나는 것이 아니고 2~5만/μL의 경우 때로 출혈증상이 나타나고 1만/μL이하의 경우 치명적인 출혈이 있다.

혈소판의 수 감소로 1차 지혈이 잘 되지 않아 출혈성 경향을 보이며, 1차 지혈의 이상이 있는 경우 출혈시간(BT)이 연장되고, 모세혈관취약성검사 양성을 보인다.

1. 면역혈소판감소자반병(Immune thrombocytopenic purpura, ITP)

면역혈소판감소자반병(Immune thrombocytopenic purpura, ITP)은 혈소판 수치가 정상보다 감소하고 점막과 피부의 표재성 출혈이 특징인 질환이다. 과거에는 뚜렷한 원인을 알지 못하는 경우를 특발 혈소판감소자반증이라고 하고, 약물이나 감염 또는 전신 질환에 의한 경우를 이차성 혈소판 감소성 자반증이라고 하였다. 그러나 최근에는 두 경우를 모두 면역혈소판감소자반병으로 통칭하게 되었다.

특발혈소판감소자반증(Idiopathic thrombocytopenic purpura, ITP)은 면역 기관의 이상으로 혈소판이 망내계, 특히, 지라에서 선택적으로 파괴됨으로써 출혈성 증상을 유발하는 질환이다.

이 질환은 말초혈액 내 적혈구, 과립구, 혈소판의 이상을 보이며, 특히 혈소판 수가 30,000/μL 이하인 경우는 혈소판 감소증으로 인한 출혈의 가능성이 높다. 그러므로 과거에는 ITP 환자가 질병이나 외상으로 생명의 위협을 받는 경우에도 출혈 과다의 위험성으로 수술을 시행하지 않는 경우가 많았으며, 수술을 시행한 경우에도 대부분 복부 수술에 한정되어 있었고, 그 수 또한 많지 않았다. 혈소판 수의 감소가 지속되는 기간을 6개월을 기준으로 하여 급성 ITP와 만성 ITP로 구분하기도 하는데, 급성 ITP의 혈소판 감소의 지속 기간은 2~6주 정도이며 환자의 80% 이상에서 4~6주 이후면 자연 회복된다.

1) 급성 ITP

급성면역혈소판감소성자반병(ITP)은 건강해 보이던 소아에게 갑자기 전신적인 점상출혈과 자반증이 외상없이 자연적으로 나타나는 출혈성 질환이다. ITP의 정확한 원인은 알려져 있지 않으나 여러 가지 바이러스 감염이 선행된 후 자가항체(주로 IgG)가 혈소판 표면의 GPIIb/IIIa 또는 GPIb/IX 수용체를 인식하여 혈소판을 파괴하는 질환으로 알려져 있다. 80~90%의 환자에서 급성의 경과를 보이며 6개월 이내에 자연 회복되는 질환으로 알려져 있으나, 혈소판 감소시기에 출혈의 위험이 증가할 수 있고, 드물지만 생명을 위협하는 출혈이 발생할 수 있다.

급성 ITP의 경우 사춘기 이후의 성인에게서는 매우 드물어 약 10%를 차지하고 있다. 급성 ITP에서 나타나는 주요 특징은 다음과 같다. 호발 연령은 2~6세의 소아에게 가장 일반적이며, 성별에 따른 특징은 없으며, 바이러스성 감염 후에 혈소판의 수가 급격하게 저하되어 약 20,000/μL 이하의 심한 저혈소판증이 동반되는 경우가 많다. 이 외에도 급성 위장관염, 거대세포 바이러스 감염, 수족구병 등의 바이러스 감염이 있다. 혈소판 감소 기간이 보통 2~6주이며, 80%의 환자는 자연 회복된다.

(1) 임상증상

① 피부와 점막 출혈(점상출혈, 자반, 코피, 잇몸출혈)

② 월경 과다증(menorrhagia)심한 출혈

(2) 검사 소견

① 극심한 저혈소판증(< 20,000/μL) 이하

② 바이러스 감염증으로 인한 림프구 증가

③ 거대혈소판(giant platelet) 관찰 가능

④ PT/aPTT, 피브리노겐 정상

⑤ 혈소판 수명이 2~3일로 단축, 출혈 시간의 연장

⑥ 모세혈관의 취약성 검사 결과는 양성

2) 만성 ITP

만성 ITP는 성인에게 주로 발병되며 발생 연령대는 주로 20~50세 사이이며, 소아는 약 10~20%를 차지한다. 남녀 발생 비율은 1:3으로 여성의 발생 빈도가 높다.

선행감염증 등의 선행 병력이 없는 것이 대부분이며 혈소판 감소증이 6개월 이상 지속되는 경우로 정의한다. 이와 같이 ITP가 6개월 이상 지속되는 경우에는 다른 관련 질환의 유 · 무를 예로 들어, 전신 홍반루푸스와 같은 자가면역 질환이나 HIV와 같은 만성 염증 질환, 그리고 2형의 vWD, 반성 유전 혈소판 감소성 질환, Wiskott-Aldrich 증후군과 같은 만성 혈소판 감소증의 비면역성 원인에 대하여 신중하게 다시 평가하여야 한다.

(1) 임상증상

① 피부와 점막 출혈(점상출혈, 자반, 코피, 잇몸출혈)

② 월경 과다증(menorrhagia)심한 출혈

(2) 검사 소견

① 저혈소판증(30,000~80,000/μL)

② 바이러스 감염증으로 인한 림프구 증가

③ 거대혈소판(giant platelet) 관찰 가능

④ 증가된 혈소판도 관찰되며, 평균 혈소판 용적(mean platelet volume, MPV) 및 혈소판 분포 넓이 (platelet distribution width, PDW)가 증가

거대혈소판이 발생하는 정확한 기전은 불확실하나, 혈소판 파괴로 인한 혈소판 생성 촉진에 의한 것일 수도 있다(표 10-4).

표 10-4. 면역혈소판 감소성 자반병의 임상적 특징

특징	급성	만성
발현시기	2~6 y	20~50 y
성별	None	Female over male, 3:1
선행감염여부	Common	Unusual
출혈발생	Sudden	Gradual
혈소판 수	< 20,000/μ	30,000~80,000/μ
기간	2~6 wk	Months to years
자발적 치료	90% of patients	Uncommon
계절적 패턴	Higher incidence in winter and spring	None
스테로이드 치료	70% response rate	30% response rate
지라절제술	Rare	< 45 y, 90% response > 45 y, 40% response

구분	급성 ITP	만성 ITP
발생 연령	주로 소아(2~10세)	주로 성인(여성이 많음)
발병 양상	갑작스럽게 발생	서서히 발생
원인	바이러스 감염 후(예: EBV, MMR)	자가면역 질환과 관련, 특발성
자연 경과	대부분 6개월 이내에 회복	6개월 이상 지속

2. 혈전혈소판감소자반증(Thrombotic thrombocytopenic purpura, TTP)

급성 발열, 피부점막의 출혈경향, 용혈빈혈, 혈소판감소 및 여러가지 뇌신경증상과 신장장애 등을 나타내는 급성진행성 혈액응고 질환이다.

바이러스 감염, 세균감염, 약제, 임신 등 다양한 원인이 있으며 유전적으로는 ADAMTS13 효소의 결핍으로 인한 유전성 혈전성혈소판감소성자반증 (hereditary TTP)질환과 ADAMTS13 유전자 변이 인한 업쇼-슐만증후군(Upshaw-Schulman syndrome, USS)이 있다. ADAMTS13 효소는 폰 빌레브란트 인자(vWF)의 초고분자량(multimer)을 절단하여 혈소판의 비정상적인 응집 방지한다. 결핍 시 초고분자량 vWF가 미세혈관에 축적되어 혈소판이 비정상적으로 응집하고 혈전이 형성된다. 따라서, 혈관내피세포에서 만든 vWF 다량체를 분할하는 ADAMTS 13 효소의 부족으로 비정상 거대 vWF 다량체가 형성되어 혈소판 활성 및 응집을 유발하여 혈전 형성을 촉진한다(그림 10-2).

혈소판 응집이 항진되지만 응고-섬유소용해계에서의 이상은 적다고 알려져 있다. 그 결과 혈소판 수는 소모성으로 감소하고 섬유소원 등 응고인자가 감소하는 경우는 드물다. 이차적인 TTP를 초래할 수 있는 약제로는 클로피도그렐(clopidogrel)이나 티클로피린(ticlopidine)과 같은 항혈전제, 또는 퀴닌(quinine) 같은 항생제, 싸이클로스포린(cyclosporine), 타클로리무스(tacrolimus)와 같은 면역조절제, 미토마이신(mitomycin C), 씨스플라틴(cisplatin), 블레오마이신(bleomycin), 겜씨타빈(gemcitabine)과 같은 항암제 등이 있다.

TTP는 응급 의료 상황이며, 즉각적인 원인진단과 치료가 환자의 생존에 중요하다. 혈장교환술(Plasma Exchange Therapy, PEX)을 통해 ADAMTS13결핍을 보충하거나 자가항체 제거에 중요한 치료법이다.

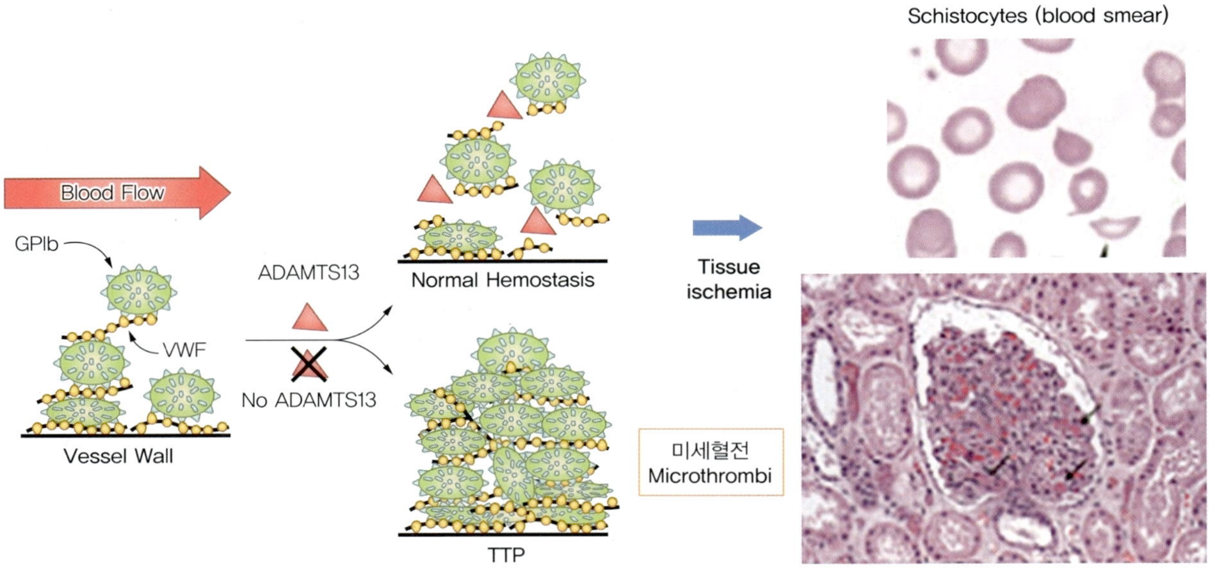

그림 10-2. ADAMTS 13 결핍이 있는 경우 혈전성 혈소판 감소성 자반증

1) 임상증상

혈전이 미세혈관 내에서 발생함으로써 다양한 증상을 보인다.

(1) 혈소판 감소성 자반

(2) 용혈빈혈: 적혈구파괴증후군에 의한 혈관 내 용혈 발생

(3) 신경계 질환: 두통, 의식장애, 지각장애, 운동장애, 섬망 등

(4) 발열

(5) 콩팥장애: 콩팥에 미세혈전이 생기기 때문에 혈뇨, 단백뇨 등의 증상 관찰

2) 검사소견

(1) 혈소판 감소(< 50,000/μL)

(2) 혈관 내 용혈: LDH 증가, 간접 빌리루빈 증가, 합토글로빈 감소, 그물적혈구 증가, 분열적혈구(schistocyte) 증가

(3) PT, aPTT 정상

(4) 혈뇨, 단백뇨, 혈중 BUN, 크레아티닌 증가

(5) 특수검사: ADAMTS13 활성도 <10%일 경우 또는 ADAMTS13 억제항체검사

4-2. 혈소판 증가증(Thrombocytosis)

혈소판 수가 정상보다 증가되는 것은 다양한 상황 변화의 결과로 발견된다. 반응성 혈소판증가증은 혈소판 수가 중간 정도 증가된 것으로 기술되며, 대개 짧은 수명과 무증상으로 나타난다. 그러나 혈소판혈증은 혈소판 수가 현저하게 증가된 것이고, 일반적으로 영속성이며 골수 증식성 장애로 여겨진다.

1. 반응성 혈소판증가증(Reactive thrombocytosis)

혈소판 수가 중간 정도로 증가하며 일반적으로 이 장애는 치료할 수 있는 반응을 보인다. 지라 절제술을한 후의 혈소판 수는 일반적으로 수술 후 1~10일 동안은 정상보다 증가된 수를 나타낸다. 대개 1~3주에 정점을 이루고 다음 2~3달 내에 감소하기 시작한다. 그러나 어떤 경우에는 혈소판 수가 1년이나 그 이상 동안 정상 수준으로 돌아오지 않을 수도 있다. 대수술을 한 후 3~10일간 혈소판 수는 증가된 것으로 보일 수 있다. 이런 경우, 즉 수술한 직후에는 혈소판 증가증이 보일 수도 있다. 혈소판 수는 일반적으로 수술 후 2주 이내에 정상 수준으로 감소한다.

급성 실혈 후 하루 반 내에 절대적 혈소판 증가증이 생길 수도 있다. 혈소판수가 증가되는 것을 보여주는 또 다른 경우들은

- 짧은 기간 동안의 철 결핍성 빈혈
- 암종이나 Hodgkin's 병과 같은 어떤 악성 질병을 동반할 때
- 약물 기인성 혈소판 감소증 뒤에
- 용혈빈혈이나 2차적 적혈구증가증을 가진 환자에서처럼 조혈 기능이 증가된 것과 연관이 있을 때
- 임신 중일 때
- 다양한 급성 그리고 만성 염증과 같이 감염성 상태와 연관이 있을 때이다.

2. 혈소판혈증(Thrombocythemia)

대부분 중년층에서 발견되며 혈소판 수의 현저한 증가가 특징이다. 이 장애를 가진 환자는 오랜 기간 무증상을 동반하는 출혈이나 혈전증의 기간을 가진다. 재발성 위장관 출혈이 가장 일반적인 출혈 장애로 발견된다. 정맥과 동맥들에서의 혈전은 발전하여 자주 합병증으로서 폐동맥성 색전증이 된다. 지라 비대증도 자주 발견된다. 가장 일반적인 죽음의 원인은 혈전 색전성 장애이다. 혈소판 수는 대개 1,000,000/μL이며 1,400,000/μL 정도로 많을 수도 있다. 혈소판 생산은 정상의 15배 이상이다. 극히 많은 혈소판 수 때문에 정확한 혈소판 수를 얻기 어려우며, 그래서 농축혈소판 용적(packed platelet volume)을 구하는 것이 유용하다.

염색 도말 표본에서 혈소판은 응집되어 커다란 덩어리를 형성한다. 이것은 또한 대개 비정상적인 크기, 형태, 그리고 구조를 보인다. 혈소판 수명은 일반적으로 정상이다.

거대핵세포 단편들도 가끔 존재하며, 적혈구는 정상이거나 실혈에 따른 철 결핍성 빈혈에 의해 저색소성 소적혈구로 나타난다. 백혈구 수는 대개 증가하여 40,000/μL 이상일 수도 있다. 백혈구 백분율은 대개 좌방 이행한 중성구증가증을 보인다(그림 10-3).

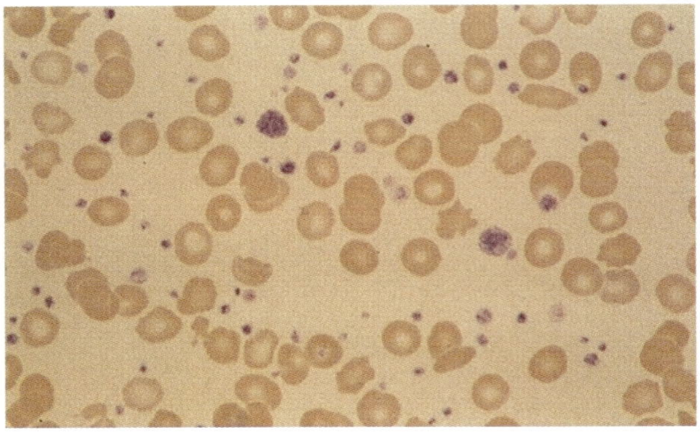

그림 10-3. **혈소판혈증**

골수는 거대핵세포의 수와 크기, 양이 현저하게 증가된 것을 보인다. 혈액 응고 검사들은 대개 정상이다. 이 장애가 가벼울 때에는 혈소판의 수가 1,000,000/μL 이하이며, 치료는 요구되지 않는다.

혈소판 수가 현저하게 증가되었을 때에는 알킬화 물질과 성분 분리를 사용한다. 항응고제 또한 혈전색전성 합병증을 막아줄 수 있다.

4-3. 유전적/기능적 혈소판장애

1. Glanzmann 혈소판 무력증(Glanzmann's thrombasthenia)

글란츠만씨 혈소판 무력증은 혈소판 수는 정상이나 혈소판 표면의 당단백질인 IIb/IIIa의 변이에 의한 혈소판 응고 기능 이상으로 출혈성 경향이 있는 상염색체 열성 유전 방식의 희귀 유전 질환이다.

이 질환을 가진 환자의 혈소판은 ADP, 에피네프린, 콜라겐, 트롬빈 등과 같은 생리적 혈소판 응집 촉진 인자에 전혀 반응하지 않으며, 리스토세틴에만 반응한다(그림 10-4).

혈소판 섬유소원은 매우 감소되어 있다. 이 질환의 환자에게서 혈소판 수치와 PT, aPTT에 대한 검사는 일반적으로 정상 소견을 보이므로 출혈 경향 및 과거력에 대한 문진이 중요하다.

혈소판 무력증의 진단은 정상적인 혈소판 수와 형태, 비정상적으로 연장된 출혈 시간, 점막하 출혈 증상, ADP, 콜라겐, 에피네프린, 트롬빈의 자극에 전혀 반응하지 않는 혈소판 응집과 혈병 퇴축의 감소 또는 소실여부로 알 수 있다.

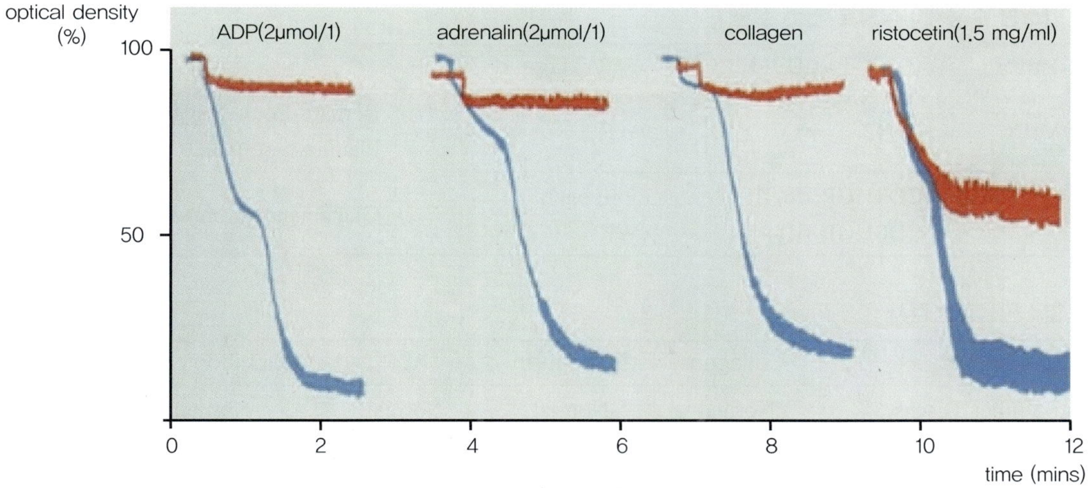

그림 10-4. Glanzmann 혈소판 무력증의 혈소판응집능검사 결과
(파란그래프: 정상, 빨간그래프: Glanzmann 혈소판 무력증)

2. Bernard-Soulier 증후군(Bernard-Soulier Syndrome, BSS)

상염색체 열성으로 유전되며, BT는 연장되나, 거대 혈소판, 혈소판 수의 감소가 특징이다. GPIbα, Ibβ, IX 유전자 변이에 의한 혈소판 세포막의 당단백 복합체인 GPIb/IX/V 수용체의 결핍이나 기능 이상으로 혈소판이 내피하 기질에 존재하는 vWF에 부착하지 못하게 되어 출혈 경향을 나타낸다.

출혈 경향은 영아기나 소아기부터 개개인에 따라 다양하게 나타나며, 주로 피부나 점상 출혈로 나타난다. 비출혈, 잇몸출혈, 월경 과다, 위장관 출혈, 외상 후 과다 출혈이 발생하며, 혈소판 수는 대부분에서 감소되나 감소된 혈소판 수에 비해 BT가 20분 이상으로 매우 연장되어 있고, 말초혈액도말 소견상 비정상적인 거대 혈소판이 관찰되기도 한다. ADP, epinephrine, collagen에 의한 혈소판 응집은 정상이나 ristocetin의 경우 응집이 일어나지 않으며, vWD과는 달리 정상 혈장을 추가해도 응집은 교정되지 않아 다른 혈소판 기능 장애와 진단 시 감별이 가능하다는 특징이 있다(그림 10-5, 표 10-5).

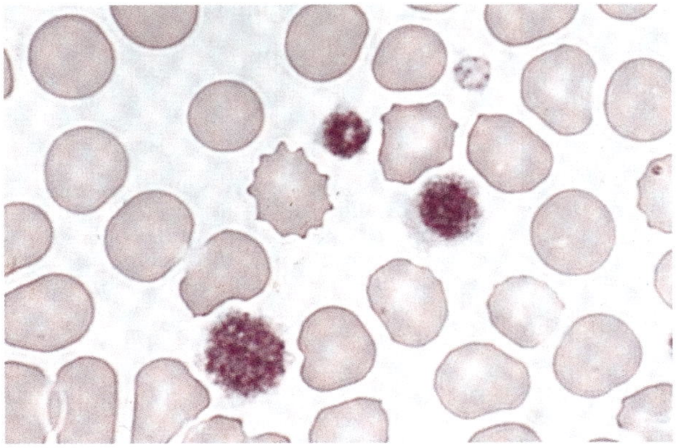

그림 10-5. Bernard-Soulier Syndrome: 거대혈소판

표 10-5. 혈소판 수용체이상으로 인한 질환

Receptor	CD	Ligand	Disease
GP Ib/V/IX	CD42	vWF	Bernard-Soulier syndrome Platelet-type vWD
GP IIb/III	CD41(GP IIb/III) CD61(GP III)	Fibrinogen vWF	Glanzmann thrombasthenia

표 10-6. 혈소판응집능검사

Disorder	Collagen	Epinephrin	ADP	Arachidonic acid	Ristocetin
Bernard-Soulier Disease	Normal	Normal	Normal	Normal	Absent
von Willibrand disease	Normal	Normal	Normal	Normal	Absent
Glanzmann's thrombasthenia	Absent	Absent	Absent	Absent	Normal

3. 저장풀병(Storage pool disease)

저장풀병은 혈소판 내에 있는 과립(그림 10-6)의 이상으로 발생한다. 크게 두 가지로 α-과립 저장풀병과 dense 과립 저장풀병을 들 수 있다.

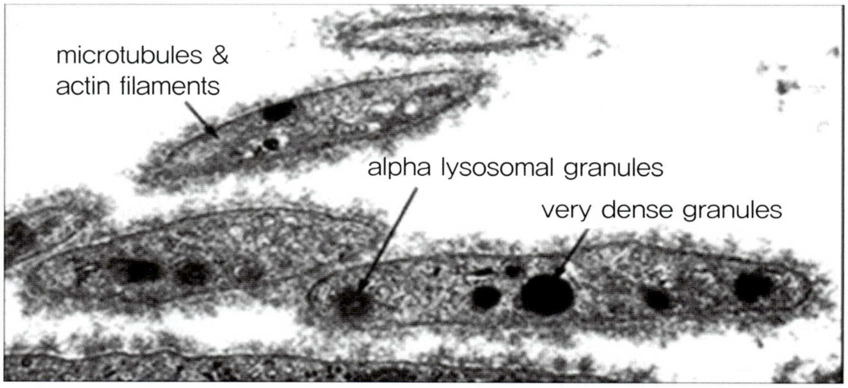

그림 10-6. 혈소판 과립들

1) α-과립 질환

정상 혈소판은 50개 정도의 구형 또는 선형 모양의 α-과립을 가지고 있는데, α-과립 저장풀병의 경우 전자현미경으로 관찰하면 정상 α-과립은 없고 공포와 작은 α-과립의 전구체가 보인다. 말초혈액의 혈소판을 광학현미경으로 관찰하면 정상 혈소판과 비교해서 크고 색이 흐린 혈소판이 관찰된다(그림 10-7). Gray platelet syndrome, White platelet syndrome, Quebec platelet syndrome 등이 속한다.

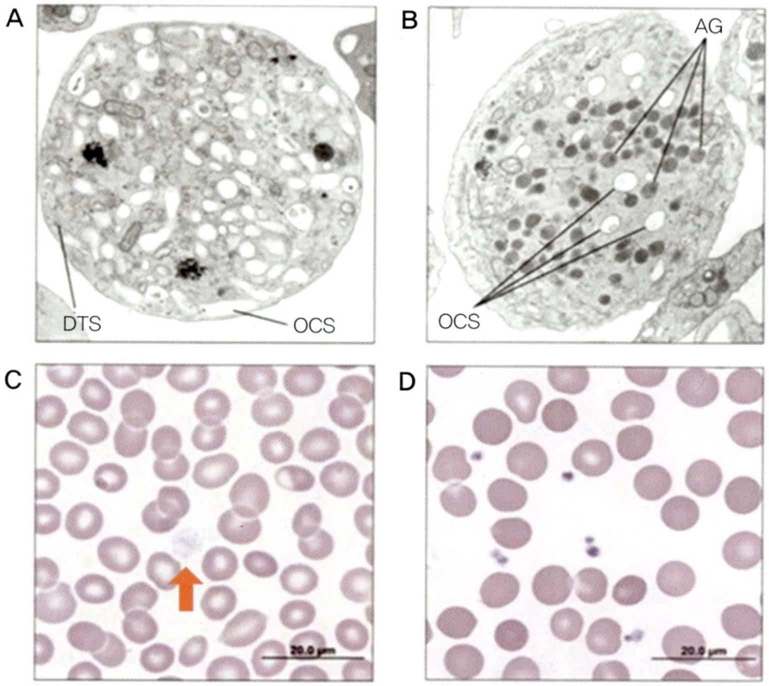

그림 10-7. α-과립 질환과 정상에서의 혈소판 비교

A. α-과립이 현저하게 감소되어 있는 혈소판(전자현미경)
B. 정상 혈소판(전자현미경)
C. 크기가 크고 흐린색을 띠는 혈소판(광학현미경)
D. 정상 혈소판(광학현미경)
AG (α-gramul), OCS (open canalicular system), DTS (dense tubular system)

평생 지속되는 경증 또는 중등도 점막출혈을 나타내며, BT의 연장 정도, 혈소판 수의 감소 정도가 다양하다. 남자와 여자에서 모두 발생하며 상염체 질환이나 유전 양식은 아직 확실하지 않다. 심한 출혈 시에는 혈소판 수혈을 필요로 한다.

2) 치밀과립 질환

정상 혈소판은 3~6개의 치밀과립 또는 δ-과립을 가지는데, 치밀과립 질환은 치밀과립이 부족해서 생기는 질환으로 Hermansky-Puldak syndrome, Chediak-Higashi syndrome 등이 속한다.

4. 위스코 알드리치 증후군(Wiskott-Aldrich Syndrome, WAS)

Wiskott-Aldrich Syndrome은 선천성 혈소판 감소증과 출혈, 아토피 피부염, 반복되는 잦은 감염을 주 증상으로 하는 희귀한 X 염색체 연관 열성 유전 질환으로 면역 기능의 이상과 소구성 저혈소판증이 특징인 질환이다. 그리고 혈장 면역글로불린 중 IgA, IgE는 증가하고 IgM은 감소하는 특징이 있다.

전 세계적으로 남아 1,000,000당 4명으로 인종 간 차이는 없는 것으로 알려져 있다. 원인은 WASP (Wiskott-Aldrich syndrome protein)의 gene의 변이로 인해 발생하는 것으로 밝혀져 있다. WASP의 정확한 기전은 밝혀져 있지 않으나 림프구, 혈소판, 식세포의 기능과 구조의 변화를 가져와 미세융모, filopodia, 식세포의 공포 형성 등 여러 세포의 결함을 일으키고 이에 따른 면역 기능의 이상과 소구성 혈소판 감소증을 초래하게 된다.

진단 방법 중 확진을 위해서는 남아로서 선천성 혈소판 감소증, 적은 크기의 혈소판과 WASP 유전자 변이, 말초혈액의 단핵세포에서 WASP나 WASP의 mRNA의 부재 및 모계의 가족력상 WAS나 X 염색체와 연관된 혈소판 감소증의 존재 중 최소한 한 가지 이상만 증명하면 된다.

그림 10-8에 혈소판 수용체 이상이나 과립이상으로 인한 질환들을 정리하였다.

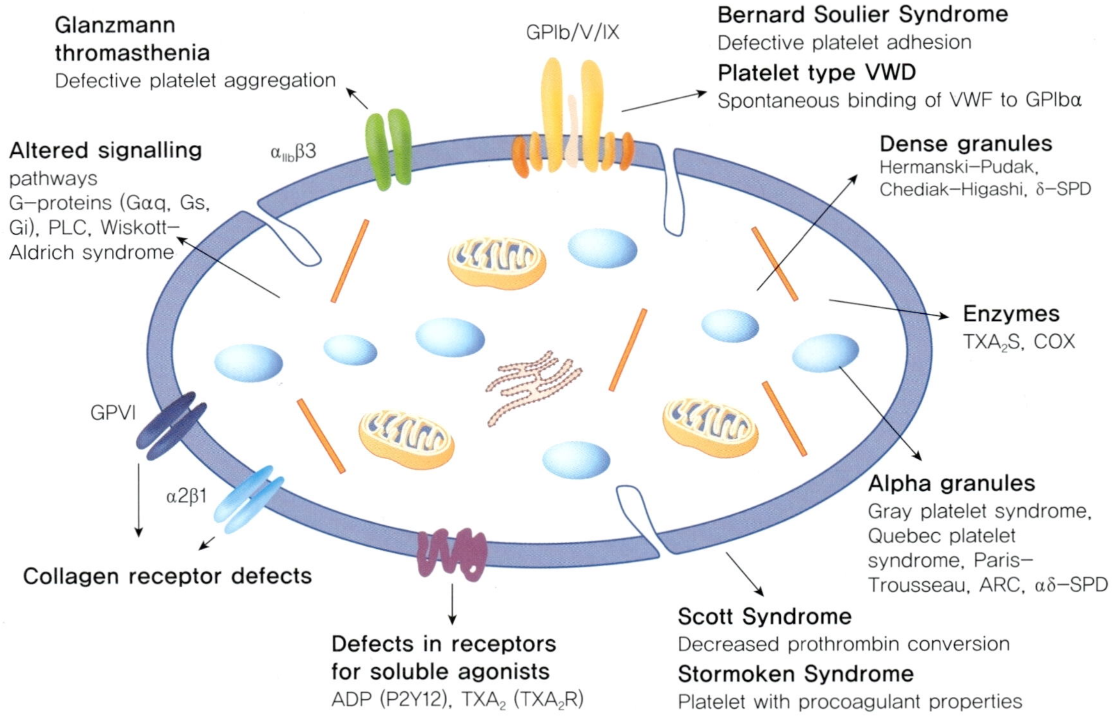

그림 10-8. **원인별 다양한 혈소판 질환**

5. 혈액응고인자 질환

혈액응고인자 질환은 대개 응고인자가 결핍되었을 때 나타나며, 선천적인 경우와 후천적인 경우로 구분할 수 있다.

선천적인 경우는 대개 응고 인자 결핍증이 포함되며, 그 중 대표적이라 할 수 있는 혈우병 A와 von Willebrand 병에 대해서만 자세히 설명한다.

5-1. 선천성 출혈 장애(Inherited Bleeding Disorders)

1. 혈우병 A (Hemophilia A)

혈우병은 남자 5,000~10,000명 중 1명꼴로 나타나는 성염색체 열성으로 유전되는 선천성 혈액 응고인자장애로서, 85%가량이 혈우병 A이다. 혈우병 A의 진단은 일반적으로 환자의 residual factor VIII의 활성도를 측정하여 이루어지며, 1% 미만인 경우 중증, 1~5%인 경우 중등도, 그리고 6~30%인 경우 경증으로 분류한다(표 10-7).

보인자 여부의 경우, 정상인에게서 Factor VIII 활성도만으로는 보인자의 여부를 정확히 알 수 없다는 제한점이 있다. 일반적으로 혈우병(hemophilia) A는 가장 흔한 유전성 출혈 질환으로 남자에서 반성 열성 유전에 의한 제VIII인자의 결핍으로 발생하며, 혈우병 B 또한 반성 열성 유전으로 제IX인자의 결핍이 주된 원인이다.

혈우병 A와 혈우병 B, 두 질환의 증상은 동일하다. VIII인자와 IX인자는 지혈 기전에서 인지질과 Ca^{2+}과함께 X인자를 활성화시키기 위해 복합체를 구성한다. 혈우병 A는 제VIII인자 분자 중 VIII: C 부분의 결핍이나 기능 이상의 결과로 생기며, 성 연관-열성 형질로 유전되는 일명 고전적 혈우병이라 부르는 것이다.

표 10-7. 혈액응고인자 양에 따른 혈우병 증상

응고인자 양 (Factor level: Normal 50~150%)	출혈의 빈도	출혈형태
Severe < 1%	30~50 times per year	Spontaneous
Moderate 1~5%	3~10 times per year	Occsionally spontaneous, usually post trauma
Mild 6~30%	< 1 per year	Post-trauma or surgery only

1) 임상 증상

- 발치 후 과다 출혈, 피하나 근육 내 출혈로 인한 혈종(그림 10-9)
- 말초 신경증과 두개내 출혈로 인한 신경 증상
- 심부 출혈로 인한 혈관 및 장기 압박
- 슬관절, 족관절, 고관절, 주관절, 수근관절, 견관절과 같은 혈관절이 생기며(그림 10-10), 혈뇨와 비출혈이 나타난다.

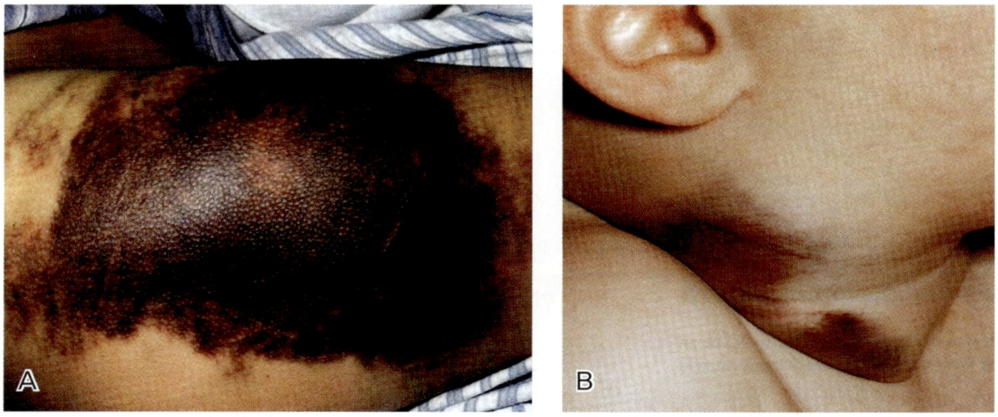

그림 10-9. 혈우병의 출혈증상. A: 혈우병 A, B: 혈우병 B

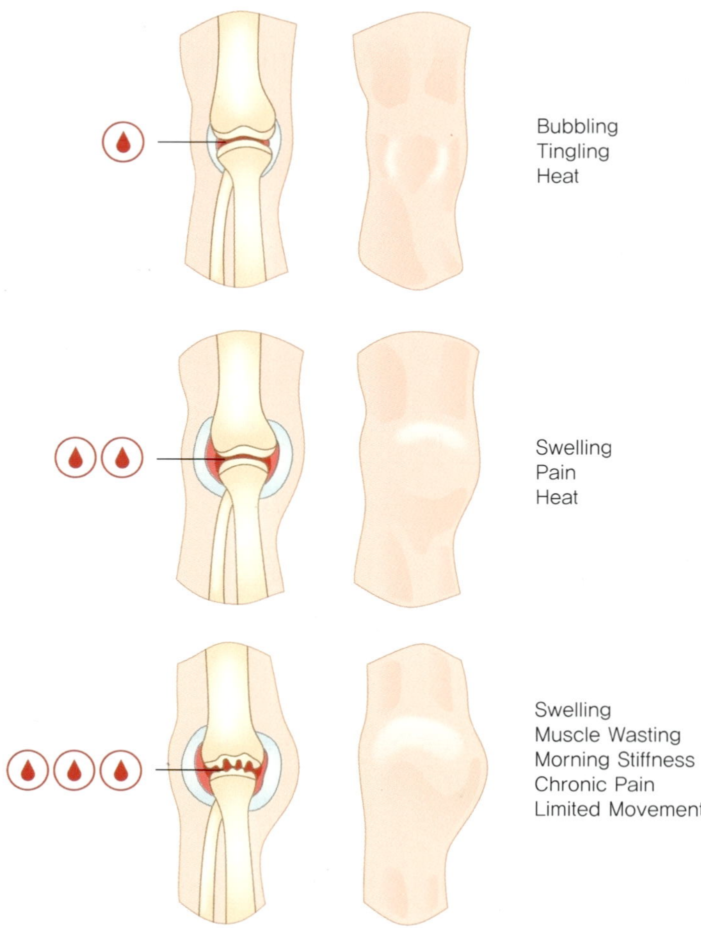

그림 10-10. 혈우병 증세에 따른 혈관절

2) 검사 소견

혈우병의 진단은 우선적으로 다른 혈액 질환과 구별하기 위하여 출혈의 증상을 확인하고 PT, aPTT 등의 coagulation screening test를 시행한다. factor assay를 시행하여 VIII인자의 결함인지 또는 IX인자의 결함인지를 확인해 혈우병 A 또는 B를 결정하고, 응고인자 활성도를 측정하여 혈우병의 확진과 중등도를 결정한다.

- aPTT; 연장, Prothrombin 소모 시험; 단축
- VIII: C; ≤40%, VIII: C Ag; 감소
- VIII: R Ag(VIII인자 관련 항원, vWF) 대개 정상
- 혈소판 수, 모세혈관 취약성 검사, 출혈 시간, PT와 TT 검사에서 모두 정상
- 중증의 경우 정상치의 2~3배 가까이 연장된다.
- VIII인자의 항체(inhibitor)가 없는 경우에는 mixing test에서 aPTT가 정상으로 교정되는 것으로 알 수 있고, VIII인자와 IX인자의 정량 검사로 혈우병을 확진할 수 있다. 다만 혼합 검사에서 교정이 안 될 때에는 항체가 존재한다고 볼 수 있다.

3) 치료

출혈의 예방은 외상을 막는 것이 중요하나 외상이 없이도 출혈할 수 있다. 혈소판의 기능을 저하시키는 아스피린과 NSAID는 금기이며, VIII인자의 반감기는 약 8~12시간이고 IX인자는 약 24시간이다. 대개 투여제제로 신선 냉동 혈장이나 동결 침전제제(cryoprecipitate) 또는 항혈우병 인자 등을 출혈 양에 따라 투여한다.

표 10-8에 혈우병 A와 혈우병 B를 비교하였다.

표 10-8. 혈우병 A와 혈우병 B 비교

	혈우병 A	혈우병 B
결핍인자	Factor VIII	Factor IX
유전양상	X-linked recessive New mutations in 30%	X-linked recessive
발생율	1 in 10,000 males	1 in 50,000 males
출혈양상	Identical clinical features • Hematomas • Bleeding into organs and soft tissues • Massive hemorrhage after trauma or operative procedures • Hemarthrosis-hemorrhage into joints	
치료	Factor replacement	

2. 폰빌레브란트병(von Willebrand's disease, vWD)

vWD는 혈장, 혈소판, 혈관 내피세포 등에서 발견되는 부착 당단백(adhesive glycoprotein)인 vWF의 결핍 또는 기능 저하에 의해 혈소판과 혈관 사이의 상호작용이 저해되어 발생하는 유전 출혈성 질환이다. vWF는 혈소판이 정상적으로 부착하는 데 많은 도움을 주고, 특히 혈소판-혈소판 또는 혈소판-혈관 내피세포의 결합에 매우 중요한 역할을 하게 된다.

인종 간의 유의한 차이는 관찰되지 않으며, 비교적 흔한 출혈성 질환으로 유병률은 전체 인구의 0.0035~0.01% 정도로 보고되고 있다. 국내에서도 제1형, 2, 3형 등이 보고되었다. 폰빌레브란트 질환의 종류는 전기영동분석을 이용한 multimeric distribution으로 분류할 수 있다(그림 10-11). 폰빌레브란트 유형에 따른 응고인자 VIII 농도, vWF 항원 양, ristocetin에 반응하는 혈소판응집능 검사를 표 10-9에 나타내었다. vWD 환자는 혈소판 감소에 의한 피부 점막출혈과 혈우병에서 나타나는 심부조직 출혈이 모두 나타날 수 있다.

von Willebrand's 병은 혈우병 A와는 다른 종류의 환자에 침범하며 더 빈번하게 발견된다(3~4/100,000명 영국). 이 장애의 고전적인 형태는 불완전한 상염색체성 우성 형질로 유전된다. 이것은 VIII: C(VIII인자 활성), VIIIR: Ag(VIII인자 관련 항원) 양이 감소되어 있다.

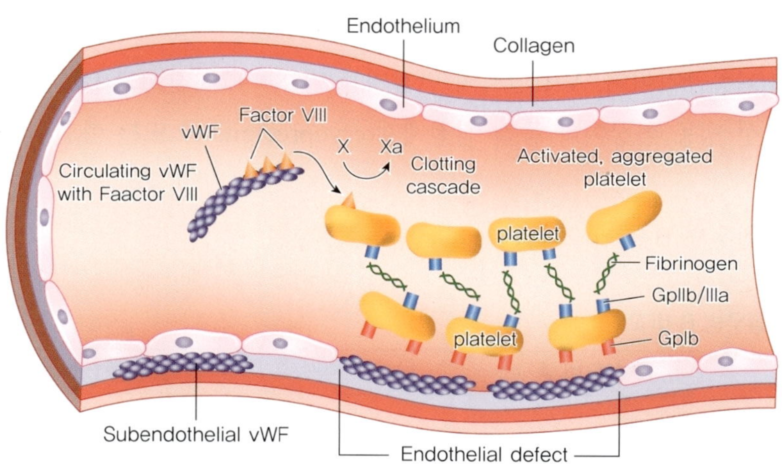

그림 10-11. vWF와 혈소판 상호작용

표 10-9. 폰빌레브란트 질환 유형별 양상

Type	Factor VIII	vWF antigen	Ristocein-induced platelet aggregation	Multimeric analysis
I	↓	↓	↓	Normally distributed but slightly decreased
IIa	N-	N-	↓↓	Decreased high molecular weight
IIb	N-	N-	↑	Decreased high molecular weight
III	↓↓	↓↓	↓↓	Globally decreased

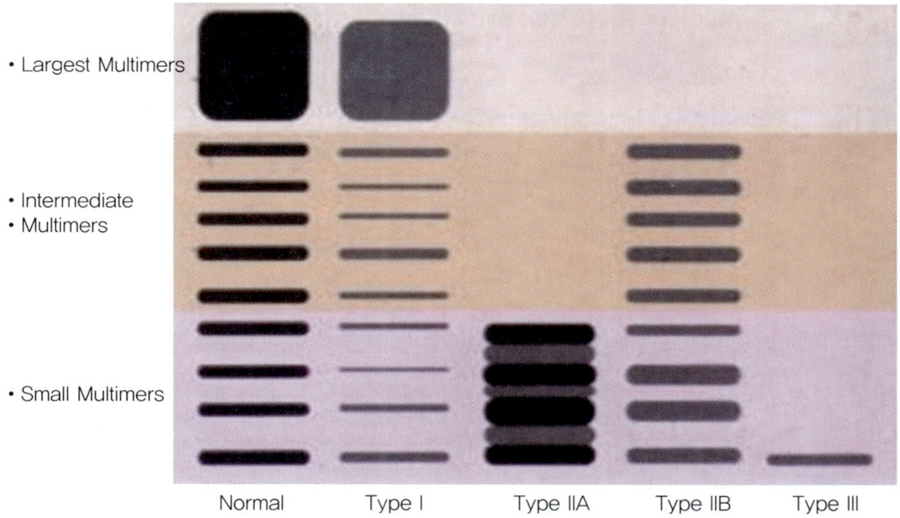

그림 10-12. Multimer 분석에 따른 폰빌레브란트 질환 유형

1) 검사 소견

vWD를 진단하는 데는 잦은 출혈 경향과 가족력이 도움이 되며 지연된 출혈 시간, 혈소판응집능검사(그림 10-13), ristocetin cofactor activity의 감소, 혈장 vWF의 농도 감소, VIII인자 활성도의 감소로 진단할 수 있다.

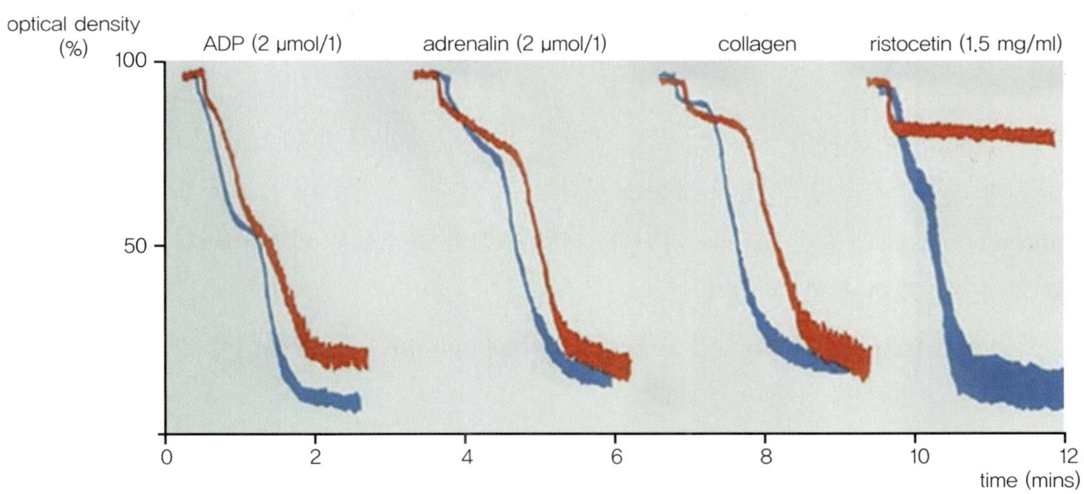

그림 10-13. 혈소판응집능검사 결과(파란그래프: 정상, 빨간그래프: 폰빌레브란트 질환)

5-2. 후천성 혈액 응고 장애(Acquired Disorders of Coagulation)

1. 파종혈관내응고증후군(Disseminated Intravascular Coagulation, DIC)

파종혈관내응고증은 여러 질환에서 전신적 혈액 응고계가 활성화됨으로써 유발되는 증후군이다. 전신적 혈액 응고계 활성화는 여러 질환에서 발생하는데, 이들은 임상적으로 경미한 경우도 있으나, 심한 경우에는 DIC라는 현저한 임상소견을 초래한다. DIC는 광범위하게 진행하는 혈액 응고 기전의 활성화로 혈관 또는 미세혈관의 섬유소 침착을 일으키며, 이로 인해 여러 장기로의 적절한 혈액 공급을 막아 장기 부전을 일으킨다.

혈액 응고 기전의 지속적인 활성화, 혈액 응고인자의 생성 저해 및 분해의 증가는 흔히 혈액 응고인자인 단백질, 단백질 분해효소 억제제, 혈소판 등의 감소를 초래한다. 이러한 상황은 심각한 출혈을 일으킬 수 있으며, 특히 수술 전·후나 손상 환자 등 대출혈의 위험도가 많은 경우 심각하다. 따라서 임상적으로 혈전과 출혈이 동시에 일어나는 상황을 맞게 되며, 임상에서는 대처하기 어려운 상황을 초래하게 된다. 이 장애가 발생하면 의학적 응급 사고로 취급해야 한다.

DIC는 이 자체가 질병명이라고 하기 보다는 대개 다른 질병에 속발되어 나타나기 때문에 증후군이라고 한다. DIC에서는 응고인자들이 끊임없이 이용되어 미세혈관에 트롬빈과 섬유소가 생겨난다. 섬유소 용해계가 과잉으로 활성화되어 혈액 응고인자가 단백 분해되어 환자의 혈액 내 응고 능력이 저하되며, 섬유소원 분해산물이 큰 덩어리로 만들어진다. 출혈, 쇼크, 혈관 폐색으로 발전한다.

1) 원인

- 양수 색전증, 보류된 태아 증후군, 박리 태반과 같은 산과적 문제들: 양수는 응고 촉진 활성을 하여 순환계로 들어가면 응고 연쇄 작용을 시작할 수 있다. 괴사성 태아 조직 또한 순환계로 들어가면 thromboplastin과 같은 효과를 가진다. 태반 조직과 효소들은 만약 어머니 순환계로 들어가면 응고 과정을 시작하게 할 수 있다.
- 급성백혈병: 어떤 백혈병 세포들은 순환계로 thromboplastin과 같은 물질을 방출하기도 한다.
- 다양한 기원의 혈관 내 용혈
- 감염: 바이러스, 박테리아, 리케차, 곰팡이, 원충류 등
- 광범위한 외상, 화상, 큰 수술 후에 손상당한 조직으로부터 thromboplastic 물질이 순환계로 들어가 응고를 시작하게 한다.
- 종양이나 종양이 깨져 나온 산물들이 순환계로 들어가 thromboplastic 활성을 보인다.
- 여러 종류의 뱀 독액에도 트롬빈과 같은 효소나, 제II인자나 제X인자를 활성화시키는 물질이 있다.

2) 병태 생리

그림 10-14에서 설명하고 있다. 기저질환에 의한 어떤 직접적인 원인이 더해져서 응고항진 상태가 진행되어 섬유소가 형성되면 각종 장기내에 미세한 혈전이 만들어진다. DIC에서 나타나는 2대 증상 중 하나인 장기증상은 미세혈전에 의한 순환장애로 설명할 수 있다. 이 미세혈전을 제거하기 위해 2차적으로 섬유소 용해계가 활성화된다. 응고계가 활성화됨에 따라 응고인자나 혈소판이 소비되어 부족해지고, 이런 소모성 응고장애에 섬유소용해계의 항진이 더해져, 출혈증상이 나타난다.

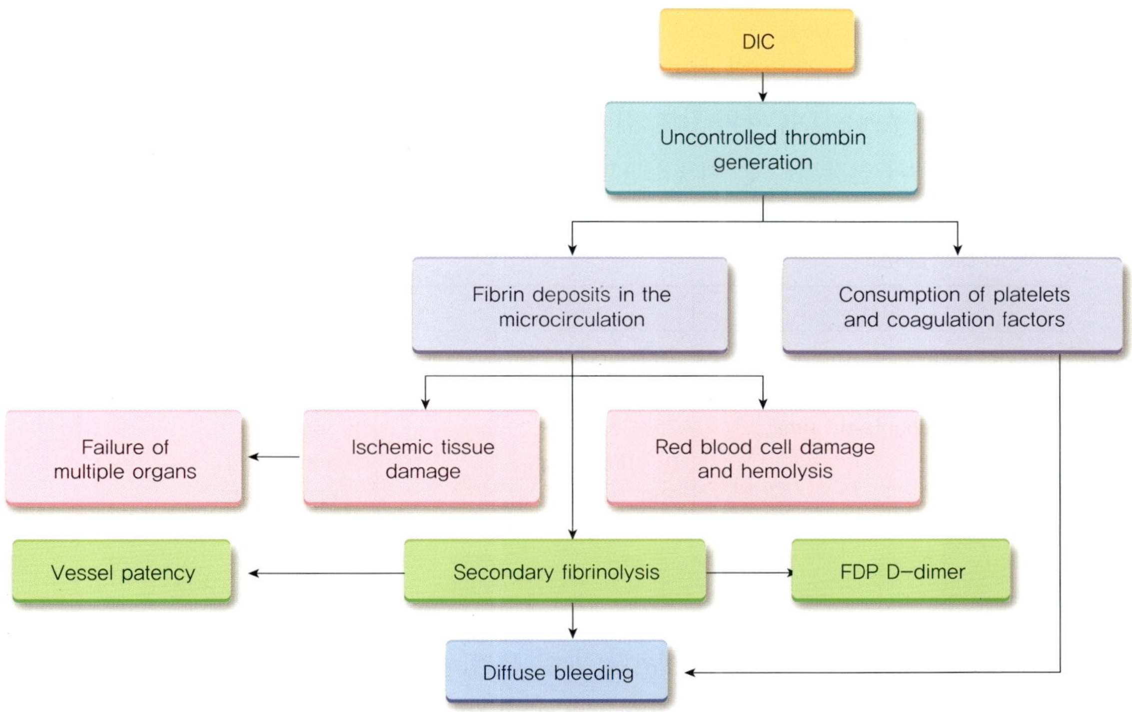

그림 10-14. DIC의 병태 생리

3) 임상 증상

DIC의 임상 소견은 기저 질환의 종류, 강도 및 기간에 따라 결정된다. 대개 급성일 경우에는 출혈 증상이 현저하여 전신성 자반, 반상출혈, 정맥 천자 부위의 비정상 출혈, 장출혈, 요로 출혈, 뇌출혈 등이 나타나며 쇼크나 폐성심 등도 동반되며 만성일 경우에는 출혈 증상보다 혈전 색전증으로 발현될 가능성이 많다.

4) 검사 소견

- 혈소판 감소증 및 기능 이상, 출혈 시간(BT) 연장
- 혈액 응고인자 모두 감소, PT, aPTT, TT 연장, Antithrombin III 감소

- 섬유소 용해 항진 시: 섬유소원 감소, 섬유소 분해산물(FDP, D-dimer) 증가 plasminogen 감소
- 미세혈관 혈전증 시: 분열적혈구(schistocyte) 발견
- 조직 소견상: 소혈관 내 섬유소 침착

5) 진단

- 응고인자의 소모와 기능 억제로 PT, aPTT와 TT가 연장
- 혈소판의 소모로 저혈소판증이 발생
- 이차적으로 섬유소 용해가 발생하면 FDP, D-dimer 증가

일반적으로 FDP의 증가와 PT의 연장이 aPTT와 혈소판 수의 이상보다 더 민감한 검사법이다(표 10-10). 간질환이 있는 경우에는 DIC와의 감별 진단이 어려울 수 있다. 이는 간질환으로 인해 혈액 응고 인자 관련 주요지표들이 연장되는 등 저혈소판혈증으로 인해 감별이 어려울 수 있다.

표 10-10. DIC 검사소견

검사	정상	DIC
Platelet count	200~400 × 10/L	< 200 × 10/L
Prothrombin time	11~14 sec	> 14 sec
Partial thromboplastin time	25~35 sec	> 35 sec
D-dimer	0~100 ng/mL	> 500 ng/mL
Fibrinogen	200~400 mg/dL	< 200 mg/dL

6) 치료

원인 질환의 치료 및 순환 부전 치료를 행한다. 보상 요법(replacement therapy)으로 혈소판 수혈, 신선 냉동 혈장 수혈, cryoprecipitate(특히 심한 섬유소원 저하증일 때)를 사용한다. 또한 보상 요법과 더불어 heparin을 투여하여 혈전 등의 진행을 예방할 수 있는데, 이때는 출혈 위험성을 신중히 고려하여야 한다. 뇌출혈, 악성 고혈압, 수술 직후, 국소의 중증 출혈 등이 있을 때에는 사용하지 않는다. 또 규정 식이요법(low dose regimen)을 행한다. heparin 투여 시 antithrombin III의 공급과 병행하면 효과가 좋다.

2. 비타민 K 대사 질환

식이와 장의 균무리에 의한 합성이 비타민 K의 근원이다. 식이에 의한 비타민 K는 소장에서 흡수되고 간에 저장된다. 따라서 결핍의 주된 원인은 부적절한 식이 섭취, 장에서의 흡수 장애, 간 질환이다. 후천성 혈액 응고 장애는 비타민 K 결핍에 의하여 발생되는 경우가 대부분이다.

그 종류는 표 10-11과 같다.

표 10-11. 후천성 혈액 응고 장애들

Condition	Mechanism	Clinical association
Vitamin K 결핍	Failure to carboxylate factors II, VII, IX, X	Malabsorption, 담도 폐쇄, 조숙증
Vit, K 길항 작용	경구 항응고제는 Vt. K 대사를 억제	wafarin overdose, sure reptitious ingestion, potentiating drugs
Vitamin C 결핍	defective collagen synthesis	poor diet, alcoholism
Liver disease	defective synthesis of clotting factors & inhibitors, defective clearance of active factors	all form of chronic and acute hepatocellular disease
Alcohol	inhibits platelet function	liver disease
Disseminated intravascular coagulation	excess stimulus to coagulation overwhelms control free thrombin produced & plt. & clotting factors consumed. secondary fibrinolysis occurs	
Hemolytic uremic syndrome	vascular injury to renal endothelium with renal failure and microangiopathic haemolysis	infections
Thrombotic thrombocytopenic purpura	widespread vascular damage with hyalin microthrombi. platelet depletion and microangiopathic hemolysis	infections
Acquired hemophilia	autoantibody to factor VIII or more rarely other factors	pregnancy, rheumatoid arthritis penicillamine

1) 원인

신생아는 체내 저장이 없어서 출생 후 3~5일 사이에 중증 출혈 위험, 흡수 장애가 소장 질환이나 폐색성담도 질환 시, Coumarin 항응고제, 장기간 항생제 투여 시에도 발생할 수 있으나 가장 주된 원인은 섭취 부족에 의한 것이 가장 중요한 원인이 된다.

2) 검사 소견

PT 증가 환자의 혈장을 정상인의 혈장과 동량 혼합하여 PT 검사 시 정상, 비정상 PT가 Vt. K의 비경구 투여로 24시간 후 정상화

3) 치료

Vt. K 투여(Vt. K 10 mg) IM or IV.

3. 간 질환(Liver disease)

진행성 간 질환에서는 다음과 같은 이유로 흔히 출혈을 동반한다. 식도 정맥류나 치질 등과 같은 혈관 장애, 제VIII인자를 제외한 혈액응고 인자 합성 부전, dysfibrinogenemia, 혈소판 감소증(thrombocytopenia) 및 혈소판 기능 이상, plasmin inhibitor 합성 저하 및 plasminogen activator 비활성 능력 저하로 인한 섬유소 용해 활성의 증가, antithrombin III 합성 저하, RES clearance 저하로 만성형의 DIC 등이다.

4. 응고인자 억제제 존재

후천적 응고인자 억제제는 응고인자를 직접 억제하거나 혈액 응고 과정을 억제하는 비정상적인 항체로서 순환 항응고제로도 알려져 있다. 혈우병 환자, 고령의 환자, B 림프구 종양, 결체조직 질환, 분만 후에 제 VIII인자에 대한 응고 억제인자를 볼 수 있다.

전신 아밀로이드증(systemic amyloidosis)에서는 제X 또는 IX인자가 감소하며, 다발성 골수종이나 거대 글로불린혈증과 같은 고감마글로불린혈증과 같은 상태에서 모든 응고인자에 대한 억제를 볼 수 있다. 또한 항인지질 항체도 여러 질환에서 볼 수 있다.

5. 대량 수혈

대량 수혈이라고 함은 24시간 내에 혈액량의 1.5배 이상을 수혈하는 것을 말한다. 이로 인한 지혈 장애는 혈액 응고인자의 희석, DIC, 혈소판 기능 이상으로 생길 수 있다. 이때 PT, aPTT가 길어지고, 섬유소원과 혈소판도 감소한다. 약 1.5배의 혈액량을 수혈하면 약 10%의 항응고제가 혈액 내에 순환하게 된다.

6. 혈전증(Thrombosis)

혈전(thrombus)이란 혈액 응고의 항진, 정맥혈의 정체 및 혈관벽의 손상 등으로 혈관 내에서 피가 굳어진 덩어리를 말하며 혈전증(thrombosis)이란 혈전으로 인해 순조로운 혈행이 차단되어 초래되는 인류의 가장 흔한 사망 원인으로 볼 수 있는 질환이다(표 10-12).

1) 혈전 형성 기전

(1) 혈액 응고의 항진

수술, 타박상, 화상, 혈액 응고인자의 수혈, 악성 종양, 범발성 혈관 내 응고증, 심근경색증 등

표 10-12. **혈전증의 분류**

선천성	antithrombin III 결핍증 protein C 결핍증 protein S 결핍증 plasminogen 결핍증
후천성	혈전성 혈소판감소성 자반증 (TTP) 용혈성 요독증 증후군 (HUS) 항인지질항체증후군(antiphospholipid antibody syndrome)

(2) 정맥혈의 정체

- 수술, 뇌졸중, 하지마비, 심부전증 등
- 정맥 폐쇄(골반 타박상, 근위부 정맥 혈전증, 심부전증)
- 혈액 점도 상승(진성적혈구증가증, 이상단백혈증, 수술 후, 염증성 질환)
- 정맥 확장(정맥류, 고령, 임신, estrogen 투여)

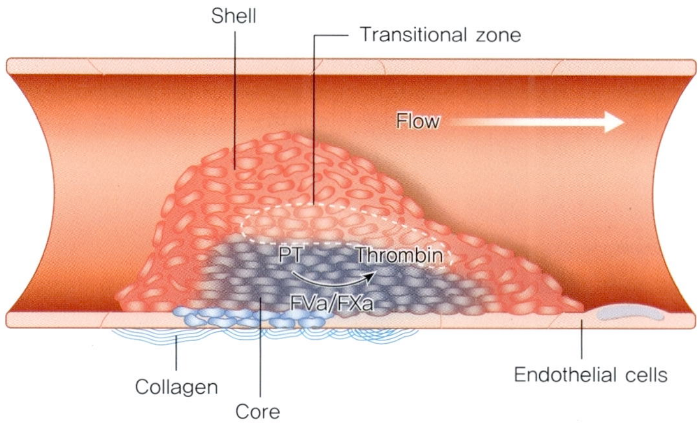

그림 10-15. **혈전**

(3) 혈관벽 손상

고관절 및 슬관절 수술, 정맥류 수술, 중증 화상, 하지 타박상 등

2) 항혈전 기전: 혈액 응고 억제 인자

- 간에 의한 활성 혈액 응고인자 제거
- 섬유소 용해제 등 사용

3) 혈전 성향 인자

(1) 유전적 인자

Antithrombin III 결핍증, Protein C 결핍증, Protein S 결핍증, 섬유소 용해계 장애

(2) 후천적 인자

항인지질 항체, 신증후군, 발작(돌발)야간혈뇨, 악성 종양, 혈류 정체, 고령, Estrogen 투여, 패혈증, 기동장애, 뇌졸중, 진성적혈구증가증, 염증성 장질환, 비만증, 혈전증의 과거력, 수술 및 타박상 등

4) 혈전 성향 검사의 중요성

① 결여된 혈장 성분의 농축액을 얻을 수 있어 이를 보충함으로써 일시적으로 혈전 성향을 교정할 수 있는 경우가 있다.
② 혈전 성향이 확인되고 혈전증이 재발되는 환자는 장기간 항혈전 치료를 받아야 한다.
③ 혈전 성향이 있는 환자는 수술, 출산 또는 타박상 후에 혈전 예방 요법을 필요로 한다.
④ 혈전 성향이 있는 가족을 찾아 이들에게 적절한 치료 또는 예방 대책을 수립할 수 있다.
⑤ 혈전 성향이 있음을 알 경우 임상 증상이 뚜렷하지 않고 드문 부위의 혈전증을 진단할 수 있다.
⑥ 혈전 성향의 원인이 치료 가능하거나 또는 치료하지 않으면 치명적인 질병일 가능성도 있다.

6-1. 심부 정맥 혈전증(Deep Vein Thrombosis)

1) 발생 빈도

DVT의 발생 빈도는 주로 무증상 환자보다 증상이 동반된 환자군에서 주로 반영된다. 증상이 동반된 환자 군을 대상으로 한 조사에서 1년에 1,000명당 0.5%이며, 15세 미만의 소아에서는 드물고, 65~69세에서는 1.8%, 80대에는 3.1%로 연령에 따라 증가하는 것을 볼 수 있다.

일반적으로 DVT의 발생 빈도가 낮지만 최근 식생활 습관의 서구화로 점차 발생 빈도가 점차 증가하는 경향을 보인다. 동맥의 혈전증보다 낮으나 일단 발생 시 치명적인 폐동맥 색전증(pulmonary embolism)을 합병할 수 있어 임상적으로 중요성을 강조하기도 한다. 우리나라에서는 뇌졸중(중풍), 서양에서는 심근경색증 환자가 많다.

2) 위험 인자들

(1) 수술

혈전의 위험은 수술의 종류와 부가적인 위험 요소의 존재에 의존한다. 특히 정형외과 수술, 혈관 수

술, 신경 수술 등이 빈도가 높으며 나이, 비만, DVT의 과거력, 암의 유 · 무, 당뇨병, 고혈압, 고지혈증 등 동반 질환의 유 · 무가 중요한 위험인자이다.

(2) 외상

척추 손상의 62%, 골반 골절의 61%, 하지 골절의 80%에서 혈전의 위험이 있다.

(3) 급성 내과계 질환들

일반적인 수술군과 비슷한 위험의 빈도를 보이나 급성 심근경색증, 급성 호흡부전, 급성 감염 등에서 높은 발생 빈도를 보인다.

(4) DVT의 과거력

처음으로 DVT가 발생한 환자에게서 1년 내 재발할 수 있는 빈도는 5~15%, 4년 누적 재발률은 25%인 반면, 수술 후 발생된 경우 재발률은 낮다. 이 외에도 항인지질 항체와 혈전성향증 등이 있다.

3) 일반적인 증상

혈전증이 생긴 부위(주로 하지)가 붓고, 통증을 호소한다(그림 10-15). 특히 폐동맥 색전증이 합병되면 호흡곤란, 빈호흡, 흉통, 기침, 기혈, 의식 장애, 빈맥, 저혈압과 발열 등의 소견을 보인다. 일부 환자에게는 정체된 정맥 내의 환원 혈색소가 사지의 청색증을 나타낼 수 있으며, 심하게 부은 다리에서 간질 조직압이 모세혈관 관류를 초과하게 되어 창백함을 초래하게 된다. 폐색증 환자에서는 호흡 곤란, 흉통, 실신이 발생할 수 있으며, 빈맥과 청색증 그리고 저혈압이 나타날 수 있다.

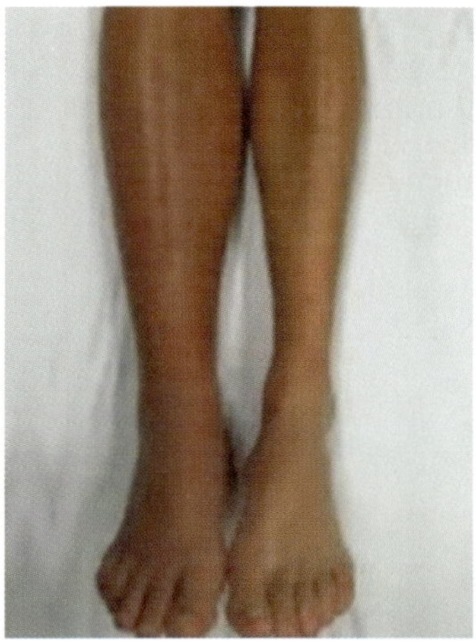

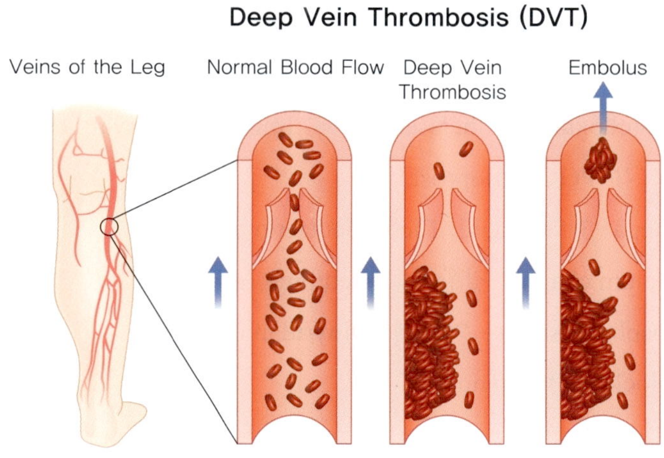

그림 10-16. 혈전증이 생긴 다리

4) 혈전증의 원인 진단

심부 정맥 혈전증 환자에서는 선행 질환 또는 혈전증 호발 조건이 있는지 상세히 조사해야만 한다.

혈전증 환자가 어린 나이이거나(30세 미만), 가족력이 있을 때, 반복해서 재발할 때, 흔한 하지의 혈전증이 아닌 다른 부위의 혈전증일 때(예를 들면, 상지 정맥, 장간막 정맥, 지라 정맥 등) 등에서는 혈전증을 유발할 수 있는 유전적인 원인에 대한 정밀 검사가 필요하다.

정밀 검사로는 antithrombin III, protein C, or protein S의 결핍 여부를 알아보는 검사, tissue-type plasminogen activator (t-PA)의 부족 또는 plasminogen activator inhibitor−1 (PAI−1)의 과잉에 대한 섬유소 용해능 감소 여부 등의 검사 등이 있다.

5) 항혈전 약품

(1) 항응고제

- 혈액 응고인자의 생성 억제제는 주로 경구용으로 사용한다.

4−hydroxycoumarin 유도체인 warfarin sodium과 indane−1,3−dione 유도체인 phenindione이 있는데, 비출혈성 부작용이 적은 것은 warfarin이다. 이는 Vt. K 의존성 혈액 응고인자들의 정상적인 생성을 억제함으로써 항응고 작용을 나타낸다.

- 혈액 응고인자의 불활성화 촉진제는 주로 비경구용으로 사용한다.

heparin은 polypeptide core에 결합되어 있는 uronic acid와 glucosamine의 사슬 형태로 구성된 glycosaminoglycan으로, 과량 투여 시 부작용으로 출혈뿐만 아니라 과민 반응, 혈소판 감소증을 초래할 수 있고 장기 복용 시 골연화증을 초래할 수도 있다.

(2) 항혈소판제

주로 혈소판 응집 반응을 억제하는 기전을 가지고 있다(그림 10−16).

- Cyclooxygenase 억제제: Aspirin, sulfinpyrazone, non-steroidal antiinflammatory drugs
- Thromboxane synthetase 억제제: Imidazole defivatives (dazozibene)
- PGI_2 및 PGG2: Iloprost
- Omega−3 fatty acid: Eicosapentaenoic acid
- Calcium channel 길항제: Nifedipine, diltiazem
- Phosphodiesterase 억제제: Dipyridamole
- β-blocker: Propranol

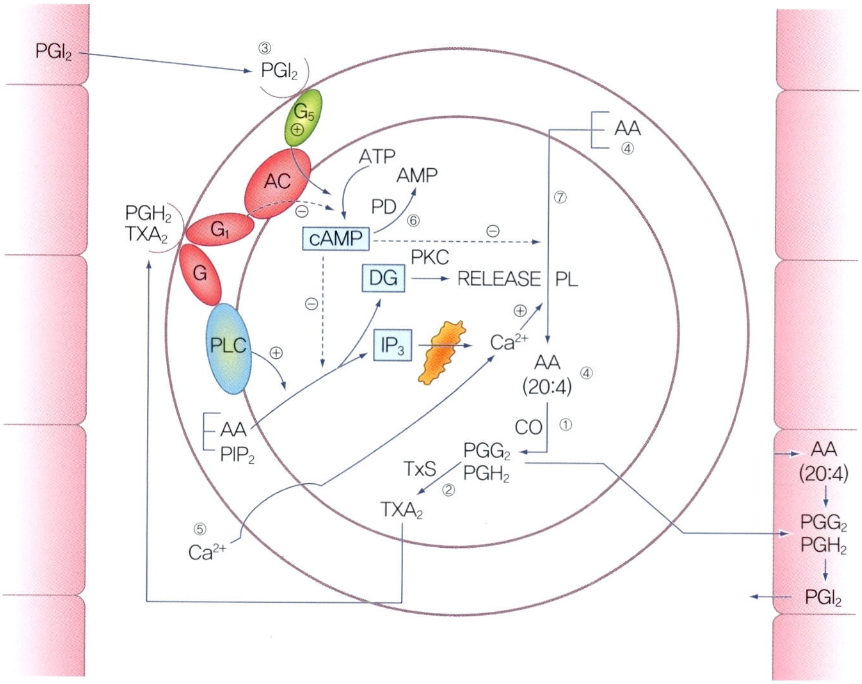

그림 10-17. **항혈소판제의 응집 억제 기전**

PGI_2: prostacyclin, TxA_2: throboxane A_2, TxS: thromboxane synthase,
PLC: phospholipase C, CO: cyclooxygenase, PKC: protein kinase C, AA: arachidonic acid

(3) 섬유소 용해제

- Streptokinase는 plasminogen과 결합하여 활성형 plasmin으로 변환시키는 데 작용한다.
- u-PA와 t-PA는 직접 plasminogen을 활성화시킨다.
- t-PA는 혈전 구성 성분인 섬유소에 부착하며, 섬유소가 있을 때 작용 효율이 극대화되는 특성이 있어 fibrin specificity가 있는 섬유소 용해제로 분류된다.
- 제2세대 섬유소 용해제는 fibrin specificity가 있는 약품으로 recombinant t-PA, acylated plasminogen streptokinase complex (APSAC), single-chain u-PA (scu-PA, prourokinase) 등이 있다.

6) 치료

심부 정맥 혈전증의 치료는 치료제를 통해 이미 형성된 혈전을 용해시키기보다는 정맥 혈전증의 확산을 막고, 폐동맥 색전증의 합병과 재발을 예방하는 것이 목적이다. 이 경우 혈전의 용해는 인체 고유의 혈전 용해기전에 의하여 이루어지는데, 최근 urokinase (u-PA) 및 t-PA를 발병 초기에 투여하여 혈전의 용해를 적극적으로 유도하여 치료 효과를 높이려는 시도를 하고 있다.

심부 정맥 혈전증의 치료를 위해서는 초기에 신속하게 항응고제를 투여하는 것이 중요하다. 먼저 속효성인 heparin을 정맥 투여한 후 경구용 항응고제인 warfarin을 투여하는데, 이때 heparin을 끊고 바로 warfarin을 주면 초기에는 오히려 수일간 혈액의 응고성이 높아지므로 warfarin은 반드시 heparin과 6일 정도 중복 투여한 후 warfarin 단독 투여로 바꾸어야만 한다.

Heparin 투여량은 aPTT가 정상의 2배 수준이 유지되도록 하고, warfarin은 heparin 투여 7일째부터 5 mg을 경구투여하고 3일 후에 PT를 측정하여 International Normalized Ratio (INR)가 2~3이 되도록 용량을 조절하여야 한다.

경구 항응고 요법은 혈전증의 재발을 막기 위해 보통 3~12개월 계속하는데, 유전적인 항응고인자 결핍증이 있으면 보다 장기간 또는 평생을 치료해야 한다.

7) 치료 후의 합병증

(1) 출혈

- Heparin 또는 warfarin 치료 시에는 과잉 투여되었을 때가 위험하다.
- Heparin은 반감기가 짧기 때문에 과잉 투여되었을 때에는 대부분의 경우 투여량을 줄이거나 중지하는 것만으로도 조절될 수 있고 protamine sulfate로도 중화시킬 수 있다.
- Warfarin이 과잉 투여되어 PT (INR)가 4.5 이상 되었을 때는 즉시 투약을 중지하여야 하며, 출혈이 동반되면 정도 및 위급성에 따라 신선 냉동 혈장 또는 vitamin K를 정맥 투여한다.

(2) 혈전증후군

- 심부정맥 혈전증 환자는 치료 후에도 오래 서 있거나 걸으면 하지가 붓는 경우가 많은데, 이는 정맥 혈전증이 재발하여도 그렇지만 혈전증 발병 후 재관류에 따른 정맥 판막의 손상과 근위부의 큰 혈전에 의한 지속적 혈행 폐쇄에 기인한 정맥압 상승이 원인인 경우도 많다. 탄력 스타킹을 사용하면 효과를 볼 수도 있으나 한번 손상된 정맥 판막 손상은 재생되지 않는다.

(3) Heparin 유도 혈소판 감소증(Heparin-Induced Thrombocytopenia, HIT)

- 일반 용량의 heparin을 사용한 환자의 1~3%에서 투여 5~14일 후에 발생하며, 10~15%에서는 혈전증이 동반되고 30%의 치명률을 보인다.
- 혈소판 감소증은 IgG 항체와 heparin으로 이루어진 면역 복합체(헤파린-PF4)가 혈소판의 Fc 수용체에 결합하여 혈소판 응집을 유발시켜 발생한다.
- 혈소판 수가 1/3 이상 감소하면 HIT 항체검사를 시행하여 진단하고, 치료는 heparin 투여를 중지한 후 dextran, ancrod, ORG 10172 등의 투여를 고려한다.

6-2. Antithrombin III 결핍증

1) Antithrombin III

헤파린과 결합하여 혈액응고를 방해하는 물질로 분자량은 58,000 dalton 정도이며 혈장 내 농도는 140~200 μg/mL인데, 그 농도가 감소하면 혈전증을 유발한다(그림 10-18).

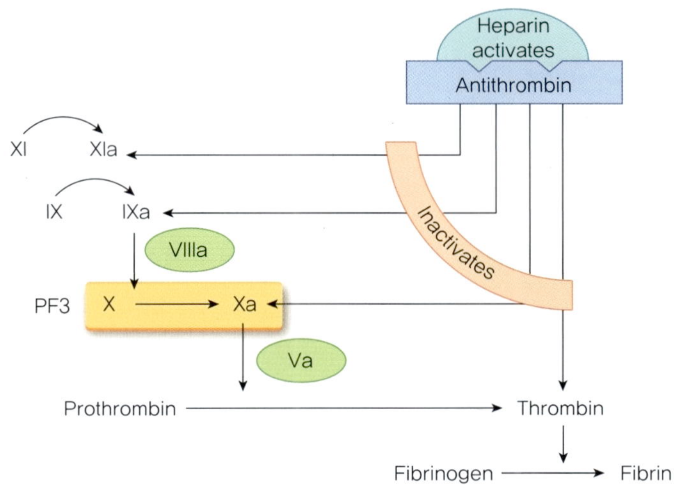

그림 10-18. Antithrombin III 기능

2) 선천성 결핍증

- 1965년에 Egeberg가 처음 보고하였고, 우리나라에서는 1986년에 Lee 등이 처음 보고하였다.
- 정상치의 40~50%에서 혈전증이 발생할 수 있다.
- I, II, III형으로 분류한다.
- 발생 빈도는 1/5,000~1/2,000이며, 혈전증의 과거력이 있는 경우는 2~3.5%이다.
- 유전 양식은 이형 또는 동형으로 유전된다.
- 임상 증상은 심부 정맥 혈전증과 같다.

3) 후천성 결핍증

- 간 질환, L-asparaginase 결핍증, 범발성 혈관 내 응고 증후군, 신증후군 등에서 나타난다.

6-3. Protein C 결핍증

1) Protein C

- 분자량은 62,000 dalton 정도이며, 혈장 내 농도는 3~4 μg/mL이다.
- Vitamin K-의존성이며, thrombin-thrombomodulin 복합체에 의해 활성화된다.
- 항응고 작용(Va와 VIIIa의 불활성화)과 섬유소 용해 촉진(PAI의 중화) 작용을 한다(그림 10-19).

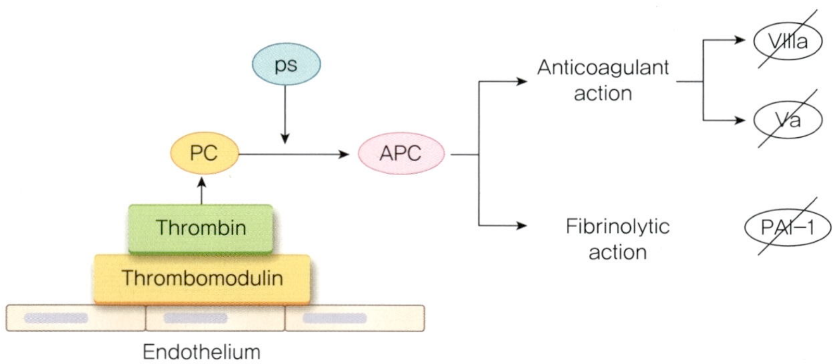

그림 10-19. Protein C 기능

2) 선천성 결핍증

- 1981년에 Griffin 등에 의해 첫 보고되었다.
- 혈전증의 과거력이 없는 헌혈자의 0.3%에서 50% 미만의 발생을 보인다.
- 유전 양식은 이형 또는 동형으로 유전된다.
- 임상 증상은 정맥 혈전증, warfarin-유도성 피부 괴사증, Purpura fulminans neonatalis 증상이 나타난다.

3) 후천성 결핍증

- 간 질환, 경구 항응고제 사용 후, 범발성 혈관 내 응고증 등에서 나타난다.

6-4. Protein S 결핍증

1) Protein S

- 분자량은 69,000 dalton 정도이며, 혈장 내 농도는 22~25 μg/mL이다.
- Vitamin K-의존성이며, 형태는 유리 PS, PS-C4b-binding protein 복합체, 또는 PC-PS-binding protein 복합체로 존재한다.
- 항응고 보효소 작용, 보체계 조절 작용, 섬유소 용해 보효소 작용을 한다.

2) 선천성 결핍증

- 1984년에 Schwartz, Comp 등이 처음 보고하였다.
- 정상치의 38~65%에서 혈전증이 발생한다.
- 유전 양식은 이형 또는 동형으로 유전된다.
- 임상 증상은 심부 정맥 혈전증 또는 동맥 혈전증의 증상과 같다.
- Protein C 결핍증과는 달리 완전히 결핍되어도 유아기에 사망하지는 않는다.

3) 후천성 결핍증

- 간 질환, 경구 항응고제 사용 후, 범발성 혈관 내 응고증, 임신 시에 나타난다.

6-5. 용혈 요독증 증후군(Hemolytic uremic syndrom, HUS)

영유아에서 많이 발생하며, 이름 그대로 용혈이 일어나 콩팥이 나빠지는 병이다. Verotoxin을 생산하는 *E. coli* O157:H7의 감염이 원인이 된다. Verotoxin은 혈관내피세포에 장애를 일으키고 장에도 장애를 일으켜 설사를 비롯한 소화기 증상을 야기한다. 동시에 콩팥의 혈관내피세포에 미세혈전이 형성되어 콩팥허혈, 콩팥부전으로 진행된다. TTP와의 공통점은 혈관내피세포에 장애가 생겨 발생하는 혈전성 질환이라는 점이고 차이점은 표 10-13과 같다.

표 10-13. HUS와 TTP의 차이점

특징	HUS	TTP
호발연령	영유아 (0-4세)	20-40세
임상증상	신경계 증상은 적고, 간질환은 TTP에 비해 심하다	신경계 증상은 5대 증상 중 하나의 특징이다.

6-6. 항인지질 증후군(Antiphospholipid syndrome)

SLE 환자에게서 나타난 항인지질항체를 lupus anticoagulant(LA)라고 하고 인지질은 응고반응 개시에 중요한 역할을 하지만, 이 인지질에 대한 항체가 있으면 응고가 억제되어 in vitro 에서는 LA에 의해 혈액응고가 억제된다. 그러나 생체 내에서 LA보인자는 혈전 경향을 나타낸다.

항인지질항체의 존재와 반복되는 동맥 및 정맥혈전증이나 습관성 유산 사이에 밀접한 관계가 있는 경우 항인지질항체 증후군이라 한다.

DRVVT (dilute Russell viper venom time)와 aPTT 검사를 시행하는데 RVV (Russell viper venom)은 인지질과 칼슘의 존재하에 X인자를 직접 활성화시키므로 그 전에 작용하는 응고인자들(VII, VIII, IX, XI, XII인자) 결핍 시 검사결과에 영향을 받지 않는 장점이 있다(그림 10-20).

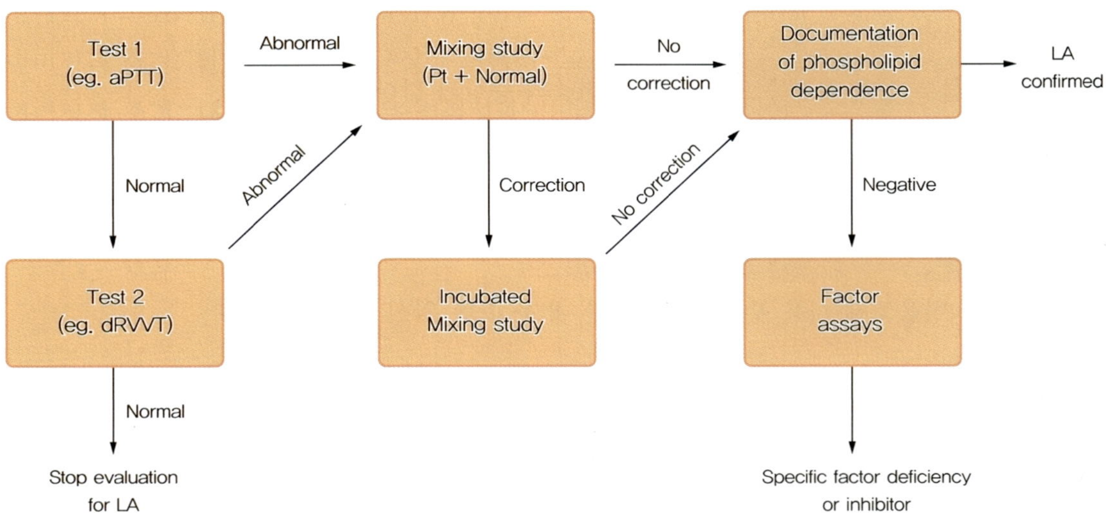

그림 10-20. LA 진단을 위한 검사 흐름도

6-7. 과호모시스테인혈증(Hyperhomocysteinemia)

호모시스테인은 메티오닌이 시스테인으로 전환되는 과정에서 생성되는 중간 단계의 아미노산으로 대사과정에서 Vit. B_{12}, 엽산이 필요하다. 과호모시스테인혈증은 유전적으로 MTHFR 유전자의 돌연변이로 올 수 있으며, 호모시스테인 농도가 증가한 경우 혈전증의 위험이 높은 것으로 알려져 있다.

7. 순환응고억제제(Circulating Coagulation Inhibitors)

후천적 순환응고억제제 또는 항응고제들은 비교적 드문 출혈의 원인이 된다. 이것은 응고 과정에 어떤 영향을 주는가에 기초를 두고 두 가지로 나눌 수 있다. 첫째 응고인자를 파괴하지 않고 인자들 사이의 반응만을 직접적으로 차단하는 작용을 하는 것, 둘째 개개의 응고인자를 점진적으로 불활성화 시키는 억제제들로 주로 면역글로불린의 성분인 종류로 나눌 수 있다.

섬유소원에서는 아주 적은 양의 항체가 발견되기도 한다.

V인자 억제제는 streptomycin 요법을 투여 받았을 때 이차적으로 발견할 수 있다. 이때는 PT와 aPTT가 연장되며 V인자 분석에서 감소된 양을 나타낸다. 일반적으로 streptomycin이 제거되는 몇 주 동안에 이 억제제는 사라진다.

VIII인자의 항체는 가장 보편적인 억제제로 발견되며, 혈우병 A환자의 5~20%에서 생겨난다. 이것은 만성 염증성 질병(전신홍반루푸스, 류마티스성 동맥염, 출산 후의 임산부 중의 몇 명, 그리고 약물 반응에 관련된 경우)을 가지고 있는 환자에게도 발생한다. 이 항체의 대부분은 IgG 형이다. 이 장애의 임상적 특징은 혈우병 A와 아주 유사하다. 치료는 아주 어렵다. VIII인자의 교환 요법은 항체 역가를 증가시킨다. 어떤 환자에서는 자연 치유가 되기도 한다.

IX인자 억제제는 이 인자 결핍을 가진 환자의 5% 정도에서 발생한다. 또 전신홍반루푸스, 류마티스성 열환자 그리고 출산 후 여자에게서도 발견될 수 있다. 이 항체들은 순간적인 작용을 보인다. IX인자 억제제는 이 인자 결핍을 가진 환자와 항결핵 약제인 isoniazid로 치료 받은 후의 정상인에게서 발견될 수 있다.

응고 결함은 또한 다발골수종, Waldenström's 고분자 글로불린혈증, 그리고 다른 단백질 장애를 가진 환자들에게서도 발견된다. 비정상 단백질의 존재는 섬유소원이나 섬유소에 의해 흡수될 수 있으며, 이것은 구조적으로 비정상 응괴의 원인이 되는 섬유소 다량체화의 억제제로써 작용한다.

억제제들은 전신홍반루푸스에 따라서 발견되며, 특수한 루푸스 항응고제가 증명된다. 루푸스 항응고제는 PT와 APTT를 연장시키는 원인이 된다. 출혈 시간과 트롬빈 시간은 정상이다. 이 항응고제들은 prothrombin 복합체에 영향을 준다고 생각된다. 전신홍반루푸스에서는 VIII, IX, V, 그리고 X인자에 영향을 나타내는 다른 억제제들도 발견된다.

8. 섬유소 용해계(Fibrinolysis)

혈관 내 응고가 없이 섬유소 용해 작용이 일어나는 것은 심한 간 질환이 합병증으로서 대개 보편적으로 발견된다. 이것은 또한 외과 수술 후 합병증(폐수종과 같은 경우)에서도, 또 악성 종양이나 백혈병에서도 발견된다.

이 장애는 순환계 안에서 plasmin의 활성화로부터 생겨난다. 활성화 섬유소 용해 계는 V인자와 VIII

인자를 소화하며 더하여 섬유소원과 섬유소를 섬유소 파괴 산물로 파괴시킨다. 일반적으로 출혈은 최소한도이다.

섬유소 용해계가 활성화되는 것은 섬유소 용해계의 활성제가 다량 함유되는 경우에 장기(자궁, 부신, 전립선, 콩팥, 폐, 난소, 갑상선, 림프절 등) 수술이나 상처가 생겼을 때이다. 또한 운동, 스트레스, 산소 부족, adrenalin 주사 등에서도 섬유소 용해 활성제의 활성 증가로 인해 섬유소 용해 등이 증가된다. 또한 선천성으로는 최근 α_2-plasminogen inhibitor의 결핍에 의한 섬유소와 섬유소원의 용해 항진의 증례 보고가 있다. 섬유소와 섬유소원 용해 항진으로 인한 출혈의 특징은 수술 중에 삼출성(oozing)의 경우가 많이 발생하는 것이다.

이 oozing이 일차 섬유소원 용해 항진 때문인지 아니면 이차성 섬유소 용해 항진 때문인지를 명확히 판단해야만 항 plasmin 제제물을 투여할 수 있다.

그것은 일차성일 때는 적절하지만, 이차성일 때에는 절대 금하고 있기 때문이다.

표 10-14에 섬유소원 용해와 섬유소 용해의 감별점을 수록하였다.

PT, aPTT, thrombin 시간은 일반적으로 FDP의 항응고 작용 때문에 연장된다. Euglobulin 응고 용해 시간은 plasminogen이 감소되지 않았다면 비정상적으로 짧다. V인자와 VIII인자의 양은 일반적으로 감소되어 있다. 제XIII인자 또한 어떤 환자에게서는 낮은 양을 나타낸다.

표 10-14. 섬유소원 용해와 섬유소 용해(DIC)와의 감별

	섬유소원의 용해(일차)	섬유소의 용해(이차)
혈소판 수	정상	감소
Fibinogen	감소	감소
Prothrombin	정상	감소
제V인자	감소	감소
제VIII인자	감소	감소
Antithrombin III	정상	감소
Plasminogen	감소	감소
Plasmin	현저히 증가	약간 증가
Paracoagulation test	음성	양성
Fibrinopeptide A	출현하지 않음	혈중에 증가
FDP D 분획	γ-monomer	γ-dimer

찾아보기

국문색인

ㅇ

ㅈ

ㅊ

ㅋ

ㅌ

ㅍ

영문색인

⊂A⊃

⊂B⊃

기타색인

임상혈액학(4판)

2017년 2월 25일 1판 발행
2019년 2월 25일 2판 발행
2020년 2월 25일 2판 2쇄 발행
2021년 1월 05일 2판 3쇄 발행
2022년 2월 15일 2판 4쇄 발행
2023년 2월 28일 3판 발행
2025년 2월 20일 4판 인쇄
2025년 2월 28일 4판 발행

저 자 : 김동혁 · 김원식 · 김은재 · 김정현 · 김지로 · 김혜정 · 박미숙 · 박미영 · 박종석 · 서민영 · 서충원
서혜경 · 성지연 · 송창섭 · 심문정 · 유충헌 · 이미란 · 이미영 · 이석준 · 이영현 · 이지숙 · 이혜자
장유지 · 조영국 · 조윤경 · 조장은 · 조현정 · 최세묵 · 현경예

발 행 자 : 남학순
발 행 처 : 도서출판 **고려의학**
(02880) 서울 성북구 성북로9길 1 보문빌딩 3층
전화 : (02) 765-0333, 0337 / 팩스 : (02) 743-2288
이 메 일 : kmedbook@daum.net
홈페이지 : www.komb.co.kr
신고번호 : 제 2022-000006호

※ 검인은 저자와의 합의하에 생략합니다.
※ 낙장 및 파본은 교환해 드립니다.

ISBN 979-11-92422-72-5

정가 : 40,000원